中国科学院教材建设专家委员会规划教材

高等院校医学系列教材

案例版™

供医学影像学、医学影像技术、生物医学工程等专业使用

医学影像核医学与分子影像

主　　编　黄　钢　刘建军

副主编　兰晓莉　李思进　李亚明　王全师

编　　委（按姓氏笔画排序）

王　峰	南京医科大学	金龙云	牡丹江医学院
王全师	南方医科大学	赵　葵	浙江大学
王雪梅	内蒙古医科大学	赵长久	哈尔滨医科大学
兰晓莉	华中科技大学	赵新明	河北医科大学
朱高红	昆明医科大学	袁耿彪	重庆医科大学
刘　刚	厦门大学	贾　强	天津医科大学
刘　纯	兰州大学	徐慧琴	安徽医科大学
刘建军	上海交通大学	黄　钢	上海健康医学院
李亚明	中国医科大学	黄　琦	遵义医科大学
李思进	山西医科大学	韩星敏	郑州大学
何　勇	武汉大学	温　强	吉林大学
张　青	南昌大学		

科　学　出　版　社

北　京

郑 重 声 明

为顺应教育部教学改革潮流和改进现有的教学模式,适应目前高等医学院校的教育现状,提高医学教育质量,培养具有创新精神和创新能力的医学人才,科学出版社在充分调研的基础上,引进国外先进的教学模式,独创案例与教学内容相结合的编写形式,组织编写了国内首套引领医学教育发展趋势的案例版教材。案例教学在医学教育中,是培养高素质、创新型和实用型医学人才的有效途径。

案例版教材版权所有,其内容和引用案例的编写模式受法律保护,一切抄袭、模仿和盗版等侵权行为及不正当竞争行为,将被追究法律责任。

图书在版编目(CIP)数据

医学影像核医学与分子影像 / 黄钢,刘建军主编. —北京:科学出版社,2022.4

中国科学院教材建设专家委员会规划教材·高等院校医学系列教材

ISBN 978-7-03-064150-2

Ⅰ. ①医… Ⅱ. ①黄… ②刘… Ⅲ. ①影像诊断–核医学–医学院校–教材 ②分子–成像–影像诊断–医学院校–教材 Ⅳ. ①R814.43 ②R445.9

中国版本图书馆 CIP 数据核字(2020)第 003257 号

责任编辑:王 颖 朱 华 / 责任校对:宁辉彩
责任印制:赵 博 / 封面设计:陈 敬

科 学 出 版 社 出版

北京东黄城根北街 16 号
邮政编码:100717
http://www.sciencep.com

北京密东印刷有限公司 印刷

科学出版社发行 各地新华书店经销

*

2022 年 4 月第 一 版 开本:787×1092 1/16
2022 年 4 月第一次印刷 印张:24
字数:717 000

定价:118.00 元
(如有印装质量问题,我社负责调换)

高等院校医学影像学、医学影像技术案例版系列教材

编审委员会

前　言

2006 年，科学出版社根据高等医学院校的教学情况，启动全国第一套案例版医学系列教材的编写，鼓励引入基于问题式学习和案例教学法教学的模式，以问题和案例为主导尝试启发式教学，以满足教育部在 2018 年首次颁布的《普通高等学校本科专业类教学质量国家标准》中提出的"突出学生重心，注重激发学生的学习兴趣和潜能，创新形式、改革教法、强化实践，推动本科教学，从'教得好'向'学得好'转变"的教材改革需求。

全书内容共分为二十一章，前 7 章为基础知识，重点介绍了影像核医学与分子影像相关物理概念、探测技术、仪器设备、放射性药物、相关影像学技术的融合和比较，使学生初步掌握影像核医学与分子影像所涉及的成像原理及基本技术，并对核医学分子影像的发展与精准医学的联系有较为全面的认识。后 14 章为临床应用，重点介绍了影像核医学与分子影像技术在肿瘤、骨骼系统、心血管系统、内分泌系统、神经系统、呼吸系统、消化系统、泌尿系统、血液和淋巴系统等各个方面的应用及核素治疗、辐射防护等。全书通篇采用独创案例与教学内容相结合的编写模式，在教材中增加案例或标准化案例，并对各种典型案例进行分析，使学生能较为明确地掌握影像核医学在疾病诊断中的作用、特点及适用范围。本书主要读者对象为医学影像学、医学影像技术专业本科生，并紧跟国家执业医师资格考试和全国硕士研究生统一招生考试案例分析的命题方向。

为体现教育部首次颁布《普通高等学校本科专业类教学质量国家标准》提出的既有"规矩"又有"空间"的要求，既对各专业类提出统一要求、保障基本质量，又为各专业人才培养特色留有足够拓展空间。本教材共组织了全国 23 所高等医学院校具有长期临床实践和教学经验的教师参与编写，在坚持"三基"（基础理论、基本知识和基本技能）、"五性"（思想性、科学性、创新性、启发性和先进性）、"三特定"（特定对象、特定要求和特定限制）原则的基础上，树立以问题和案例为主导、具有启发式教学作用的编写风格。参加本教材编写的每位编委都倾注了大量的时间和精力，集思广益、创新发展，力求做到系统、完整、先进、科学的统一，以达到满足高质量教学及临床需要的目的。但因作者水平及条件所限，书中存在不足之处，恳请广大师生和同仁阅读后批评指正。

黄　钢　刘建军

2019 年 5 月

目　　录

第一章　核医学概述与物理基础

第一节　核医学概述

学习要求

记忆：核医学发展简史。

理解：原子核组成和表示方法、核素及其分类、核的衰变及其方式、衰变常数、半衰期。

运用：放射性活度、射线与物质的相互作用。

核医学（nuclear medicine）是一门利用开放型放射性核素进行诊断和治疗疾病的科学。核医学从应用领域上分为临床核医学和实验核医学，其中临床核医学又分为诊断核医学和治疗核医学。诊断核医学方法按放射性核素是否引入受检者体内分为两类。不引入体内者称为体外检查法或体外核医学（in vitro nuclear medicine），具有代表性的是放射免疫分析（radioimmunoassay）。引入体内者则称为体内检查法或体内核医学（in vivo nuclear medicine），根据是否成像又分为显像和非显像。利用放射性核素实现脏器和病变显像的方法称为放射性核素显像（radionuclide imaging），这种显像属于一种独特的功能显像。

一、核医学发展简史

核医学是一门新兴的学科，它是伴随着放射性核素的发现及核技术的日趋完善，并与医学有机结合后逐渐发展起来的。1895 年德国物理学家伦琴（Roentgen）发现 X 线，1896 年法国物理学家贝可勒尔（Becquerel）在铀盐中发现类似 X 线的天然放射性，这是人类首次认识到放射现象。1898 年由波兰化学家居里夫妇（Marie Curie 和 Pierre Curie）在法国巴黎发现并成功提取了放射性元素 Po 和 Ra。匈牙利化学家赫维西（de Hevesy）1923 年首先应用天然放射性 ^{212}Pb 研究铅盐在豆科植物内的分布和转移，1935 年，用 ^{32}P 对老鼠体内磷代谢状态进行研究，提出骨骼的形成是动态而非静态的观点，并揭示了示踪磷从土壤→植物→动物→土壤的生态循环，建立了同位素示踪方法，1943 年获得诺贝尔奖，并被称为"基础核医学之父"。1926 年美国波士顿桑代克纪念实验室的内科医师布卢姆加特（Blumgart）首先应用 ^{214}Bi 研究循环时间，第一次应用了示踪技术，他将 ^{214}Bi 从一侧手臂静脉注射后，在暗室中通过云母窗观察其在另一手臂出现的时间，以了解动-静脉血管床之间的循环时间，他还进行了多项临床研究，如肺循环时间测定、肺血流量测定等，被誉为"临床核医学之父"。1934 年，小居里夫妇（Irene Curie 和 Joliot Curie）用 α 粒子轰击 Al 产生放射性 ^{30}P，第一次用人工核反应的方法制成放射性核素。1937 年，应用回旋加速器人工制得放射性元素 Tc。1938 年，放射性核素 ^{131}I 被发现，并于 1941 年开始被应用于甲状腺功能亢进症的治疗，1946 年被应用于甲状腺癌的治疗。1956 年，中国共产党中央军事委员会及卫生部在西安第四军医大学举办了生物医学同位素应用训练班，这是我国第一个同位素应用学习班。1957 年，又举办了第二期，标志着我国实验核医学的诞生。1958 年，在北京举办了 1 期同位素临床应用训练班，其成为我国核医学进入临床应用的起点，后又在天津、上海、广州举办了 2～4 期。

核医学成像始于 20 世纪 40 年代，科学家采用单晶体单个光电倍增管（photomultiplier tubes，PMT）的探头围绕在人脑的不同位置产生空间分辨力非常低的脑图像，1951 年美国加利福尼亚大学的卡森（Cassen）用晶体加准直器成功研制出第一台闪烁扫描仪，获得了人体第一张甲状腺扫描图。但是由于探头是机械装置驱动进行逐行扫描，图像分辨力很差，扫描速度慢，无法实现快速动态成像。随后安格尔（Anger）采用阵列光电倍增管及用铅作的准直器于 1957 年研制成功了第一台 γ 照相机，它采用单个 4 寸（1m=30 寸）NaI（Tl）晶体加针孔准直器实现了快速一次成像和快速动态成像。1964 年世界上有了商品化 γ 照相机供应，有多种类型准直器的配置，其开创了核医学显像的新纪元。1963 年库尔（Kuhl）和爱德华兹（Edwards）首次采用 γ 照相机作出了放射性核素断层图像。1977 年有人建议使用康普顿效应方法探测体内 γ 射线分布。在 20 世纪 80 年代初制造出了以 γ 照相机为基础的旋转型单光子 γ 照相机断层仪。旋转型单光子 γ 照相机断层仪与 γ 照相机相比明显提高了放射性核素图像的对比度，并将放射性核素的临床诊断提高到了新的水平。1983 年辛格（Manbir Singh）和大卫·多利亚（David Doria）建议开始研究单光子发射型计算机断层仪（single photon emission computed tomography，SPECT）康普顿 γ 照相机，随后各 SPECT 生产厂商均对 SPECT 设备空间分辨力及计算机图像处理的速度做了很大的改进。进入 20 世纪 90 年代后，各生产厂商均开始研究用 SPECT 探测发射正电子放射性核素。SPECT 显像设备所获得的核医学影像也有它的不足，即图像的解剖结构不如 CT、MRI 清晰。1999 年 6 月 GE 公司首先在 SPECT 设备上获得了 CT 的图像，这样既可以采用 CT 图像进行 SPECT 图像的解剖定位，又可以采用人体 X 线衰减图的衰减系数对 γ 射线在人体内的衰减进行校正；这种新的技术从根本上改变了 SPECT 图像的不足，将核医学影像技术在临床上的应用提高到了一个新的阶段，使该技术成为核医学发展史上的里程碑。

二、γ 照相机

　　γ 照相机亦称为闪烁照相机，自 1957 年研制成功以来，它成为此后 30 多年最基本和最主要的核医学成像仪器。这是因为它采用大型晶体实现了快速一次成像，不仅可作为静态显像，更重要的是能够进行快速连续动态显像，成为脏器动态功能研究必不可少的工具。

　　γ 照相机作为一种无创伤性的诊断手段，其主要优点是：①运用连续显像追踪和记录放射性药物通过某脏器进行动态研究；②由于检查时间相对较短，方便简单，特别适合儿童和危重患者检查；③显像迅速，便于多体位、多部位观察；④通过对图像相应的处理，可获得有助于诊断的数据或参数。但是平面图像也存在着固有的缺点：对微小的深部病变或放射性浓度改变较小的病变难以辨别；不能对病变进行三维定位；不能对放射性分布进行精确的定量计算等。

　　2001 年小型半导体探头型 γ 照相机投入临床应用。采用碲锌镉的新型 γ 探头用于小视野成像，直接在手术室中引导外科手术。这些小型化探头视野在 30～40mm，能量分辨力达到 6.5%，固有分辨力达到 2.5mm，灵敏度达到同样视野 γ 照相机的 20～30 倍，加上钨材质准直器后的探头重量约 1kg。

　　随着计算机技术的快速发展，SPECT 设备迅速进入临床，它的大视野平板探头不仅能够完成传统 γ 照相机的全部工作，而且能够实现断层成像探测深部微小病灶，因此迅速取代了 γ 照相机，成为临床最重要的显像设备。目前，临床上仅保留部分专用 γ 照相机，如甲状腺专用 γ 照相机等，具有体积小、重量轻、便携、造价低廉的特点。SPECT 探头的基本结构和工作原理与 γ 照相机探头基本一致，只是可探测视野更大、性能更强。因此，在以后的章节中不再对 γ 照相机作进一步介绍，它的精髓已经完全体现在 SPECT 探头之中。

三、单光子发射型计算机断层仪

　　随着计算机技术的快速发展，图像重建技术日臻成熟和完善，使得 SPECT 断层成像设备自 20 世纪 80 年代中期开始广泛应用于临床。为了进一步提高灵敏度，出现过 2 个、3 个、4 个甚至环形探头的 SPECT，大大提高了断层采集的时间及图像质量。但是为了兼顾平面大视野快速一次成像和性价比，经过大浪淘沙，双探头 SPECT 以性价比最高、最实用逐渐成为最受欢迎的机型。双探头 SPECT 是 γ 照相机型的 SPECT，其探头为高性能、大视野的 γ 照相机探头，加上探头旋转机架可以实现不同角度平面图像的采集，配合计算机图像采集和重建，完成核医学成像。所以一台 γ 照相机型的 SPECT 既能完成平面、动态、全身成像，又能进行断层成像，是一专多能型医学成像设备。在双探头 SPECT 的基础上配合加厚的晶体（5/8 英寸以上，1 英寸=2.54cm）、增加时间符合线路后还可以进行符合线路正电子显像，增加 CT 扫描装置后更可以有效地进行衰减校正（attenuation correction）和对病灶的准确解剖定位，大大提高了核医学影像的可读性。

SPECT 是核医学的断层成像设备，它克服了平面显像对器官和组织重叠的干扰，提高了深部病变的检出能力和定位的准确性。在心肌血流灌注、脑血流灌注、骨盆显像、全身显像等方面比 γ 照相机具有明显的优势，具有更好的系统均匀性、线性和稳定性。SPECT 是发射式成像设备，射线源是引入人体内部的放射性核素发出的 γ 射线，根据脏器组织内吸收的放射性药物的浓度构成影像，显示的是正常组织或病变组织的功能代谢信息，可以更早地发现和诊断疾病。

四、正电子发射型计算机断层仪

正电子发射型计算机断层仪（positron emission tomography，PET）显像是将正电子药物引入体内，根据示踪原理和正电子符合探测技术，在组织细胞、亚细胞及分子水平显示人体组织器官的功能和细胞代谢信息。它可以在出现临床症状、体征、组织解剖学形态改变之前发现异常，有利于疾病的早期诊断，因此又被临床称为"活体生物化学显像"。它们使无创性评价活体组织生理状态下细胞代谢活动成为现实。但这种微观分子影像缺乏组织结构的对比度，造成病灶定位准确性下降。将相同体位、相同层面上 PET 分子影像和解剖结构图像进行融合的 PET/CT 或 PET/MRI 通过 CT、MRI 精确定位病灶的位置，这种有机结合达到了 1+1＞2 的倍增临床效果。PET/CT 已经在肿瘤、冠心病和脑部疾病诊断、分期及疗效监测上广泛应用于临床，PET/MRI 良好的软组织分辨力和 MRI 无辐射的特点也逐渐被临床接受。

第二节　核物理基础

一、原 子 结 构

1. 原子的组成　自然界中分子是物质中最小的单元。分子是由原子通过一定的作用力并且由固定次序和排列方式结合而成。原子由原子核和绕核运动的电子组成。原子核（nucleus）是由质子（proton）和中子（neutron）组成，质子和中子统称为核子（nucleon）。原子直径的数量级大约是 10^{-10}m，它的质量极小，主要集中在质子和中子上。原子核外电子按照 K、L、M、N、O、P、Q 分层。电子先排布在能量最低的电子层内（K→Q，即能量低→高）；第一层电子数不超过 2 个；每层电子数不超过 $2n^2$ 个；最外层电子数不超过 8 个（如果第一层是最外层，那么最外层电子数不超过 2 个）；次外层电子数不超过 18 个，倒数第三层电子数不超过 32 个。

2. 原子的表示方法　是把元素符号 X 写在中间，质量数 A 置于元素符号的左上角，原子序数 Z 置于元素符号左下角，中子数 N 置于元素符号右下角。通常我们都把原子序数及中子数省略掉，只写元素符号及质量数：^{A}X。

3. 原子核能级状态　①基态（ground state）：原子能量处于最低的稳定能级状态；②激发态（excited state）：原子核在受到某些作用（核反应、核裂变及放射性衰变等）后仍处于高能状态，表示为 ^{Am}X，如 ^{99m}Tc。激发态的原子一般不稳定，它很快通过释放过剩的能量再回到基态。

二、基 本 概 念

核素（nuclide）：质子数相同，中子数也相同，且具有相同能量状态的原子，称为一种核素。
同质异能素（isomer）：质子数和中子数都相同，但处于不同的核能状态的原子，如 ^{99m}Tc、^{99}Tc。
同位素（isotope）：凡质子数相同而中子数不同的核素在元素周期表上处于相同位置，互称为该元素的同位素，如碘元素，有 ^{131}I、^{125}I 等。

三、核衰变及其规律

（一）核力和放射性核素

原子核的稳定性由核子之间的核力和质子之间的静电排斥力的相对大小决定，与核内质子数和中子数的比例有关。质子数<20，中子数和质子数大致相等时，原子核稳定。随着原子序数增加，中子数和质子数比值越大，稳定性越差。质子数≥84 的原子核一般都是不稳定的。原子核稳定，不会自发衰变的核素称为稳定核素（stable nuclide）；原子核处于不稳定状态，需通过核内结构或能级调整才能趋于稳定的核素称为放射性核素（radionuclide），放射性核素的原子由于核内结构或能级调整，自发地释放出一种或一种以上的射线并转化为另一种原子的过程称为放射性衰变（radiation decay）。

（二）核衰变类型

1. α 衰变 放射性核素衰变时释放出 α 射线的衰变称为 α 衰变（alpha decay）。α 射线实质就是 ^{4}He 原子核（2 个质子，2 个中子），α 衰变后子核位置在元素周期表左移两位。

$$^A_Z X \longrightarrow {}^{A-4}_{Z-2}Y + {}^4_2He + Q \tag{1-1}$$

$$^{238}U \longrightarrow {}^{234}Th + {}^4He + Q \tag{1-2}$$

α 衰变的特点是电离能力强、射程短、穿透能力较弱，它一般发生在原子序数>82 的核素中。

2. β 衰变 又分为 β$^-$衰变、β$^+$衰变和轨道电子俘获三种方式。

（1）β$^-$衰变：放射性核素释放出 β 射线产生的衰变称为 β$^-$衰变（beta decay）。一般来说，中子相对丰富的放射性核素常发生 β$^-$衰变。核素发生衰变后，质子数增加 1，中子数减少 1，质量数不变，衰变反应公式如下：

$$^A_Z X \longrightarrow {}^A_{Z+1}Y + \beta^- + \bar{v} + Q \tag{1-3}$$

如核医学常用的 ^{32}P 治疗血管瘤，其衰变公式如下：

$$^{32}_{15}P \longrightarrow {}^{33}_{16}S + \beta^- + \bar{v} + Q \tag{1-4}$$

（2）β$^+$衰变：放射性核素释放出正电子（β$^+$射线）产生的衰变称为 β$^+$衰变（positron decay）。一般来说，中子相对缺乏的放射性核素常发生 β$^+$衰变。核素发生衰变后，质子数减少 1，中子数增加 1，质量数不变，衰变反应公式如下：

$$^A_Z X \longrightarrow {}^A_{Z-1}Y + \beta^+ + v + Q \tag{1-5}$$

用于 PET 的 ^{18}F，其衰变公式如下：

$$^{18}_9F \longrightarrow {}^{18}_8O + \beta^+ + v + Q \tag{1-6}$$

（3）轨道电子俘获：原子核俘获一个核外电子使核内质子变成中子并释放中微子的过程称为电子俘获（electron capture，EC）。

原子核俘获一个内层（K 层或 L 层）轨道电子而衰变成质子数减少 1，质量数不变的另一种原子核。在内层俘获发生时，必有外层电子去填补内层上的空位，由于发射轨道跃迁，会释放出具有子体特征的标识 X 线；这一能量也可能传递给更外层电子，使它成为自由电子发射出去，这个电子称为俄歇电子（Auger electron）。

3. γ 衰变（gamma decay）或 γ 跃迁 当放射性核素发生 α 衰变或 β 衰变时，新子核会处于激发状态，当新子核再回到基态的时候，会将多余的能量以 γ 光子的形式发射出去，这一过程称为 γ 衰变。γ 光子不带电荷，运动速度等于光速，穿透力强，非常适合体外显像。如核医学常用的钼锝发生器原理就是产生 γ 衰变。

$$^{Am}_Z X \longrightarrow {}^A_Z X + \gamma \tag{1-7}$$

$$^{99}Mo \longrightarrow {}^{99m}Tc + \beta \rightarrow {}^{99}Tc + \gamma \tag{1-8}$$

（三）核衰变规律

1. 衰变公式 放射性核素衰变表达式为：

$$N = N_0 e^{-\lambda t}$$

式中，N_0 表示初始放射性原子核数，t 表示衰变时间（decay time），e 表示自然对数底（base of natural logarithm），λ 表示衰变常数（decay constant），表征放射性原子核衰变速率的特征参数，其大小只与原子核本身性质有关，与外界条件无关，不受物理特性及化学特性等因素影响，数值越大表示衰变越快。

2. 半衰期

（1）物理半衰期（physical half life，$T_{1/2}$）：指的是放射性核素减少一半所需要的时间，它反映了核素衰变的速度。如核医学常用核素 ^{131}I 的物理半衰期是 8.04 天，^{18}F 的物理半衰期是 109.7min。

（2）生物半衰期（biological half life，T_b）：指的是放射性核素在生物体内因代谢等各种生物过程排出一半所需要的时间。

（3）有效半衰期（effective half life，T_{eff}）：指的是由于机体代谢和物理衰变两个因素作用造成放射性核素减少一半所需要的时间。

$$T_{eff} = （T_{1/2} \times T_b）/（T_{1/2} \times T_b）$$

3. 放射性活度及单位 放射性活度（radioactivity，A）表示单位时间内发生衰变的原子核数。

$$A = dN/dt$$

放射性活度的国际单位为贝可勒尔（Bq），表示每秒有一个原子衰变。旧制单位是居里（Ci），$1Ci = 3.7 \times 10^{10}$ Bq。

四、射线与物质的相互作用

（一）带电粒子与物质的相互作用

1. 电离与激发 带电粒子通过物质的时候，由于静电作用使得原子核外电子脱离原子轨道形成自由电子的过程叫作电离（ionization）。如果在静电作用下只是使得原子核外电子发生了轨道跃迁而没有形成自由电子，这一过程叫作激发（excitation）。激发态的原子极不稳定，它很快就以释放电磁波的方式回到基态。因此，我们通过电离效应测量射线能量并进行辐射防护，通过激发效应制作闪烁探测器。

2. 散射（scattering） 带电粒子通过物质的时候，与物质的原子核碰撞而改变运动方向的过程叫作散射。如果能量不变则称为弹性散射。一般来说，带电粒子质量越小，散射越明显。

3. 轫致辐射（bremsstrahlung） 带电粒子通过物质的时候，接近原子核时与原子核的库仑场相互作用，使其运动方向及速度都发生改变，能量降低，多余的能量以 X 线的形式辐射出来，这一过程叫作轫致辐射。轫致辐射释放的能量与物质原子序数平方成正比，与带电粒子质量成反比。

4. 湮灭辐射（annihilation radiation） β^+粒子在介质中运行一定距离后能量耗尽，与物质中的自由电子（e^-）结合后正负电子同时消失，转化为两个方向相反、能量相等（511keV）的 γ 光子，这一过程叫作湮灭辐射。

（二）光子与物质的相互作用

1. 光电效应（photoelectric effect） 能量较低的 γ 光子通过物质时，与介质轨道内层电子发生碰撞，把能量全部交给轨道电子并使之脱离原子形成光电子，γ 光子消失，这一过程叫作光电效应。

2. 康普顿效应（Compton effect） 具有中等能量的 γ 光子通过物质时，与原子核外电子碰撞，把一部分能量交给电子，使之脱离原子，而 γ 光子本身能量降低，运行方向发生改变，这一过程叫作康普顿效应。其中发射出去的电子称为康普顿电子，也叫作反冲电子。

3. 电子对效应（electron pair effect） 能量≥1.022MeV 的 γ 光子通过物质时，其中 1.022MeV 的能量在物质原子核电场作用下转化成为一个正电子和一个负电子，生成电子对，这一过程叫作电子对效应。

（贾　强　赵长久）

第二章　核医学探测技术

学习要求

记忆：核医学设备、核医学设备分类、核射线探测器。

理解：核医学设备的组成、核射线探测器种类及其组成。

运用：核医学设备的应用。

第一节　核医学设备的分类及组成

核医学设备是利用射线和物质相互作用所产生的电离、激发、感光等各种效应，将射线的能量转变为电信号，并加以显示和记录的装置。

一、核医学设备的分类

核医学设备有许多分类方法，其中按照临床用途分为活度计、辐射防护仪、体外分析仪、体内功能测量仪和显像设备等。

1. 活度计　用于测定放射性药物的活度。

2. 辐射防护仪　用于探测环境及工作人员所受的辐射，包括核医学中常用的表面沾污检测仪、环境辐射监测仪、个人剂量仪等。

3. 体外分析仪　用于测定体外样本（血、尿、胸腔积液、腹水、组织等）中微量物质的含量，又分为井型 γ 计数器、放射免疫计数仪、液体闪烁计数仪等。

4. 体内功能测量仪　用于测定患者体内脏器中放射性药物的浓度随时间的变化，以时间-放射性曲线形式显示结果。常用的非显像测定仪有肾功能测定仪、甲状腺功能测定仪、多功能仪等。

5. 显像设备　用于测定患者体内放射性药物的分布和功能代谢情况，常用的显像设备有 γ 照相机、SPECT 和 PET 及复合模式机 SPECT/CT 和 PET/CT、PET/MRI 等。

二、核医学设备的组成

如上所述，尽管核医学设备的外形和功能千差万别，但基本组成是一致的，均由探测器、电子学线路及其他附属装置等三部分构成。其中探测器将入射射线的辐射能转变为电信号，是设备的核心部件，它决定了设备的主要性能；电子学线路对探测器输出的电信号进行放大、能量甄别、信号定位、各种校正等；其他附属部件则按测量目的不同而配备，如自动换样控制系统、计算机数据处理系统、显示和储存系统等，用以进一步完善仪器的性能。

第二节　核射线探测器

一、核射线探测器概述

核射线探测器用于将射线的能量转变为电信号，是核设备的核心部件。核射线探测器按探测介质的不同进行分类，详见表 2-1。核医学中常用探测器是前四种，即气体电离型探测器、闪烁探测器（固体和液体）、半导体探测器和热释光探测器，其中闪烁探测器广泛应用在体外分析仪、体内功能测量仪和显像设备等临床诊断设备中。

表 2-1 核射线探测器分类

气体电离型探测器	电离室（脉冲电离室、电流电离室、累计电离室）
	正比计数器
	盖革-米勒计数管
闪烁探测器	固体闪烁探测器
	液体闪烁探测器
	气体闪烁探测器
半导体探测器	金硅面垒半导体探测器
	高纯锗探测器
	锂漂移硅探测器
热释光探测器	热释光仪
其他探测器	原子核乳胶、多丝正比室、固体径迹探测器等

绝大多数核射线探测器都是利用射线或带电粒子引起物质的电离或激发来探测射线的。γ射线与探测器材料相互作用时不能直接产生电离或激发效应，但会通过光电效应、康普顿效应或电子对生成等效应产生次级电子，其中光电效应和电子对生成所产生的次级电子的能量是单一的，因此可以测量γ射线的能量。而光电效应对高原子序数的物质发生的概率更大，所以γ射线的探测一般选取原子序数比较大的材料，如 NaI（Tl）闪烁探测器、Ge 半导体探测器、充氙气体探测器等。

二、闪烁探测器

（一）组成和工作原理

1. 组成 闪烁探测器（scintillation detector）是使用特定材料（闪烁体）将射线能量转换成可见荧光并用光电倍增管放大后转换成电信号的部件。其组成由闪烁体、光电倍增管、前置放大器等组成。使用时常将闪烁体、光电倍增管、分压器及射极跟随器安装在一个暗盒中，统称探头；探头中有的在光电倍增管周围包以起磁屏蔽作用的屏蔽筒，以减弱环境中磁场的影响。

2. 工作原理 ①射线与闪烁体分子作用，入射γ射线通过其产生的次级电子使闪烁体被激发，带电粒子则直接使闪烁体被激发；②闪烁体分子在退激时发出荧光光子，光子的数目与入射射线的能量成正比；③光电倍增管的光电阴极收集荧光并打出光电子，经过逐级倍增后在阳极形成电流，输出脉冲的幅度、数量和波形代表入射射线的能量、强度、种类等信息。

（二）闪烁探测器的组成部件

1. 闪烁体 闪烁体是将射线能量转换成荧光光子能量的材料。

（1）闪烁体的物理特性主要包括：发射光谱、发光效率、发光衰减时间及其他特性等。

1）发射光谱：发射光谱与闪烁体、激活剂、温度等有关，必须与光电倍增管的光谱响应相配合，才能提高探测效率。

2）发光效率：指闪烁体将吸收的射线能量转变为光能的比例，比例越高越好，且对射线的能量在相当宽的范围内为一常数。高原子序数的物质，对射线的阻止能力强，发光效率也高。

3）发光衰减时间（发光衰减常数）：带电粒子进入闪烁体后大约在 10^{-11} s 内就损失其能量并使闪烁体的原子激发，但受激原子退激时的发光速度却是随机变化的，一般认为被射线照射后闪烁体单位时间发射的光子数（又称为发光强度）是按指数规律下降的。发光衰减时间指光子的发射速率下降到初始值的 1/e 所需的时间。发光衰减时间越短，所能处理的射线数量越多，越适于较高计数状况。

4）其他特性：还包括透明度和光学均匀性、加工性、温度效应、耐辐照的稳定性等。

（2）常用闪烁体的特性

1）NaI 闪烁晶体：密度大，探测效率高；原子序数高，碘（Z=53）占其总重量的 85%，对 γ 射线阻截能力强；发光衰减时间短，适于高计数状况；产生光子的数量与入射 γ 射线能量之间线性范围较宽；相对发光效率高；发射光谱最强波长 415nm，能与光电倍增管光谱响应很好配合；晶体透明性能好；制备方便，大小形状容易满足临床要求。广泛应用于 γ 射线的测量。缺点：易于潮解，颜色变黄，探测效率下降。

2）锗酸铋（$Bi_4Ge_3O_{12}$，BGO）晶体：密度大，探测效率高；原子序数高，铋（Z=83），对高能 γ 射线探测能力强；发光衰减时间为 $0.30\mu s$；相对光输出 18～32；机械性能好；化学稳定性好；光学透明性好。缺点：发光效率低，为 NaI（Tl）的 8%～14%。

3）CsI（Tl）晶体和 CsI（Na）晶体：密度大；原子序数高，铯（Z=55），碘（Z=53）；机械强度好；加工性能好；CsI（Tl）用于测 α、β、γ 能谱和强度，用作粒子甄别。但价格较贵，且能量转换效率远低于 NaI，故核医学极少使用。缺点：CsI（Na）容易潮解；CsI（Tl）轻度潮解。

4）蒽晶体：发光效率高，常用作标准；原子量低，含氢量大；制作困难，价格昂贵；容易损坏。

5）液体闪烁体：发光衰减时间短；透明度好，制备容易，成本低。由溶剂（二甲苯）+荧光物质+波长转换剂组成，其中溶剂（占 99%）具有很高的能量传递效率，对放射性样品的溶解度高，如甲苯、二甲苯和三乙基苯等；闪烁剂的发光效率高，如对联三苯、聚苯醚、2-（4-联苯基）-5-（4-叔-丁基苯基）-1,3,4-噁二唑等；波长转换剂（POPOP）能更好地与光电倍增管的光谱相配合。放射性物质被溶剂包围，入射射线首先激发溶剂分子，在溶剂分子退激时释放出能量传递给荧光物质，发出荧光光子（350～420nm），入射到波长转换剂，转换成 420～480nm 的波长传递给光电倍增管和电子学电路进一步处理。

6）气体闪烁体：粒子进入气体中，通过激发、退激，发射光子。氙（Xe）、氪（Kr）、氩（Ar）、氦（He）等高纯度气体都是闪烁气体；加入少量 N_2，紫外光移波到可见光。光子发射有竞争过程，气体闪烁体的效率比较低。气体退激时间为 ns 量级，是最快的闪烁材料之一。

2. 光学收集系统　结构上包括反射层、耦合剂，有时会用到光导。①光学反射层使用铝箔、镀铝塑料薄膜、氧化镁、二氧化钛、聚四氟乙烯塑料带等材料通过镜面反射和漫反射减少能量损失。②耦合剂可以有效地把光传递给光电倍增管的光电阴极，减少界面的全反射，最常用硅脂、硅油和光学玻璃。光导有效匹配光电倍增管和晶体，保证良好的信号传输。③光导具有一定形状的光学透明固体材料，连接闪烁体与光电倍增管。当闪烁体窗面积、形状与光电倍增管窗面积、形状不同或在强磁场中时，还需要使用较长的光导把闪烁体与光电倍增管分隔开。在空间较小处，用光纤连接较小的闪烁体与光电倍增管，用硅油填充闪烁体与光导、光导与光电倍增管的交界面。

3. 光电倍增管（photomultiplier tubes）　由光电阴极、电子光学输入系统（聚焦极和第一倍增极）、二次发射倍增系统及阳极组成，通过高压电源和分压电阻使阳极、各倍增极和阴极间建立从高到低的电位分布。当闪烁光子入射到光电阴极上，由于光电效应产生光电子，这些光电子受极间电场加速和聚焦，在二次发射倍增系统发生倍增（一个光电子最终可产生 10^4～10^9 个电子），使之产生一定数量的二次电子，最后被阳极收集。大量电子会在阳极负载上建立起电流脉冲或电压脉冲，然后通过起阻抗匹配作用的射极跟随器，由电缆将信号传输到电子学仪器中去。

光电阴极是光电转换的关键部件，它接收光子并使电子获得能量产生电子发射。闪烁体激发后产生可见光或紫外光，而采用锑-铯和锑-钾-铯的光电倍增管阴极的灵敏谱峰恰好位于 400nm，与大多数闪烁体都能很好地配合。

表 2-2 是 140keV 的 γ 射线转换成脉冲的过程，很好地说明了这些关系。由于光电倍增管的工作电压波动 1%，电子倍增系数 M 将变动 7%，通常要求光电倍增管的电源稳定性好于 0.1%。

表 2-2 140keV 的 γ 射线转换为脉冲的过程

序号	过程	效率	过程结束时荧光光子数或电子数
1	一个 140keV 的 γ 射线入射晶体转变为 3keV 的荧光光子（假设晶体吸收射线全部能量）	30 光子/keV	约 4200 荧光光子
2	荧光光子发射入光电阴极	约 30%	约 1250 荧光光子
3	光电阴极发射出光电子	约 20%	约 250 光电子
4	光电子达到第一倍增极	约 75%	约 185 光电子
5	光电子经过各倍增极逐级倍增至阳极被收集	2M 电子/第一倍增极的一个电子	约 400M 电子到达阳极

维修保养探头时，通电情况下，光电倍增管切勿见强光；断电时宜避光保存。如发生裸露至少应避光放置 2h 方可通电。

4. 特性参数

（1）能谱及能量分辨力：由于单能带电粒子在闪烁体内损失能量引起的闪烁发光所放出的荧光光子数有统计涨落，一定数量的荧光光子打在光电倍增管光电阴极上产生的光电子数目有统计涨落，光电倍增管的放大过程有统计涨落，这就使同单能 γ 射线产生的脉冲幅度也不同。以脉冲的幅度为横坐标，以相应脉冲个数（计数）为纵坐标得到近似为高斯分布的脉冲幅度分布图。由于探测器输出脉冲的幅度与射线在晶体中损失的能量成正比，将横坐标通过能量刻度后即获得能谱曲线。

能量分辨力（energy resolution）表征仪器甄别两个不同入射能量的能力，以能谱曲线上相应峰的半高宽 ΔE 与峰值 E_{max} 之比的百分数表示（$\Delta E/E_{max} \times 100\%$），是探测器非常重要的特性指标。

（2）死时间：几乎所有的探测器系统，都存在一个最小时限，两个事件之间的时间间隔大于此时限才能被分辨开而记录为两个独立的脉冲，这个最小的时限称为探测系统的死时间。死时间由探测器本身和电子学电路所决定。由于放射性衰变的随机性会造成真事件的丢失，在时间测量或高计数率条件下使用时，要求闪烁体、光电倍增管及外电路负载电阻、电容的时间特性等指标的匹配程度要好。

三、气体电离型探测器

气体电离型探测器是收集射线在气体中产生的电离电荷来探测射线的探测器。气体探测器是最早使用的射线探测器，尽管其他探测器发展很快，但由于它具有结构简单、使用方便的特点，至今仍在广泛使用。常用的气体探测器有电离室、正比计数管和盖革-米勒计数管。

（一）气体探测器的组成和工作原理

1. 组成 它是一个具有两个电极的容器，内部充有惰性气体、同轴的高压电极和收集电极之间加有电场，由绝缘体隔开并密闭于容器内。

2. 工作原理 当探测器受到射线照射时，射线与气体中的分子作用，引起气体电离，产生电子-离子对。这些正负离子在电场的作用下产生漂移，被收集到电极上。由于静电感应，电极上产生感应电荷，在输出回路上形成电离电流，电流的强度取决于被收集的离子对数，而入射粒子在气体中产生的总电离离子对数与在气体中损失的能量成正比。

（二）气体探测器的工作特性

在入射射线强度和种类不变的情况下，气体探测器收集到的电子-离子对数目（或电压脉冲幅度、电离电流强度）随外加电场逐渐增加，就会从复合区、饱和区、正比区、有限正比区、盖革-米勒（G-M）计数区一直变化到连续放电区，如图 2-1 所示。

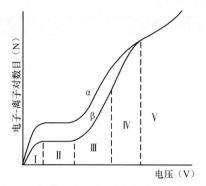

图 2-1 气体电离型探测器中离子对数与外加工作电压的关系曲线

Ⅰ：复合区；Ⅱ：饱和区（电离室工作区）；Ⅲ：正比区（正比计数器工作区）；Ⅳ：有限正比区；Ⅴ：G-M 计数区

在没有外加电场时，电离产生的电子和正离子与气体分子一样，处于杂乱无序的运动状态中，与气体分子达到热平衡状态时，已经产生的离子对消失，无法形成电流。有外加电场时，电子和正离子从电场中获得定向加速度，分别向两电极运动，这种定向移动形成电流。

（1）复合区：电子和离子在向两极运动时部分重新复合，复合的离子对数随电压上升而迅速减少，所以输出随电压上升而迅速增加。

（2）饱和区：随着外加电压升高，电子离子对不再复合，趋向饱和，电离室就工作在这个区段。既没有离子的复合，也没有离子的增加，电极收集到原电离的全部离子对数之和。

（3）正比区：电场更强，电压更高，电离产生的电子会再次引起电离，发生离子的增殖，收集到的离子对的数目大于原电离的过程叫作气体放大。在正比区的电压范围内，当电压固定时气体放大倍数不变，所以收集到的离子对数目被放大但与入射射线强度（能量和个数的乘积）成正比；电离本领不同的入射粒子 α、β 相应的两条曲线是平行的。正比计数器就工作在这个区段，具有较好的能量分辨力和能量线性响应，探测效率高，寿命长，广泛应用于核物理和粒子物理实验。

（4）有限正比区：由于电压再升高，空间离子密集抵消了部分场强，使气体放大倍数相对地变小，便不再保持正比关系，两条曲线趋于合一，这叫作有限正比区。

（5）盖革-米勒计数区：气体放大显著，雪崩式的离子增殖发展成为自激放电，离子对数目达到极限值，离子数收集数也达到饱和值；此时原电离只起"点火"作用，与原电离无关，即与入射粒子能量无关。盖革-米勒计数管就工作在这个区段。

（三）气体电离型探测器构成的探测设备

以气体电离型探测器为探头的核医学设备主要有活度计、正比计数管、盖革-米勒计数管。医用放射性核素活度计是核医学非常重要的计量设备。

1. 正比计数管 在两个电极间施加的电压超过饱和电压时，由于电场强度增加，使电离产生的电子有足够能量在气体中进一步产生次级电离，甚至次级电离的电子又产生新的离子对。这样由电极收集到的电荷远大于起始电离数，而且与电极间的电压有关，这就是气体放大作用，也就是正比计数管的工作原理。即每入射一个 γ 光子或带电粒子，均会产生一个对应的计数脉冲输出。正比计数管一般由一个细中心丝阳极和一个与其同轴的圆筒形阴极所组成，这样可以提高在阳极附近的电场强度。由于它具有放大作用，在测量低能射线时可以给出较大的脉冲。但它的放大倍数与极间电压有关，故对供电电源电压稳定度要求较高。在正比计数管的基础上还研制出各种定位正比管、多丝室等。它们都具有对入射粒子进行定位的性能，有的还可用于成像。

优点（与电离室相比）：脉冲幅度较大；灵敏度较高；脉冲幅度几乎与原电离的地点无关。缺点：脉冲幅度随工作电压变化较大，且容易受外来电磁干扰，因此，对电源的稳定度要求也较高（≤0.1%）。

2. 盖革-米勒计数管 是根据射线对气体的电离性质设计成的。其探测器的通常结构与正比计数管类似，是在一根两端用绝缘物质密闭的金属管内充入掺加了卤素的稀有气体，如氦、氖、氩等，在沿管的轴线上安装有一根金属丝电极，并在金属管壁和金属丝电极之间加上略低于管内气体击穿电压的电压。

在通常状态下，管内气体不放电；而当有高速粒子射入管内时，入射粒子引起的电离在整个阳极丝与管壁之间形成雪崩放电现象，从而输出一个脉冲电流信号。而其输出电压脉冲的幅度与入射粒子能量和性质无关。一般在零点几伏到几伏左右。因此，用较简单的电子线路就可记录。

盖革-米勒计数管也可用于探测γ射线，但由于其中的气体密度通常较小，高能γ射线往往在未被探测到时就已经射出了盖革-米勒计数管，因此其对高能γ射线的探测灵敏度较低。在这种情况下，NaI闪烁计数器则有更好的表现。

盖革-米勒计数管的另一特点是必须在管内加入少量猝灭气体或用外加猝灭电路，才能使其在一次放电后恢复到正常状态。而且经过100μs左右的恢复时间才能对新的入射粒子进行计数，因而在使用上受到一定的限制。在G-M计数区中，电压的增加使电子和离子的运动速度加快，速度快会引起气体的电离，产生额外的电子-离子对，从而使电流放大。当有一个光子或粒子射入时，就输出一个脉冲信号。工作在这一区域的气体探测器称为盖革-米勒计数管。常用的防护用表面沾污检测仪和环境辐射监测仪等探测原理为盖革-米勒计数管。

盖革-米勒计数管探测射线具有灵敏度高、脉冲幅度大、稳定性高的特点。计数器的大小和几何形状可按探测粒子的类型和测量的要求在较大的范围内变动，使用方便、成本低廉、制作的工艺要求和仪器电路均较简单。缺点是不能鉴别粒子的类型和能量，分辨时间长，约102μs，不能进行快速计数等。

四、半导体探测器

半导体探测器是以半导体材料为探测介质的辐射探测器，基本原理与气体电离室相类似，故又称固体电离室。

半导体探测器有两个电极，加有一定的偏压。当入射粒子进入半导体探测器的灵敏区时产生电子-空穴对，电荷载流子向两极做漂移运动，在收集电极上感应出电荷，从而在外电路形成信号脉冲输出。由于入射粒子产生一个电子-空穴对所需消耗的平均能量仅为气体电离室的十分之一，所以半导体探测器的能量分辨力远高于气体电离探测器。

半导体探测器的优点为位置分辨力高、能量分辨力高、脉冲时间短、能量线性好、工作电压低等，缺点是对辐射损伤较灵敏，受强辐射后性能变差。常用的锗探测器，需要在低温（液氮）条件下工作，甚至要求在低温下保存，使用不方便。可在常温下探测γ射线的半导体材料除超纯锗材料外，一些原子序数较大的化合物半导体，如碲化镉、砷化镓、碘化汞、硒化镉等，均已用于制备X射线、γ射线探测器，并已取得不同程度的进展。

五、其他探测器

1. 热释光探测器 热致发光体的晶体（如氯化锂），未被照射时，电子处于基态，该能带被填满，称为满带；在高能带上，没有电子填入或尚未填满，称为导带。在靠近导带下面有局部能级，能够吸附电子，称为陷阱。在没有受到辐射照射前，电子陷阱是空着的；当电离辐射照射晶体时，产生电离或激发，使满带中的电子受激而进入导带，同时产生空穴，电子在晶体导带中自由运动，直到它们被陷阱俘获。对晶体加热，俘获的电子受热以后，获得足够的能量摆脱束缚跃回低能态，同时以可见光形式释放多余的能量。晶体受热时发光量越大，表征它接受的累积辐射量越大。

热释光剂量计是利用热致发光原理记录累积辐射剂量的仪器。热释光剂量计将接收照射的剂量计加热，并用光电倍增管测量热释光输出，即可读出辐射剂量值。优点是可以累积较长时间后再进行测量，而且与放置时间无关，可制成各种形状的胶片佩章，以供个人剂量监测使用。目前，常用的个人剂量仪为热释光剂量仪，其优点是体积小、灵敏度高、测量精度高、重复性好，发光材料可重复使用，但不能及时读出辐射量，只能定期在专用设备上测得累积辐射量。

2. 感光型探测器 射线使感光材料曝光，形成与射线强度相关的影像，根据影像在被测样品的部位和它的灰度对被测样品中的放射性做出定位和定量的判断。放射自显影技术及胶片剂量计就是依据射线的感光效应原理实现的。

第三节　放射性活度计

放射性活度计（简称活度计）是核医学非常重要的计量设备，它是通过测量单位时间内放射性核素在 $4\pi r$ 高气压电离室内产生的平均电离电流来测量其活度的装置。其因具有使用方便、重复性高、长期稳定性好及量程范围宽等特点而被广泛采用，测量结果的准确性直接影响到临床的诊断效能或治疗效果。

一、结构和原理

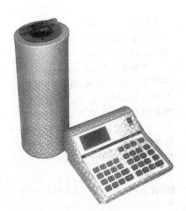

图 2-2　放射性活度计

活度计由井型电离室及操作面板组成（图 2-2）。电离室为密封的圆筒形，内部充入氮气、氩气等惰性气体，圆筒的中央孔为测量样品的井（简称测井），测井的直径为几个厘米，放置被测样品；操作面板通常有操作键盘、显示及打印装置。

当把放射性核素置于电离室井中时，它以接近 4π 的立体角照射电流电离室，电离室工作在饱和区。以单位强度的射线辐射下输出的电离电流称为活度计的灵敏度，它与样本辐射的能量有关，灵敏度随能量的变化称为电离室的能量响应。不同核素的灵敏度不同，需要单独标定。没有放射源时探测器输出的暗电流越小越好。

活度计购置时需配备监督源（推荐用 ^{137}Cs 标准源，一般是 ^{137}Cs 标准溶液密封在规定的玻璃安瓿内，其活度应大于 2MBq），用于活度计的稳定性检验。

二、活度计的功能特点

1. 测量范围大　一般可实现 3.7×10^{5}Bq（0.01μCi）～3.7×10^{10}Bq（1Ci）及以上。

2. 测量精度高，稳定性好。

3. 能量响应范围宽　可测 ^{99m}Tc、^{131}I、^{125}I 等核医学常用放射性核素及体内治疗核素 ^{153}Sm、^{90}Y、^{188}Re、^{89}Sr，通过刻度可增加测量核素；根据临床需要确定是否可测正电子核素 ^{18}F、^{11}C、^{13}N、^{15}O 等。

4. 系统线性和重复性好　要求在 ±2% 以内。

5. 测量速度快。

6. 本底水平低，且能自动扣除本底。

7. 几何响应好　样品轴向变动 2cm，读数变动 ±0.5%。

三、活度计的性能参数及测量

依据国家质量技术监督局发布的《放射性活度计》（JJG 377—2019）标准进行性能参数的测量。在使用标准源进行活度计性能测试时，需按照公式（2-1）进行放射性活度的衰变校正：

$$R_i = R_{i0}\mathrm{e}^{-\lambda(t-t_0)} \tag{2-1}$$

式中，R_{i0} 和 R_i 分别为上次检定（t_0 时刻）和本次检定（t_i 时刻）的监督值；λ 为监督源核素的衰变常数。

（1）重复性：选择某中等能量以上的核素监督源（推荐核素 ^{137}Cs），连续测量 n（$n\geq10$）次。重复性（V）按公式（2-2）计算，一般 ≤2%。

$$V = \frac{1}{\bar{X}}\sqrt{\frac{1}{n-1}\sum_{i=1}^{n}(X_i-\bar{X})^2} \tag{2-2}$$

式中，X_i 是第 i 次测量值；$\bar{X}$ 是 n 次测量的算术平均值；n 是测量次数。

（2）稳定性：用 7h 内等时间间隔 10 次测量的数据计算，每次测量 3 次取平均值。7h 的稳定性（S）按公式（2-3）计算，应≤3%。

$$S = \frac{|X_i - X_1|_{max}}{X_1} \times 100\%$$ （2-3）

（3）基本误差（用监督源）：应该用低能、中能和高能核素标准源在三个核素设置条件下，分别测得各核素 t 时刻 10 次测量的平均值。基本误差按公式（2-4）计算，应≤6%。

$$E = \left|1 - \frac{A}{As}\right| \times 100\%$$ （2-4）

式中，As 是标准源在 t 时刻的放射性活度；A 是标准源在 t 时刻 10 次测量的平均值。

四、活度计的质量控制与质量管理

1. 建立设备操作规程、日常维护及维修记录，并与设备说明书一同由专人保管。

2. 每天工作前测量本底，每月测量稳定性一次。如果本底过高，分析是测量井内污染还是设备自身故障。如果是测量井内的样品托被污染，则应立即取出，放置衰变至环境本底后方可使用；如果是设备故障则联系维修。稳定性变差时查找原因或联系维修，测试结果及异常情况处理应记录备案。

3. 样品在测量井中的位置（高度）对测量结果有一定的影响，样品离井口越近，探测效率越低。因此，体积大的样品探测效率低于体积小的样品。另外需要注意样本的盛装容器，尽量选用原子序数较低的物质，否则会因衰减使结果偏低。

4. 移动仪器或进行维护时要小心。电离室很重，为了提供所需的灵敏度，电离室壁很薄，里面充满了高压气体，因此，一定要避免机械晃动或任何形式的振动。

5. 按国家有关规定，活度计强制经有资质的部门定期（目前是两年）进行检测，检定合格者发给检定证书，检定不合格的活度计给予结果通知书，应保留检测报告。

第四节　体外微量放射性样本测量仪

体外微量放射性样本测量仪是在体外测量样本（血液、尿液、体液、取样组织或放射性药物）中微量放射性核素强度（计数）的仪器，具有敏感度高、准确度好的优点（图 2-3）。测量仪有两类：液体闪烁探测器（测量 β 射线，如 ^{3}H、^{32}P、^{14}C 等）和固体闪烁探测器（测量 γ 射线，如 ^{125}I、^{131}I、^{57}Cr 等）。闪烁探测器的探测原理参见本章第二节相关内容，核医学中微量物质的检测以固体闪烁探测器类为主，主要包含 γ 单管计数器和 γ 免疫计数器，两者探测原理一致。本节仅讨论 γ 单管计数器。

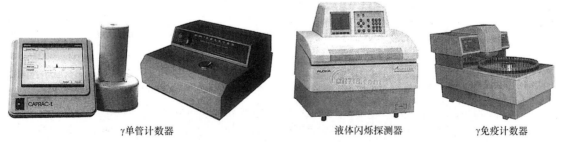

γ单管计数器　　　　　　　　　　　液体闪烁探测器　　　　γ免疫计数器

图 2-3　体外微量放射性样本测量仪

一、γ 单管计数器的组成与工作原理

γ 单管计数器使用井型 NaI 晶体探头能在活度水平极低的情况下进行测试，探测效率极高，测量准确，是核医学最基础的测量设备。其主要由闪烁探测器、电子学线路（放大器、单道和多道脉

冲高度分析器、计数器等）、高低压电源、显示和记录装置等组成。

工作原理：样本中的放射性核素发出 γ 射线，经闪烁探测器转换成电信号，再经放大器放大、整形后送入单道脉冲高度分析器进行幅度分析，剔除噪声和散射后，输出的脉冲幅度与能量无关，脉冲数目则代表了入射 γ 射线的强度（计数），经计数器计数后送入计算机进行显示和存储。

基本电子学线路：闪烁探测器输出的信号是随机发生的电荷脉冲或电流脉冲，每个脉冲对应一个被探测到的 γ 光子，其输出总电量与 γ 光子的能量成正比，计数率与样本的放射性强度成正比。体外分析仪大多工作在定时计数方式、电子学线路对探测器输出的信号进行放大、处理、分析后，通过计数器输出设定时间内的计数值。

1. 前置放大器　核医学常用的 NaI（Tl）闪烁探测器输出脉冲宽度约为 0.25ms，幅度 0.5～2.0V。前置放大器的作用是把探测器输出的电荷或电流脉冲转换成电压脉冲，并将信号放大后便于成形，以优化后续电路对信号的处理；使探测器的输出阻抗与后继电路的输入阻抗匹配。放大器的增益一般为 1～20，且使输出信号幅度与探测器送来的电荷成正比，保证后面的电路能够对输出信号进行能量分析。

2. 主放大器　作用是将前置放大器送来的相对较小的信号放大到足够幅度，并将前置放大器输出的、缓慢下降的信号变成窄脉冲，以防止高计数率下脉冲堆积并提高信号/噪声比，便于单道脉冲高度分析器进行能量分析。

3. 单道脉冲高度分析器（single channel pulse height analyzer，SPHA）　NaI（Tl）闪烁探测器输出的信号经前置放大器和主放大器后变成电压脉冲，其幅度反映了 γ 光子沉积在探测器中的能量。由于 γ 射线与物质相互作用机制（光电效应、康普顿效应及电子对生成）的差异，即使入射射线是单一能量，从探测器出来的脉冲幅度也有大有小且自然环境中存在着的各种放射性辐射的能谱很宽，也会被仪器探测到，构成测量数据中的"环境本底"。单道脉冲高度分析器的作用就是把幅度落在光电峰内的脉冲筛选出来，降低环境本底和各种散射事件的干扰。

单道脉冲高度分析器里有一个参考电压 V_0 和一个窗宽 ΔV（均可以连续调节），甄别电压（$V_0-\Delta V/2$）称为阈值。单道脉冲高度分析器仅使幅度在 $V_0\pm\Delta V/2$ 的脉冲信号能够通过。单道脉冲高度分析器的输出信号经整形通常为固定高度的矩形脉冲，表示探测到一个能量符合要求的 γ 光子，矩形脉冲一般为 1μs 宽的 5V 电压脉冲。除了直接用上、下阈表示窗口位置之外，还常用窗口中心电压（或能量）的百分数表示。例如，中心在 140keV、宽 20%（或 ±10%）的能量窗，其上阈为 154keV、下阈为 126keV。为了能测量多种核素，通常在井型 γ 单管计数器中设置几组 V_0 和 ΔV 值，称为多通道脉冲高度分析器。

4. 计数器　数字计数器由定时器和计算脉冲数目的定标器组成，定时器通过门电路控制定标器清零、启动、停止。单道脉冲高度分析器的输出信号被送入数字计数器，测量单位时间内的脉冲计数，即计数率。被记录到的 γ 光子数可以用数码显示，也可以送入计算机供存储和显示。

二、γ 单管计数器的坪特性

当使用 NaI（Tl）晶体与光电倍增管组成闪烁探测器用于测量射线强度时，与 G-M 计数管相似，当入射射线强度一定时，其计数率随着光电倍增管所加高压而变化，但继续增加高压，会使计数率迅速增加，这种特性称为计数器的坪特性。起始电压、坪长、坪斜等表征了其坪特性。如图 2-4 所示，计数器中光电倍增管的高压坪曲线是在一定阈值下改变高压获得的计数分布曲线。计数器开始出现计数时，探测器所加的电压称为起始电压 V_s；坪曲线中 A→C 段，计数率随电压的增加变化不大，出现比较平坦的部分，即所谓"坪"，坪区电压范围（V_c-V_a）称为坪长；在坪区，以 $\dfrac{N_c-N_a}{N}$（V_c-V_a）表示坪斜，其中 N 为坪区的平均计数。

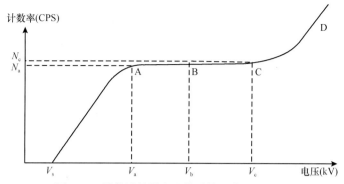

图 2-4　γ单管计数器光电倍增管的高压坪曲线

光电倍增管输出脉冲的幅度大于甄别阈值，而噪声幅度又小于甄别阈值，才会产生"计数坪"，这种"坪"与脉冲幅度分布、入射射线能量、光电倍增管的性能、仪器的放大倍数、阈值及应用条件等有关；当电压继续增高，将使越来越多的噪声脉冲超过阈值被记录，输出脉冲数在增加，但不是测量需要的。实际工作中最好将工作电压选择在坪的中部，这样即使高压在一定的范围内变化，输出计数基本保持不变。

三、放射性计数的误差

任何测量放射性的计数方法都存在本底问题。所谓本底是指被测样品之外的信号输出。因此，在测量到的样品计数率中，要扣除本底计数率才能获得样品的净计数率，仪器本底越低，测量灵敏度越高，准确度也越高，这在 ^{3}H 标记物的低水平测量中尤为重要。在放射性测量工作中，通常存在着以下三种误差。

1. 系统误差　是由于测量仪器本身或测量方法和程度的不合理及周围环境的影响因素，使测量结果单向偏离而造成的误差。系统误差产生的原因可以找到并能加以克服。

2. 过失误差　由于实验工作者的主观错误造成，是一种无规律可循的误差，但过失误差也是可以避免的。

3. 统计误差　是由于放射性衰变本身的随机性而导致的无法控制的误差，它是放射性测量误差中主要的、固有的来源。对于放射性测量统计误差，在实际工作中，常通过提高计数效率，增加测量次数（以 3～5 次为宜）或每个样品做 1～2 个平行管计数、合理分配测量时间等方法，以获得最小的测量误差。假设在测量时间段内测量到 N 个计数，则统计误差为 $\sqrt{N}$；相对误差或计数精度是（$100/\sqrt{N}$）%。

四、γ单管计数器的质量控制与质量管理

1. 建立设备操作规程、日常维护及维修记录，并与设备说明书一同专人保管。

2. 每天工作前测量本底；对于多探头系统，每周调节各探头输出脉冲的一致性。本底增高可能的原因是测量井污染、周围环境放射性增高、光电倍增管高压漂移、晶体潮解、光电倍增管老化等，可请专业人员维护或修理；各通道的一致性差，则应统一调整各通道高压、线性放大器的放大倍数及阈值等。测试结果及异常情况处理应记录备案。

3. 样品在测量井中的位置（高度）对测量结果有一定的影响，样品离井口越近，探测效率越低。因此，体积大的样品探测效率低于体积小的样品。另外需要注意样本的盛装容器，尽量选用原子序数较低的物质，否则会因衰减使结果偏低。

4. 探讨无计数输出时，检查高/低压电源、计数板及分压电路是否正常；输出不稳定，检查电网的稳定性、有无高压漂移、阈值是否稳定等。

第五节　脏器功能测量仪

脏器功能测量仪属于体内放射性测量设备，它利用放射性核素示踪技术测定人体内某脏器（甲状腺、肾脏、心脏、肺等）或人体的某部位的功能，通过分析和计算得到功能曲线和功能参数。将放射性药物引入体内，放射性药物以一定的机制浓聚在检查的脏器内，即可启动脏器功能仪，获得脏器的功能信息（图 2-5）。

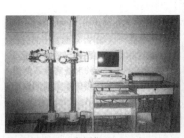
肾图仪

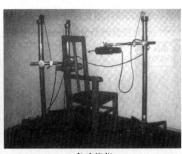
多功能仪

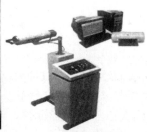
甲状腺功能仪

图 2-5　脏器功能仪

与影像核医学不同，功能仪不研究放射性药物的空间分布，只关心特定脏器中药物的浓度随时间变化的情况，所以它用加准直器的闪烁探测器为探头，以连续测量计数率为设计目标。测量甲状腺摄 ^{131}I 率的甲状腺功能仪、测量心输出曲线和放射性心动图的"核听诊器"是使用一个探头系统，测量双肾功能的肾图仪和检测两肺功能的肺功能仪是双探头系统，测量大脑各部位血流曲线的脑功能仪则是多探头系统。不论探头多寡，探测原理基本一致。

一、结构与工作原理

脏器功能仪的结构主要包括带有准直器的探头、电子学线路（放大器和单道脉冲高度分析器、计数器等）、机械传动系统、控制系统（探头升降和放射性探测控制）、计算机等。

工作原理：引入体内的放射性药物依据一定的机制聚集在靶器官中，其中的放射性核素发出 γ 射线，射线经过准直器进入闪烁探测器，以与体外放射性测量仪相同的方式测量入射 γ 光子数，由计算机进行显示和存储。主要的测量过程与本章第四节所讲原理一致，故本节仅介绍脏器功能检测中的准直器的组成、作用及特性。

二、准　直　器

功能检查采用的放射性药物，一般辐射能量为 50～500keV 的 γ 射线，NaI（Tl）闪烁探测器对它们有很好的探测效率和优越的性能/价格比，典型的探头系统使用厚 5cm、直径 5cm 的圆柱形 NaI（Tl）晶体。

为了限制探测范围，排除邻近组织的放射性干扰，除了对晶体进行屏蔽以外，它的前面要套装准直器，使晶体尽可能只接收所测脏器发出的射线，排除或减少邻近组织和外部射线的干扰，同时保证闪烁晶体有足够的探测灵敏度和较低的本底计数。

准直器是用对 γ 射线有很强阻止能力的铅或钨合金做成的，有圆柱形和圆锥形两种。如果把一个点状放射源置于准直器前不同位置上，在某一区域内，点源发出的射线能够直接入射整个晶体，探测器对它有较高的探测效率，此区称为全灵敏区；在另一些区域内，点源发出的射线只能够入射部分晶体，这个区域称为半影区；点源的射线完全不能进入晶体的区域称为荫蔽区。如果让点源横向慢慢移过探头，则探头测得的单位时间内的脉冲个数（称为计数率）随位置变化的曲线为点源响应曲线，见图 2-6，在全灵敏区计数率不变，探头的响应均匀；在半影区响应曲线随点源偏离探头轴线而逐渐下降。

全灵敏区和半影区构成了探头的视野，应该覆盖整个被测脏器。与圆柱形准直器相比，圆锥形准直器的视野更宽，半影区相对更小，曲线平坦部分更大，所以常被用来探测直径在 10cm 以上的脏器。

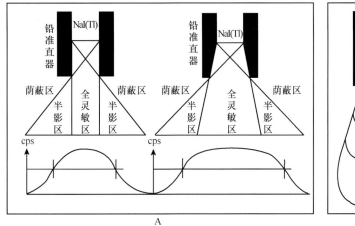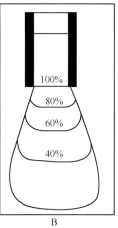

图 2-6 脏器功能测量仪点源的响应曲线
A. 视野：指计数率下降到峰值一半处所对应的视野直径；B. 等灵敏度曲线

随着被探测平面到准直器口的距离增加，探头的视野变大，但因放射源辐射的 γ 射线中能够进入探头的比例逐渐减少，探测效率下降，应使探头尽量贴近人体，以取得较好的探测灵敏度。

三、基本电子学线路

SPHA 的输出信号被送入计数组件，每次测到的计数值读入计算机，画出计数率随时间变化的曲线（即时间-放射性曲线），上述测量方式称为定时测定。此外还有定数模式，就是预先设定计数值，把达到此计数值的时间记录下来，然后算出计数率。当要求一系列的测量数据有相同的统计误差时，可采用预定计数模式。

四、主要技术指标

1. 本底计数 单位时间内的本底计数值，一般 ≤1200/min。

2. 稳定性 连续工作 8h，探测误差不大于 3%。

3. 点源灵敏度 指在单位时间内单位活度的点源的计数，一般 ≥0.18/（min·Bq）或 ≥6660/（min·μCi）。

五、脏器功能仪的质量控制与质量管理

1. 建立设备操作规程、日常维护及维修记录，并与设备说明书一同专人保管。

2. 每天工作前测量本底，每月测量一次计数的稳定性和点源灵敏度。如果本底过高，首先应排除探头或周围环境的污染问题。如果是设备故障或稳定性变差等，应查找原因或联系维修，测试结果及异常情况处理应记录备案。

第六节 辐射防护仪

核医学常用的辐射防护用仪器有多种，可分为个人剂量仪、表面沾污检测仪、环境辐射检测仪三类（图 2-7）。

一、个人剂量仪

个人剂量仪是用来测量个人接受外照射剂量的仪器，体积较小，可佩戴在人体的适当部位，放

射工作人员必须佩戴个人剂量仪。目前，我国放射工作人员用的个人剂量仪为热释光剂量仪。此外，也有可读式个人剂量报警仪。

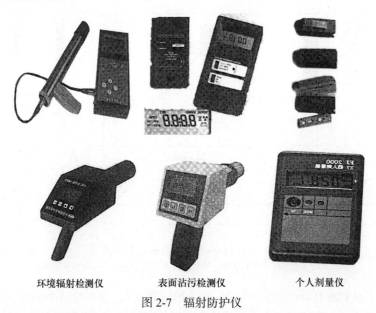

环境辐射检测仪　　　表面沾污检测仪　　　　个人剂量仪

图 2-7　辐射防护仪

1. 热释光剂量仪　热释光剂量仪的特点是不能实时显示辐射剂量率或累积剂量，需用专用仪器，通过加热发光显示受照射的累积剂量。

2. 可读式个人剂量报警仪　有多种，大多数原理同 G-M 计数管，实时显示辐射剂量率；还可以显示累积剂量。可以设置不同的报警剂量率或累积剂量值。

佩戴要求：对于比较均匀的辐射场，当辐射主要来自前方时，剂量仪应佩戴在人体躯干前方位置，在左胸前；当辐射主要来自人体背面时，剂量仪应佩戴在背部中间。对于工作中穿戴铅围裙的场合，通常应佩戴在围裙里面的躯干上。当受照剂量相当大时，还需在围裙外面衣领上另外佩戴一个剂量仪，以估算人体未被屏蔽部分的剂量。

二、表面沾污检测仪

便携式表面沾污检测仪采用 G-M 计数管或闪烁探测法，用来检测放射性工作场所和实验室的工作台面、地板、墙面、手、衣服、鞋等表面受 α、β 或 γ 放射性污染的程度，可以显示辐射剂量，单位如 $\mu Sv/h$、mSv/h 或 cpm、cps、Bq/cm^2 等，可以根据需要选择测量单位。对每种射线可单独设立报警阈值。

三、环境辐射检测仪

仪器大多采用大尺寸 NaI（Tl）闪烁晶体作为探测器（也有使用半导体探测器的探头），灵敏度高，响应速度快，主要用于低辐射水平环境辐射 X、γ 空气吸收剂量率的测量及放射源搜索等。采用国际统一单位 nGy/h（环境级）和 nSv/h（防护级）；可以设置不同的报警阈值；带 USB 接口，数据可导出。

第七节　核医学显像设备

显像设备用于测定患者体内放射性药物的分布和功能代谢情况，常用的显像设备有 γ 照相机、SPECT、PET、SPECT/CT 及符合探测机 SPECT/CT 和 PET/CT、PET/MRI 等。具体由第三、四章介绍。

（贾　强）

第三章　SPECT/CT

学习要求

记忆：γ照相机和 SPECT、CT、SPECT/CT 的基本结构和显像原理。

理解：γ照相机和 SPECT/CT 的各结构性能参数对显像质量的影响及其机制。

运用：γ照相机和 SPECT/CT，用于临床融合显像质控和图像处理。

核医学显像设备是指在医学中用于探测和记录放射性核素发出射线的种类、能量、活度、随时间变化的规律和空间分布等一大类仪器设备的统称。核医学显像设备配置日益优化，其发展经历了如下几个重要阶段，闪烁扫描机、γ照相机、SPECT、PET、双模式设备[如 PET/CT（computed tomography）、SPECT/CT、PET/MRI（magnetic resonance imaging）]及多模式设备（PET-SPECT/CT、PET-SPECT-MRI）等，近年来，还出现了用于动物显像的 microPET/CT、microSPECT/CT、microPET-SPECT/CT、microPET/MRI 等。1948 年 Hofstadter 开发了 NaI 晶体用于γ闪烁测量，1951 年 Cassen 研制了第一台闪烁扫描机并获得了第一幅人甲状腺扫描图，奠定了影像核医学的基础。1957 年 Hal Anger 研制出第一台γ照相机（又称 Anger 相机）并实现核医学动态显像，是核医学显像技术发展的重大飞跃。1975 年 Ter-Pogossian 等研制了第一台 PET，1976 年约翰·凯斯（John Keyes）和罗纳德（Ronald Jaszezak）研制了第一台通用型 SPECT，实现了核素断层显像，是核医学显像技术发展的又一重大飞跃。近十几年来，双模式融合显像技术如 PET/CT、SPECT/CT、PET/MRI 等广泛的临床应用，标志着核医学显像技术迎来了飞跃发展的黄金时期。

第一节　γ照相机和 SPECT

一、基 本 结 构

γ照相机基本结构包括准直器（collimator）、闪烁晶体（crystal）、光导、光电倍增管、位置电路、能量电路、显示系统和成像装置等（图 3-1），其中准直器、闪烁晶体、光导、光电倍增管、位置电路、能量电路等构成可单独运动的γ照相机探头。γ照相机通过探测放射性药物在体内的分布、转运信息，并以二维图像的方式展示出来，可有效反映特定脏器或组织的功能及其代谢变化。而γ照相机图像是三维分布的二维投影，类似于平片，不具有纵深分辨能力。由于前后组织互相重叠，常常造成图像混淆，难以发现和辨别病灶。

通过加入电子计算机技术增加断层显像功能，获得了一种新的核医学显像仪器。即 SPECT 可有效克服γ照相机平面显像时器官、组织重叠造成的小病灶掩盖，提高了对深部病灶的分辨力和定位准确性。SPECT 基本结构是以旋转γ照相机为基础，加上计算机系统，包括探测器（γ照相机探头）、旋转机架、低衰减检查床和 SPECT 图像采集处理工作站（workstation）四部分。SPECT 不仅具有断层功能，也提高了平面显像性能。其中，可旋转γ照相机探头是核心部件，根据 SPECT 探头数量不同，分为单探头、双探头、三探头 SPECT 及心脏专用 SPECT（图 3-2），其中双探头还包括双探头符合线路断层显像仪（dual-head tomography with coincidence，DHTC）。根据探测器的类型分为传统探测器和半导体探测器（CZT）。

◤（一）准直器

准直器位于患者和闪烁晶体间、探头的最前面，主要由铅或钨合金等重金属制成，其中贯穿不同的孔。作用是只允许特定方向 γ 光子穿过，与闪烁晶体发生作用，并屏蔽限制散射光子，以保证 γ 照相机的空间分辨力和信号定位。其重要性是很大程度上决定了探头的性能。准直器的主要物理参数包括孔数、孔径（L 径）、孔长（或称为孔深）及孔间壁厚度，这些参数决定了准直器的空间分辨力、灵敏度和适用射线能量范围等。

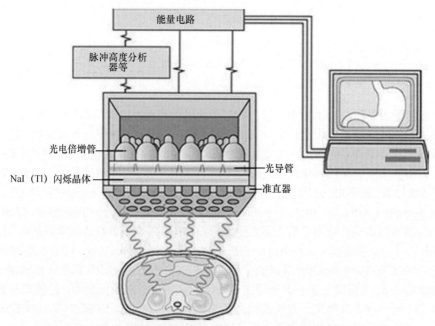

图 3-1　γ 照相机基本结构及工作原理示意图

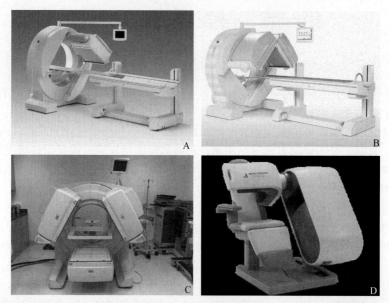

图 3-2　单探头 SPECT（A）、双探头 SPECT（B）、三探头 SPECT（C）和心脏专用 SPECT（D）

1. 空间分辨力　即对两个邻近点源加以分辨的能力，通常以准直器一个孔的线源响应曲线的半峰值全宽度（full width at half maximum，FWHM），简称半高宽，作为分辨力的指标。准直器孔径越小或准直器越厚，分辨力就越好。

2. 灵敏度　即配置该准直器的 γ 照相机，测量单位剂量（如 1.0MBq）的放射性核素的计数率

（计数/s）。准直器孔径越大，灵敏度越高；准直器越厚或孔间壁越厚，灵敏度越低。

3. 适用射线能量范围 主要与孔间壁厚度有关，厚度 0.3mm、1.5mm、3.0mm 左右者分别适用于发射低能（<150keV）、中能（150~350keV）、高能（>350keV）的 γ 射线的核素探测。

4. 准直器分类 按适用的 γ 射线能量范围分为低能（<150keV）、中能（150~350keV）、高能（350~500keV）和超高能（>500keV）准直器。按贯穿几何形状分为针孔型、平行孔型、扩散型和会聚型四类，其中平行孔型准直器根据临床用途不同又分为高分辨力、高灵敏度和通用型（兼顾灵敏度和分辨力的一类准直器）三类。

根据临床使用的需要，准直器一般采用综合命名的方法，如表 3-1 所示。

表 3-1 常用准直器命名

准直器名称	对应英语全称	适用情况
针孔型准直器	general purpose pinhole，Pinhole	表浅的小器官
低能通用型准直器	low energy general purpose，LEGP	快速动态
低能高分辨力准直器	low energy high resolution，LEHR	适于大多数的低能图像采集
低能超高分辨力扇形准直器	low energy ultra high resolution fan beam，LEUHR-FB	脑成像
高能通用型准直器	high energy general purpose，HEGP	^{131}I 等高能核素成像
超高能通用型准直器	ultra high energy high resolution，UHEHR	^{18}F 等超高能放射性核素单光子成像

（二）闪烁晶体

γ 照相机闪烁晶体的作用是探测 γ 射线，将 γ 光子光信号转化为闪烁光子，晶体的入射面和周边涂有反射物质（氧化镁），将光子反射到光电倍增管的光电阴极，传递到光电倍增管，目前应用最为广泛的是 NaI（Tl）晶体，主要是由于碘具有高密度（3.67g/cm³）及高原子序数（Z=53），NaI（Tl）晶体与 γ 射线作用发生光电效应的效率接近 100%，掺入 0.1%~0.4% 的 Tl 作为启动剂可以提高 NaI 的发光效率。NaI（Tl）晶体容易破碎和潮解，需要小心操作且在恒温环境下（每小时变化在≤3℃）。

闪烁晶体厚度对射线的探测效率及图像的分辨力有明显影响。晶体厚度增加，射线被完全吸收的概率和探测灵敏度随之增加，但同时也增加了康普顿效应的概率，降低了图像的分辨力。可见探测效率与图像的分辨力相互矛盾。

1. 低能核素成像 对于 ^{99m}Tc 和 ^{201}Tl 等低能放射性核素，大部分 γ 射线与晶体的相互作用发生在入射面 2~5mm 范围内。如果应用厚晶体，不仅对灵敏度没有明显改善，而且会降低空间分辨力。SPECT 多采用 3/8 英寸的 NaI（Tl）晶体用于 200keV 以下的低能核素成像，可以获得空间分辨力与灵敏度之间良好的折中。

2. 高能核素成像 高能核素会穿透较薄的晶体而溢出，探测效率显著下降，因此必须用厚晶体或原子序数更高的闪烁材料进行成像。

3. 兼顾低能和高能核素成像 为了在同一台设备兼顾低能（^{99m}Tc 标记药物）与高能（^{18}F 标记药物）成像，在 158~254mm 厚的 NaI（Tl）上采用半切割技术，既保证了对 511keV 的 γ 光子有足够的探测效率，又能兼顾低能核素成像的分辨力。

（三）光电倍增管

SPECT 探头的光电倍增管数目有 58~95 个，形状可为圆形、六角形或中间大部分区域为六角形而边缘为小的圆形填补空隙。它们规律地分布在整块晶体的表面，每个光电倍增管均相互避光屏蔽，与晶体使用硅脂紧密连接，保证良好的信号传输。光电倍增管阵列是把闪烁荧光转换成电信号并在阳极上输出，放大倍数可达到 10^6~10^9。光电倍增管阵列可以大致确定 γ 射线在晶体上的入射位置。但是精确定位还需要复杂的定位网络，而且光电倍增管数目越多，图像空间分辨力越高，调试也越困难。

γ射线通过准直器和闪烁晶体后产生闪烁光，光均匀地向各个方向传播，进入各光电倍增管的光通量与光电阴极对闪烁点所成的立体角成正比（也就是与闪烁光发生位置的距离有关），最靠近荧光点的光电倍增管接收到的光子数最多，远离者则接收的光子数较少。所有光电倍增管输出脉冲之和代表了入射线的能量。

SPECT探头的系统均匀性、分辨力和线性度的稳定性取决于各个光电倍增管的性能参数是否一致、工作电压是否稳定及预热时间是否足够长。为了保证系统的性能稳定，光电倍增管的高压要24h不间断。而且基于光电倍增管的光敏感性和磁敏感性，加电时不能暴露在灯光下，而且电磁屏蔽要良好，周围应无大的变压器等磁场强的设备，否则由于探头的位置和方位变化会导致光电倍增管性能改变，最终影响图像的质量。

（四）位置和能量电路

1. X-Y位置电路　一个γ光子在闪烁晶体中能产生多个闪烁光子，并被多个光电倍增管接收，且各个光电倍增管接收的闪烁光子的数目随其距离闪烁γ光子部位的距离增加而减少，输出脉冲的幅度也较小。在闪烁晶体中发生一个γ闪烁事件，就会使排列有序的光电倍增管阳极端输出众多幅度不等的电脉冲信号，这些电脉冲信号输入到X-Y位置电路，经过权重处理就可以得到这一闪烁事件的位置信息。光电倍增管数目越多，图像上所有脉冲的X-Y位置精度就越好，即图像空间分辨力越好。

2. 能量电路

（1）前置放大器和主放大器：每个光电倍增管的输出都经过管座上前置放大器和整形电路进行放大整形后输出。增强传输过程中的抗干扰能力，实现阻抗匹配。经过位置矩阵总和后的信号分别送入4个主线性放大器进一步放大和成形，最终输出幅度达到10V的脉冲信号；能量信号则送入脉冲高度分析器进行幅度分析。

对于相同能量的γ光子，无论从何处入射，输出的能量信号都应具有相同幅度，但由于光电倍增管参数的分散性，在不同位置入射，能量输出幅度往往不同，通过调节线性放大器的放大倍数使其一致。

（2）单道脉冲高度分析器（pulse height analyzer，PHA）：从体内发出的γ射线，虽然经过准直器吸收了附近组织中射线的斜射干扰，但是体内其他位置的射线与组织作用产生的散射光子或设备外壳碰撞产生的散射光子，以及两个γ光子同时进入晶体形成的"叠加"光子均会使位置坐标失真。这些光子具有能量过低或过高的特点，采用窗口技术，即只允许能量范围在"窗"内的正常γ光子脉冲通过，而排除掉能量异常光子，实现这一功能的电路称为PHA。光电倍增管输出的电脉冲信号的幅度与射线的能量成正比，PHA就是选择性地记录探测器输出的特定高度电脉冲信号的电子学线路装置，因此，采用脉冲高度分析器可以根据射线能量来选择性分析发射不同能量射线的信号源。如可根据所应用的放射性核素发射的射线能量调节脉冲高度分析器，设置窗位和窗宽，选择性地记录特定的脉冲信号，排除本底及其他干扰脉冲信号，一般窗位的中心要对准目标射线的能峰，窗宽要基本包括整个光电峰。通常窗宽设置为20%。

（五）模/数转换器

模/数（A/D）转换器（ADC）的作用主要是将γ照相机输出的模拟信号转化为数字信号，转化后的数字信号，输出到电子计算机才能进行信息的处理和图像显示。ADC位数影响图像空间分辨力，一幅相同大小的图像，转换位数越多，图像就越精细。一台γ照相机的ADC位数取决于硬件设计。

（六）显示和记录装置

一个γ光子的Z脉冲通过PHA后，与该光子的X、Y位置脉冲一起进入显示或记录装置。通过预置的采集时间或采集计数，在采集期间内进入 γ 照相机并通过 PHA 的 γ 光子被显示或记录，形成一幅完整的放射源分布图像。这幅图像可以被显示在胶片上，也可以被存入磁带、磁盘或计算机内存中用于进一步处理。

探头视野指探头中探测器所能测量的范围，典型双探头 SPECT 的视野是 400mm×520mm。有效视野是指 95% 的探头视野，一般由准直器将边缘覆盖后获得，是临床实际使用的显像范围。中心视野则指 UFOV 的 75% 的范围，此范围内性能最佳，一般要求显像时将靶器官置于此区域。

（七）机架

SPECT 的机架部分由机械运动组件、机架运动控制电路、电源保障系统、机架手控盒及其运动状态显示器、实时监视器等组成。

γ 照相机型的 SPECT 能够完成平面和断层采集。其中平面全身和断层采集对机架的控制较为复杂，要求在运动过程中进行数据采集，机械运动的不稳定必然带来采集数据的不可靠，进而影响图像质量。

1. SPECT 的机架类型　根据旋转机架与探头的组合方式不同，SPECT 机架分为圆环形、悬臂式、龙门形和悬吊式机架几种。

2. 机架上探头的运动形式　探头在机架上主要有旋转和平动两种运动形式，组合成多种探头模式。①旋转：包括沿自身旋转轴的转动和随机架的一起转动。双探头 SPECT 的 L-模式断层采集时，探头先绕自身旋转轴旋转到达 45° 后，再随机架一起绕患者旋转完成采集；双探头 SPECT H-模式 360° 断层采集时，探头直接随机架一起绕患者旋转完成采集。②平动：探头可以尽可能贴近患者，提高成像分辨力。

3. 机架的控制系统　探头及机架的各种运动方式和速度受机架内定位控制系统的控制。定位控制系统主要由三部分组成：①驱动马达控制电路；②位置信息存储器；③定位处理器。

（八）检查床

检查床的床板多由碳纤维或铝质材料制成，具有重量轻、硬度大、韧性高、对 γ 射线的衰减少等特点（要求对 γ 射线的衰减<5%），标准承重>200kg，机架端有相应的支撑装置，用以承接检查床长度部分，保证检查床的水平，减少向下倾斜。检查床的启动和停止应当平稳有力，升降和平移速度平稳。

（九）图像采集和处理工作站

1. 采集工作站　其配备三个基本模块，分别是图像采集、数据库管理及 SPECT 的质量控制和各种校正规程。

（1）图像采集：包括采集前基本信息的录入（包括姓名、性别、年龄、身高、体重、采集类型等）及图像采集。软件提供的常用的数据采集模式包括表模式、平面采集（静态、动态、门控、全身等）和断层（门控和非门控）采集。设备生产商对临床常见的采集预置了采集规程，临床可以根据需要进行相应修改和设置。

（2）数据库管理：每次采集完成后，采集工作站会自动在数据库中存储原始图像并自动向处理工作站传送图像。对已经完成的图像可以按照姓名、检查号、检查类型、日期等进行排序、调阅、保存或删除等数据管理工作。

（3）SPECT 的质量控制和各种校正规程：采集工作站存储有各种供在线处理使用的校正表或图，在图像采集期间可以实时校正采集数据。另外，还提供设备状态检测和校正程序，指导完成设备的质量控制。

2. 处理工作站　核医学的图像处理工作站在核医学影像的诊断中具有重要的作用。主要包括三个模块：数据库、手动处理和临床处理规程及数据库的维护等。

二、SPECT 断层采集与重建

1. 断层采集　对于 γ 照相机型 SPECT，当探头固定在某一角度不动时获取的图像为平面投影图像。如图 3-3 所示，平面投影图像上的每个点探测沿一条投影线进来的 γ 光子，其测量值代表该投影线上的放射性之和。探头上一条直线上的灵敏点可探测人体一个断层上的放射性分布，它们的输出称作该断层的一维投影。各条投影线如果都垂直于探测器并互相平行，称为平行束投影。γ 照相机探头为二维探测器，安装了平行孔准直器后，可以同时获取多个断层的平行束投影，这就是平面投影像。

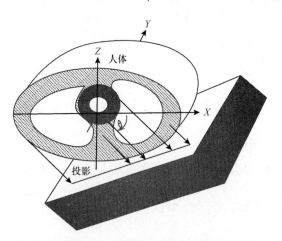

图 3-3　SPECT 的投影线示意图

平面投影像上表现不出投影线上前后各点的相互关系。要了解受检者在投影方向上的放射性核素分布的差异，就需要从不同角度进行观测。运用数学知识，知道了某个断层平面在所有观测角的一维投影，就能计算出该断层投影线上各点的前后关系，得到所谓的断层图像。

将探头装在可以围绕受检者旋转的机架上，从各个观测角获取投影，数字化以后送入计算机，就可以求解出断层图像，将它们顺次组织在一起，就得到了三维图像，这就是旋转 γ 照相机式的 SPECT 断层图像的获取过程，现代 SPECT 几乎都采用这种结构。临床上 SPECT 探头围绕受检者旋转，每隔 3°～6° 采集一帧，共采集 60～120 帧图像，然后由计算机进行断层重建。

SPECT 投影束的几何形状由准直器决定。除了平行束外，还有各层互相平行而每层的投影线汇集于一点的扇形束，以及所有投影线都汇集于一点的锥形束，它是由会聚型准直器形成的。

2. 断层重建　SPECT 断层重建是根据物体某一层面在不同方向上检测到的投影值，重建该断层面内各点的放射性分布值的过程，即二维图像重建。传统的图像重建方法主要分为解析法和迭代法。解析法是以中心切片定理为理论基础的求逆过程。常用的一种解析法称为滤波反投影法（filtered back-projection，FBP）。

（1）滤波反投影法重建：FBP 是 SPECT 图像重建方法中最常使用的一种重建算法。反投影法就是将采集获得的原投影值均匀分配到投影线所经过的矩阵中每个像素单元中，然后将每个矩阵单元中的值相加后生成断层图像。滤波则是对投影值做高频提升预处理，使反投影生成的图像清晰化。

1）简单反投影与滤波反投影：一个点源经过简单反投影法重建出来的图像呈星形发散影（图 3-4A），投影角度无限增多时，星状伪影逐渐减少。星状伪影的出现相当于成像系统增加了一个与频率成反比的低通滤波器（$A=1/f$），高频成分受到严重衰减。

为了恢复真实影像，需要将原始投影进行一定的修正后再进行反投影。修正的方法是将投影值与频率函数进行卷积分析，或者把原始投影数据转换到频率域中修正，再返回空间域完成反投影过程。显然空间域中对投影函数与滤波的卷积运算，在频率域中只是简单的乘积，因此采用频率域滤波技术能极大提高重建速度。

2）FBP 步骤：①傅里叶变换，将原始投影数据通过傅里叶变换转换成频率域函数。②滤波，用斜坡函数（Ramp，$A=f$）和合适的重建函数的乘积进行组合滤波，消除星状伪影的同时抑制高频噪声。③反傅里叶变换，将经过滤波后的投影数据做傅里叶反变换，将频率域数据转换回空间域。④反投影运算，用反向投影技术重建横断层图像。经过以上过程的处理，消除了周围的本底，恢复重建出真正的点源影像，参见图 3-4B。

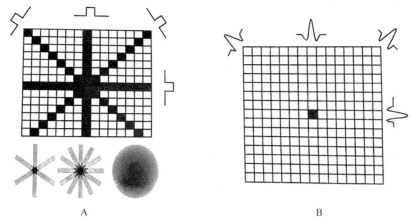

图 3-4　简单反投影和滤波反投影示意图

完整的 SPECT 的 FBP 断层重建还包括采集时对原始投影图在线的能量、线性、均匀性和旋转中心的校正，对重建后横断面图像的衰减校正及对心脏、脑等脏器的斜转轴处理获得其他任意方向的断层图像的过程。

3）带通滤波器：任何图像都包含灰度变化缓慢的大块组织组成的低频成分和细节与边缘组成的高频成分。FBP 重建因计数率的限制而引入的统计噪声分布在整个频率段基本不变。使用 Ramp 滤波法放大有用信号的同时也放大了噪声分量，为了抑制高频噪声，加入了各种重建函数，与 Ramp 一起组成带通滤波器（图 3-5）。重建函数的主要类型有 Hanning、Hamming、Butterworth、Shepp-Logan 及 Wiener 等，它们各有优缺点，可以根据需要进行选择。带通滤波器的截止频率的单位为赫兹（周/s 或周/cm），数值越低，噪声消减得越彻底，但图像的细节和边缘损失也越多，图像越模糊。低噪声和高分辨力对滤波器的要求是矛盾的，需折中选择。

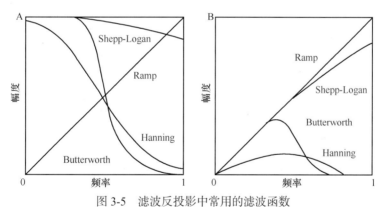

图 3-5　滤波反投影中常用的滤波函数

总之，FBP 首先在频率空间对投影数据进行滤波，再将滤波后的投影数据反投影得到重建断层图像。滤波器选为斜坡函数和某一重建函数的乘积，重建函数用于控制噪声，其形状权衡着统计噪声和空间分辨。

（2）迭代法重建：迭代法是从一个假设的初始图像出发，采用迭代的方法，将理论投影值同实测投影值进行比较，在某种最优化准则指导下寻找最优解。

1）迭代求解方法的基本过程：①假定一初始图像 $f(0)$。②计算该图像投影 d。③同测量投影值 d 对比。④计算校正系数并更新 f 值。⑤满足停步规则时，迭代中止。⑥由新的 f 作为 $f(0)$ 从"过程②"重新开始。

该方法最大的优点之一是可以根据具体成像条件引入与空间几何有关的或与测量值大小有关

的约束和条件因子，如可进行不均匀性的校正、散射、衰减校正、平滑性约束等控制迭代的操作。其中实现对比的方法有多种，施加校正系数的方法也有多种。在某些场合下，如在相对采样少、低计数的核医学成像中可发挥其高分辨的优势。但是迭代法收敛速度慢，运算时间长，运算量大，而且重建图像会随着迭代次数的增加而趋于老化甚至发散，出现高频伪影，这些缺点极大地限制了它在临床中的应用。

2）有序子集最大期望值法（ordered subsets expectation maximization，OSEM）：为了加快收敛速度，减少运算时间，提高图像质量，有很多快速算法，其中 OSEM 是应用前景最广的一种，是在最大似然期望法（maximum like-lihood expectation maximization，MLEM）的基础上发展起来的。

MLEM 旨在寻找与测量的投影数据具有最大似然性（ML）的估计解，其迭代过程是由最大期望值法（EM）来实现的。由于是以统计规律为基础，MLEM 具有很好的抗噪声能力，是目前公认的最优秀的迭代重建算法之一，尤其是在处理统计性差的数据时，更能显示出它相对于解析法的优越性，但是这种方法仍然存在迭代法的运算量大、运算时间长等缺点。MLEM 在每一次迭代过程中，使用所有的投影数据对重建图像每一个像素点的值进行校正，重建图像只被替换一次。

OSEM 在每一次迭代过程中将投影数据分成 N 个子集，每一个子集对重建图像各像素点值校正以后，重建图像便被更新一次，所有的子集运算一遍，称为一次迭代过程，它所需要的运算时间与 FBP 重建的时间基本相等。在 MLEM 一次迭代过程中，重建图像被更新一次，而在 OSEM 中重建图像被更新 N 次，所以 OSEM 具有加快收敛的作用。OSEM 中子集的选取和划分有很多种，在 SPECT 中投影数据可以根据每个采样角度实时地进行划分和重建，可以在全部投影数据采集完成之后划分子集。不同子集的重建顺序也可以有选择地进行，如可将两个位于相对垂直角度上的子集按相邻顺序进行重建，以加快收敛速度。

三、SPECT 性能参数

SPECT 的性能参数包括固有和系统两部分。固有性能（intrinsic performance）是探头不带准直器的性能。系统性能（system performance）是探头带准直器情况下的实际性能。参数主要包括均匀性、能量分辨力、空间分辨力、空间线性度、灵敏度、旋转中心等。

（一）固有性能参数

1. 固有能量分辨力（intrinsic energy resolution） 能量分辨力是表征核辐射探测器分辨相近能量 γ 射线峰的能力，是探测器的一项重要指标。常用半高宽（FWHM）表示，即全能峰高度一半处的峰宽度，指特定核素的能谱图中，光电峰值下降一半所对应的宽度与能峰的比值，以百分数表示。

2. 固有均匀性（intrinsic uniformity） 为不带准直器的探头视野内各部位对均匀分布的放射源响应的差异，即各部位计数率的离散度，是 SPECT 最基本和最重要的性能参数。若来定量计算，假设某个视野里设最高计数为 C_{max}，最低计数为 C_{min}，则：

$$均匀度 = (C_{max} - C_{min}) / (C_{max} + C_{min}) \times 100\% \qquad (3-1)$$

均匀性又分为中心视野（central field of view，CFOV）均匀性和有效视野（useful field of view，UFOV）均匀性；每一个视野还分为积分均匀性（integrate uniformity）和微分均匀性（differential uniformity）。全视野计数密度的最大差异称为积分均匀性，特定距离内（一般为 5 个像素点，相当于一个光电倍增管的范围）计数密度的最大变化率称为微分均匀性。均匀性的测量受计数的影响较大，必须有足够的统计精度。

3. 固有空间线性度（intrinsic spatial linearity） 是描述图像的畸变程度。表示 SPECT 对进入探头的 γ 射线所产生的位置失真。空间线性度可分为微分线性度和绝对线性度，微分线性度指 UFOV 及 CFOV 内，线扩展函数（line spread function，LSF）峰值间隔的标准差；绝对线性度指 UFOV 及 CFOV 内，LSF 峰值间隔的最大偏差。两者均以 mm 为单位。测量时应使用专门的线性

铅模在 X 和 Y 两个方向分别进行。

4. 固有空间分辨力（intrinsic spatial resolution） 是表示分辨空间中两个分离的点源或线源的能力。固有空间分辨力必须使源在距离探头 10cm 的位置于 X 和 Y 两个方向分别进行，并以 LSF 的 FWHM、十分之一高宽（full width at tenth maximum，FWTM）表示，单位为 mm。

5. 固有计数率特性（intrinsic count rate performance） 计数率特性描述入射的 γ 射线强度与测得计数率之间的关系。用最大计数率（maximum count rate）、20% 丢失时观察计数率、观察计数率随活度的变化曲线来表示。

（二）SPECT 系统平面性能参数

1. 系统灵敏度（sensitivity） 描述探头对已知强度的放射源的响应能力，以探头对平行于该探头放置的特定平面源的灵敏度表示。单位以 counts/（min·MBq）、counts/（s·MBq）或 counts/（min·μCi）表示。与准直器的类型、晶体厚度、窗宽、放射源的种类等有关。

2. 系统均匀性（system uniformity） 为带准直器的探头视野内各部位对均匀分布的放射源的响应差异。计算方法同固有均匀性。

3. 系统空间线性度（system spatial linearity） 为带准直器状态下的空间线性度。

4. 系统空间分辨力（system spatial resolution） 为带准直器状态下的空间分辨力。

5. 多窗空间配准度（multiple window spatial registration） 描述不同能窗成像时，γ 照相机对不同能量光子的定位能力，用不同能窗时一点源的图像在 X 及 Y 方向上的最大位移表示。

6. 探头屏蔽性能 描述探头对视野之外源的屏蔽能力。

（三）SPECT 系统断层性能参数

1. 系统断层灵敏度 可以分为层面灵敏度和体积灵敏度，层面灵敏度指在一个层面内有效探测入射 γ 射线的能力；体积灵敏度则是层面灵敏度的求和。系统断层灵敏度常用归一化体积灵敏度表示，为体积灵敏度除以轴向视野的长度或测量模体的长度（取其小者）。与晶体的厚度和脉冲高度分析器的窗宽直接相关，与光子能量呈反比例关系。

2. 旋转中心（center of rotation，COR） 指旋转轴与探头中心垂线的焦点，是探头机械转动的中心，正常时应与图像矩阵的中心一致。任何的不一致表现为旋转轴倾斜和旋转中心漂移，导致图像模糊或环状、拖尾状伪影，影响图像的均匀性和分辨力。

3. 断层的均匀性 为均匀体源重建断层图像的放射性分布的均匀性。用断层图像上的像素计数值的相对误差来表示，与重建算法及总计数有关。断层图像均匀性比平面图像均匀性差，是因为探头旋转可降低均匀性，重建过程对非均匀性有放大作用。要保证断层图像均匀性，首先要使探头的均匀性处于最佳状态。

4. SPECT 断层空间分辨力 指对获得的重建层面图像上的两个空间点的分辨能力。断层空间分辨力用点源或线源的扩展函数在不同断层中的 FWHM 来表示，分为径向、切向、轴向（Z 方向），与准直器的类型、晶体厚度、衰减、校正、散射校正、重建算法等有关。SPECT 断层空间分辨力低于平面图像分辨力。

无散射断层空间分辨力用空气中的点源测试；有散射断层空间分辨力用水模中的线源测试。有散射断层空间分辨力低于无散射断层空间分辨力。

（四）SPECT 中各种校正

放射性核素的衰变、人体组织对放射性核素的吸收、散射、闪烁晶体和光电倍增管探测效率的不一致性、机械旋转中心与电子坐标中心的偏移等，最终都影响到 SPECT 的图像质量，因此必须对上述影响进行校正。

1. 放射性核素的衰变校正（delay correction） 放射性核素按指数规律自发地进行衰变，当显像所用时间与半衰期相比不能忽略时，半定量计算时需要按照指数衰变规律对注入量进行校正：

$$I_t=I_0\mathrm{e}^{-0.693t/T} \tag{3-2}$$

式中，I_t 为某时刻的放射性活度；I_0 为注入时刻的放射性活度；T 为所用放射性核素的半衰期。

2. 衰减校正（attenuation correction，AC）　引入体内的放射性核素发出的 γ 射线穿出组织时在探测器接收过程中被衰减，衰减程度与组织密度有关，符合指数衰减规律：

$$I_t=I_0\mathrm{e}^{-\mu d} \tag{3-3}$$

式中，I_0 和 I_t 分别为体内组织发出和探测器接收到的射线强度（此处为计数值）；μ 为吸收系数；d 为组织密度。^{99m}Tc（140keV）穿过 10cm 的水后，射线强度仅剩约 22%。

SPECT 采集的平面投影数据近似为体内放射性药物的分布沿投影线的积分，而忽略了人体组织对 γ 射线的散射与吸收效应。由于不知道射线经过路径的长度及经过组织的密度，将无法计算出实际的衰减量，平面图像无法进行衰减校正。

对于通过平面投影计算获得的断层图像，无衰减校正时将形成中央信息少、边缘信息多的空心图像，严重影响深部小病灶的探测，对肥胖患者尤其严重。断层图像衰减校正采用均匀和非均匀两种校正方法。

（1）均匀衰减校正法：水约占人体组成的 70%，假设在成像范围内各种组织的衰减系数均用 $\mu_{水}$ 来进行。

1）预校正法：为在重建图像前对衰减进行的校正。SPECT 探头做 360° 扫描，将相反方向上的投影值 I_1 和 I_2 作几何平均，根据投影线总长度的一半进行校正，然后用校正后的投影重建图像。

$$I_{01}=I_1\mathrm{e}^{\mu a}, \quad I_{02}=I_2\mathrm{e}^{\mu b}$$
$$\sqrt{I_{01}I_{02}}=\sqrt{I_1 I_2}\,\mathrm{e}^{\mu(a+b)/2} \tag{3-4}$$

式中，a 和 b 分别为断层中任意一点沿着投影线到达待测部位边缘的距离。

2）后校正法：先重建初始图像，从中得到每个像素点在不同投影角度上的平均吸收路径长度 l。按照 $I_0=I_2\mathrm{e}^{\mu l}$ 对每个像素进行校正。由于是在图像重建后作校正，故可以用各种无衰减校正的重建方法重建图像。

均匀系数校正法简单，对于脑、腹部及模型显像基本合理，但是对人体的其他部位既不能认为衰减系数均匀分布，也不能建立一个适合所有人的几何模型，因此这种校正方法误差很大。但因应用简便，能减少因衰减造成的横断面图像的"热边"现象，常用于不要求定量分析的 SPECT 断层重建。

（2）非均匀衰减校正法：是利用 CT 或外加透射源获得不同组织的衰减系数的分布，然后采用迭代法进行重建，能获得较为理想的重建结果，已被越来越多地应用于 SPECT 系统。迭代法非均匀衰减校正的关键在于衰减系数图的获取。获取途径有三种：

1）透射源法：在 SPECT 上配备一个能做透射扫描的长半衰期放射源，先后获得发射（空白扫描）和透射（人体成像部位）图像，计算出衰减系数图。用线源作透射测量与对受检者作发射测量时放射源的分布不同，人体的散射情况也有差别，而散射是 γ 射线被衰减的物理原因之一，所以采用透射扫描方法测量的衰减系数值存在误差。

2）人体组织衰减系数分区法：采取先确定各组织（如心脏、肺、骨骼和软组织等）的轮廓再分别赋予不同衰减系数的办法，利用不同组织对不同能量 γ 射线衰减系数表查到的系数对图像进行衰减校正，优点是不需要精确测量各像素的衰减系数值，只要不同组织之间衰减系数有差别，能正确找到它们的分界线，就能保证衰减校正的准确性。

3）同机 CT 法：在 SPECT/CT 设备中，进行发射扫描之前或之后进行透射扫描，可以直接从 CT 的断层图像上得到衰减系数的分布图，实现对发射图像精确的衰减校正。由于患者的参考定位点不变，位置匹配较准确，同机 CT 法被认为是目前最好的方法。CT 所使用射线的能量与临床所用核素不同，需要将能量匹配后才能用于实际的衰减校正中。

（3）散射校正（scatter correction，SC）：能量在 80~500keV 的 γ 射线，从靶器官发出后与人体的作用主要是康普顿效应，散射使射线的能量和方向均发生改变，形成的图像将无法反映放射性药物的真实分布。基于散射线的能量低于光电峰，常用光电峰能窗内采集的图像减去散射峰能窗内获得的图像，减少一大部分散射的干扰。这种 SC 法简单便利、结果可靠。

（4）能量校正（energy correction）：SPECT 探头整块晶体对能量的响应存在差异、光电倍增管参数的不一致等均会造成对单个入射 γ 光子在不同位置产生的信号强度的差异，当使用相同窗宽探测成像时引起计数下降、均匀性变差。能量校正就是对这些差异进行的补偿。

（5）线性校正（linear correction）和均匀性校正（uniformity correction）：探头内光电倍增管的分布及数目是有限的，这就导致采集的图像和被采集物体实际位置之间存在差异，光电倍增管性能的漂移、电子元器件的老化等也会加剧这种位置差异。线性校正是校正图像中像素点位置的偏移，以消除图像的变形，这种位置偏移需要采集专用的模型的图像，再通过数学运算形成不同位置的校正表来实现。

SPECT 的均匀性不良是影响图像质量最直接的原因。许多因素均可以导致均匀性降低，如光电倍增管的老化、前置放大器的电路增益不匹配、脉冲高度分析器不稳定、能峰的漂移、压源不稳定等。一般使用泛源采集一幅平面图像，计算机软件根据不同位置的计数值施加一个校正系数，最终使全视野内的计数差值保持在一个合理的范围内，将所有系数存为一幅校正系数图，实时地对采集的图像进行校正的过程称为均匀性校正。

（6）旋转中心漂移的校正（center of rotation correction）：采用随机提供的旋转中心校正程序，使用一定活度的点源或线源置于旋转轴上，采集 120 帧图像，计算机会自动寻找每帧中点源的中心，将所有中心进行曲线拟合后，计算校正因子，并将旋转中心校正因子存放在硬盘的固定区域。进行患者断层数据采集时，计算机会自动把每一个角度位置的旋转中心漂移实时进行校正。

第二节　CT 和 SPECT/CT

医学影像学技术 SPECT 和 CT 的有效融合获得了 SPECT/CT，实现了一次显像获得功能代谢图像与解剖结构图像的同机融合，两种影像学技术的融合可实现优势互补，且 X 线、CT 的扫描数据可对 SPECT 图像进行衰减校正，更准确地评价脏器代谢信息。

一、CT 设备的基本结构和工作原理

CT 是一种利用体外的 X 线穿透人体而获得三维解剖图像的断层成像技术，CT 设备基本上都由扫描系统、计算机系统及图像显示和存储系统三部分组成。扫描系统由 X 线管、探测器和扫描架组成，它利用 X 线管发出的 X 线对检查部位进行扫描，由探测器接收透过人体组织后衰减的 X 线，将其转变为可供记录的电信号。计算机系统接收数据采集系统（data acquisition system，DAS）的数字信号，并将接收到的数据进行一系列处理，重建成断层图像。图像显示和存储系统将计算机重建处理完的图像显示在显示器（或屏幕）上；也可以用照相机将图像摄于照片（胶片或纸张）上；数据信息也可以存储于硬盘或光盘等存储介质中，便于以后需要时调阅。

（一）CT 机的基本结构

CT 机的基本结构如图 3-6 所示，由扫描装置、设备冷却系统、X 线准直系统、滤波器、X 线探测接收系统、旋转控制系统、计算机系统等组成。

1. 扫描装置

（1）高压发生器：是产生高能 X 线的来源。其功率最高可达 120kW，管电压范围在 80~140kV，X 线管电流范围在 20~800mA。

（2）X 线管：是 CT 机的核心部件。CT 用 X 线管在结构上与普通 X 线机的 X 线管相同，但额定功率要求足够大。CT 扫描对 X 线源的要求较高：①射线强度要足够大，能穿透物质，并且在原子序数、密度及厚度不同的物质上产生不同的衰减，CT 也正是利用了 X 线的衰减特性而成像的。

②需要足够的射线量穿透物体。CT 用 X 线管的焦点一般为 0.5～1.2mm，焦点越小，图像的分辨力越高。阳极热容量与散热效率越高，连续曝光的时间越长。

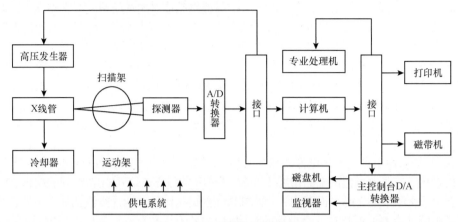

图 3-6　CT 的基本结构示意图

2. 设备冷却系统　包括 X 线管自身的油冷却和机架的水冷却（或风冷却或水风冷却），其作用主要是散发由 X 线管和机架内电气设备工作时产生的热量。

3. X 线准直系统　CT 机中的准直系统包括前准直器和后准直器，分别位于 X 线出口处和探测器的入口处。在 CT 扫描中，前准直器主要控制患者的辐射剂量；后准直器主要控制准直层厚。

4. 滤波器　从 X 线管发出的射线，能量并不均一，其中有长波和短波。滤波器的作用是去除长波 X 线，使射线的平均能增加，通过物体后的射线硬化现象趋于一致。

5. X 线探测接收系统

（1）探测器：作用是接收 X 线并将其转变为可供记录的电信号。CT 性能的差异很大程度上来源于探测器技术的不同。目前各厂家基本都采用高效的固态稀土陶瓷探测类探测器，所采用的陶瓷闪烁体是由向主基体内有选择地固溶一定量的稀土和碱土离子而制成的，其转换效率极高而且余辉又极短，使 X 线的利用率从原来的 50% 提高到了 99% 以上，适合螺旋扫描需要高效率、短时间反复采集信号的要求。此种探测器与晶体探测器和气体探测器相比具有更高的转换效率，可以用小剂量的 X 线获得比较好的 CT 图像，在低剂量肺部 CT 普查方面具有很大的优势；具有很好的稳定性，使图像很少产生环形伪影；余辉时间短，可以做快速连续的螺旋扫描。多层螺旋应用的探测器排列方式大致可分为两类：等宽型及非等宽型。

（2）模/数、数/模转换器：模/数（A/D）转换器是数据采集系统的主要组成部分，作用是将模拟信号转换为数字信号，A/D 转换器由频率发生器和比较积分器组成，后者是一组固态电路，被称为"时钟"，其作用是把模拟信号通过比较积分后转变成数字信号。数/模（D/A）转换器执行的是上述的逆运算。

（3）数据采集系统：是位于探测器与计算机之间的电子器件，由信号放大器、D/A 转换器和数据传送器组成，其作用是在主控计算机的控制下，接收从探测器输出的模拟信号，并通过 A/D 转换加以数字化，而后送至计算机进行处理。

6. 旋转控制系统

（1）扫描机架：是 CT 机的标志性结构，内含滑环、X 线管、高压发生器、准直器、探测器、数据采集系统及各种控制和驱动电路。机架有两项性能指标：孔径和倾斜角度。标准孔径为 70cm，大于 80cm 的称为大孔径 CT，机架一般设计为倾斜±12°～±30°。

（2）滑环：是 CT 系统内的另一个核心部件，通过滑环上的电子、光学或射频连接来进行连续供电和数据信号的传输。碳刷与滑环的接触导电得以使机架做单向连续旋转，而不再需要电缆往复运动。根据滑环所传导的电压，分为高压滑环和低压滑环。目前，CT 生产厂家均采用低压滑环技术。

（3）检查床：作用是把受检者准确地送入预定位置进行扫描。

7. 计算机系统　包括主计算机和图像重建计算机，进行图像重建处理和显示。

（二）CT 成像原理

1. CT 成像过程　CT 是用 X 线束对人体检查部位中具有一定厚度的层面进行扫描，X 线穿透人体后，被人体吸收而衰减，CT 探测器收集衰减后的 X 线信号（X 线光子），并转变为可见光后，由光电转换器转变为电信号并放大，再经模/数转换器转变为数字信号，送入计算机。计算机将输入的原始数据加以校正处理，再进行图像重建。将重建图像矩阵中的数据再经过数/模转换器，转换成不同灰阶的模拟图像，送到显示器显示。

2. CT 成像基本原理

（1）CT 成像与普通 X 线摄影的区别：CT 成像与普通 X 线摄影虽然都是 X 线源成像，但图像形成方式上有着根本的区别。普通 X 线摄影是投射成像，而 CT 是采样数据的重建成像。投射成像的特点：成像平面接收的是一个沿 X 线源方向射线衰减后的平均值，一方面，人体所有的三维组织结构都被以一种方式传递为射线强度衰减值，并且在 X 线穿行路径上的所有组织结构形成了重叠；另一方面，投射方式成像只能显示射线衰减差较大的组织与器官，而且组织密度显示能力还与用于成像的感光介质材料有关。如胶片、成像板和探测器平板。CT 成像采用了横断面层面采样，每一个像素衰减值都被单独与源射线比较并计算，然后在图像重建阶段，将每一个像素点不同的衰减值依照对应的像素位置使原组织密度一一还原。

（2）人体对 X 线的吸收：具备一定能量的 X 线照射到物体上会产生光电效应和康普顿效应，穿透人体后造成射线能量的衰减。根据比尔-朗伯（Beer-Lambert）吸收定律，其通过人体组织后的光子与源射线呈一个指数关系，一些光子被吸收，而另一些被散射，衰减的强度通常与物质的原子序数、密度和源射线的能量大小有关。在均质物体中，X 线的衰减与 X 线行进距离成正比。

$$N_0 = N_i e^{-\mu \Delta x} \tag{3-5}$$

式中，N_0 表示通过物体后的 X 线强度；N_i 表示入射 X 线强度；μ 为该体素 X 线的吸收系数；Δx 为单位体素厚度。

如果 X 线穿透任何厚度物体的吸收可以写作公式

$$N_0 = N_i e^{-\sum \mu \Delta x} \tag{3-6}$$

两边取对数后改写成积分形式得到：

$$\int_{-\infty}^{\infty} \mu(x) \mathrm{d}x = \ln \frac{N_i}{N_0} \tag{3-7}$$

可以看出 X 线透射物体时，其输出强度可以认为是对物体原始数据进行线积分所得数值的简单比例关系。在实际条件下，由于射线束的硬化现象、探测器灵敏度等问题的存在会使实际测量值成为一个近似值。

（3）CT 图像重建：是指原始数据经计算机处理形成影像数据的过程。CT 图像重建方法与 SPECT 类似，主要有 FBP 和 OSEM。CT 重建所用的滤波函数一般有高分辨力、标准、软组织等模式。高分辨力模式是强化边缘及轮廓，能提高分辨力，但噪声也相应增加，常用于骨骼、中耳、内耳及肺弥漫性疾病的检查；软组织模式是一种平滑处理，图像的对比度会下降，噪声减少，密度分辨力提高，一般用于胸腹部软组织成像；标准模式则是没有任何强化和平滑作用的处理方法，常用于头颅、骨关节、肌肉等组织的检查。

（三）CT 成像概念

以下概念有助于对 CT 成像基本原理的理解和扫描技术的临床应用。

1. 重组（reformation）　不涉及原始数据，是利用重建获得的横断面图像数据重新构建图像的一种处理方法。重组的质量与横断面图像质量有密切关系，层厚越薄、层数越多、连续性越好，重组后的图像质量越高，三维显示的效果越好。重组的方式有多种，以多平面重组、三维图像处理为主。

2. CT 值（CT number） 是以水的 CT 值为 0，相对于水而言其他物质 X 线的衰减值。CT 值的计算公式为 $[(\mu_物 - \mu_水)/\mu_水] \times 1000$。

3. 插值（interpolation） 是螺旋 CT 特有的、图像重建的一种预处理方法。内插是采用数学方法在已知某函数两端数值的条件下，估计该函数在两端之间任一数值的方法。

4. 准直宽度与层厚 准直宽度是指 CT 机的球管侧和患者侧所采用准直器的宽度。在非螺旋和单层螺旋扫描方式时，准直器的宽度决定了层厚的宽度，即层厚等于准直器宽度；在多层螺旋 CT 扫描方式时，决定层厚的是所采用的探测器排的总宽度，如 10mm 的准直宽度，由 4 个 2.5mm 的探测器排接收，层厚即为 2.5mm，若由 16 个 0.625mm 的探测器排接收，层厚即为 0.625mm。

5. 重建间隔（reconstruction increment） 为被重建的相邻两层横断面之间长轴方向的距离。采用不同的重建间隔，确定了被重建图像的层面重叠程度。重建间隔越小，部分容积效应越小，重建图像的质量得以改善，但重建间隔超过 50% 的重叠，三维图像后处理的图像质量不再进一步改善，却增加了计算机重建的时间和观察者的负担。

6. 螺距（pitch） 是螺旋扫描方式特有的概念，指球管旋转一周，检查床沿 Z 轴运行的距离与扫描宽度的比值。

7. CT 的分辨力和各向同性 CT 的高密度和低密度分辨力又称为横向分辨力，即 X、Y 方向，而纵轴分辨力或称为 Z 轴分辨力，为人体长轴方向的图像分辨力，它表示 CT 机多平面和三维成像的能力。在 CT 成像的 3 个方向（X、Y 和 Z）上分辨力接近或一致，就被称为各向同性。

8. 扫描视野和重建视野 扫描视野（SFOV）是扫描前设定的可扫描范围。根据各厂家的设置，提供的扫描视野可以有一个或数个，大小范围为 16～50cm。扫描完成后原始数据可再重建图像，重建范围可以根据需要调整，称为重建视野（DFOV），DFOV≤SFOV。

9. 时间分辨力（temporal resolution） 指单位时间内采集图像的帧数，它反映了 CT 设备的动态扫描能力。如在多层螺旋 CT 进行冠脉成像时，时间分辨力的高低决定了成像的质量和诊断能力。

10. 层（slice）**和排**（row） 这两个是不同的概念。"排"是指 CT 探测器在 Z 轴方向上的物理排列数目，即有多少排探测器，是 CT 机的硬件结构性能参数。"层"是指 CT 数据采集系统同步获得图像的能力，即同步采集图像的数据采集系统通道数目或机架旋转时同步采集图像的层数，是 CT 的功能性参数。不同层厚图像的采集是靠数据采集系统电子开关的切换通过多排探测器阵列的不同组合来实现的，而同步采集图像的层数受数据采集系统通道数目的限制，是同步多层采集图像的真正技术因素。

11. CT 平扫和增强扫描 CT 平扫指在不注射对比剂的情况下，按照拟定的扫描范围所进行的扫描；而增强扫描则是由静脉注射对比剂，在适当的时机或不同期相所进行的扫描。

12. 部分容积效应（partial volume effect） 在同一扫描层面内含有两种以上不同密度横向走行而又互相重叠的组织时，所测得的 CT 值不能如实反映其中任何一种物质的 CT 值，这种现象称为部分容积效应。因此，对于小病变的扫描，应使用薄层扫描以避免此效应的干扰。

13. 周围间隙现象（peripheral space phenomenon） 在同一扫描层面上，与该层面垂直的两种相邻且密度不同的组织，其边缘部分所测得的 CT 值不能真实反映各自组织的 CT 值。同时，由于两种组织交界处相互重叠造成扫描射线束的衰减误差，导致交界处边缘模糊不清，该现象被称为周围间隙现象。结果是密度高的组织，其边缘 CT 值比本身组织的 CT 值低；反之，密度低的组织，其边缘 CT 值比本身组织的 CT 值高。从形成机制上而言，周围间隙现象仍是部分容积效应的一种表现。

14. 灰阶（gray level） 根据像素的 CT 值在图像上显示的一段不同亮度的信号，把从白色到黑色之间按照划分的等级数量渐变为不同的灰度，称为灰度级或灰阶。人眼一般只能识别 40 级左右连续的灰阶，最多也不超过 60 级。而对应的组织密度灰阶差要大得多。在 CT 图像显示和诊断方面，灰阶的概念非常重要，常通过窗口技术进行调节，以适应视觉的最佳范围。

15. 窗口技术 指调节数字图像灰阶亮度的一种技术，即通过选择不同的窗宽与窗位来显示成像区域，使之恰当地显示图像和病变部位。实际上，窗口技术是利用 CT 计算机灰阶调节软件程序来适应人眼视觉灰阶范围的一种功能。窗宽常用符号 W 表示，窗位常用符号 C 或 L 表示。

（四）CT 常用采集参数的选取原则

CT 检查技术参数和方法的选择应首先考虑为诊断服务，扫描参数将最终影响图像的质量和患者所接受的辐射剂量。

1. 扫描方式 分为轴扫和螺旋扫描。由于螺旋扫描采用的是插值数据图像重建，所以在活动度少和体积较小的器官一般采用轴扫，如头颅、内耳、颈和腰椎椎间盘等，可以获得更好的图像。在其他检查部位采用螺旋扫描方式，可以提高采集速度，减少运动伪影，且连续扫描不会造成信息遗漏，便于图像后处理。

2. 扫描层厚 与纵向分辨力和部分容积效应密切相关，层厚越大，纵向分辨力越低，部分容积效应越明显。一般如喉部、肾上腺、内耳等较小的器官或部位宜采用较小的扫描层厚，使结构能清晰显示；浸润性病变也常常需要薄层扫描才能明确浸润范围与程度；需要图像重组时，必须使用螺旋扫描和较小的螺距与层厚、较大的扫描剂量，以便减少噪声。

3. 扫描时间 缩短扫描时间，可以减少运动伪影及患者的辐射剂量，但噪声增加会导致低对比度分辨力下降，要根据显像目的进行权衡。

4. 螺距 当扫描范围一定时，螺距减小，扫描时间增加、图像质量提高，空间及密度分辨力增加，但可能增加了呼吸和移动伪影产生的机会，同时增加患者所接受的辐射剂量。当用于筛查（如肺癌低剂量筛查、泌尿系统结石的诊断等）时，为了减少辐射剂量，常采用较大的螺距。需要进行图像后处理时，选择大螺距、薄准直得到的结果优于小螺距、厚准直，因为薄准直是 Z 轴空间分辨力的主要保证，而 Z 轴空间分辨力是决定重建图像质量的主要因素。

5. 管电压和管电流 管电压决定 X 线束的质，即 X 线的能量，也确定了 X 线束的穿透能力。CT 的管电压一般选择 120kVp，在需要高分辨力扫描时采用 140kVp。若盲目降低管电压，虽然降低了患者的辐射剂量，但因低能射线被组织吸收增加，导致患者受照量和图像质量之间的关系受到破坏。在使用对比剂增强时可以尝试使用低管电压（100kV）的办法来降低辐射剂量，同时需要接受有适度噪声的图像。

管电流决定 X 线束的量。计算机自动智能毫安控制技术（ACTM 或 CARE Dose 4D）逐渐成为降低剂量的临床应用主流，其技术优势在于它能根据受检者体围和不同部位进行管电流的即时调整，从而一定程度上减少患者所受的辐射剂量。

具有天然高对比的组织和器官可以进行低剂量扫描，在肺部、鼻窦、颞骨及人工气腹的低剂量研究已经证实具有可行性。

（五）CT 主要性能参数

1. 扫描部分

（1）扫描时间：是指扫描机架旋转一周所需的时间。目前的高档 CT 设备可达亚秒级（0.27s）。

（2）球管热容量和散热率：由于 CT 扫描产热量大，宜采用大热容量球管和高效散热方式。

（3）高压发生器功率：>50kW。

（4）扫描框架的最大倾斜角度：一般为 ±30°，倾角精度为 0.5°。

（5）检查床的移动范围、精度和承重：最大可移动范围应>160cm，移动精度为 2mm。为适应体重较大人群，各厂家在保证移动精度的条件下，增大了检查床的承重能力，为 200kg 或更大。

（6）扫描框架孔径：≥70cm。

（7）探测器采样率：≥2000/s。

2. 成像部分

（1）空间分辨力：又称高对比分辨力，是在高对比情况下（CT 值>100Hu）区分相邻最小物体的能力,它是测试一幅图像质量的量化标准,其结果通常以每厘米的线对数(LP/cm)表示。一般认为,空间分辨力应不低于14LP/cm,有的产品已能高达28LP/cm。

(2)密度分辨力:又称低对比分辨力,是在低对比情况下(CT值<10Hu)区分物体微小差别的能力,以毫米百分单位表示(mm/%)。密度分辨力高低与测量时所采用的射线剂量大小有关,一台高性能螺旋CT机,实现3mm/3%密度分辨力所需扫描剂量不应超过120mAs。

(3)时间分辨力:是指CT重建一幅图像,系统扫描获取原始数据需要的时间。它体现了设备对运动器官扫描及成像的能力,使得心脏及大血管成像成为可能。时间分辨力越高,所需扫描时间越短,图像的运动伪影越少,图像质量越高。

(4)CT值及其线性:在CT图像中,不同组织的密度是由各组织的CT值所决定的。CT值的线性是指CT值与线性吸收系数的线性关系。

(5)CT图像噪声:是图像质量的重要参数,是指均匀物质的图像中,给定区域CT值对其平均值的变异,通常用感兴趣区中均匀物质的标准偏差表示。影响CT图像噪声的因素有很多,如光子数量、物体大小、扫描层厚、滤波函数、散射线和探测器噪声等。

(6)CT扫描剂量:其大小可以间接反映CT设备的性能,CT剂量也可影响图像的噪声和分辨力等图像质量指标。

(7)CT图像均匀性:在扫描视野中,均匀物质图像CT值的一致性即为均匀性。

(8)伪影:是设备或患者引起的。常见伪影:部分容积效应、患者运动、金属物、射线束硬化、噪声、机械故障等。

二、SPECT/CT

SPECT和CT都是计算机断层成像设备。CT诊断疾病依据的是病变的大小、纹理及密度变化的准确的解剖结构和形态信息的特征,SPECT依据的是显像剂随时间和空间的生物分布信息。与X线或CT相比,SPECT一次给药可以进行局部或全身成像,并不会增加患者的受照剂量。尽管SPECT是特异的显像剂,有利于特异疾病过程的评价和诊断,但SPECT发射成像缺乏准确定位及病灶特征信息的准确解剖标志。而CT具有较高的空间分辨力,能够提供详细的解剖结构与定位信息,同时CT还为SPECT提供衰减校正,可获得更佳的SPECT图像。

SPECT/CT将功能显像与解剖成像融为一体,实现了优势互补,能够同机同体位先后完成CT和SPECT两种不同模式的显像,然后由软件将两种断层图像融合在一起。采集中间无须移动检查床,保证了图像融合的精度,使核医学功能影像有了精确的解剖定位和解剖结构的变化信息,这样依靠对病灶或生理摄取提供的准确定位,有效地提高了SPECT检查的灵敏度和特异性。

(一)SPECT/CT 结构

1. 低剂量X线管的CT探头和SPECT探头安装在同一个滑环旋转机架上 使用低剂量的单排或多排CT的SPECT/CT系统,SPECT和CT探测器装在同一个旋转机架上,结构紧凑,但限定了SPECT/CT的旋转速度(<20s/圈)。

2. 带多排螺旋CT的SPECT/CT 为了进一步缩短采集时间,提高图像质量,带多排螺旋CT的融合机型应运而生,γ照相机探头和CT探测器装在不同支架上,在完成断层扫描时,SPECT和CT不在同一个探测平面内,需要移动检查床完成融合采集。

3. 新型半导体型SPECT/CT 采用半导体CdZnTe作为闪烁探测器,系统的灵敏度和分辨力都得到了很大提高,是SPECT技术发展的方向。例如,GE公司最新的Discovery NM570C用于心脏的断层扫描,配合128层螺旋CT采集的冠脉血管影像,两者有机融合,对冠心病的诊断更可靠。

SPECT/CT中CT的作用:①提供SPECT图像的衰减校正,减少伪影,避免假阳性对诊断的影响;②精确的定位作用,使融合图像解剖定位更加准确;③诊断级CT的应用,其本身提供了大量的诊断信息，二者图像的融合，使得诊断价值提升，诊断准确性明显提高。

（二）SPECT/CT 的图像采集和重建

1. 低剂量 SPECT/CT 的图像采集过程　①先行 CT 定位扫描。②选定需要断层的检查床位，范围 40cm，矩阵 256×256，X 线管组件围绕患者旋转 220°，管电压 140kV，管电流 2.5mA，获得的 CT 图像的平面空间分辨力 2.5mm，轴向 10mm，采集时间是每层 16s，CT 扫描时间为 10min。③发射扫描。④发射和透射数据自动断层重建并融合，迭代重建，Butterworth 滤波。

2. 诊断级 SPECT/CT 图像采集过程　①手动定位，进行 SPECT 采集。②SPECT 自动引导高分辨力快速 CT 扫描，整个视野用时 30s，CT 扫描结束后创建衰减系数分布图。系统在扫描同时，在线完成 CT 重建。③进行 SPECT 断层图像重建，并利用 CT 图像进行衰减校正。④进行 SPECT/CT 图像融合。

3. SPECT/CT 中 CT 采集条件的设定　随着诊断级 SPECT/CT 的应用越来越普遍，CT 扫描条件的设置逐渐受到重视，一致的原则是在满足显像要求的前提下尽量降低辐射剂量。CT 在核医学中的应用分为衰减校正、解剖定位和辅助诊断三个层次。一般认为用作衰减校正的 CT 剂量为 20mAs；用作解剖定位的 CT 扫描条件则应相应提高。

4. 图像重建与衰减校正　SPECT 重建使用基于 X 线光子的衰减校正和散射修正的迭代方法。由于 SPECT 和 CT 的采集并非同时进行，SPECT 的图像并不会受到 CT 散射线的影响。由于患者在检查床上的位置没有移动，假设在 SPECT/CT 整个采集过程中也没移动，则两种采集图像可以精确配准。CT 一般的采集矩阵为 512×512，必须调整为像素大小和层厚与 SPECT 一致的图像格式。CT 和 SPECT 采集时的空间配准非常重要，因为衰减图像对于相应的放射性核素影像的失匹配会导致边缘的伪影，表现为围绕这些区域的边缘明暗相间的伪影环。

SPECT/CT 图像的失匹配或模糊，一般是由于患者的活动，包括呼吸、心跳和胃肠蠕动等引起，膀胱充盈的差异会导致配准的错误。配置低剂量 X 线管的 CT 设备，虽然采集期间患者的浅表呼吸使配准容易，但由于采集时间延长，增加了患者活动的概率。诊断级螺旋 CT 图像是在患者屏气状态或呼吸周期内一段很短的时间内完成的，而 SPECT 则是在较长时间得到的，这也会导致失匹配。另外，定位错误或失匹配还会导致高估或低估显像剂的摄取。

（三）SPECT/CT 图像融合

图像融合技术一般包括两个步骤：图像配准和图像融合显示。

1. 图像配准　要配准的两组图像，必须来自同一患者身体的同一部位。因检查设备的差异，或两次检查位置的不同，身体的同一器官在两组图像中的位置、切片的角度都有可能不同，甚至两组图像中的体素尺寸也不同。图像配准的目的就是补偿这些几何学上的差异，使来自两组图像中的器官可以放进同一个坐标系中。在配准的实际实施过程中，图像配准是将一组图像作为参考对象固定不变，而另一组图像则作为再切片对象被实施各种变换，如空间位移、空间旋转和体素尺寸涨缩等。

2. 图像融合显示　图像配准过程实现了两组图像共用一个坐标系。实际是将再切片图像变换到了参考图像的坐标空间。为了避免像素插值所造成的图像模糊，应选择体素 3 个边长更相近的图像组为再切片图像。

（四）SPECT/CT 图像质量评价与常规质控

核医学图像本质上是由计数值组成的矩阵图像，它代表了放射性核素的体内分布，反映了脏器或组织的功能或代谢情况。但是由 γ 光子计数组成的数字矩阵无法被临床所接受，必须转换为灰度（亮度）或彩色显示才能用于诊断。组成数字图像的基本要素有矩阵、像素、视野、放大因子等，也是评价与质控指标。

1. 视野（field of view）　探头视野包括全视野、有效视野（UFOV）和中心视野（CFOV）。

全视野指探头能够探测到的参与成像的区域，边缘部分图像往往性能变差；有效视野指全视野的95%所包含的区域，是实际的成像范围；中心视野则为有效视野的75%所包含的范围，此范围内成像性能最佳，通过调整放大因子使靶器官位于此范围内。

2. 矩阵（matrix）　为计算机中数字化图像的矩形阵列，即数学中的矩阵。组成矩阵的最小单元为像素（pixel）。矩阵大小由探头的系统分辨力（resolution，R）来决定：

$$R^2_{系统} = R^2_{固有} + R^2_{准直器} \qquad (3-8)$$

由于 $R_{固有} \ll R_{准直器}$，因此 $R_{系统}$ 基本由 $R_{准直器}$ 来决定。SPECT 的系统分辨力为 8～12mm。根据采样定理，组成矩阵的像素要满足 ≤1/2R。例如，对于 400mm×400mm 的有效视野，根据采样定理像素应为 4～6mm，则矩阵为 66×66～100×100，二进制表示为 64×64～128×128。

3. 像素大小、像素值和像素深度

（1）像素大小：矩阵中像素的大小代表图像中的一小块面积，一般为正方形（但也有例外），由探头的有效视野和图像矩阵来确定。如果视野将矩阵完整填充，则像素的宽度等于视野的宽度除以矩阵的行数。

（2）像素值（pixel value）：是指对应像素所代表区域内的放射性总计数。对于平面图像，为指定像素代表的投影线上的计数之和；对于断层图像，则指单个层面中指定像素范围内的计数之和。

（3）像素深度（pixel depth）：是计算机用来存储每个像素值的数字位数。像素深度决定一个像素能够记录的最大计数，即计数容量。一个字节能够记录的最大计数为 255（2^8-1），称为字节模式图像。两个字节能够记录的最大计数为 65 535（$2^{16}-1$），称为字模式图像。采用字节模式采集静态图像时可能导致计数的溢出，超出部分可全部归零或记为最高值，最终导致图像失真。现代影像设备均采用字模式进行图像存储，有效避免了溢出现象的发生。

视野一定时，矩阵越大，像素越小，像素数越多，数字图像的分辨力也就越高，越能保持放射性核素分布的细节。但是矩阵越大，在相同的采集时间内单个像素的计数会减少，计数统计噪声增大，又降低了图像的分辨力。假设对于均匀照射条件下获得的数字图像，采用 64×64 矩阵，采集总计数为 500 000，则计数精度（相对误差）约为 9.05%；采用 128×128 矩阵，则精度下降为 18.1%。因此，实际应用中必须在满足统计精度的前提下，才能采用较大的矩阵。

4. 模拟放大因子（zoom）　图像经过 zoom 后，数字矩阵不再和探头的整个视野相对应。zoom 值越大，实际参与成像的范围越小，小器官得以放大成像，但应该增加采集时间，以获得同样的计数精度。

（五）SPECT 图像的采集类型及参数选择

1. SPECT 图像的采集类型　如图 3-7 所示，SPECT 的采集根据位置坐标与计数值的记录方式不同分为表模式和帧模式采集。帧模式又分为平面采集和断层采集；根据所用核素种类又有单核素和双核素之分；根据所采用的能窗个数，又分为单能窗和多能窗采集：

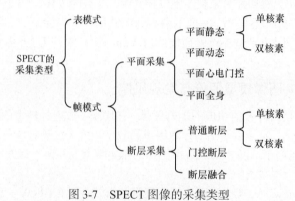

图 3-7　SPECT 图像的采集类型

（1）表模式采集（list mode acquisition）：把来自 A/D 转换后的每对 X、Y 位置坐标、时间、计数值及其他生理信息等，都以数字表的形式按顺序记录下来。采集结束后，根据临床需要按照一定的规律，如采集时间顺序或心动周期等重新组成需要的图像序列。该采集模式需要存储的数据量很大，主要用于医学研究和快速动态检查。

（2）帧模式采集（frame mode acquisition）

1）单核素采集（one isotope mode acquisition）：是最常用的一种采集方式。使用时先在存储器中为每帧图像划定一个存储矩阵（如 256×256），矩阵中的每个单元对应一个像素。采集开始后，对应每个 X、Y 坐标值，接口地址发生器中都产生相应的地址，指向矩阵中对应的单元，当一个 γ 光子入射后，在此计数单元加 1，积累一定时间后生成图像。这种模式可以实现单帧静态、连续多帧动态、全身及断层图像的采集。

2）双核素采集（dual isotope mode acquisition）：不同的放射性核素发射的 γ 射线具有不同的能量。当使用两种能量相差较多的核素同时显像时，使用适于较高能核素的成像准直器，而且脉冲高度分析器足以分辨这种差异时，能将不同能窗内采集的图像存储在两个独立的矩阵中，构成两种核素的单独图像，亦可以存为一帧合并后的图像。

3）多能窗采集（multienergy window acquisition）：有些放射性核素具有多个能峰，如 ^{67}Ga 就有 93keV、184keV、296keV 和 388keV 四个能峰，为了获得最大信息量，通常采用多能窗方式采集，将多个能量窗内相同位置的信号叠加后存放在相同矩阵内形成合并图像，以提高信息量和图像质量。^{67}Ga 采用的是 93keV±10%、184keV±10%和296keV±10%三能窗采集模式。

2. 采集参数的选择与采集规程的设定 在 SPECT 采集数据之前，首先要确定采集类型，然后对涉及的采集参数进行逐项设置。常用的采集参数：①选择所使用放射性核素的能峰及窗宽，如常用核素 ^{99m}Tc 的能峰为 140keV，窗宽为 20%（或±10%）。②根据所用的核素和检查目的选择合适的准直器。对于 ^{99m}Tc 标记的显像剂，除平面动态采集及特殊要求外，最常使用的准直器是 LEHR 或 LEGP；平面动态采集最好使用高灵敏准直器。③根据设备分辨力、采用定理及采集时间（或计数值）选择合适的图像矩阵。④根据受检脏器的大小选择适当的 zoom 值。⑤选择采集时间、总计数等。在实际工作中，常常把以上参数设置后保存为一个序列，一个或多个序列组成一个采集规程（acquisition protocol），以适应不同脏器组织的常规扫描，使用时直接调用。

（六）核医学图像的显示

SPECT 数字图像是放射性核素在脏器中的二维或三维分布图，其中像素的坐标代表放射性药物所在的位置，像素值代表了相应位置的放射性核素强度（即计数），以各种方式采集获得的核医学图像实际上是一幅计数分布图。

（七）SPECT/CT 中影响图像质量的因素

SPECT 的成像较其他成像模式更加复杂，影响因素也较多。概括起来主要有显像剂的质量、患者的自身状况和准备情况、设备的性能，以及图像的采集、处理和显示条件等。

1. 显像剂质量的影响 由于同一种放射性核素标记的不同药物在人体内分布不同，使用前必须严格对放射性药物进行质量控制，才能保证图像质量。放射化学纯度（radiochemical purity，RCP）是衡量显像剂质量非常重要的指标，当其下降时，对于 ^{99m}Tc 标记的显像剂，游离 ^{99m}Tc 的增多使甲状腺和胃显影，而还原水解 ^{99m}Tc 的增加则使肝脾显影，会严重干扰对正常影像的判断。

2. 患者的配合对图像质量的影响 患者的良好配合是做好显像的前提条件。①患者要根据检查的脏器和显像目的不同做一些必要的准备，如消化系统的检查多要求空腹、泌尿系统的检查要求有一定的水负荷、代谢显像则要求禁止饮用含糖饮料等；②检查时需去掉金属饰物，减少衰减伪影的发生；③检查过程中平静呼吸且保持身体不动，不但能减少移动伪影，还能使探头在采集过程中始终贴近人体，保证人体轮廓跟踪技术的实现，提高分辨力；④某些治疗或服药情况会干扰显像，详见各系统检查技术部分；⑤体重指数大的患者散射和衰减增大，计数减少，需要增大显像剂剂量或延迟采集时间。

（八）SPECT/CT 的常规质量控制

为了保证核医学 SPECT 技术的准确性并获得高质量的图像，应以实现质量控制（quality control，QC）和质量保证（quality assurance，QA）为前提，遵循可操作性强的质量控制标准。SPECT/CT 的常规质量控制包括常规每日质量控制、基本质量控制（SPECT、CT 及 SPECT/CT 的配准）和强制性检测三部分。

1. 常规每日质量控制　主要包括机房环境温湿度、安全检查、能峰有无漂移、探测区有无污染及本底计数率等。

2. 基本质量控制

（1）SPECT 的基本质量控制：检测项目包括能峰的检查与校正、空间分辨力、固有空间均匀性、旋转中心漂移和断层空间分辨力。

1）能峰的检查与校正：每天受检者开始检查前，可以通过在线能谱曲线方便地观察能峰有无漂移，常用核素如 ^{99m}Tc 的能峰漂移在＞3keV 时进行校正。

2）均匀性的检查与校正：固有均匀性检测不需要使用面源模型，操作相对简单，被临床广泛采用，缺点是不能检出准直器本身所导致的不均匀性。

3）分辨力的检测：是为了发现分辨力逐渐、长期变差，而非突然改变。一般采用双线源法。

4）旋转中心漂移的检测与校正：重建图像中设定的旋转轴应当与机械旋转轴准确一致并在一定时期内保持稳定，从而避免分辨力的损失和重建图像的变形失真。旋转中心的校正在图像采集过程中可以实时进行，是在临床条件下采集和处理点源图像，然后进入断层重建规程查看正弦图的方法，可以敏感地发现有无旋转中心的漂移。

5）推荐有条件的单位进行系统总体性能的模型测试。

（2）SPECT/CT 中 CT 的基本质量控制：检测项目包括 CT 值、均匀性和噪声。

1）硬件除尘：多模式设备中 CT 部分要重视定期清洁机器内的灰尘。

2）训练 X 线管：目的主要是使一段时间（通常为 2h）不使用、已经冷却下来的 X 线管逐渐升温，避免出现过冷和突然过热的情况，以起到保护 X 线管、保证射线质量、提高使用寿命、降低图像伪影、确保得到恒定的高质量图像的目的。

3）空气校准：主要是校正探测器响应的一致性，及时发现个别探测器或采集板的故障。

4）水的 CT 值与 CT 值的均匀性：CT 值通常用供应商提供的水模或质控模型来测定，液体水的 CT 值应该接近于 0，以±3 为正常波动范围，空气的 CT 值应该是–1000，空气的平均 CT 值不应超过±5。CT 值的均匀性以水的均匀性来表示，通过测定标准条件下水模横断面图像周边几个感兴趣区与中心同样大小感兴趣区的 CT 值的最大差异进行评价，应在±3Hu 以内。

5）CT 的图像噪声：在完成水的 CT 值测量后，利用相同的图像，测量较大范围水的 CT 值，用该范围内水的 CT 值的标准差表示图像噪声，其应在基准值的±10% 以内。

（3）SPECT/CT 的配准精度检测：推荐有条件的单位进行 SPECT/CT 的配准精度检测。图像配准是将 SPECT 和 CT 图像经过变换处理使它们的空间位置坐标相匹配。配准的精度＜1mm。

3. 强制性检测　按国家有关规定，SPECT/CT 需经有资质的部门定期（目前 1 年）进行状态检测。

（九）SPECT/CT 设备常见故障与处理

SPECT 是核医学最基本也是最重要的显像设备，熟悉常见故障现象和排除思路，对于及时排除故障，保障设备正常运转具有重要意义。SPECT 设备常见故障涉及各个方面，主要包括电源、网络传输、计算机软硬件、数据库的维护、机械运动部件及图像质量等。

案例 3-1

患者，男性，60 岁，活动后胸闷、气喘 3 年余，发作无明显规律，每次发作持续时间不等，发作时黑矇、无放射痛，心电图检查无明显异常，SPECT 心肌血流灌注显像示下后壁呈节段性异常放射性稀疏区（图 3-8 中 A、C、E 行），心脏彩色超声检查示左心室室壁运动可。通过 CT 进行 SPECT/CT 图像重建（图 3-8 中 B、D、F 行），在 CT 校正的核医学图像上，可见下后壁放射性分布均匀，未见明显异常放射性稀疏缺损区。双源 CT 可见前降支 20% 的狭窄和部分钙化，并被冠脉造影证实。

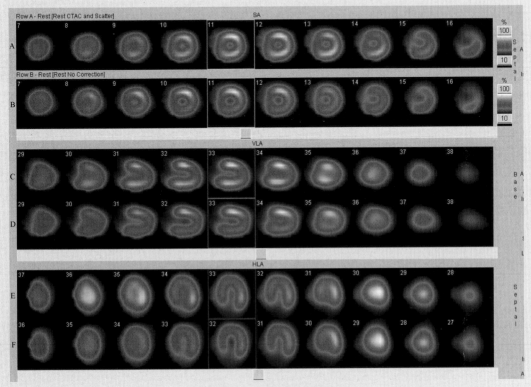

图 3-8 心肌血流灌注显像

A、B 行为短轴，C、D 行为垂直长轴，E、F 行为水平长轴

分析： 心肌血流灌注显像，常规 SPECT 采集和图像重建分析，由于下后壁受到膈肌、肝脏等所致衰减，相应节段的血流灌注情况常常被低估，常规分析常被误诊为血流灌注减少，而通过 SPECT/CT 采集和重建分析，CT 可有效对脏器所致左心室下后壁心肌放射性衰减进行校正，更有效准确地判断下后壁心肌血流灌注情况，减少假阳性率。

（王 峰 贾 强 赵长久 邵国强）

思 考 题

1. 简述核医学显像设备的定义和发展阶段。
2. 简述 γ 照相机、SPECT 的基本结构和区别。
3. 简述 SPECT 显像断层重建方法，并举例说明。
4. 简述 SPECT、CT 的主要性能参数。

5. 简述 CT 设备的基本结构和工作原理。

6. 简述 SPECT/CT 的基本结构。

7. 简述 SPECT 图像的采集类型。

8. 简述 SPECT/CT 的常规质量控制。

本 章 小 结

　　本章节主要介绍了单光子显像设备尤其是 γ 照相机、SPECT、CT 和融合显像 SPECT/CT 设备的基本结构、显像原理及其相关基本概念，是核医学显像的基础，属于记忆内容；还主要介绍了核医学显像设备 SPECT、SPECT/CT 等的主要组成元件的分类、性能参数及其对显像质量的影响和机制，属于理解掌握的内容；核医学显像设备用于临床显像时的图像采集、图像重建，相关参数的选择和设定直接影响图像质量，临床工作中根据需要的有效选择及设备的常规质控，是决定有效解决临床问题的关键，属于在理解的基础上能够有效运用的部分。其中，SPECT/CT 设备常见故障与处理，对专业的技术人员具有很好的指导意义。

　　核医学显像设备尤其是单光子显像设备为临床核医学显像的主要部分，作为以分子代谢和功能评价为特色的显像方式，具有不可替代的优势，近年的仪器设备发展和更新，核医学单光子显像完成了从单纯计数、平面显像、断层显像、动态显像到融合显像的不断换代，解决了单光子显像时解剖定位不够精确的不足，并融合了诊断 CT 的信息，"1+1＞2" 融合显像设备的出现和技术不断地更新，为核医学显像发展的趋势。

第四章 PET/CT、PET/MRI

学习要求

记忆：PET/CT 和 PET/MRI 的发展史及其基本结构、多模态分子影像的发展趋势。

理解：PET 显像的工作原理，PET/CT、PET/MRI 的图像采集、图像重建、性能指标。

运用：PET/CT、PET/MRI 的显像原理和显像流程影响因素，用于临床显像质量控制和图像处理。

1974 年，首台商业化 PET 诞生，PET 与 SPECT 根本不同点在于 PET 采用正电子核素标记的放射性药物和符合探测技术，它省去了沉重的铅准直器，极大地提高了探测效率，改善了空间分辨力。1992 年，全身 PET 用于临床。1995 年，汤森（Townsend）等研制出集 PET 与 CT 于一体的 PET/CT，并在 2001 年广泛应用于临床，PET/CT 是将 PET 和 CT 两个成熟的影像技术相融合，实现了 PET 和 CT 图像的同机融合，同时 X 线 CT 扫描数据可用于 PET 图像的衰减校正，提高了 PET 检查速度。2010 年第一台 PET/MRI 一体机问世，近年来，PET/MRI 融合显像也逐步应用于临床，并开始了多模式显像技术的研发和尝试，如 SPECT/PET/CT、SPECT/PET/MRI。

第一节 PET 显像

一、PET 显像工作原理

（一）电子准直与符合探测技术

1. 电子准直 正电子类放射性药物注入人体内，其发射的正电子在人体组织穿行 1~3mm 后会发生湮灭辐射，产生一对方向相反（互成 180°）、能量相等（511keV）的 γ 光子对，它们同时击中探测环上对称位置上的两个探测器，接收到这两个光子的两个探测器之间的连线称为符合线（line of response，LOR）。发生湮灭辐射事件的位置肯定在这一条直线上，这种利用湮灭辐射的特点和两个相对探测器输出脉冲的符合探测来确定闪烁事件位置的方法（不需要准直器）称为电子准直（electronic collimation），见图 4-1。

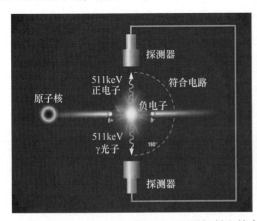
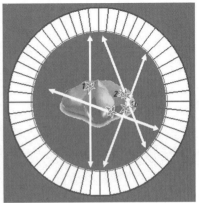

图 4-1 湮没辐射和符合探测的示意图

电子准直是 PET 的一大特点，它省去了沉重的铅制准直器，改进了点响应函数的灵敏度和均匀性，不再因准直器的使用损失大部分的探测效率，极大地提高了系统灵敏度。就 2D 采集模式来说，PET 的灵敏度比 SPECT 高 10 倍以上，它还避免了准直器造成的对分辨力和均匀性不利的影响。SPECT 的分辨力一般在 8～16mm，而应用了电子准直技术的 PET 系统分辨力可以达到 2mm 左右。

2. 符合探测 利用电子准直方式测量符合事件的探测方式称为符合探测（coincidence detection）。理论上两个光子是以光速传播，几乎同时到达两端的探测器，但事实上由于光子从发射到被转换成最后的脉冲信号，经历了很多种不确定性的延迟，因此记录时间会被拓宽，拓宽的这个时间间隔称为符合窗（coincidence window）。符合窗设定的时间越短，对某个正电子湮灭辐射产生的闪烁事件的探测就越准确。γ 光子以光速（3×10^8m/s）经人体传播至探测器，假设两个探测器之间最大距离为 70cm，那么两个光子传输至两侧探头的时间差会小于 2.3ns。由于符合线路时间窗的宽度受闪烁晶体、光电倍增管输出脉冲上升时间及电子线路的分辨时间等的限制，符合窗不可能太短，一般在 5～15ns。在符合窗外探测到的光子则不予记录。

（二）符合事件分类及特点

符合事件一般分为三类：真符合、散射符合和随机符合。其中真符合反映的是必须保留的，随机符合是必须要排除在外的，某些散射符合也可以保留。

1. 真符合（true coincidence） 是指来自同一个正电子湮灭辐射产生的两个 γ 光子，其能量均为 511keV，并在符合线路时间窗设定的时间内被记录到并且与介质没有发生任何相互作用的计数。真符合计数是理论上应该被记录到的唯一计数，因为它提供了准确的定位信息，并与患者体内正电子标记药物的量成正比，所以是理想的计数。但是，对 γ 照相机的某个探头而言，因为 γ 照相机的几何学特点、散射、衰减和 γ 光子的低吸收率等，湮灭辐射产生的两个 γ 光子中仅有一个被某个探头探测到，所以实际探测到的计数中仅有 1% 左右的计数是真符合计数。

2. 散射符合（scatter coincidence） 是指探测器探测到的两个 γ 光子虽然能量都是 511keV，但是它们中至少一个是散射后的光子，这样，连接两个 γ 光子到达探头的两个点获得的符合线就是一根错误的符合线，这根符合线就给图像重建提供了错误的信息，降低了图像质量，但也有一种散射符合并不降低图像质量。湮灭辐射产生的两个 γ 光子中的一个被晶体完全吸收，这就是光电峰的吸收；而另一个 γ 光子在晶体内发生康普顿效应，散射光子飞出晶体外，其能量只有部分转变成闪烁光子。连接这两个 γ 光子在探测器的位置而获得的符合线是正确的，即正电子位于这条线上。

3. 随机符合（random coincidence） 是指探测到的两个 γ 光子来自两个独立的湮灭事件中，来自两个无关点的 γ 光子正好在符合时间窗设定的时间内被探测到，显像系统就会认为它们是一个符合事件，并错误地产生一条符合线。与散射符合计数类似，随机符合计数增加了本底噪声，降低了图像的对比度。由于探测晶体面积很大，所以随机符合计数很多。

二、PET 设备基本结构

PET 仪器设备（图 4-2）基本结构包括扫描机架（gantry）、检查床、电子柜、操作工作站及分析工作站、打印设备等。

（一）扫描机架

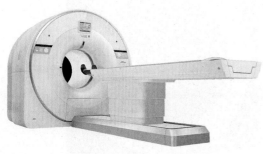

图 4-2 PET 仪器设备

机架是 PET 仪器的最大部件，内部装有探测器环、棒源、射线屏蔽装置、事件探测系统、符合线路及激光定位器等，主要功能为数据采集。其中环形探测器是设备的核心部件。

1. 探测器环 PET 的探测器由若干个探测器环排列组成，如图 4-3 所示，探测器环数决定了 PET 轴向视野的大小和断层面的多少。其中，轴向视野指的是与探测器环垂直的 PET 长轴范围内可探测真符合事件的最大长度。PET 的断层数=（探测器环数×2）−1。探测器是由晶体、光电倍增管、放大和定位电路及高压电源等部分组成。最前端的晶体通过光电耦合连接于光电倍增管阴极面，在光电倍增管后面连接放大和定位电路系统。

2. PET 探测器的分类 根据 PET 探测器组件的连接方式和使用的原理不同，PET 探测器可以分成多种类型，如 Anger 型（传统的 SPECT 型）、Quadrant 型和半导体探测器三种。

（1）Anger 型：主要是采用传统 SPECT 探头结构，该类探测器结构既可用于 SPECT，也可用于 PET 图像采集处理，但是在用于飞行时间技术采集处理中存在具有计数率依赖性、时间分辨力差等很多弊端。

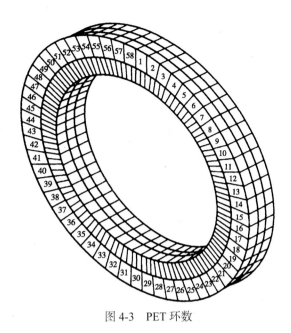

图 4-3 PET 环数

（2）Quadrant 型：被多数 PET 设备生产厂家所使用，它是将上述组件安装于有保护和光屏蔽作用的外壳内，通常被称为"探头组块"（block）。

（3）半导体探测器：这类 PET 设备成本很高，散热性能差，但半导体探测器具有高的固有灵敏度、分辨力，其代表 PET 探测器发展的方向。

3. PET 探测器的晶体 晶体的作用是将湮灭辐射发生的光子转换为可见光，并通过光电倍增管转换为电信号，晶体的选择决定了 PET/CT 的时间分辨力，更决定了 PET/CT 的采集速度。晶体的性能是由它的密度、原子序数、能量分辨力、光输出量和衰减时间来决定的。早期的 PET 一般采用碘化钠（NaI）晶体和锗酸铋（BGO）晶体，现在逐步被硅酸钆（GSO）晶体和硅酸镥（LSO）晶体、硅酸镥铱（LYSO）晶体及基于镥元素的混合（LBS）晶体所替代。各类晶体主要的性能指数如表 4-1 和图 4-4 所示。

表 4-1 PET 显像设备常用晶体汇总

项目	晶体			
	NaI: Tl	BGO	LSO: Ce	GSO: Ce
光输出（%）	100	15	75	30
退光常数（ns）	230	300	40	60
光电分支比（%）	16	43	33	–
光产额（光子数/MeV）	41 000	9000	25 000	8000
发射波长（nm）	410	480	420	440
折射率	1.85	2.15	1.82	1.85
吸收系数（cm⁻¹）	0.35	0.96	0.87	0.70
密度（g/cm³）	3.67	7.13	7.4	6.7
衰减长度（mm）	30	11	12	15

注：NaI 为 Tl 碘化钠（铊激活）；BGO 为锗酸铋；LSO 为 Ce 掺铈硅酸镥；GSO 为 Ce 掺铈硅酸钆

4. 棒源 是将锗-68（^{68}Ge）均匀地封装在中空的小棒内，根据设备不同可有 1～3 个活度不同的棒源；也有采用半衰期较长的 ^{137}Cs 棒源。棒源的作用是对 PET 扫描仪通过质量控制及透射扫描进行图像衰减校正，目前随着 PET/CT 中的 CT 对衰减校正作用的发挥，棒源用于衰减校正的作用被替代。

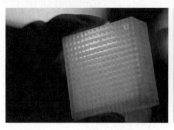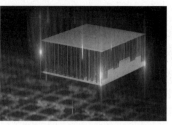

图 4-4　PET 的闪烁晶体

5. 隔板　包括两部分，一部分是探测器环两边的厚铅板，作用是屏蔽探测器外的射线；另一部分为厚度为 1mm 的环状钨板，位于探测器环与环之间，将轴向视野分隔成若干环，钨隔板的作用是屏蔽其他环视野入射的光子对，与准直器的作用相似；当进行 3D 采集时，将钨隔板撤出显像视野，取消这种屏蔽作用。目前，仅有 3D 采集模式的 PET 已经无隔板。

6. 其他　事件探测系统的作用是采集探测器传来的电子信号，并将有效的 γ 光子事件传给符合线路。符合线路的作用为确定从事件探测系统传来的 γ 光子哪些是来源于同一湮没事件，并确定其湮没事件的位置。激光定位器用于患者扫描定位。

（二）PET 检查床

PET 检查床是承载检查对象、进行 PET 显像的部件。检查床可根据检查需要而移动位置，将检查部位送到扫描野。

（三）PET 电子柜

电子柜主要由 CPU，输入、输出系统及内外存储系统等组成。主要作用是进行数据存储、处理和图像重建。

（四）PET 操作工作站及分析工作站

PET 操作工作站及分析工作站主要由电子计算机和软件系统组成，它的作用主要是整个检查、质控过程的指挥控制、图像采集、重建、显示分析等。

（五）PET 打印设备

PET 打印设备主要由打印机、激光照相机等图像输出系统组成。主要作用为输出图片或文字等资料。

三、PET 图像采集和重建

（一）图像采集

PET 图像采集主要包括空白扫描（blank scan）、透射扫描（transmission scan）和发射扫描（emission scan）。

1. 空白扫描　用于监测探测器性能随时间发生的漂移。每天开机后进行质控时，放置在视野中心的放射源（如 ^{68}Ge、^{137}Cs）均匀照射各探测器，符合探测后显示量化参数质控结果，同时也生成直观的正弦图（sinogram）。与标准对比后，异常的会报警指示，如异常探测器模块较多，则应重新测定生长探测效率归一化校正系数图。

2. 透射扫描　不带 CT 的 PET 设备利用 ^{68}Ge、^{137}Cs、^{22}Na 棒源如同空白扫描一样从屏蔽器中伸出，围绕患者沿着探测器旋转，射线穿透患者后投射到探测器上，得到一组正弦图，再与空白扫描标准正弦图进行比较，得到组织的衰减系数。绝大多数 PET/CT 设备直接利用 CT 数据经过能量转换后形成衰减系数校正图。

3. 发射扫描 是 PET 扫描获得正电子药物在体内空间分布的主要扫描方式。体内的正电子核素衰变时发射 1 个正电子，正电子在组织内运行很短距离、动能消失后即与 1 个负电子发生湮没辐射，产生 2 个方向相反、能量均为 511keV 的 γ 光子，发射扫描就是通过探测示踪剂发射的湮没光子对，来显示示踪剂体内位置、数量信息。

发射扫描方式有 2D 采集和 3D 采集、静态采集和动态采集、门控采集、局部采集和全身采集等。

（1）2D 采集和 3D 采集：2D 采集是在环与环之间有隔板存在的条件下进行的采集方式（图 4-5）。2D 采集时，隔板将来自其他环的光子屏蔽掉，只能探测到同环之间的光子对信号。3D 采集是在撤除隔板的条件下进行的一种快速立体采集方式，探头能探测到来自不同环之间的光子对信号，使探测范围扩大为整个轴向视野。3D 采集探测到的光子对信号高于 2D 采集的 8～12 倍，使系统的灵敏度大大高于 2D 采集。但 3D 采集的散射符合量及随机符合量也明显增多，信噪比低，需要进行散射校正和随机符合校正，目前 PET 主要采用 3D 采集（图 4-5）。

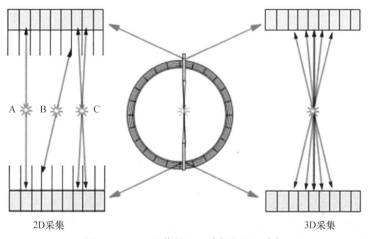

图 4-5 PET 显像的 2D 采集和 3D 采集

（2）静态采集和动态采集：静态采集是临床最常用的显像方式。将显像剂引入体内，经过一定时间，当显像剂在体内达到平衡后再进行采集的一种显像方式；动态采集是在注射显像剂的同时进行的一种连续、动态的数据采集方法，获得连续、动态的图像序列，观察显像剂在体内的时间和空间变化，研究显像剂在体内的动态变化过程（图 4-6）。

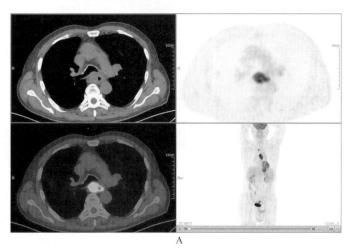

A

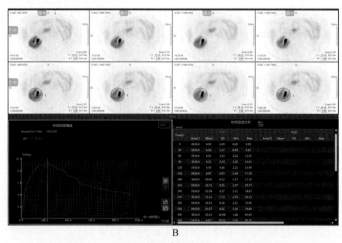

图 4-6 PET 显像的静态采集和动态采集
A. 静态采集;B. 动态采集

(3)门控采集:包括心脏门控采集和呼吸门控采集。心脏和呼吸运动具有周期性特点,利用门控方法采集与心动、呼吸周期同步的信息,以消除心脏及呼吸运动的影响。

(4)局部采集和全身采集:局部采集多用于某些脏器(如脑、心脏等)或身体某些部位的显像;全身采集主要用于恶性肿瘤的诊断及全身评估(图 4-7)。

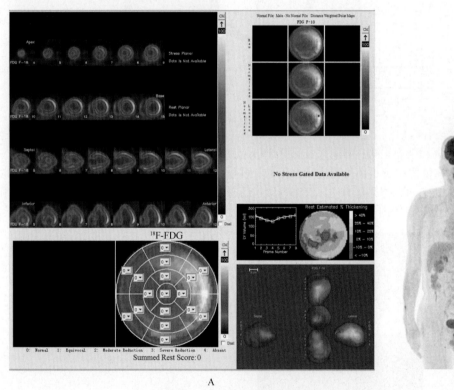

图 4-7 PET 显像的局部采集和全身采集
A. 局部采集;B. 全身采集

(二)图像重建

PET 采集所得到的原始数据是一条条符合线,这些符合线只有通过计算机断层图像重建技术得到图像，才能显示其所代表的符合事件的空间分布。

1. 原始数据　PET 在数据采集过程中记录下所有符合线上的事件，在采集结束后，所记录的所有符合事件组成原始数据正弦图（raw data sinograms），即符合线的角度和径向距离编码排列成的矩阵图。将第一探测环内沿某一方向所有平行的符合线从左到右排列，产生正弦图的一行数据，这一行数据就是该方向上的投影图。依次转动方向挑选平行的符合线，重复上述过程，到 180° 就完成了第一探测环的正弦图。正弦图中行号对应符合线角度，列数对应符合线径向距离编码。再依次完成其他探测环的正弦图并排在上一探测环正弦图后面，就构成了总的原始数据正弦图。

2. 三维数据的预处理　三维数据指的是 3D 采集的数据，它的数据量庞大，尤其是多了很多不同环之间的倾斜符合线，这些多余的数据还是不完整的。随着符合线倾斜程度的增加，符合线的条数越少，沿轴向两端视野中缺少符合线的程度也越严重，这就造成了数据的不完整性。因此在重建之前，我们要对三维数据重组，转变为二维数据后再进行重建；或者通过补充不完整的三维数据进行三维重建。

3. 图像重建流程　原始的投影数据，只进行了随机符合校正，含有较大的误差和噪声，在图像重建前需要进行一系列的数据校正。重建程序要完成如下步骤。

（1）校正前准备：计算衰变校正系数、弓形几何校正位置、散射校正、滤波函数、衰减校正系数、重建平滑滤波函数等。

（2）投影数据校正：探测器效率归一化、散射符合、衰减、死时间、弓形几何失真、衰变等。

（3）对投影数据实施平滑滤波处理。

（4）对处理完毕的投影数据实施图像重建运算。

（5）计算图像文件中的参数：如刻度因子（scale factor）、像素尺寸（pixel size）及定标因子（calibration factor）等。

（6）形成图像文件存盘。

无论是 2D 还是 3D 采集，都是容积采集，得到的应是三维图像。三维图像的重建方法：一是由二维图像重建算法逐层重建得到各断层图像并以连接程序叠合在一起，形成三维图像；二是由三维图像重建算法直接得到三维图像。对二维数据只能使用前一类方法，对三维数据这两类方法都可使用，但需要进行不同的预处理，2D PET 常用滤波反投影法（FBP），现代的 3D PET 主要采用迭代重建算法，其中最常用的是有序子集最大期望值法（OSEM）。

FBP 理论基础是基于傅里叶切片定理（Fourier slice theorem），优点是图像重建的速度快、标准摄取值（standard uptake value，SUV）计算准确，缺点是在放射性分布急剧变化的相邻部位出现明显的伪影，身体轮廓欠清晰、边缘有较多模糊伪影，尤其是脑部外周更明显，图像质量欠佳；OSEM 是建立在两种迭代重建方法基础上的图像重建方法，优点是具有较高的分辨力和抗噪声能力，重建的图像解剖结构及层次清楚，伪影少，病灶变形少，定位及定量较准确，身体轮廓清楚，图像质量好。OSEM 重建方法已基本取代了 FBP 重建法。

4. 图像的显示　经过重建得到的三维图像可以以轴位、冠状位、矢状位及 3D 立体图像显示，其轴向分辨力和横断面上的径向分辨力几乎相同。这一优势使得 PET 图像可以沿任意方向切片显示并且不产生伪影。

四、PET 的主要性能指标

1. 探测效率和探测效率的归一化　探测效率指当一个光子通过探测器时，能够被记录下来的概率。假设探测器晶体的厚度为 d，吸收系数为 μ，则入射光子被吸收的概率为 $1-e^{-\mu d}$。对于符合探测，两个光子都被吸收的概率为 $(1-e^{-\mu d})^2$。一般情况，光子被吸收就能被记录。每日质控的空白扫描可监测探测器均匀性随时间的漂移情况。

2. 死时间和死时间校正　当两个光子几乎同时到达一块晶体时，因为两个光子到达的时间间隔太小，以致两次闪烁光重叠在一起，产生一个又宽又高的脉冲，由此计算出的光子能量因超出能窗上限而不予记录,致使两个光子都丢失。所以,并非所有入射到探测器晶体的光子都能被记录下来。刚好使重叠脉冲的能量不超过能窗限制时,两个光子入射的时间间隔定义为死时间。死时间与晶体的闪烁衰减时间及探测系统的性能、设计有关。通过一系列活度递增的模型扫描,测定系统的相应计数率曲线,并以与活度成正比的直线为理想的计数率(无死时间计数丢失)曲线,由此计算得到不同实际计数率时的校正系数,从而进行死时间校正。

3. 时间分辨力与符合时间窗 时间响应就是指湮灭光子从入射到被探测记录的这一时间间隔。但由于光子从入射到探测晶体表面再转换为最后的脉冲信号并被记录下来,经历了多种不确定的延迟,导致各个光子的时间响应并非相等,而是总体上服从某种分布,其分布的半高宽即为时间分辨力。半高宽越窄,时间分辨力越高,且与晶体、光电倍增管、后续电路及探测系统的设计密切有关。

虽然湮灭光子对是同时产生的,但这两个光子并非能在同一时刻被记录,常有时间差。符合时间窗就是为这个时间差所设的限,即两个光子被记录的时间差小于符合时间窗时,就被作为一次符合探测。符合时间窗宽取决于时间分辨力,在时间响应为高斯(Gaussian)分布时,符合时间窗宽一般选择为时间分辨力的 2 倍。

4. 能量分辨力与能窗 光子入射后,到被转换为脉冲输出,经历了多种统计性过程,致使输出脉冲能量分布宽。能量响应就是指对入射光子所产生的脉冲能谱分布。能量分辨力定义为脉冲能谱分布的半高宽与入射光子的能量之比,该值越小,能量分辨力越高。能量分辨力主要取决于晶体的光子产额、阻止能力及光电倍增管的性能。

$$E_{Res} = (E_{FWHM} / E_0) \times 100\% \tag{4-1}$$

式中,E_{Res} 为能量分辨力,E_{FWHM} 为能量分布半高宽,E_0 为入射光子的能量。

湮灭光子在介质中发生散射后改变方向的同时也损失了能量。利用能窗下限可将低能量的散射光子排除掉。散射符合计数随脉冲能窗下限的提高而减少,但能窗下限的提高受到能量分辨力的制约,提得过高将导致真符合计数的丢失。

5. 空间分辨力 是描述系统能够探测到最小两个点之间的距离的能力,反映 PET 能分辨的空间两点间最近距离。它是以点源图像在 X、Y、Z 三个方向空间分布函数曲线的半高宽来表示,单位是 mm。在横断面(X-Y 平面)上,视野中心的空间分辨力最好,越靠近边缘越差,这是因为光子到达边缘位置的时候,一个光子穿透的厚度与距离增加,另一个则减少,因此这样的不对称性会降低空间分辨力。空间分辨力除受正电子成像理论及探测技术的制约外,还与小晶体块的大小、光电倍增管的性能、探测器设计、采集方式(2D、3D)及重建算法有关。

6. 均匀性 理想的 PET 系统对视野中任何位置的放射源应有相同的探测能力,即对视野中置入的均匀源所成的像应为各点计数相同的均匀图像。但是,由于计数的统计涨落及探头的非均匀响应,即使是均匀源的图像上也会出现计数偏差,该偏差越小,均匀性越好。均匀性分为断层均匀性、体积均匀性和系统均匀性,分别描述某一断层内的计数偏差、PET 整个视野体积内的计数偏差和PET 整个视野中所有横断层之间的计数偏差。一般 PET 系统都提供专用的均匀性测定程序,上述过程可自动完成。结果要求:图像的非均匀性小于 10%。

7. 灵敏度 是指 PET 系统在计数率损失小于 5%的前提下,在单位时间内单位活度或放射性浓度条件下所获得的符合计数。灵敏度的决定因素:探测器所覆盖的立体角和探测器效率。在一定的统计误差(总计数)条件下,灵敏度制约扫描的时间和所需的示踪剂剂量。对专用型 PET,一般要求:2D 采集时,系统总灵敏度≥5.4cps/(Bq/ml);3D 采集时,系统总灵敏度≥23.0cps/(Bq/ml)。

8. 散射分数和散射校正 散射分数是散射符合计数在总符合计数中所占的百分比。它描述PET 系统对散射计数的敏感程度。光子在穿过介质时可发生康普顿效应而产生散射光子,散射光子除了能量损失外还偏离了原来的方向,丧失了原事件的位置信息,在到达探测器的散射光子中,一部分被能窗排除,但散射角小的光子被记录形成散射符合。散射符合在图像中表现为不均匀的背景噪声,可降低图像的对比度、分辨力和信噪比。一般采用模型模拟实验对散射进行校正。

9. 计数率特征 在符合探测的总计数中,除真符合外,不可避免地包含着散射符合和随机符合的计数。

10. 计数丢失及随机符合校正 随机符合所提供的定位信息是错误的，它增加图像中的背景噪声，降低图像的对比度。在 PET 成像过程中的第一个校正步骤就是随机符合校正，随机符合校正可分为三类：背景减除法、单计数率法和延迟符合窗法。计数丢失及随机符合校正精度是描述 PET 系统对随机符合及由死时间引起的计数丢失的校正精度。

11. 衰减校正 衰减校正精度描述 PET 系统对射线在介质中衰减的校正能力。目前在 PET/CT 中，CT 可完成对 PET 信息的衰减校正。

五、PET 校正技术

由于人体组织对射线的吸收、探测器探测效率的不一致性、放射性衰变、射线散射等都影响 PET 的图像质量，因此必须对上述影响进行校正。

1. 人体组织的衰减校正 γ 光子经过人体组织时会被组织吸收，称为射线的组织衰减。为了防止图像的畸变和伪影，需要对衰减进行校正。人体组织密度不均，对 γ 射线吸收不同，符合 $I_0/I=e^{\mu x}$（μ 为吸收系数）。运用棒源进行空白扫描（N）和透射扫描（T），用 $N/T=e^{\mu x}$，求出吸收曲线，用吸收曲线再去校正发射曲线。而 PET/CT 中则用 CT 扫描获得人体组织密度的精细分布，以此构成准确的人体衰减校正图谱进行衰减校正。

2. 探测器灵敏度校正 因探测模块参数的差异性导致灵敏度的非一致性，PET 校正是使棒源在探头视野中旋转，长时间采样后求出探头校正系数。

$$N_{r,q} = \left[\left(\sum_1^M \text{DET}_{r,q}\right)/M\right]/\text{DET}_{r,q} \qquad (4\text{-}2)$$

式中，M 为探测器数量，r 为平行分布，q 为角度，N 为均匀性系数。

求出探头系数 $N_{r,q}$ 后，对应探头采样为 $S_{r,q}$ 时，则校正公式为

$$S = S_{r,q} \cdot N_{r,q} \qquad (4\text{-}3)$$

3. 放射性核素衰变校正 正电子类放射性核素半衰期都较短，自然的物理衰变必须进行校正。衰变校正系数计算公式为

$$D = e^{(t \cdot \ln 2/T_{1/2})} \qquad (4\text{-}4)$$

式中，t 为任一时刻，$T_{1/2}$ 为放射性核素的半衰期。

设 I 为在 t 时刻测出的数据，则 $I_0 = I \times D$。

放射性核素引入人体后还会随着代谢而减少，为了获得准确的定量分析，还要通过实时采集的数据和人体代谢数学模型，计算出人体生物半衰期，求得生物半衰期的校正系数。

4. 随机符合校正 一般采用单探测器计数率校正公式进行：

$$R \propto 2 \cdot \tau R_1 R_2 \qquad (4\text{-}5)$$

式中，R_1、R_2 是单探头计数，R 是符合计数，τ 是符合窗宽度。只要符合窗宽度足够小，随机符合会变得很小。

5. 散射校正 γ 光子在飞行过程中还会产生康普顿效应，形成散射符合，引起定位错误，使图像模糊。2D 模式下因为存在环间隔离片，散射符合计数比较少，可以忽略不计。3D 模式下散射符合增高，必须进行散射校正。校正方法是测出散射函数，用针形源放在水模中 0mm、45mm、90mm 处，测出分布曲线，计算散射系数（SF）：

$$\text{SF} = [C_S(0) + 8 \cdot C_S(45) + 16 \cdot C_S(90)]/[C_t(0) + 8 \cdot C_t(45) + 16 \cdot C_t(90)]$$

$$(4\text{-}6)$$

式中，C_S 为针形源在不同位置的散射计数，C_t 为总计数曲线。

6. 死时间校正 所谓的死时间指的是系统在处理每个符合事件所占用的时间。晶体捕获到 γ 光子后，转化为光信号，再由光电倍增管转化为电信号进行符合事件处理，此过程所需的时间称为

死时间。在死时间内，探测器不再接收新的 γ 光子，从而造成计数丢失，影响 PET 的定量分析。通过不同计数率条件下的死时间计数损失进行模型化测试计算，可以获得校正参数。

在较低药物活度即低计数率情况下，计数率随活度增加而呈正比关系上升。当活度达到一定程度限值的时候，即高计数率情况下，计数率曲线则变得平滑，因此我们需要采用校正公式进行校正。用活度较大的放射源放入扫描区，随时间推移测量计数率随活度（A）变化的曲线（S），则可求出 A 的函数 S（A），死时间校正系数 $D_{cf}=S/S_0$。因此，我们可以得出校正公式：

$$N_t= （ N_m×D_{cf}-N_s） ×Eff_i×Att×D_c \tag{4-7}$$

式中，N_t 为真计数，N_m 为测量计数，D_{cf} 为死时间校正系数，N_s 为散射计数，Eff_i 为探测器效率因子，Att 为组织衰减校正，D_c 为衰变因子。

六、PET 的质量控制

1. 本底监测　本底计数反映的是探测器对周围环境的响应情况，本底计数率应该相对稳定，应经常检查。

2. 空白均匀性扫描　影响均匀性结果的因素主要是环境与线路硬件，环境部分包括温湿度与放射性污染；线路硬件部分包括晶体损坏、线路接触不良或老化等。扫描方面参考"空白扫描"部分。

3. 标准化设定　PET 重建图像都会在轴向划分出多个层面，由于几何角度的问题，直接层面（同一环晶体之间的符合层面）与间接层面（与相邻晶体环的符合层面）符合响应量不一致，其表现为重建图像上出现不同亮度的斑马线，为了消除这一现象，引进了标准化设定。

标准化设定的原理是采集均匀性模型图像，求出各个层面对标准模型响应的不一致状况，计算出相差系数，然后对重建图像进行校正，使得图像上无任何带状伪影。

4. 剂量与 SUV 校正　剂量校正的原理是用已知精确单位剂量的均匀水模扫描成像，然后以重建图像的像素为单位进行剂量校正，或计算出校正系数，并保存应用于定量指标的计算。标准化摄取值（SUV）是 PET 在肿瘤诊断中常用的半定量指标，是指局部组织摄取的显像剂的放射性活度与全身平均注射活度：

$$SUV= （ C_f/A_t） /W \tag{4-8}$$

式中，C_f 为病灶浓度（kBq/ml），A_t 为放射性注入活度（MBq），W 为体重（kg）。

第二节　PET/CT

一、PET/CT 设备结构

PET 实现了活体分子功能代谢显像，为肿瘤等疾病的早期诊断提供了非常有效的手段。但传统 PET 设备本身分辨力较低，不能提供足够清晰的解剖结构图像，在临床应用中受到了一定的限制。而 CT 设备的分辨力较高，更能提供清晰的解剖图像，于是早期的 PET 厂家通过在处理工作站内安装与 CT 扫描的图像进行异机融合的软件，成功解决了 PET 病灶的解剖定位问题。

PET/CT 是将 PET 和 CT 融为一体的大型医学影像学诊断设备，是一种新的显像设备，即在同一个机架内有 PET 探测器、CT 探测器和 X 线管，共用同一个检查床、图像采集和图像处理工作站，部分 PET/CT 探头还是由分离的 PET 探头和 CT 探头组成，将两种扫描获得图像通过特殊的软件融合在一起，最终获得 PET/CT 融合图像。目前已经有 64 排（128 层）的 PET/CT，其扫描速度更快，一般 10min 就可以完成一次检查。

半导体探测器具有高的固有灵敏度及分辨力，可以同时实现 X 线和 γ 射线共同成像，它代表着 PET/CT 的发展方向。随着 CdTe（碲化镉）探测器等多种半导体探测器的研究开发和应用，可以直接利用这种技术研制新型探测器，实现 X 线与 γ 射线同时采集，从而可以使 PET 设备与 CT 设备同时采集、同时处理，实现真正意义上完全同步采集处理，彻底解决因为采集时差和位差带来的图像伪影等问题。

二、PET/CT 图像采集、处理

PET/CT 图像采集包括 CT 扫描和 PET 扫描，通常先进行 CT 图像采集，再进行 PET 图像采集。关于 PET 图像采集，发射扫描与前面所述的 PET 图像采集相同，但是采用棒源进行的透射扫描可由 X 线 CT 扫描代替，因此，可以不用进行 PET 透射扫描。在 PET/CT 检查中，CT 扫描可以用于衰减校正、解剖定位或 CT 诊断。如果 CT 扫描仅用于衰减校正和解剖定位，可采用低 mAs 设置，以减少患者的辐射剂量；如果用于 CT 诊断，建议采用标准 mAs 设置，以优化 CT 扫描的空间分辨力。

图像采集及处理过程可分为 6 个步骤（图 4-8）。

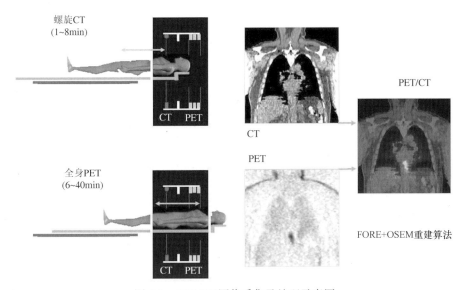

图 4-8 PET/CT 图像采集及处理示意图

1. CT 平片图 用于 CT 扫描中的定位。快速采集的 X 线透射图，用于精确选择确定检查的部位，确定 PET/CT 扫描范围。

2. CT 扫描 按照上述的 CT 扫描范围，进行 CT 螺旋扫描，并重建 CT 断层图像。目前的 PET/CT，全身 CT 扫描在 1s 内即可完成。为了减少患者的辐射剂量，根据需要选择 X 线的管电流值。如果 CT 扫描只作为衰减校正，则管电流只需 0.5mA；如果 CT 扫描既要做衰减校正又要和 PET 图像融合，则管电流需要 30mA；如果 CT 扫描不仅做衰减校正和图像融合，还要有诊断功能，则管电流需要 200mA。

3. CT 衰减校正图 由于 CT 成像的 X 线能量（70～140keV）与 PET 成像的 γ 射线能量（511keV）不同，组织对 X 线和 γ 射线的衰减系数也不同。同一种组织，射线能量越高，吸收系数越小；不同的组织，吸收系数随射线能量的变化而变化，做 PET 衰减校正时，需将各种组织对 X 线的衰减系数转换成对 γ 射线的衰减系数，才能对 PET 进行衰减校正。γ 射线的吸收系数与 X 线的吸收系数之比称为刻度因子，软组织的刻度因子为 0.5，骨组织的刻度因子为 0.41。

4. PET 采集 见本章第一节。

5. 增强 CT 需要增加增强 CT 检查的，则在加对比剂后进行增强 CT 扫描和衰减校正，然后用增强 CT 图像与 PET 融合获得 PET/CT 图像。因为加 CT 增强剂的 CT 图像用作衰减校正，会形成校正伪影，有报道使用修正的刻度算法可消除对比剂伪影。

6. PET/CT 融合 通过计算机软件完成 PET 图像和 CT 图像（或增强 CT）的匹配重建和分析。

三、PET/CT 的性能指标及其校正

PET/CT 的性能指标分为 PET 的性能指标、CT 的性能指标及 PET/CT 的整体性能指标，其中 PET 的性能指标包括探测效率、死时间、时间分辨力和符合时间窗、能量分辨力和能窗、空间分辨力、均匀性、灵敏度和散射分数、衰减校正和计数率特征等。CT 的性能指标主要是 PET/CT 的图像融合精度，主要是检查床在 PET 和 CT 视野时水平定位和垂直定位的偏差。

四、PET/CT 的特点和存在问题

与单独 PET 和单独 CT 相比，PET/CT 的优点是 CT 用于 PET 的衰减校正，缩短显像时间，提高 PET 图像质量；CT 图像弥补 PET 图像的不足，PET 图像弥补 CT 的不足，两种图像相互印证，可提高诊断的确定度和可信度。

1. CT 用于 PET/CT 衰减校正的优点和不足　经典 PET 衰减校正方法：采用 ^{68}Ge/^{68}Ga 或 ^{137}Cs 作为透射源。每床位序贯完成发射扫描和透射扫描，每床位透射扫描为 3～5min，整个体部 PET 扫描时间约为 50min，透射衰减校正扫描时间占全部扫描时间的一半以上。PET/CT 中 CT 透射扫描衰减校正：以 CT 代替 ^{68}Ge/^{68}Ga 或 ^{137}Cs 作为透射源的透射扫描，CT 透射扫描时间＜1min，发射扫描时间为 2～3min/床位，由此，大大缩短了检查时间，增加了患者的流通量。

（1）优点：①CT 透射图像具有低的统计噪声，提高 PET 图像的质量；②PET/CT 整体扫描时间缩短，增加患者流通量；③不需要定期更换透射源；④更适宜短半衰期核素（如 ^{11}C）的全身显像。

（2）缺点：①会导致高估 SUV；②遇体内金属物时，PET 图像会出现过度衰减校正的高摄取伪影；③遇高浓度对比剂，会出现伪影；④CT 和 PET 采集并非完全同时完成及呼吸运动的影响，会出现 CT 图和 PET 图对位不准确情况；⑤因为 X 线 CT 的射线源的能量约为 74keV，而 PET 探测的是 511keV 的 γ 射线，相同组织对不同能量射线的衰减是不同的，因此需要将 CT 扫描获得的衰减系数图转换成 511keV 的 γ 射线能量下的衰减系数分布图，方能校正 PET 成像中射线放入衰减。

2. CT 图像弥补 PET 图像的不足

（1）CT 图像有助于放射性浓聚灶的精确定位。

（2）CT 图像有助于识别 ^{18}F-FDG 的生理性摄取。

（3）CT 图像有助于放射性增高病灶的定性诊断。

（4）CT 图像有助于发现和诊断小病灶及放射性不高的病变。

（5）CT 提供附加诊断信息。

3. PET 图像弥补 CT 图像的不足

（1）^{18}F-FDG PET 有助于淋巴结的良恶性鉴别诊断。

（2）^{18}F-FDG PET 有助于早期发现那些形态结构尚正常的肿瘤病变。

（3）PET 有助于显示等密度病变。

（4）PET 图像有助于确定生物靶区。

4. PET/CT 存在的问题

（1）PET 和 CT 两者的固有限度依然存在，如 CT 的软组织分辨力和对比度较差，某些疾病的诊断还必须借助于 MRI 进行等。

（2）PET 和 CT 影像并非严格同步采集。

（3）同机 CT 为低剂量 CT，对精细诊断存在一定的限度。

（4）PET/CT 中的 CT 扫描为平静呼吸 CT，非吸气末屏气 CT，图像质量较差。

（5）一般只做 CT 平扫，而不做增强扫描。

（6）PET/CT 中 PET 和 CT 都会产生电离辐射，从而增加患者的受照剂量，因此在满足临床诊断的前提下，要尽量降低 CT 的扫描剂量。

总之，PET/CT 一次成像即可获得 PET 图像、CT 图像及 PET 与 CT 的融合图像，实现功能代

谢影像与解剖结构影像的同机融合。两种显像技术取长补短，优势互补，提高了诊断效能，同时采用 X 线 CT 采集的数据对 PET 图像进行衰减校正，大大缩短 PET 扫描时间，且目前全身 PET 的研发，预期具有更好的显像质量和效率（图 4-9）。

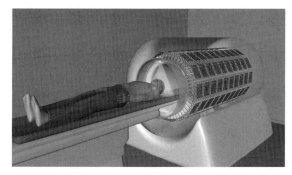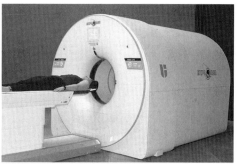

图 4-9　全身 PET/CT

第三节　PET/MRI

PET 和 MRI 是两种已经在临床广泛应用的分子成像技术，它们的整合备受关注（图 4-10）。尽管在 20 世纪 90 年代开始有了研发 PET/MRI 的思想，但 PET 与 MRI 设备之间存在相互干扰，两种成像设备的整合面临技术上的巨大挑战。近 10 年随着科学技术的不断发展，各种问题逐步得到解决，PET/MRI 一体化设备的概念出现于 20 世纪 90 年代，经过不同领域科学工作者们的多年努力，目前 PET/MRI 的发展经过了异室布置—同室布置—同机融合的阶段。最新产品间的对比见表 4-2，特别是 2010 年推出了全身 PET/MRI 设备。下面主要介绍不同整合方式的 PET/MRI 结构、PET 和 MRI 整合后的应用优势和主要技术问题。

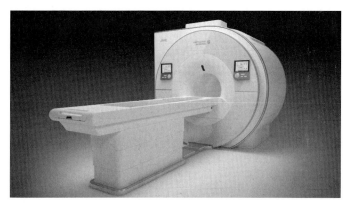

图 4-10　PET/MRI

表 4-2　不同设备结构和性能对比

指标名称	联影	GE	西门子
型号	uPMR 790	SIGNA PET/MR	Biograph mMR
系统架构	一体化	一体化	一体化
患者孔径大小	60cm	60cm	60cm
PET 晶体大小	2.76mm/2.76mm/15.5mm	4.4mm/5.3mm/25mm	4.0mm/4.0mm/20mm
PET 晶体数量	78 400	20 160	28 762
空间分辨力	1.4mm（NEMA 2.9mm）	2.1mm（NEMA 4.2mm）	2.2mm（NEMA 4.4mm）

续表

指标名称	联影	GE	西门子
时间分辨力	450ps	400ps	无数据
轴向扫描范围	32cm	25cm	25.6cm
探测器环数	112	41	64
PET 灵敏度	16.0kcps/MBq	21.0kcps/MBq	15.0kcps/MBq
磁场均匀度（典型值）	<1.16ppm，50cmDSV <0.53ppm，45cmDSV <0.27ppm，40cmDSV <0.08ppm，30cmDSV <0.03ppm，20cmDSV <0.02ppm，10cmDSV	<4ppm，50cmDSV <0.27ppm，40cmDSV <0.08ppm，30cmDSV <0.03ppm，20cmDSV <0.02ppm，10cmDSV	<4.0ppm，45cmDSV <1.4ppm，40cmDSV <0.3ppm，30cmDSV <0.05ppm，20cmDSV <0.01ppm，10cmDSV
梯度强度（mT/m）	50	44	45
梯度切换率[T/（m·s）]	200	200	200
并行发射	2	2	无
接收通道数	48	32	32

一、PET/MRI 设备结构

PET/MRI 中的 PET 和 MRI 有 3 种组合模式：一是将 PET（或 PET/CT）和 MRI 设置在不同房间，采用一套运送和支持系统将 2 个房间的设备连接起来以减少患者在两次检查间的体位变化，图像通过软件进行融合。二是将 PET 和 MRI 以同轴方式分开置于两侧，中间设置一个可以旋转的共用检查床，分别扫描 PET 和 MRI 后进行图像融合。以上 2 种组合模式的问题是 PET 和 MRI 分步采集，易产生体位变动，需要时间长，给临床和科研带来一些问题及不便。三是 PET/MRI 一体机，也是真正意义上的 PET/MRI。PET/MRI 一体机是在 MRI 大孔径磁体和紧凑型 PET 探测器的基础上，PET 与 MRI 的同机和同中心复合设计。采用对磁场不敏感的雪崩光电二极管（avalanche photodiode，APD）代替受磁场干扰的光电倍增管，节省了空间，也解决了强磁场对 PET 探测器的干扰。将 APD 探测器植入 MRI 磁体内，采用有效的屏蔽系统消除磁场对 PET 数据处理链的干扰，使 PET 与 MRI 处于一体。PET 是由内置于磁体腔内的 PET 探测器环系统和设置在磁体外部安全区域的电子学系统及连接两者的电缆组成。因此，MRI 磁体腔的直径越大，其所能容纳的内置 PET 探测器系统的有效内径也就越大。

二、PET/MRI 应用优势

1. 功能成像和解剖结构显像的互补　借助 PET 的高灵敏度和 MRI 的高分辨力软组织显像，可以实现功能成像和解剖结构显像的互补。所以 PET/MRI 在神经系统及软组织肿瘤中可用于提高诊断精度，协助精确制订治疗计划，监测治疗后的效果。在脑部研究中，可提高对神经生物学探测和定量分析的灵敏度与准确性。

2. MRI 兼顾软组织分辨力和功能成像　MRI 不仅具有较高的软组织对比度和空间分辨力，还可以得到功能成像，如弥散成像、弥散峰度成像、灌注成像及脑功能认知成像等。因此不仅可以同步实现 PET 功能成像与 MRI 功能成像的强强联合，而且还可以相互验证。例如，在脑血流灌注研究中，用 ^{15}O 作为示踪剂检测脑血流的 PET 方法与 MRI 的动脉自旋标记法（ASL）或灌注加权成像（PWI）进行对比和联合；在新陈代谢研究中，采用 PET 测量正常人脑在静息状态下的氧摄取指数与功能 MRI 的血氧水平依赖脑功能成像方法可以进行比较，研究静息状态下脑的氧消耗水平，还可以联合研究肿瘤不同部位的缺氧水平，监测肿瘤治疗效果。

3. MRI 波谱技术（magnetic resonance spectroscopy，MRS）　可以无创性测量多种活体组织内

的代谢物浓度，这是其他影像技术不具备的功能。PET 可以和 MRS 联合使用以测量人体内同一组织的生物化学特性，用于评价新陈代谢状态或诊断肿瘤及其他多种疾病。在肿瘤代谢研究方面，可以实现 ^{18}F-FDG PET 成像与 ^{1}H-MRS 及 ^{31}P-MRS 扫描技术的联合与应用比较。在肿瘤细胞增殖活性研究中，可以实现 ^{18}F-FLT 和 ^{11}C-MET 及 ^{11}C-胆碱 PET 成像与 ^{1}H-MRS 的胆碱化合物结果联合与比较。

4. 分子探针优势互补 在分子探针领域，可以实现 PET 所用的一些诊断性核素分子探针与 MRI 所用的细胞体内示踪法和细胞疫苗疗法的联合。PET/MRI 还可以辅助进行动脉输入函数评价，在 PET 动态数据分析、示踪剂腔室模型等数据定量分析方面具有无创性，而且可以进行局部或整体评价。

5. PET/MRI 同步采集 可以实现 PET 与 MRI 两种设备在相同时间和空间的同步采集，可以同时获得人体的高清解剖、基因受体信息、分子代谢、静息态脑功能连接及神经纤维网络；另可侧重研究有密切基因关系的群体，将为"影像遗传学"这一新型领域最终建成全新数据库奠定基础。该目标一旦实现，可揭示孤独症等精神类疾病的成因，更加有效地治疗因脑卒中等疾病引起的生理及心理上的伤害，有望彻底改变心理疾病、神经退行性疾病及大脑损伤的诊断和治疗现状。

6. MRI 不存在电离辐射 MRI 无电离辐射可以进行一些在其他设备上有所限制的研究和疾病诊断。例如，对于儿科疾病的诊断，在 PET/CT 应用情况下，需要考虑辐射曝光量对儿童健康的影响，但使用 PET/MRI 系统就能减少 CT 带来的电离辐射，儿童安全性得以提高，实现了绿色、安全及准确扫描。

三、PET/MRI 整合的技术问题

PET 与 MRI 整合面临的主要技术问题是两者兼容性，包括 PET 探测器与 MRI 磁场之间的相互影响、MRI 设备对 γ 光子衰减的影响。

1. PET 探测器与 MRI 磁场的兼容问题 MRI 成像是通过对静磁场中的人体施加特定频率的射频脉冲，使人体组织内的磁性原子核受到激励而发生磁共振现象，当射频脉冲终止后，磁性原子核在弛豫时间内发射出射频信号，经过线圈接受，再利用梯度磁场进行空间定位，最后进行图像重建的过程，所以会有静磁场、射频磁场和梯度磁场与 PET 产生相互影响。

（1）PET 探测器与静磁场的相互影响：静磁场是 MRI 最基本的构件，是产生磁场的装置，其磁场强度、均匀度及稳定性将直接影响 MRI 图像的质量。目前临床 PET/MRI 设备中 MRI 的磁场强度是 1.5T 和 3T，其对 PET 影响主要表现在对 PET 晶体材料和光电转换器的选择上面。

1）PET 探测器主要由晶体和光电转换器组成，晶体材料主要有 BGO、LSO、LGSO、GSO、LYSO、LBS 等。其中 GSO 和 LGSO 的磁导率与人体组织的磁导率差别较大，会影响 MRI 磁场均匀性，造成 MRI 图像失真和 MRI 信号的快速衰减，因此无法应用于 PET/MRI。

2）静磁场会对运动的带电粒子产生洛伦兹力，这一方面能降低正电子在湮灭前的平均运动距离，提高 PET 的分辨力，另一方面会影响 PET 探测器的光电倍增管性能，因为光电倍增管的原理是用电场加速真空中飞行的电子，而磁场会使飞行的电子发生偏转，即电子偏离原先的运动轨迹而导致光电倍增管探测电子的损失，造成电子束流内电子在时间和空间上的进一步分散，使得性能降低。所以，即使很微弱的磁场也会影响光电倍增管性能，进而导致光电倍增管无法在强磁场环境下工作。因此，采用对磁场不敏感的固态光电转换器取代光电倍增管，如目前已经用于临床的雪崩光电倍增管和硅光电倍增管。

（2）PET 探测器与射频系统的相互影响：射频系统是由射频发生器、射频放大器和射频线圈构成，其主要作用是发射射频脉冲激发人体内的磁性原子核发生共振和接受人体内发出的 MRI 信号。它与 PET 之间的相互影响主要表现在射频场的均匀性和信号间的干扰。

1）射频场的均匀性：PET 探测器会对 MRI 产生的射频场均匀性造成一定影响，不均匀的射频场会使被激发的磁性原子核在被激发的空间内产生额外的不均匀性及信号的更快衰减，大大降低系统的信噪比。

2）信号的干扰：PET 与 MRI 两个子系统之间的电子串扰，会导致两者的信号干扰，主要有两个方面问题：一方面，要考虑射频激发信号对 PET 电子线路感应的信号的干扰；另一方面，敏感的 MRI 采集技术也可以获得 PET 探测器的发射信号。所以在 PET/MRI 系统中对 PET 进行适当的屏蔽非常必要。

（3）PET 探测器与梯度系统的相互影响：梯度系统是 MRI 最重要的硬件之一，由梯度线圈、梯度放大器、数/模转换器、梯度控制器、梯度冷却装置构成。梯度线圈安装于主磁体内，作用是产生线性变化的梯度磁场进行 MRI 信号的空间定位及产生梯度回波信号。它与 PET 之间的相互影响主要表现在涡流现象和机械振动及温度。

1）涡流的影响：依据法拉第电磁感应定律，随时间变化的磁通量通过闭合电路产生与变化率成正比的电动势，因此用于空间编码的切换梯度场将会在其附近的金属导体上产生涡流，产生磁场，从而降低静磁场的均匀性。另外，这种效应会与线性变换梯度场相互作用而影响梯度场上升时间，减小梯度场强度，破坏梯度场线性特征而改变 MRI 过程中梯度场的作用效果。

2）机械振动的影响：MRI 梯度系统在主磁场工作时会受到很大的力，引起一定的震动。所以，应该采取措施防止机械振动对 PET 探测器部件性能降低的影响。另外机械振动在空气中传播，就会产生声学噪声，检查中也应防止噪声对患者影响。

（4）温度的影响：PET 和 MRI 设备对温度都有较高的要求，两者之间的相互影响会造成温度的漂移。快速切换的梯度系统会在 PET 探测器的屏蔽层中引起涡电流，加热 PET 探测器，导致温度漂移并有可能离开最佳稳定工作温度点。PET 系统中的温度漂移会使 PET 数据采集出现伪影、增益变化等问题，还会导致 MRI 信号变化。所以，保持 PET/MRI 系统温度恒定，尤其是基于固态光电转换器的 PET/MRI 设备尤为重要。目前主要有风冷却和液体冷却两种技术。

2. MRI 设备对 γ 光子衰减　影响 PET 图像最为重要的一个因素是成像过程中的扫描视野内不同物体对 γ 光子的衰减，导致计数的丢失，是由于 γ 光子与路径上物体的原子核外电子产生康普顿效应，导致 γ 光子偏离轨迹，丢失大多数计数。但是依据系统的几何结构，部分散射线仍能到达探测器，引起符合误差，增加图像噪声。所以需解决 MRI 硬件对 γ 光子的衰减，最主要在两个方面：首先是固定硬件的衰减，如一体化设备的检查床和射频线圈；其次是可移动配件的衰减，如体表线圈、患者的辅助定位装置等。

（1）固定硬件的衰减：在 PET/MRI 系统整合前对固定硬件建立 γ 光子衰减模型，存储在系统中。然后在 PET/MRI 检查过程中由系统确定各硬件衰减模型是否用于对 PET 图像进行衰减校正。

（2）可移动配件的衰减：在 PET 扫描视野内的固定硬件，要最大限度地减少其密度，使其对 γ 光子衰减最小化。

四、PET/MRI 质量控制

为了保证 PET/MRI 的正常运作与图像质量，必须控制设备的质量。质量控制指对设备的性能指标进行的一些专门测试，这些测试需按特定的标准进行。如果某些性能指标出现偏差，则需对系统进行调试维护。PET/MRI 的质量控制大致可以划分为两个部分。其一，性能指标测试，目的是确认性能指标是否符合出厂指标，以及仪器的工作状态。其二，常规维护与预防维护，目的是保证仪器在良好的状态下运行，以避免可能会出现的问题。本章就以上两方面给予详细介绍。

1. 性能指标测试

（1）PET 性能指标测试：详见第四章第一节。

（2）MRI 性能指标测试

1）中心频率测试：测量中心频率随时间的变化可用于监测主磁场强度和稳定性。不稳的磁场强度将影响信噪比、快速成像序列、谱成像序列等。其测量方法为：扫描均匀球形水模，使用自旋回波序列，由预扫描得到中心频率并记录中心频率，中心频率漂移应少于 0.25ppm/d。

2）磁场均匀度测试：测量一定体积中主磁场强度的变化幅度。磁场均匀度是影响图像质量的重要指标之一。不均匀的磁场将造成图像变形、信号不均匀及不均匀脂肪压制等图像伪影。主要有频谱法、相位法和频宽差法三种方法测量磁场均匀度。如果以上方法均难以实行，也可通过厂家提供的磁场均匀度分布图和对磁场非均匀性进行实时校正的匀场系数报告进行评价。

3）梯度磁场测试：梯度磁场系统的质量控制对于保证图像质量和快速成像序列的使用起到关键作用。

4）几何精度和线性测量：影响几何变形的主要因素包括梯度磁场非线性和主磁场不均匀性。偏离等中心点处主磁场会愈加不均匀，成像应尽量在等中心点处进行扫描。线圈本身的物理局限性，特别是先进的短孔大孔径设计也会在线圈边缘产生非线性梯度磁场。性能测试应评估图像的几何精度。其测量方法为：扫描具有均匀网格间距的水模并且网格各向长度已知，如 ACR 水模。使用 T_1 加权自旋回波序列在 3 个主要扫描平面（横断面、冠状面和矢状面）进行多层扫描，扫描层面分别位于等中心点（0cm）和非等中心点（6cm、15cm、21cm）。并分别对 3 个扫描平面进行距离精度和几何变形测量、线性测量和涡流效应测量。

5）射频增益校准：准确的射频发射增益确保产生准确的脉冲回转角和中心频率，准确的射频接收增益保证良好的信号采集动态范围，避免前置放大器饱和。采集具有最小层间隔图像，观察是否出现中心伪影，这些伪影的产生均可能与射频磁场的校准或硬件有关。其测量方法为：使用均匀球形水模，运行自旋回波或梯度回波序列。首先记录系统自动预扫描得到的增益，然后进行手动预扫描。比较自动与手动预扫描得到的发射和接收增益是否一致。

6）射频发射稳定性测量：不稳定的射频发射将会导致图像伪影、信噪比和图像均匀性降低等。一般由厂家提供射频稳定性测试（X、Y、Z 方向上的强度、频率和相位稳定性），满足厂家预定的规范标准。

2. 常规维护与预防维护

（1）PET 常规质控：详见第四章第一节。

（2）MRI 常规质控：包括日常质控和非日常质控。

1）日常质控：日常质量测试应每周或每日进行 1 次。主要为检验系统基本状态，如检查床、显示器、操作台、扫描室门窗射频屏蔽完整性、患者监测、通信装置、安全设备、制冷剂消耗、水冷机压力等。

2）非日常质控：系统全局性能测试包括记录中心频率、几何精度、高对比度分辨力、低对比度分辨力、伪影分析等。

第四节　其他显像

多模态显像、4D 和 5D 重建是目前分子影像的发展趋势。

一、同机融合多模态显像

目前比较成熟的就是 SPECT/CT、PET/CT、PET/MRI、SPECT/PET/CT（图 4-11），且已经完成了异机融合向同机融合的进步，并在设备的工艺水平上逐渐成熟和优化。除了人体水平的设备进展外，动物水平如小鼠、大鼠等的 microSPECT/CT、microPET/CT、microPET/MRI 也逐渐在国内外医学单位得到安装和应用，显示出惊人的显像效果（图 4-12～图 4-15），目前为推进多模态探针由小鼠向人体的转化，适合大型动物如兔子、猪、猴子等的多模式显像设备也在研发阶段。

二、异机融合多模态显像

随着分子影像的迅猛发展，各种显像手段具有很好的互补效果，且多模态探针的发展是近年来分子显像发展的主要推动力，更好地带动了对多模式显像设备的摸索，尤其是近年来近红外二区光学显像、光声显像、切伦科夫显像、功能磁共振显像、拉曼成像等显像手段及算法的进步，在没有解决同机融合的现状下，异机融合的动物显像已经成为多模式显像的研究热点，并为同机融合和临床转化提供前期研究数据支持。

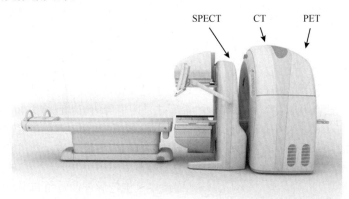

图 4-11　SPECT/PET/CT 三模融合显像设备

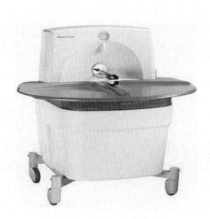

图 4-12　microPET

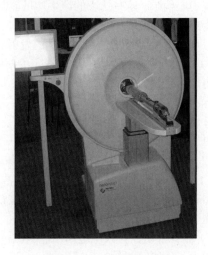

图 4-13　microPET/CT

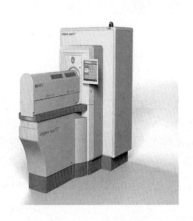

图 4-14　microSPECT/CT

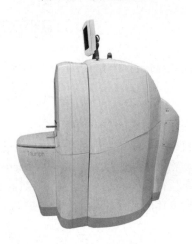

图 4-15　microPET/SPECT/CT

案例 4-1

患者，男性，46 岁，因肺占位行全身 PET/CT 显像，头颅 CT 可见异常斑片状高密度影，并在其他患者显像时发现相同的情况，见图 4-16。

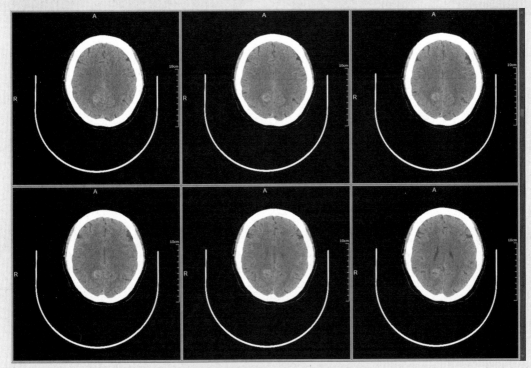

图 4-16 头颅 CT

分析： 在不同患者显像均出现此高密度伪影，考虑是 CT 伪影，通过水模确认 CT 伪影。进行 CT 空气校正后再次重建图像示伪影消失，见图 4-17，左侧为水模伪影，右侧为校正后再次重建图像（伪影消失），并对同一患者进行再次重建（图 4-18），脑内 CT 伪影消失。

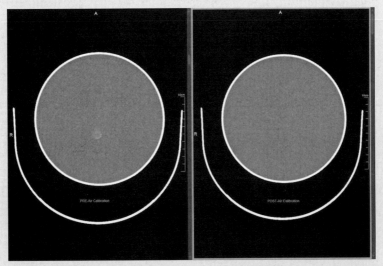

图 4-17 头颅 CT 空气校正后图像

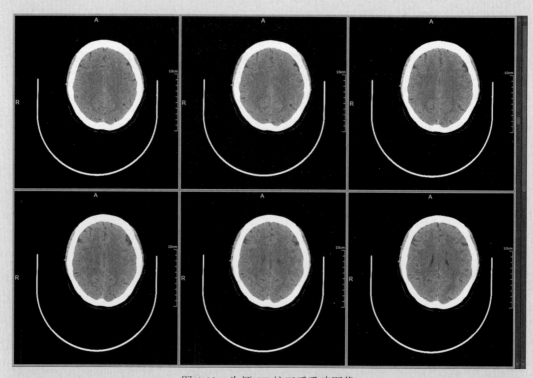

图 4-18　头颅 CT 校正后重建图像

案例 4-2

　　患者，男性，78 岁，因反复胸闷气短 1 月余入院。患者于 1 月余前无明显诱因下出现胸闷气短，呈阵发性，为心前区闷胀感，无胸痛，无肩背部放射痛，劳累和剧烈活动后加重，休息后可缓解，持续时间约 3min。当地医院查冠状动脉造影提示：左冠状动脉主干未见狭窄；左前降支开口次全闭，近端慢性完全闭塞性病变，远端血流 0 级；左回旋支管壁光滑，未见狭窄，远端血流 3 级；右冠状动脉管壁不规则，中段 50%狭窄，远端血流 3 级。给予抗血小板、利尿、他汀类药物等对症处理后好转，追问病史，患者主诉 3 年前曾发胸闷和胸痛，持续约 20min，未诊治，今日入院行冠脉 CT 提示：①右优势型冠脉。②重度钙化积分。③左前降支节段混合斑块，管腔轻度狭窄≤50%；左前降支近端弥漫钙化、非钙化、混合斑块，管腔中-重度狭窄。左前降支中段节段纵深型壁冠状动脉-心肌桥。对角支近端局限钙化斑块，管腔轻度狭窄≤50%，远端表浅型壁冠状动脉-心肌桥。④回旋支近端局限混合斑块，管腔轻微狭窄≤25%。⑤右冠状动脉多发钙化、混合斑块，管腔轻微狭窄≤25%。患者行 ^{99m}Tc-MIBI 静息心肌灌注显像（图 4-19）和 ^{18}F-FDG PET/CT 显像判断心肌血流灌注和存活心肌情况。

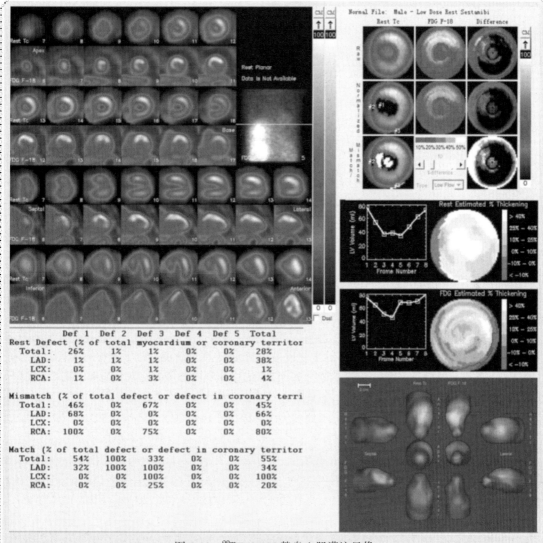

图 4-19 ^{99m}Tc-MIBI 静息心肌灌注显像

分析：^{99m}Tc-MIBI 静息心肌灌注显像可见前间壁、心尖部位血流灌注减少，^{18}F-FDG PET/CT 显像可见相应部位心肌存活，为冠状动脉支架手术的适应证。术中造影可见左冠状动脉主干 50%～60% 狭窄；左前降支中段起闭塞，TIMI 血流 0 级；左回旋支远端轻度斑块，TIMI 血流 3 级；右冠状动脉中段 60%～70% 狭窄，TIMI 血流 3 级。行介入治疗，由左前降支至左冠状动脉主干，以 10～12atm 序贯植入 2.75mm×33mm Firehawk 支架、3.5mm×29mm Firehawk 支架，术后复查心电图、心肌酶、血常规未见明显异常，目前患者症状缓解。由于 SPECT 显像和 PET 显像的层厚不同、角度不同，很难将两种显像方式所得断层显像进行有效的匹配和对比，国外目前常规开展的 ^{82}Rb PET 门控静息心肌灌注显像和 ^{18}F-FDG PET/CT 显像的精准对比，对病变范围和性质判断具有更大的优势。

（王　峰　贾　强　赵长久　邵国强）

思 考 题

1. 简述 PET 显像的工作原理。
2. 简述 PET 设备的基本结构。
3. 简述 PET 图像采集分类、发射扫描的定义和分类。
4. 简述 PET 图像重建流程和 PET 校正技术。
5. 简述 PET/CT 性能指标及其校正。
6. 简述 PET/MRI 的组合模式和应用优势。
7. 简述 PET/MRI 质量控制。

本 章 小 结

　　本章主要介绍了 PET、融合显像影像设备（PET/CT、PET/MRI）的发展史、基本结构、工作原理、图像的重建、各种性能指标及其相关基本概念等核医学正电子显像的主要内容。其中正电子显像设备发展史、基本结构（PET、CT、MRI、PET/CT、PET/MRI）属于记忆内容；PET 显像工作原理为湮没辐射，信号探测的电子准直和符合探测是要掌握的重点内容，PET 探测器是 PET 设备结构的主要部件，其中晶体的性能直接影响 PET 设备的主要性能。PET、PET/CT、PET/MRI 的不同扫描方式、重建过程及其相关的主要性能指标，需要理解性掌握。各种显像设备的优势和不足，如何根据需要进行有效选择，以及设备的常规质量控制，属于在理解的基础上能够有效运用的部分。近年来，正电子显像设备关键结构的不断更新、性能优化和多模态多时空融合显像的进展，使分子显像、解剖显像和动态显像的四维、五维显像成为可能，尤其是多模态探针如携带光学、光声、切伦科夫、拉曼、功能磁共振显像元件的显像剂的不断涌现，也将进一步促进多模态显像设备更新。

第五章　放射性药物基础

学习要求

记忆：放射性药物的定义、特性；放射性核素的标记率、放射化学纯度、放射性比活度的定义。

理解：放射性药物的标记方法和质量控制。

运用：计算临床应用的放射性药物的标记率、放射化学纯度和放射性比活度。

放射性药物（radiopharmaceuticals）是指含有放射性核素、用于医学诊断和治疗的一类特殊药物制剂。放射性药物可以是简单的放射性核素无机化合物，如 $^{99m}TcO_4^-$、$^{201}TlCl$、$Na^{131}I$ 等，也可以是放射性核素和非放射性被标记物质组成的临床放射性药物，后者居多。非放射性被标记的部分包括小分子化合物、生化制剂（多肽、激素等）、生物制品（单克隆抗体等）、血液成分（红细胞、白细胞）、纳米粒子（硫胶体等）等。广义地讲，用于研究人体生理、病理和药物在体内过程的放射性核素及其标记化合物，都属于放射性药物的范畴，其中对用于显像的放射性核素及其标记化合物习惯上又称为显像剂（imaging agent）或示踪剂（tracer）。

第一节　放射性药物特征

一、放射性药物基本特性

（一）具有放射性

放射性药物中放射性核素发出的粒子或射线是医学诊断和治疗的应用基础，与普通药物的药理作用基础明显不同，归属核医学科管理。放射性药物的放射性具有特殊的双重性评价：合理恰当的使用可以达到诊断或治疗疾病的目的，这是放射性药物的有效性评价；另一方面则是危害性评价，即在放射性药物生产、制备或使用不当时，放射性药物会对生产人员、患者及家属、医护人员等造成辐射损伤，乃至对环境带来放射性污染。因此，在制备、运输、储存和使用过程中应严格执行国家制订的《放射性药品管理办法》等有关法规。

（二）在体内的效应取决于被标记物的特性

放射性药物作用基础不同于普通药物。普通药物是依靠药物的药理作用发挥治疗作用，而放射性药物在体内的生理、生化特性取决于被标记物和放射性核素的固有特性，可被相应的靶器官选择性摄取和浓聚。放射性核素的化学量极微，不足以产生药理学效应。放射性核素发出的射线起示踪作用，或者是利用射线的生物效应达到治疗作用。

（三）脱标及辐射自分解

放射性药物在储存过程中，标记的放射性核素会脱离被标记物，致使放射化学纯度及比活度改变。另外，某些被标记物对射线作用较敏感，在射线的作用下可以发生化学结构变化或生物活性丧失，导致放射性药物在体内的生物学行为改变，这种现象称为辐射自分解（radiation self-decomposition）。发生辐射自分解的程度，通常与放射性药物的放射性浓度或比活度成正比，还与放射性核素的射线种类、能量有关。放射性浓度、比活度越高，辐射自分解作用越明显；电离密度大而射线能量低、射程短的 β 射线辐射自分解作用强。因此，若放射性药物运输或储存较久，应该进行放射性核素纯度和放射化学纯度鉴定，符合要求才能使用。

（四）放射性药物以放射性活度为计量单位、化学量很少

放射性药物以放射性活度为计量单位，而不是采用化学量。与普通药物的一次用量（克或毫克水平）相比，放射性药物引入的化学量少得多，如锝-99m[^{99m}Tc]标记的放射性药物，一次应用370MBq（10mCi），其中 ^{99m}Tc 的化学质量仅为 $10^{-10} \sim 10^{-9}$mol，因此几乎不会在体内引起化学危害。

（五）具有特定的有效使用期

由于放射性药物中的放射性核素会自发地进行放射性衰变，药物的量（放射性活度）会随时间增加而不断减少，其内在质量也可能改变。因此，大多数放射性药物的有效期比较短，不能长期储存，且在每次使用时均需根据特定核素的物理半衰期作衰减校正，重新计算使用剂量。

二、诊断用放射性药物

诊断用放射性药物（diagnostic radiopharmaceuticals）是用于获得体内靶器官或病变组织的影像或功能参数，按用途可分为脏器显像用药物和功能测定用药物两类。

作为脏器显像用的放射性药物又称为显像剂（imaging agent）。放射性药物通过口服、吸入或注射进入体内，特异性地集聚于靶器官或组织，用适当的手段和仪器对其产生的 γ 射线进行探测，从而获得药物在体内的位置及分布图像。通过连续动态显像还可获得其在体内不同器官或组织中参与的代谢状况及放射性活度随时间变化的信息，用于诊断各种疾病及获得脏器或组织的功能状态。

用于功能测定的放射性药物在经各种途径如口服、吸入、注射等进入机体后，选用特定的放射性探测器测定有关脏器或血液、尿液、粪便中放射性的动态变化，以评价脏器的功能状态。功能测定用放射性药物与显像剂一样都是利用放射性药物示踪的原理，根据药物在脏器中的分布情况及时间-放射性改变的差别获得诊断信息。一般来讲，功能测定用的放射性药物的剂量比作为显像剂的剂量要小。

表 5-1 列出核医学显像中各系统常用的诊断用放射性药物，其具体应用方法和注意事项等将在相应的章节中详细介绍。这里简要介绍诊断用放射性药物的共性要求。

表 5-1　常用的显像诊断用放射性药物的临床应用分类

用途分类	药物名称	主要用途
脑显像	^{99m}Tc-ECD，^{99m}Tc-HMPAO，^{123}I-IMP	评价局部脑血流，脑血流储备功能
	^{18}F-PIB，^{18}F-β-CFT，^{123}I-IBZM，^{123}I-β-CIT，^{18}F-DOPA，^{99m}Tc-TRODAT-1	多巴胺受体或转运体显像研究
	^{123}I-IQNB，^{11}C-尼古丁	乙酰胆碱受体显像研究
	^{123}I-酮舍林，^{76}Br-2-酮舍林	5-HT 受体显像研究
	^{123}I-吗啡，^{11}C-DPN，^{11}C-CFN	阿片肽受体显像研究
	^{18}F-脱氧葡萄糖（^{18}F-FDG），^{15}O	脑葡萄糖和氧代谢与功能研究
心肌显像	^{201}Tl，^{99m}Tc-甲氧基异丁基异腈，^{99m}Tc-替曲膦 ^{13}N-NH$_3$，^{82}Rb	评价心肌血流灌注
	^{11}C-棕榈酸，^{18}F-FDG	心肌脂肪酸、葡萄糖代谢研究
	^{123}I-MIBG，^{11}C-HED	心肌受体显像研究
	^{99m}Tc-焦磷酸盐，^{111}In-抗肌凝蛋白抗体	急性心肌梗死显像诊断
	^{99m}Tc-PnAO-硝基咪唑，^{99m}Tc-HL91	心肌缺氧显像
肾显像	^{131}I-OIH，^{99m}Tc-MAG$_3$，^{99m}Tc-EC	肾小管分泌型肾显像
	^{99m}Tc-DTPA	肾小球滤过型肾显像
	^{99m}Tc-DMSA	肾皮质结合型肾显像
肾上腺显像	^{131}I-19-碘胆固醇，^{131}I-6-IC，^{131}I-6β-INC	肾上腺皮质功能显像
	^{131}I-MIBG，^{123}I-MIBG	肾上腺髓质功能显像

续表

用途分类	药物名称	主要用途
肿瘤显像	^{67}Ga, ^{201}Tl, $^{99m}Tc-MIBI$, $^{99m}Tc（V）-DSMA$	非特异性亲肿瘤阳性显像
	$^{18}F-FDG$, $^{11}C-$胆碱, $^{11}C-MET$	
	$^{68}Ga-PSMA617$, $^{68}Ga-PSMA11$	前列腺特异性膜抗原阳性肿瘤
	$^{111}In-octreotide$, $^{99m}Tc-HYNIC-TOC$, $^{68}Ga-DOTA-TATE$	生长抑素受体显像用于神经内分泌肿瘤
	$^{18}F-FES$	雌激素受体显像用于乳腺癌诊断
骨骼显像	$^{99m}Tc-MDP$, $^{99m}Tc-EDTMP$, $^{99m}Tc-DHPE$	了解骨质代谢活性
血栓显像	$^{99m}Tc-laminin$ 衍生物	诊断血栓
肺显像	$^{99m}Tc-MAA$	评价肺血流灌注，诊断肺栓塞
	$^{99m}Tc-DTPA$ 雾化颗粒，^{133m}Xe 气体	评价肺通气功能
淋巴显像	$^{99m}Tc-DX$, $^{99m}Tc-$微胶体	淋巴功能，诊断淋巴道阻塞
肝脾显像	$^{99m}Tc-$胶体，$^{99m}Tc-$植酸钠	肝脾吞噬功能
	$^{99m}Tc-HIDA$, $^{99m}Tc-EHIDA$, $^{99m}Tc-PMT$	胆系功能与胆道通畅情况

（一）衰变方式

γ 照相机和 SPECT 显像所用的理想放射性核素应是通过同质异能跃迁或电子俘获的衰变方式（decay mode），单纯发射 γ 光子或 X 线，即光子射线。如常用的放射性核素 ^{99m}Tc 是同质异能跃迁衰变，单纯发射 γ 光子；^{201}Tl、^{111}In、^{67}Ga、^{123}I 等则是电子俘获衰变，单纯发射特征 X 线或 γ 射线。

PET 显像所用核素是通过 β$^+$ 衰变单纯发射正电子，后者在组织中湮灭时放出两个能量相同（511keV）、方向相反的 γ 光子，应用 PET 显像仪在体外探测 γ 光子。常用正电子核素 ^{11}C、^{15}O、^{13}N、^{18}F 等均是组成生物机体的固有元素，在研究人体生理、生化、代谢、受体等方面具有独特优势。目前正在研究应用中的正电子放射性药物有很多，氟[^{18}F]标记的氟代脱氧葡萄糖（$^{18}F-fluorodeoxyglucose$，$^{18}F-FDG$）是目前临床应用最广泛的正电子放射性药物。

带电荷射线由于电离能力强，会对正常组织造成损伤，穿透能力差，在体外不易探测，故一般不用于显像。

（二）光子能量

适合 γ 照相机和 SPECT 显像的光子能量（photon energy）范围 100～250keV 最为理想，如 ^{99m}Tc、^{111}In、^{123}I 等放射性核素。过低能量的光子组织穿透力差，在体外不易探测。过高能量的光子容易穿透晶体，导致探测效率和分辨力降低。尽管如此，在实际工作中配合使用适当的准直器，一些不在此能量范围的放射性核素亦可获得核医学诊断影像，如 ^{201}Tl、^{133}Xe、^{67}Ga、^{131}I 等。PET 可以探测 511keV 的 γ 光子显像。

（三）有效半衰期

放射性核素的半衰期要能够保证放射性药物的制备、给药和完成检查过程。核素的半衰期过短，不一定满足放射性药物标记制备；半衰期过长会增加患者的辐射剂量，也不利于短期内重复使用。放射性核素的有效半衰期（effective half-life）是放射性药物在体内由于放射性衰变和生物代谢两者共同作用，使体内的放射性减少一半所需要的时间。理想的诊断放射性药物有效半衰期应是检查过程用时的 1.5 倍左右。这样既可以通过适当增加药物投入剂量来提高图像质量，又可以降低患者的受照剂量。

（四）靶/非靶比值

从核医学影像学诊断的角度考虑，诊断用放射性药物的靶就是欲探测的体内器官或组织，即靶器官或靶组织。靶/非靶比值（target-to-nontarget ratio，T/NT）是指放射性药物在靶器官或靶组织中的浓聚量，与非靶器官或组织特别是与相邻的非靶器官或组织中的浓聚量之比。诊断用放射性药物尽可能满足在靶器官或组织中积聚快、分布多，而在血液中和非靶器官或组织中清除快，达到靶/非靶比值高的特点。

三、治疗用放射性药物

治疗用放射性药物（therapeutic radiopharmaceutical）是指能够高度选择性浓集在病变组织产生局部电离辐射生物效应，从而抑制或破坏病变组织发挥治疗作用的一类体内放射性药物。治疗用放射性药物的特点与诊断用放射性药物有所不同。表 5-2 列出常用的治疗用放射性药物及主要用途。

表 5-2　常用的治疗用放射性药物及其主要应用

药物名称	主要用途
^{131}I	甲状腺功能亢进症、甲状腺癌
$^{89}SrCl_2$，^{153}Sm-EDTMP，$^{223}RaCl_2$，^{188}Re-HEDP	转移性骨肿瘤
^{32}P 敷贴器，^{90}Sr-^{90}Y 敷贴器	毛细血管瘤、瘢痕疙瘩、慢性湿疹
^{177}Lu-DOTA-TATE，^{177}Lu-DOTA-TOC	晚期神经内分泌肿瘤
^{177}Lu-PSMA，^{90}Y-PSMA	复发或难治性前列腺癌
^{90}Y-微球	肝细胞癌或肝转移瘤
^{125}I 粒子	多种恶性肿瘤，尤其对于难以手术完全切除者

（一）衰变方式

目前使用较多的放射性核素衰变方式是 β⁻衰变和 α 衰变。β⁻射线在组织中的电离密度大，所产生的局部电离辐射生物效应要比具有相同能量的 γ 射线和 X 线大得多。另外，它在组织内具有一定的射程（数毫米），既能保证一定的作用范围，又对稍远的正常组织不造成明显损伤。α 射线在组织中的电离密度要比 β⁻射线更大，有效照射范围小（仅数微米），需精确控制其组织内分布，以达到杀伤病灶而同时保护正常组织器官不被照射的目的。电子俘获衰变释放的俄歇电子，组织内的射程在微微米水平，在这样短的射程内释放所有能量，在放射性核素靶向治疗中具有潜在优势。

（二）射线能量

从治疗角度考虑，射线能量（energy）越高越好。对于治疗用射线的最低能量限值尚没有准确的界定，一般认为 β⁻射线的最大能量在 1MeV 以上比较理想。

（三）有效半衰期

治疗用放射性药物的有效半衰期不能太短，也不宜过长，以数小时或数天较为理想。

（四）靶/非靶比值

治疗用放射性药物的靶/非靶比值越高越好。过低的靶/非靶比值不仅对原发病变达不到有效的治疗，还有可能对骨髓或其他辐射敏感的器官/组织造成潜在的致命损伤。保证治疗用放射性药物的放射化学纯度和准确剂量也同样至关重要。

放射性药物的治疗作用是依靠射线的辐射生物学效应，不是药物本身的药理作用。与化疗药物和外照射治疗相比，治疗用放射性药物的作用机制有以下特点：①由于放射性药物的选择靶向作用，在体内可达到高的靶/非靶比值，如 ^{89}Sr 在骨转移肿瘤中的摄取比正常骨组织高 36 倍，核素高度聚集于骨转移灶，而在正常组织内浓聚少，对正常组织的作用相对较小。而化疗多为全身用药，易产生全身反应。②放射性药物的辐射作用有一定的范围（微微米至数毫米），如果靶向浓聚程度足够高，对周围正常组织的损伤小，外照射治疗的射线束必须穿透正常组织才能到达肿瘤。③近年来对射线束外照射生物效应的研究表明，超分割放射治疗（每天两次或两次以上放射治疗）比常规分割治疗（每天一次放射治疗）对大部分肿瘤可得到更大的生物效应并减轻正常组织的损伤。放射性药物在靶组织中浓聚，达到持续照射的效果，可以更有效地杀伤肿瘤和减少正常组织的损伤。

表 5-3 列出诊断用放射性药物和治疗用放射性药物特征差异。

表 5-3 诊断用放射性药物和治疗用放射性药物的定义及特征差异

特征	诊断用放射性药物	治疗用放射性药物
定义	用于获得体内靶器官或病变组织的影像或功能参数，按用途可分为脏器显像用药物和功能测定用药物两类	能够高度选择性浓集在病变组织产生局部电离辐射生物效应，从而抑制或破坏病变组织发挥治疗作用的一类体内放射性药物
衰变方式	通过同质异能跃迁或电子俘获的衰变方式，单纯发射 γ 光子或 X 线	β 衰变和 α 衰变
光子能量	适合 γ 照相机和 SPECT 显像的光子能量范围 100～250keV 最为理想。PET 探测 511keV 的 γ 光子显像	β 射线的最大能量在 1MeV 以上比较理想
有效半衰期	能保证放射性药物的制备、给药和完成检查过程。理想的诊断放射性药物有效半衰期应是检查过程用时的 1.5 倍左右	治疗用放射性药物的有效半衰期不能太短，也不宜过长，以数小时或数天较为理想
靶/非靶比值	尽可能满足在靶器官或组织中积聚快、分布多，而在血液中和非靶器官或组织中清除快、达到靶/非靶比值高的特点	治疗用放射性药物的靶/非靶比值越高越好

案例 5-1

一般情况下，用于显像诊断的核素为发射能量适中的 γ、β⁺ 射线，用于治疗的核素为发射 β 射线或 α 射线。但是自然界中一些核素既能发射 γ 射线又能发射 β 射线。

问题：这类核素是显像诊断用，还是治疗应用？有何优点，请举例说明。

分析：部分放射性核素既能发射 γ 射线进行核素显像，又能产生 β 射线进行核素治疗，因而应用这类核素则可以将显像和治疗有机结合，便捷地实现诊断和治疗一体化。如 ¹¹¹In、¹³¹I 及 ¹⁷⁷Lu 等多种核素是诊疗一体化的良好载体，可以同时实现核素显像与核素治疗。

诊疗一体化在 2002 年由 Funkhouser 提出，是指结合诊断和治疗于一体，为人类疾病特别是恶性肿瘤等重症疾病的诊疗提出了一种全新的思路和方法。核素诊疗一体化是指应用放射性核素同时进行显像和治疗，显像部分是指"看到"病灶，治疗部分是指"治疗"同一病灶。核素诊疗一体化的目标是增强疗效、减少副作用、改善患者预后并减少总体花费。

目前临床上进行多种恶性肿瘤核素诊疗一体化的临床试验，如神经内分泌肿瘤（¹⁷⁷Lu-DOTA-TATE）、前列腺癌（¹⁷⁷Lu-PSMA）等，取得了较好诊断和靶向治疗效果。

第二节　放射性核素的来源

目前，医用放射性核素来源主要有三方面：核反应堆（nuclear reactor）、医用回旋加速器和放射性核素发生器（radionuclide generator）。

一、核反应堆

核反应堆是一种可控制的重核裂变链式反应的装置，其生产放射性核素是利用反应堆提供的高通量中子流照射靶材料，吸收中子后的靶核发生改变，变为不稳定的放射性核素，即通过核反应获得放射性核素。反应堆生产的放射性核素品种多、成本低，是目前医用放射性核素的主要来源。常用核反应堆生产的医用放射性核素见表 5-4。

核反应堆生产的放射性核素的优点：能同时辐照多种样品，生产量大，辐照时间短，操作简单等。缺点：多为丰中子核素，通常伴有 β⁻ 衰变，不利于制备诊断用放射性药物；核反应产物与靶核多属于同一元素，化学性质相同，获得高比活度的产品较困难。

表 5-4　常用核反应堆生产的医用放射性核素

放射性核素	半衰期（$T_{1/2}$）	核反应	放射性核素	半衰期（$T_{1/2}$）	核反应
^3H	12.3 年	$^6Li\,(n,\alpha)\,^3H$	^{125}I	60.1 天	$^{124}Xe\,(n,\gamma)\,^{125}Xe\rightarrow^{125}I$
^{14}C	5730 年	$^{14}N\,(n,p)\,^{14}C$	^{131}I	8.04 天	$^{130}Te\,(n,\gamma)\,^{131}Te\rightarrow^{131}I$
^{32}P	14.3 天	$^{31}P\,(n,\gamma)\,^{32}P$	^{133}Xe	5.24 天	$^{235}U\,(n,f)\,^{133}Xe$
^{89}Sr	50.5 天	$^{88}Sr\,(n,\gamma)\,^{89}Sr$	^{153}Sm	46.7h	$^{152}Sm\,(n,\gamma)\,^{153}Sm$
^{90}Mo	2.75 天	$^{98}Mo\,(n,\gamma)\,^{99}Mo$	^{186}Re	90.6h	$^{185}Re\,(n,\gamma)\,^{186}Re$
		$^{235}U\,(n,f)\,^{99}Mo$			

二、医用回旋加速器

生产医用放射性核素的加速器为回旋加速器（cyclotron），是通过电流和磁场使带电粒子（如质子、氘核及 α 粒子）得到加速轰击靶核后引起的核反应生产放射性核素，得到的产物一般为短半衰期的缺中子核素，大都以电子俘获或发射 β^+ 的形式进行衰变。这类核素适合于 γ 照相机、SPECT 和 PET 显像，图像清晰，辐射危害小。临床中 PET 常用的发射正电子的短半衰期核素 ^{11}C、^{13}N、^{15}O、^{18}F 等均由加速器生产。表 5-5 为临床常用加速器生产的放射性核素。

表 5-5　临床常用加速器生产的放射性核素

放射性核素	半衰期（$T_{1/2}$）	核反应过程	放射性核素	半衰期（$T_{1/2}$）	核反应过程
^{11}C	20.5min	$^{14}N\,(p,\alpha)\,^{11}C$	^{67}Ga	3.26 天	$^{65}Cu\,(\alpha,2n)\,^{67}Ga$
^{13}N	10min	$^{16}O\,(p,\alpha)\,^{13}N$	^{111}In	2.80 天	$^{109}Ag\,(\alpha,2n)\,^{111}In$
^{15}O	2.1min	$^{14}N\,(d,n)\,^{15}O$			$^{111}Cd\,(p,n)\,^{111}In$
		$^{15}N\,(p,n)\,^{15}O$	^{123}I	13.2 天	$^{124}Te\,(p,2n)\,^{123}I$
^{18}F	109.8min	$^{18}O\,(p,n)\,^{18}F$	^{201}Tl	73.2h	$^{203}Tl\,(p,3n)\,^{201}Pb\rightarrow^{201}Tl$
		$^{20}N\,(d,\alpha)\,^{18}F$			

加速器生产的医用放射性核素特点如下：

1. 发射 β^+ 或 γ 射线　加速器生产的放射性核素大都是缺中子核素，往往通过 β^+ 衰变发射正电子，或因电子俘获（EC）发射特征 X 线。许多加速器生产的放射性核素发射单能 γ 射线，容易探测，辐射损伤也相对小。

2. 一些正电子核素半衰期短　患者使用时所受辐射剂量小，可以多次做重复检查。但是有些核素的半衰期太短，制备相应的化合物需要特殊的快速化学合成和分离装置，如 ^{11}C、^{13}N、^{15}O、^{18}F 等均用自动化合成模块（automated synthesis modules）合成所需化合物。

3. 比活度高　带电粒子核反应生成的核素大部分与靶核素不是同位素，可通过化学分离得到高比活度或无载体的放射性核素，如 $^{67}Zn\,(p,xn)\,^{67}Ga$ 和 $^{18}O\,(p,n)\,^{18}F$ 等。无载体的放射性核素在标记一些生物活性物质时，可减少非放射性同位素的竞争反应，提高标记率。

4. 用途广　生产的正电子发射体 ^{11}C、^{13}N、^{15}O、^{18}F（与 H 的生物学行为类似）等，由于它们的稳定同位素是机体的主要组成成分，加上半衰期短、能发射 β^+ 或 γ 射线，在生命科学中有广泛的用途。

三、放射性核素发生器

放射性核素发生器是一种定期从较长半衰期的放射性母体核素中分离出衰变产生的较短半衰期的子体放射性核素的装置，是医用放射性核素的主要来源之一。在发生器中随着母体核素的衰变，子体核素不断增长、衰变直至达到放射性平衡。用合适的分离手段就可从母体核素中得到无载体的子体放射性核素。母体不断衰变，上述分离过程可反复进行，所以发生器可在一段时间内重复使用，直到母体核素的放射性活度减少到很低为止。这一现象如同母牛挤奶，因此放射性核素发生器常被人称为"母牛"。以母子体系分离方法的不同，可分为色谱发生器、萃取发生器和升华发生器。

一般要求母体的半衰期要比较长，以确保从工厂运输到医院有一段时间的使用期。由于母体核素的不断衰变，不断地产生子核素，因而核素发生器可以反复淋洗制得子体核素。但为了保证有效的使用剂量，两次淋洗之间必须有一定的时间间隔以保证子体核素在分离柱上的再积聚。目前，能提供商品化的医用发生器很多，如 ^{90}Sr-^{90}Y 发生器、^{188}W-^{188}Re 发生器、^{99}Mo-^{99m}Tc 发生器、^{68}Ge-^{68}Ga 发生器等，其中 ^{99}Mo-^{99m}Tc 发生器应用最普遍。

^{99}Mo-^{99m}Tc 发生器属于色谱柱型发生器。用三氧化二铝（Al_2O_3）作吸附柱。三氧化二铝对母体核素 ^{99}Mo 有很强的亲和力，子体核素 ^{99m}Tc 则几乎不被吸附。淋洗液用生理盐水，则仅有 ^{99m}Tc 被洗出。^{99}Mo-^{99m}Tc 发生器的母体 ^{99}Mo 半衰期为 66h，经 β^- 衰变后产生子体 ^{99m}Tc，其半衰期 6.02h，^{99m}Tc 以同质异能跃迁或 γ 跃迁的方式衰变，发射出 140keV 的 γ 射线。^{99}Mo-^{99m}Tc 发生器中，随 ^{99}Mo 的衰变，^{99m}Tc 的放射强度不断增长，达到平衡峰值的时间约为 24h。因此，可每隔 24h 用生理盐水洗脱，每次获得的 ^{99m}Tc 放射性强度约为前一次的 80%。^{99m}Tc 具有较为理想的物理半衰期，发射几乎单一的 γ 射线，在洗脱液中以 $Na^{99}TcO_4$ 的形式存在，其价态从 -1～$+7$。当用还原剂将其还原成低氧化态时，^{99m}Tc 具有活泼的化学性质，可以标记多种显像药物。

钼-锝发生器（^{99}Mo-^{99m}Tc generator）的优点：①操作简便、使用安全、有较好的价格-收益比。②淋洗后可以得到较高放射性核素纯度，并能制得高放射化学纯度和化学纯度的放射性药物。③市售的 ^{99}Mo-^{99m}Tc 发生器无菌、无热源，用等渗生理盐水作为淋洗液，淋洗液可直接用于患者。④母体核素 ^{99}Mo 半衰期为 66h（2.75 天），可以有一周以上的时间释放可使用量的 ^{99m}Tc。用 ^{99m}Tc 可制得不同种类适合绝大多数组织器官显像用的放射性药物。

案例 5-2

单光子核素 ^{99m}Tc 可以应用 ^{99}Mo-^{99m}Tc 发生器获得，操作简便，价格-收益比较高；而大多数的正电子核素是应用医用回旋加速器获得。

问题： 放射性核素发生器是一种简便产生放射性核素的方法，可否应用放射性核素发生器获得正电子核素？

分析： ^{68}Ge-^{68}Ga 发生器可以获得正电子核素 ^{68}Ga；^{82}Sr-^{82}Rb 发生器可以获得 ^{82}Rb 等。

以 ^{68}Ge-^{68}Ga 发生器为例，^{68}Ge 是长寿命的放射性物质，半衰期为 270.95 天，通过 EC 方式产生 ^{68}Ga。^{68}Ge 高效地连接在基于硅基吸附剂的有机分子上，衰变产生的 ^{68}Ga 可以通过 0.05mol/L 的盐酸选择性地淋洗下来。该发生器是无金属系统，可提供高化学纯的 ^{68}Ga。^{68}Ga 半衰期为 68min。高纯度和低酸度的洗脱液可以直接用于 ^{68}Ga 的标记。

第三节　放射性药物制备及质量控制

一、放射性药物标记常用方法

1. 同位素交换法（isotope exchange method）　是利用同一元素的放射性同位素与稳定同位素在两种不同化学状态之间发生交换反应来制备标记化合物，其反应如下：

$$AX + BX^* \rightarrow AX^* + BX$$

式中，X 和 X*分别为同一元素的稳定同位素和放射性同位素；AX 为待标记化合物；BX*为放射性同位素的简单化合物，AX 与 BX*混合，在特定条件下发生同位素交换反应。除了同位素效应外，并不引起体系中这两种化合物化学状态的改变，它们的理化和生物学性质是相同的。交换反应是可逆反应，可通过调节反应条件（温度、pH 等）和加入催化剂以控制反应的进行。常用于放射性氟、碘、磷、硫的标记。

2. 化学合成法（chemical synthesis method）　是制备有机放射性标记化合物最经典、最基本的方法之一。其原理与普通的化学合成法十分相似，即应用化学反应将放射性核素的原子引入所需的化合物分子结构中去，不同的是所用原料含有放射性。化学合成法进一步可分为：①逐步合成法：即以最简单的放射性化合物按预定合成路线逐步合成复杂的有机标记化合物。②加成法：通过加成反应将不饱和有机分子制备成标记化合物，包括基于叠氮-炔基 Husigen 环加成反应等点击化学方法。③取代法：有机分子中的原子或原子基团被放射性核素或基团所置换。

逐步合成法应用最广的是用 ^{11}C 逐步合成标记有机化合物。^{11}C 的标记化合物原料是由加速器生产的初级产品 $^{11}CO_2$ 和 ^{11}CO（它们之间通过氧化或还原可方便地互相转化），然后用 $^{11}CO_2$ 作原料，通过各种成熟的方法制备 $H^{11}CHO$、$H^{11}CN$、$R^{11}COCl$ 等有机合成中有用的中间体，再从此类中间体进一步合成各种 ^{11}C 的药物。

取代法的代表是 ^{131}I 标记多肽、蛋白质等生物大分子物质，基本原理是将离子碘氧化成单质碘，单质碘与蛋白质或多肽分子中的酪氨酸、组氨酸或色氨酸残基上的苯环或咪唑环反应，取代上面的氢，形成放射性碘标记化合物。常用的方法是氯胺-T（chloramine-T）法。氯胺-T，化学名为 N-氯代对甲苯磺酰胺钠盐，是一种较温和的氧化剂，在水溶液中水解产生次氯酸，次氯酸可使碘的阴离子氧化成碘分子（单质碘），后者可与蛋白质或多肽分子上的酪氨酸等残基反应得以进行碘标记。此法由 Green 和 Hunter 首次采用，因方法简便，标记率高，重复性好，试剂易得，而得以迅速普及推广。

3. 生物合成法（biosynthesis method）　是利用动物、植物、微生物的生理代谢过程或酶的生物活性，将简单的放射性物质在体内或体外引入化合物中而制得所需标记物。本法可合成一些结构复杂、具有生物活性而又难以用化学合成法制备的放射性标记化合物。例如，可用 ^{75}Se 或 ^{35}S 标记的 L-蛋氨酸掺入杂交瘤的细胞培养液中，制得 ^{75}Se 或 ^{35}S 标记的单克隆抗体（monoclonal antibody，McAb）。也可利用生物组织中某种特定的酶，促进标记前体物质的合成反应，生成所需的标记产物。用生物合成法得到的标记化合物成分复杂，放射性核素的利用率低。

4. 金属络合法（metal complexing method）　多用于非金属放射性核素的标记，而目前在核医学中应用广泛的金属放射性核素标记的药物，如 ^{99m}Tc、^{67}Ga、^{68}Ga、$Al^{18}F$、^{64}Cu、^{89}Zr、^{111}In、^{113m}In 和 ^{201}Tl 的标记药物，一般采用金属放射性核素直接形成络合物的方法进行标记，此法即称为金属络合法。金属络合法的大部分放射性药物是将放射性核素以配位键的形式络合到被标记的分子中，被标记分子不含标记的放射性核素的同位素。双功能螯合剂法也属于此类，其特点是先把某种双功能螯合剂络合在被标记的分子上，再将放射性核素标记到螯合剂上，形成放射性核素-螯合剂-被标记物的复合物。由于螯合剂的存在，被标记物有可能出现理化和生物学性质的改变，临床应用时要注意。这类标记方法的特点是标记反应对试剂浓度、pH、离子强度等反应条件极其敏感。例如，^{99m}Tc 与 DMSA 在 pH 低时可得到 Tc（Ⅲ）的络合物，常用于肾显像，而在 pH 高时得到 Tc（Ⅴ）的络合物，则可用于肿瘤阳性显像，它们在体内的生物学行为发生了改变。

案例 5-3

随着分子核医学的发展，对放射性药物的要求进入一个新的领域，金属放射性核素广泛应用于分子核医学中，在核素显像诊断和靶向治疗中发挥重要的作用。金属放射性核素标记包括直接标记法和间接标记法。直接标记法要求被标记物本身富含 O、N、S 等配位基团，一般键合不牢固，容易脱落。目前更多关注的是间接标记法。双功能螯合剂法在间接标记中起重要的作用。

问题：什么是双功能螯合剂？双功能螯合剂的功能是什么？双功能螯合剂在标记中的作用是什么？

> **分析：** 双功能螯合剂（bifunctional chelating agents，BFCA）在金属放射性核素标记受体、抗体、蛋白质、核酸等显像中起重要的作用。双功能螯合剂犹如一座桥梁，一端连接要标记的目标化合物，另一端络合放射性核素，在相应的条件上完成标记。通过 BFCA 的应用，不改变标记物的特性，键合牢固，并且可以避免对标记物的损伤，达到核素显像的要求。

二、放射性药物质量控制

为确保放射性药物在临床应用中的安全性、有效性和稳定性，必须根据国家制定的标准对放射性药物进行质量控制，其内容主要包括物理鉴定、化学鉴定和生物学鉴定三个方面。

（一）物理鉴定

鉴定项目包括性状、放射性核素纯度、放射性活度、放射性浓度等。

1. 性状　放射性药物一般为注射剂或口服溶液，大多数为无色澄清液体。少数放射性药物有颜色，如胶体磷[^{32}P]酸铬注射液为绿色的胶体溶液；^{51}Cr-酸钠注射液为淡黄色澄清液体；^{131}I-马尿酸钠注射液为淡棕色液体等。还有个别的放射性药物是含有颗粒的悬浮剂，它们应具有大小合适的颗粒度，如 ^{99m}Tc-聚合白蛋白（^{99m}Tc-macro-aggregated albumin，^{99m}Tc-MAA）的粒子大小应该在 10～100μm，^{99m}Tc-硫胶体（^{99m}Tc-sulfur colloid，^{99m}Tc-SC）的粒子大小应在 1μm 以下。

2. 放射性核素纯度（radionuclide purity）　是指特定放射性核素的活度占总活度的百分数。放射性药物中如果混有放射性核杂质，不仅给受检者增加不应有的辐射危害，同时也会影响显像的质量。因此，各种放射性药物的质量标准中都应明确规定放射性核素纯度的指标，如高 ^{99m}Tc 酸钠的放射性核杂质 ^{99}Mo 不得超过 0.1%。

3. 放射性活度（radionuclide activity）　指放射性元素或同位素每秒衰变的原子数，国际单位为贝克勒尔（Bq），也就是每秒有一个原子衰变。放射性活度是放射性药物的一个重要指标，使用前必须准确测定其活度。用药剂量不足会明显降低诊断质量或治疗效果，而剂量过高则会使患者接受额外辐射剂量或治疗过度。一般放射性药物质量标准中活度测定值均在标示值的 ±10%，治疗用放射性药物的活度测定值应控制在标示值的 ±5%为好。

4. 放射性浓度　取 1ml 标记产物，测其放射性活度，即其放射性浓度，单位为 Bq/ml。

（二）化学鉴定

鉴定项目包括 pH、标记率、稳定性、放射化学纯度、放射性比活度与摩尔比活度及化学纯度等鉴定。

1. pH　放射性药物绝大部分是注射液，特定的 pH 对保证放射性药物的稳定性非常重要。由于血液的缓冲能力强，放射性药物的 pH 允许在 3～9，但最理想的药物应为 pH 7.4 的等渗溶液。

2. 标记率　是指标记物的放射性占总投入的放射性的百分比，计算公式如下：

$$标记率（\%）=\frac{标记物的放射性}{总投入的放射性}\times100\%$$

标记率的测定要求方法简捷、经济、高效。常采用的测定方法有放射性纸层析（paper chromatography）或薄层层析（thin layer chromatography），有时还需用高效液相色谱（HPLC）法。对于生物制剂，有时也应用柱层析或蛋白沉淀法。

3. 稳定性　标记物的稳定性对于放射性药物具有十分重要的意义，放射性核素的脱标可能会影响示踪剂诊断的结果或者放射性治疗药物的疗效。标记物的稳定性可分为体外稳定性测试和体内稳定性测试。

体外稳定性测试包括磷酸盐缓冲液（phosphate buffered solution，PBS）稳定性测试和血清稳定性测试，即将一定量的标记物与 PBS 或者人血清混合，并在 37℃下孵育一定时间（通常 1～2 个半衰期），通过薄层色谱或者高效液相色谱检测标记物的放射性纯度来模拟标记物在体内的稳定性。体内稳定性测试是直接将标记物静脉注射入模型动物，一定时间后取模型动物的血液或者尿液，通过薄层色谱或者高效液相色谱检测标记物的放射性含量。

4. 放射化学纯度（radiochemical purity） 是指以特定化学形式存在的放射性活度占总放射性活度的百分比。放射性药物中的放射化学杂质可以从制备过程中或药物的自身分解中产生。由于放射化学杂质可能对人体有害或影响放射性药物的体内分布，因此应对其进行控制，一般控制在 5%～10%，即放射化学纯度不低于 90%～95%。

5. 放射性比活度与摩尔比活度

（1）放射性比活度（specific activity）是指单位质量的某种放射性物质的放射性活度，单位为 Bq/g 或 GBq/mg 等，符号为 As。常采用直接测定计算法、色谱扫描面积计算法和自身取代计算法获得。

（2）摩尔比活度（molar activity）是指单位摩尔数的某种放射性物质的放射性活度，单位为 Bq/mol 或 GBq/μmol 等，符号为 Am。

6. 化学纯度（chemical purity） 是指以特定化学形式存在的某物质的质量占总质量的比例，与放射性无关。化学杂质一般是生产过程带入的，过量的化学杂质可能引起毒副作用或影响进一步放射性药物的制备和使用。化学纯度的质量控制主要是控制化学杂质或载体含量，如高 ^{99m}Tc 酸钠注射液中含铝量不得超过 10μg/ml，锆含量不得超过 20μg/ml。在 ^{99m}Tc 放射性药物中，^{99}Mo-^{99m}Tc 发生器内一般使用的吸附剂是三氧化二铝，可能有少量铝离子（aluminum ion，Al^{3+}）逸出。过多的铝离子的存在，可能与 ^{99m}Tc 形成微粒（technetium-aluminum particles），被肝组织摄取，也可形成胶体被肺摄取。同时铝离子还可能与红细胞聚集而影响其功能。

（三）生物学鉴定

放射性药物大多数是注射液，常规用药必须保证无菌、无细菌内毒素。在一种放射性新药应用在临床之前，还必须进行生物活性、生物分布、药代动力学、毒性效应及内辐射吸收剂量等实验研究。

> **案例 5-4**
> 放射性药物质量控制十分重要，常规需要进行物理、化学和生物学鉴定。
> **问题：** 正电子核素半衰期较短，如何对正电子放射性药物进行质量控制？
> **分析：** 根据《中华人民共和国药典》（2020 年版），9501 正电子类放射性药品质量控制指导原则：
> 放射性核素的半衰期大于 20min 的正电子类放射性药品（如含氟[^{18}F]的放射性药品），每批药品在使用前，应对如下项目进行质量控制：①性状检查；②pH 检查；③放射化学纯度测定；④放射性活度或浓度测定。其他项目进行追溯性检验。
> 放射性核素的半衰期≤20min 的正电子类放射性药品（如含碳[^{11}C]、氮[^{13}N]、氧[^{15}O]的放射性药品），将在同一天相同条件下制备的所有同品种制剂定义为一批，而在一天内每次制备的制剂称为亚批。将在相同条件下制备的第一个亚批用于质量控制，在制备其他亚批前，至少对如下项目进行质量检验：①性状检查；②pH 检查；③放射化学纯度测定；④放射性活度或浓度测定。其他项目进行追溯性检验。

（兰晓莉）

思 考 题

1. 什么是放射性药物？放射性药物的基本特征是什么？

2. 简述诊断用放射性药物和治疗用放射性药物特征的差异。

3. 简述放射性比活度、放射化学纯度、放射性活度的定义。

4. 简述放射性药物制备过程中的质量控制要点。

本 章 小 结

放射性药物是指含有放射性核素、用于医学诊断和治疗的一类特殊药物制剂。放射性药物可以是简单的放射性核素无机化合物，如 $^{99m}TcO_4^-$、$^{201}TlCl$、$Na^{131}I$ 等，而大部分临床用放射性药物是由放射性核素和非放射性被标记物质两部分组成。广义地讲，用于研究人体生理、病理和药物在体内过程的放射性核素及其标记化合物，都属于放射性药物的范畴，其中对用于显像的放射性核素及其标记化合物习惯上又称为显像剂或示踪剂；体外放射分析用试剂盒归类于试剂。

放射性药物的主要特点包括具有放射性、在体内的效应取决于被标记物的特征、会出现脱标和辐射自分解、以放射性活度为计量单位、化学量少，并具有特定的有效使用期。

放射性药物根据临床用途分为诊断用和治疗用两类，其在衰变方式、光子能量、有效半衰期的要求上均不同，但两类药物均需尽可能满足在靶器官或组织中积聚快、分布多，而在血液和非靶器官或组织中清除快，从而达到靶/非靶比值高的特点。

放射性核素来源于核反应堆、加速器、裂变产物提取和放射性核素发生器。^{99}Mo-^{99m}Tc 发生器是目前核医学最常用的放射性核素发生器，具有操作简便、使用安全、价廉易得等优点。放射性药物常用的标记方法包括同位素交换法、化学合成法、生物合成法和金属络合法。

放射性药物标记后需要进行质量控制，需进行物理特性鉴定（包括性状、放射性核素纯度、放射性活度、放射性浓度等）、在化学鉴定（包括 pH、测定标记率、稳定性和放射性比活度及放射化学纯度）和生物学鉴定（无菌、细菌内毒素、生物活性）等。放射性药物要正确使用，采取必要的保护措施，一旦出现不良反应，积极处理。

第六章 分子探针

学习要求

记忆：各种成像方式对应的分子探针的类型。

理解：分子探针的设计原则。

运用：各种成像手段中分子探针的应用。

第一节 概　述

分子影像学是医学影像学的一个重要分支，是把先进的分子生物学和医学影像学进行结合的产物。在 1999 年，哈佛大学维斯里德（Weissleder）等学者最早提出了"分子影像学"（molecular imaging，MI）的概念。分子影像学是利用影像手段对细胞、组织和生物体在分子水平进行研究，通过观察特定分子生物过程的变化来对疾病进行诊断，从而实现早期干预，达到了预后改善的效果。目前，分子影像已经在临床肿瘤学、心血管疾病、脑部疾病等早期诊断和药物研制中发挥了非常重要的作用。另外，在现代医学中，分子影像学也是进行分子医学研究的重要工具。在功能基因组学/蛋白组学、药物基因组学等领域利用分子影像的手段可以实现活体、动态、可视化地获得特定分子、蛋白质和基因的信息。利用分子影像学研究药物分子在生物体内的作用效果和机制，将基础研究和药物研发的成果转化为临床应用是实现转化医学研究的一种重要途径（图 6-1）。

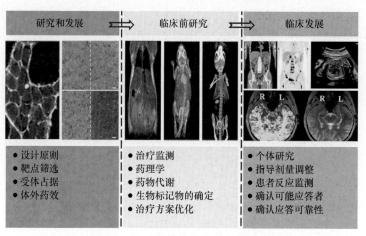

图 6-1　分子影像技术推动新药研发

随着技术发展，X 线成像、超声成像、磁共振成像（MRI）等传统成像手段，在成像分辨力、成像时间和成像信噪比都有明显的提高。然而，单纯地依靠影像手段不能完全实现当代分子精准医学的要求。1906 年，科研人员发现硫酸钡（$BaSO_4$）的应用能够增强 X 线成像的图像质量，并且通过口服途径将 $BaSO_4$ 引入消化道后能够增强消化道的成像。目前消化道钡剂造影（钡餐）成功地应用在 X 线造影检查，并且钡餐取得了良好的效果，也让科研人员了解到分子影像探针在医学检测中的重要性。1983 年，韦曼（Weinmann）等利用二乙三胺五乙酸钆（Gd-DTPA）进行临床 MRI 的研究。通过在特定组织区域实现 T_1 时间的缩短来增加和正常组织的对比度，从而实现特定病变区域的确定。另外，新兴的光学成像、PET 和 SPECT 等成像手段也是依赖分子影像探针来获取图像。所以，分子探针的研究是分子影像学不断发展的先决条件。

分子探针设计原则

分子探针是分子影像成功的关键,它的设计和制备是分子影像学研究中较热门、前沿的问题之一。由于分子生物学的不断要求,现有的分子影像学的手段不能够有效解决科学问题,才出现了对分子探针不断的深入研究,也使得分子影像从简单的一门技术成为了一门学科。

分子探针,也被称为对比剂或者示踪剂,是通过形象的设计来展示生物的生命活动。科研人员在分子探针领域不断探索,并取得了较多的成果。然而,在向临床应用的转化过程还是比较缓慢的,最主要的是对药物的有效性和对生物体的安全性的考虑。因此,制备信号强度较高和生物相容性较好的分子探针是最基本的。对于一个能够应用在临床上的合格分子探针,应该具有以下优良的性能:

1. 高信噪比 分子影像学是通过成像图片来反应生物体生命活动的情况,所以形成的图片必须具有较高的对比度。如果背景信号较强,和成像区域不能够明显分辨,就不能够展示生理和病理情况。这就要求制备的探针在体外研究中,能够用较低的浓度显示较强的研究信号,通过最小剂量的分子探针生成较高对比度的图片。此外,较低剂量的分子探针能产生较大信号并能够很好地应用在疾病的早期诊断中。在目标区域快速高效吸收,并长时间富集,在其他组织中吸收较少或者排出较快,也能够增加信噪比。

2. 高特异性 分子探针可以分为特异性和非特异性的两种情况。非特异性的分子探针对组织没有特定的靶向性,如心肌血流灌注显像,通过静脉注射后,正常的心肌区域能够和血量成正比,在冠状动脉病变的区域血量较少,在图像上展示为信号较低,从而可以应用到冠心病的诊断及预后判断中。目前,科研人员在特异性分子探针方面的研究越发地深入,通过计算机化学的不断发展,设计模拟对特定靶点具有亲和性的有机分子,从而为合成化学提供指导,也产生了较多的具有较好靶向能力的分子探针。另外,也发现了很多能够和生物标志物相互作用的蛋白质、多肽、DNA、RNA 等。对这些生物分子进行信号分子的标记、连接以后就能够制备出具有较强靶向性的分子探针。分子探针和靶标物质要具有较强的亲和性,从而快速地结合并且解离速度较慢,这种具有特异性的探针只能够与特定靶标相互作用,减少非特异性区域的富集,提高成像效果,更加高效地展示疾病的生物过程。自从纳米药物被广泛研究以来,纳米药物基于实体瘤的高通透性和滞留效应(EPR效应),能够很好地将纳米药物富集在疾病区域,实现纳米药物对肿瘤的靶向作用。

3. 高稳定性 分子探针制备后在溶液状态具有较好的稳定性,并在类似体内的盐溶液中保持原有分散状态。并且长时间存储和运输不会影响其稳定性,从而实现临床上应用的可能性。生物体内是复杂的环境,对很多外源性的分子探针都是处于防御状态,生物分子结构的探针会在血清内被降解从而失去分子探针的功能。另外,在疾病区域的微环境中,也会由于病变从而造成很多活性物质高表达,降低分子探针的功能。因此,分子探针在试管和生物体内维持分子探针靶向性和高信号性能是一个合格临床分子探针应用必须具有的性能。

4. 高生物相容性 分子探针还要求具有较好的生物相容性。分子探针也不能引起机体明显的免疫反应或者其他不良反应,分子探针的代谢产物也不能产生不良反应。另外,分子探针需要能够在生物体内代谢并且通过排泄途径排出体内。

5. 生产和经济可行性 分子探针还要能够有利于日常的推广应用,所以制作的成本是要考虑的一个因素。过于复杂的制备、纯化工艺、较高的原料成本会阻碍分子探针的临床应用。

第二节　核医学探针

核医学影像是通过放射性分子探针作为示踪剂来对疾病进行诊断和监测。核医学影像能够应用在各种疾病中,尤其是脑、神经系统疾病的诊断和认知功能方面的研究。核医学影像有其独特的优势,能够反映器官和组织功能代谢,可在解剖结构改变前早期发现疾病的病理生理改变,是一种简便、经济、无创伤的检查方法。另外,核医学影像具有灵敏度高、可定量及可由动物实验结果直接推广到临床等优点。核医学影像的发展与放射性核素标记的放射性药物的发展密不可分。1935 年，Hevesy 利用 ^{32}P 标记的磷酸盐对大鼠体内磷代谢进行了研究，从而将放射性药物引入到生物医学研究中。利用放射性核素及其标记化合物对疾病进行诊断和治疗是 20 世纪 50 年代以后迅速发展起来的现代医学重要诊断技术之一。

用于显像的诊断放射性药物又可以根据所用放射性核素性质不同分为 PET 药物和 SPECT 药物。

一、PET 探针

PET 探针是 PET 成像技术中必不可少的显像工具。PET 探针为正电子核素标记分子，如 ^{11}C、^{15}O 和 ^{18}F 等。其类型主要分为血流灌注型、代谢型和结合型。^{18}F 是 PET 探针的始祖，且至今在 PET 领域的地位都难以撼动。1977 年，Ido 等先后报道了用 F_2 合成 2-脱氧-2-氟-葡萄糖与干燥 ^{18}F-F_2 的制备，并与 Fowler 合作改进合成的方法，实现了 ^{18}F-FDG（2-脱氧-2-氟-18-D-葡萄糖）的长途运输，并在宾夕法尼亚大学利用 PET/CT 系统进行了首例人体实验。^{18}F-FDG 是目前应用广泛的 PET 探针，其化学结构与天然的葡萄糖结构相似，可以部分参与糖代谢的过程，广泛应用于肿瘤、心血管疾病、脑科学等领域（图 6-2）。各大药物公司为了进军核药物市场，争相设立研发机构，想要开发出优于 ^{18}F-FDG 的 PET 探针，该现象极大地推动了核药物的发展。

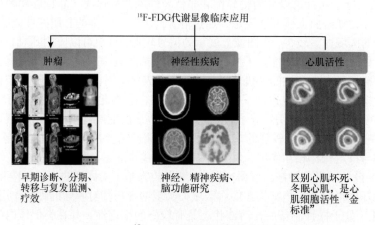

图 6-2　^{18}F-FDG 的代谢显像临床应用

21 世纪以后，由于多肽有着特异性强、易于合成、易于改造等诸多优点，相较于蛋白质等大分子，多肽也有着更快的清除速度，具有成为放射性探针的先天优势，因此以 RGD 为代表的多肽 PET 探针发展迅速，基于 RGD 多肽的 PET 探针有 ^{18}F-Galacto-RGD 和 ^{18}F-Fluciclatide 等。其在肿瘤内有很强的特异性，灵敏度高达 59%～92%。同时，以 RGD 为基础的 PET 分子探针也可用于类风湿关节炎的诊断中。

为了寻求更高的靶向性，开始出现以肽/抗体为基础的 PET 分子探针的研究。由于多肽/抗体在体内的循环时间较长，短半衰期的放射性同位素无法满足要求，因此将 ^{64}Cu、^{89}Zr、^{44}Sc 等较长半衰期的放射性同位素应用于肽/抗体等大分子的 PET 成像中。如图 6-3 所示，基于生物大分子构建的探针被称为生物共轭体，一般而言生物共轭体探针包含四个部分：①生物靶向分子载体；②放射性同位素；③螯合剂；④螯合剂与载体分子之间的连接结构。^{64}Cu 的半衰期适中（$t_{1/2}$=12.7h），标记方法简单，因此被广泛地运用。广泛使用的 ^{64}Cu 螯合配体有 1,4,7,10-四氮杂环十二烷-1,4,7,10-四乙酸（DPTA）和 1,4,8,11-四氮杂环十四烷-1,4,8,11-四乙酸四盐酸盐水合物（TETA），如 ^{64}Cu-DOTA-ReCCMSH、^{64}Cu-TETA-Tyr3-octreotate。最适用于抗体等大分子的放射性标记的是半衰期长达 78.2h 的 ^{89}Zr，其应用有：^{89}Zr-DFO-transtuzumab 表征 HER2/neu 阳性肿瘤、^{89}Zr-DFO-J591 特异性靶向前列腺特异性膜抗原 PMSA、^{89}Zr-DFO-AMG102 特异性靶向肝细胞生长因子等。

纵观 PET 分子探针的发展历史，可以看出其是根据时代的需求而不断发展的。但 PET 分子探针的发展离不开基础研究，所以在追求临床转化效益的同时，也要更加注重基础研究的发展，只有在可靠的基础研究背景下，才能发展出更具有临床价值的 PET 分子探针。

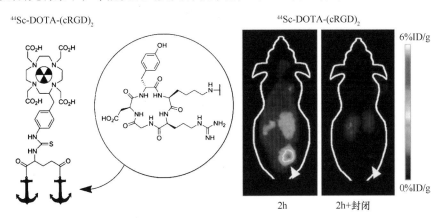

图 6-3 ^{44}Sc 标记的多肽应用在 PET 中

二、SPECT 探针

SPECT 探针主要包括 ^{99m}Tc、^{111}In、^{131}I、^{67}Ga、^{201}Tl 等，根据用途可以分为治疗性和诊断性两种探针。其中 ^{99m}Tc 约占诊断用放射性显像剂的 85%，其半衰期较长，且其发射的 β 射线能量较小，是一种相对较稳定的核素，几乎可用于所有疾病的诊断，包括脑、心肌和肿瘤等疾病。在肺癌的诊断中，利用 ^{99m}Tc 标记的 RGD 靶向肽（^{99m}Tc-RGD-BBN）展示了比 ^{18}F-FDG 更好的成像效果（图 6-4）。在乳腺癌的诊断中，利用 ^{99m}Tc 标记的双微体扩增基因（*MDM2*）反义寡核苷酸使乳腺癌的早期诊断成为可能。甲状腺功能诊断中，^{99m}TcO$_4^-$ 常用来评价甲状腺癌术后残留的甲状腺组织。在骨显像中，^{99m}Tc-MDP（锝亚甲基二膦酸盐）是目前公认的最为理想的骨显像剂，通过结合骨骼的无机成分中的羟基磷灰石结晶来实现显像，此外还可对梗死的心肌细胞或钙化的软组织进行定位。肝胆系统显像中，^{99m}Tc-EHIDA（锝依替菲宁）是国内唯一批准的显像剂，该显像剂通过静脉注射后，可以迅速地被肝脏组织摄取，排至肝胆系统中。脑血流灌注显像中，^{99m}Tc-HMPAO（锝依莎美肟注射液）、^{99m}Tc-ECD（锝比西酯注射液）通过静脉注射后，可以穿过血脑屏障，被脑组织所摄取，因此可用于脑外伤、癫痫、痴呆、脑死亡及精神病的脑功能、正常脑生理功能活动的研究。

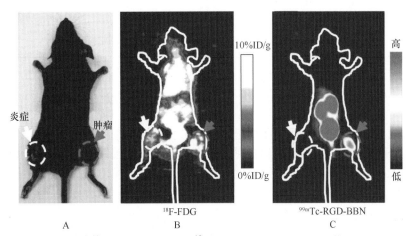

图 6-4 ^{99m}Tc-RGD-BBN 和 ^{18}F-FDG 在肺癌模型中的成像对比

另外，^{67}Ga 在肿瘤和炎症部位的聚集程度较其他部位高，因此可用于肿瘤和炎症的定位诊断和鉴别诊断。^{201}Tl 通过静脉注射后会被血液快速清除，被心肌细胞所摄取，因此常用于心肌显像，对心肌梗死、冠心病的诊断、预后及随访观察有较大价值。^{131}I 可被甲状腺滤泡上皮摄取，其摄取的量与合成甲状腺激素的速度有关，因此可以用来评价甲状腺功能。^{131}I 除了作为诊断显像剂之外，还可用于治疗甲状腺功能亢进症及分化型甲状腺癌转移灶。^{111}In 是一种在神经内分泌肿瘤闪烁照相定位中广泛应用的放射性标记生长抑素类似物，可用于定位非小细胞肺癌病灶。

第三节　磁共振探针

磁共振分子成像是指利用磁共振成像（MRI）技术对体内特定生物分子进行成像。MRI 具有全面性和普适性，组织穿透较深，可以直接或间接显示生物体内更为丰富的结构信息。其精湛的空间分辨力使其具有更为准确的定位能力，可以提供清晰的生理及解剖信息，以达到对病变早期、特异性诊断与疗效监测等目的。另外 MRI 具有无创性，且对人体无放射性等伤害，在生物医学领域有着不可替代的作用。然而，MRI 最大的局限性在于成像敏感性较低，MRI 所探测到的分子浓度通常为毫摩尔（mmol/g）到微摩尔（μmol/g）水平，较 PET 成像要低数个数量级。因此，研发 MRI 高灵敏度特异性探针、发展有效生物放大技术一直是领域内的热点问题。

MRI 的造影通常是通过控制脉冲序列，利用水质子弛豫特性的差异，或引入改变积聚地区的水质子弛豫特性的对比剂（如 Gd^{3+}或铁的氧化物）产生的。当外磁场移除后，磁力矩重新调整在外部磁场的方向，以它恢复净磁化强度的时间称为纵向弛豫时间或自旋晶格（T_1）弛豫，其为传统的 MRI 测量质子的弛豫，T_1弛豫时间取决于质子的移动性（自旋-晶格）或原子核的旋磁比。另一方面，横向弛豫时间（T_2）是指通过自旋的消退描述净横向磁化的减少或自旋相干的损失。MRI 对比剂是顺磁性物质，能加速受影响的质子的弛豫时间，导致并使质子 T_1 或 T_2 的弛豫产生或高或低的信号。在 MRI 分子探针的开发中，如何赋予传统对比剂以分子/细胞特异性及足够的差别显示能力是亟待解决的关键问题。常用的分子探针按成像材料可分为两大类：一类是以钆（Gd）和锰（Mn）元素为基础的顺磁性对比剂，在 T_1 弥散加权成像（T_1WI）上表现为高信号；另一类是含有或包裹氧化铁的超顺磁性对比剂，在 T_2 弥散加权成像（T_2WI）上表现为低信号。

一、T_1 探针

早期 T_1 对比剂研究主要集中在以钆为基础的分子探针。此类探针通常利用抗原-抗体或配体-受体特异性结合，同时携带大量的钆螯合物到达靶点，产生 T_1 阳性信号对比。1987 年 Gd-DTPA 被美国食品药品监督管理局（Food and Drug Administration，FDA）批准在临床上进行应用，商品名为 Magnevist®（马根维显）。Gd-DTPA 是第一个也是目前使用最广泛的钆类磁共振对比剂。Gd-DTPA 能够应用在血管成像、脑部成像，也可以应用在全身的 MRI 中。基于 DTPA 的衍生物也在不断地研究，并且取得很好的靶向性效果。另外一种应用比较广泛的钆螯合物是 1,4,7,10-四氮杂环十二烷-1,4,7,10-四乙酸（DOPA），并且 Gd-DOTA（钆特酸葡胺，商品名 Dotarem®及 Artirem®，多它灵）作为另一类钆类对比剂被应用在临床诊断中。

钆类分子探针在分子成像时所需的浓度要求较高，有时对某些表达微量的靶点成像时无法达到检测所需的钆离子浓度，最近新研发出的一些钆类纳米探针可以较好地克服这个问题。这类探针通常由树枝状分子、胶束、脂质体、高密度脂蛋白等大分子物质构成，能够结合更多钆离子，且在血液循环中的半衰期较长，具有更大的纵向弛豫率，从而获得更优的成像效果。

钆类对比剂成像效果较好，副作用较少，而且经济可行性较好，在临床的 MRI 诊断中广泛应用。然而，钆类对比剂有增加肾源性系统纤维化的风险，对肾功能障碍的人群要慎用。磁共振 T_1 对比剂作为分子探针的另一个比较成功的是二价锰离子（Mn^{2+}），但它作用的机制与钆有所不同。首先，锰离子本身就是一种磁共振 T_1 对比剂，它的存在会缩短与其相邻的水分子的纵向弛豫时间

（类似于钆离子）。其次，锰离子特殊的地方在于它本身就可被当作分子探针来使用。这是因为锰离子在生物上是钙离子的类似物，而钙离子又是中枢神经系统中最重要的神经传递介质之一。在神经活动时，钙离子作为一种神经传递介质在触突或神经元之间有传递。生物体内固有的锰离子的浓度非常低，所以如果要用锰离子作为分子探针，需引入外源性的锰离子。在神经元活动时，引入的锰离子会通过钙离子的输运通道，在兴奋了的神经元之间传递，并积累。锰离子的积累会影响兴奋了的神经组织内水分子的 T_1，从而使得兴奋了的神经组织在 T_1WI 上信号变亮。采用 MRI 分子影像观测神经活动时，钙离子作为一种神经传递介质的运输过程虽然容易实现，但其主要缺点为锰离子在高浓度时有生物毒性，因此该类探针只能在动物上进行。

锰离子配合物也被科研人员进行了广泛研究，锰福地吡三钠（Mn-DPDP，商品名 Telsascan，泰乐影）被 FDA 批准上市，然而成像效果不理想，副作用较大，已经退出市场。由于铁离子也是具有 5 个未成对电子，也具有作为 T_1 对比剂的条件。其中，柠檬酸铁铵（商品名 Ferriseltz® 及 FerriSeltz®）就是一种铁类 T_1 对比剂，被用来作为肠道造影。

二、T_2 探针

磁性纳米颗粒主要指由氧化铁核心或其他以铁和铁的氧化物为主要磁性物质的纳米颗粒，可以产生 T_2 阴性信号对比。临床上常用的磁性纳米探针为超顺磁性氧化铁（SPIO）及超小顺磁性氧化铁颗粒（USPIO），一般认为 SPIO 直径在 50～150nm，USPIO 的直径在 30～50nm。这些氧化铁颗粒经静脉注射后，由于粒径很小，具有较长的血液循环时间，可分布至吞噬细胞丰富的网状内皮系统。利用这种被动靶向性，氧化铁颗粒已被成功用于肝损伤、良恶性肿瘤及转移淋巴结等的鉴别诊断。另外，通过标准化的毒理药理学研究表明了 SPIO 及 USPIO 经过静脉注射以后能够分解，并且产生的铁离子被用来形成血红蛋白、铁蛋白等，不会产生代谢毒性。此外，磁性纳米颗粒还可被修饰并结合某些特异性抗体、寡糖、多肽及其他配体等，用于主动靶向成像。通过将 SPIO 组装成纳米团聚体能够增强 MRI 性能，并且在生物体内取得有效的成像效果（图 6-5）。

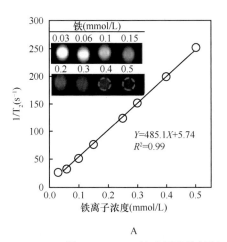
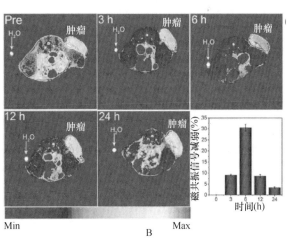

图 6-5 SPIO 纳米团聚体材料 MRI 性能（A）和老鼠肺癌模型中的成像（B）

1996 年，FDA 先后批准了两种氧化铁颗粒在临床上的应用。一种为口服类药物 Ferumoxsil（商品名 Gastro MARK® 及 Lumirem®）来作为肠道对比剂，其主要成分是二氧化硅（SiO_2）修饰的非化学计量氧化铁颗粒。另外一种是静脉注射类对比剂药物 Ferumoxide（商品名 Feridex® 及 Endorem®），主要成分是右旋糖酐修饰的非化学计量氧化铁颗粒。随后，利用低分子量的右旋糖酐修饰的非计量氧化铁对比剂 Ferumoxtran-10（商品名 Combidex® 及 Sinerem®），Combidex® 比 Feridex® 血液循环时间较前更长。后续又发展了 Ferucarbotran（SPIO，商品名 Resovist® 及 Cliavist®）和 Ferumoxsil（SPIO，商品名 GastroMARK® 及 Lumirem®）。然而，由于造影效果有限、副作用较大，Combidex®始终没有获得 FDA 批准。并且，AMAG Pharmaceuticals 也停产了 FDA 批准的 Feridex®。

目前，仅存的该类对比剂是 Ferumoxytol（商品名 Feraheme®），其成分是葡萄糖山梨酸羧甲基醚缩聚物修饰的非化学计量比磁性氧化铁纳米颗粒。Feraheme®既可以作为补铁剂应用在慢性肾病引起的缺铁性贫血，也可以作为 T_2 对比剂。基于 SPIO 及 USPIO 的 T_2 对比剂已经进行了长时间的研究，但目前仍然不能够满足临床诊断的应用要求。目前各类磁性氧化铁类科研产品层出不穷，新型的氧化铁类 T_2 对比剂也一定会取得更加广泛的应用。

第四节　CT 探针

计算机体层成像（X-ray computed tomography，CT）成像是目前临床上应用最为广泛的疾病影像检测手段之一，具有较高的空间分辨力，且不受探测深度的限制，而且和 MRI、PET 成像相比成本较低。CT 成像同时具有组织密度分辨力高、成像速度快的优势，可直接观察特定的组织内部的结构变化。传统 CT 只适用于密度差异较大的组织，如骨骼、肺等；对于密度相似组织则表现出较低的分辨力和灵敏度，因此需要一种对比剂来提高 CT 成像灵敏度。通过改变体内局部组织对 X 线的吸收，增加不同组织间的对比度，从而获得所在位置的清晰度较高的图像，以达到对病变组织成像的目的。CT 对比剂必须具有较高的 X 线衰减系数、较长的血液半衰期，并且在检测完毕后一段时间内能够从体内彻底清除。CT 对比剂可分为两大类，原子量高、比重大的高密度对比剂和原子量低、比重小的低密度对比剂。

目前临床上应用的 CT 对比剂主要包括碘制剂和钡制剂，其中钡制剂（硫酸钡）一般用于消化道造影检查，可较清晰地展示胃肠道黏膜表面微小结构，为临床胃肠道疾病的诊疗提供参考。碘制剂分为水溶性和脂溶性的对比剂，其中水溶性的对比剂又分为离子型对比剂和非离子型对比剂。离子型对比剂包括碘肽钠、泛影酸钠、泛影葡胺、复方泛影葡胺、碘肽葡胺，非离子型对比剂包括碘普罗胺（iopromide）、碘海醇（iohexol）及碘必乐（iopamiro）等。离子型对比剂以泛影葡胺为代表，造影效果好，但其中的碘是以离子方式存在于溶液中，碘离子非常容易与血管壁接触，当人体血管壁或其他组织的细胞对碘过敏时，使用对比剂者就会发生过敏反应。相比而言，非离子型对比剂在水溶液中不发生电离，自身不带电荷，降低了溶液的渗透压，此外结构中含有羟基且不含羧基，它的这些特性使对比剂产生的毒副作用显著降低，因此在临床上应用较为广泛。但是临床上常用的含碘类 CT 对比剂仍然存在很多问题，如注射剂量大、非特异性分布、血液半衰期短等。

随着含碘的纳米脂质体、纳米乳、聚合物纳米粒子等材料的出现，以上问题得到了改善。在众多基于碘的纳米造影体系中，由法国 Guerbet 公司生产的一种碘化纳米乳已经开始在临床使用，主要用于成人肝脏、子宫输卵管及淋巴系统造影。纳米脂质体，由类似生物膜的磷脂双分子层结构构成，它可同时负载亲水性和亲油性的含碘小分子，从而具有较高的负载碘对比剂的能力。含碘的聚合物纳米粒子造影体系通过物理或化学方法将含碘小分子结合到聚合物颗粒上，形成聚合物纳米体系。与纳米乳和脂质体相比，聚合物纳米粒子造影体系的稳定性和对比剂负载量得到了进一步提高。

和碘元素相比，金元素具有更高的原子序数和 X 线吸收系数，单位质量的金与碘相比造影效果要好约 2.7 倍。1895 年，德国物理学家伦琴利用 X 线拍摄了第一张照片，如图 6-6 所示，图片清晰地展示了骨骼的情况，在示指上的金戒指也能够更加清晰地分辨出来。这是因为金戒指中的金元素吸收了 X 线，这也说明了从 X 线成像最初就已经证明了金元素具有作为成像对比剂的潜力。目前，由于金纳米结构良好的生物相容性和较低的生物毒性，金纳米结构作为 CT 对比剂也被广泛研究。如 Nanoprobes 公司生产的 1.9nm 的金纳米颗粒分散到 PBS 缓冲液中进行成像，可以很清楚地看到血管，从而鉴别诊断肿瘤区域。金纳米结构为 CT 对比剂的研究开辟了新的途径，进一步的研究一定能在这一领域有所作为。

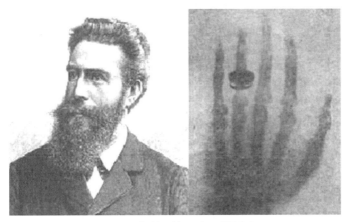

图 6-6　伦琴和第一张 X 线图片

第五节　超 声 探 针

超声成像具有安全、轻便、快速、检测费用低等优势，在临床上广泛用于眼科、妇产科及心血管系统、消化系统、泌尿系统疾病的诊断。超声分子影像学也是分子影像学的重要组成部分，它将无创的超声成像技术与精准的分子探针结合起来，通过增大疾病部位和周围组织的差异性提高成像的对比度，从而实现在生物体内细胞水平和分子水平的定性和定量研究。其中，超声分子探针的引入进一步提高了超声成像技术的灵敏度与准确度。微气泡对比剂是超声成像的传统对比剂，目前使用最广泛的超声分子探针是在此基础上发展而来的，成为超声分子成像中最重要的一类探针载体。

超声对比剂由外壳和内部包裹的气体这两个部分组成。对比剂的外壳可以是蛋白质、磷脂、聚合物、半乳糖/多糖，也可以是表面活性剂构成的液膜。其中，利用可降解共聚物作为外壳制备的超声对比剂具有较好的生物相容性、较高的水溶液分散性、较低的免疫原性。其中，利用两嵌段共聚物聚乙二醇聚乳酸能够制备发生气液相变的对比剂，该对比剂能够在体内长时间的稳定存在，在特定区域发生相变增强成像效果。包裹的气体可以是二氧化碳、氮气、氧气、空气、全氟化碳等。其中，全氟化碳类气体由于毒性较低、化学性质稳定、生化惰性、高密度、高蒸气压而广泛地应用在超声对比剂的填充气体中。目前，常用的全氟化碳类气体有全氟丙烷、全氟丁烷和全氟戊烷。全氟戊烷在常温下是液态，因此被用来作为气液相变型的超声对比剂，有助于增强对比剂的稳定性和造影效果。1994 年，Albunex® 被 FDA 批准上市，成为第一支通过肺部对左心显影的超声对比剂。后续，又有多种超声微泡被设计研究，并取得较好的成果。

科研工作者在微泡对比剂表面修饰上特异性的靶向分子或蛋白质，形成特异性的靶向超声分子探针。利用肿瘤的被动靶向效应或声辐射来递送探针，后者通过在对比剂表面修饰配体或多肽以实现主动靶向到组织或器官的功能，主动靶向探针在实验或研究中更常使用。除了在对比剂表面修饰配体，研究者还开发了一种广谱的主动靶向对比剂，以适应机体复杂的内部环境，从而提高了对比剂的功能和应用价值。

随着纳米技术的发展，纳米级的超声对比剂也得以研究。与微米对比剂对比，纳米级的对比剂具有更强的穿透力、较大的表面积吸附力，能够聚集成像，如在肿瘤或炎症部位的血管内皮细胞之间通常存在一个间隙，宽度可达 780nm。有些纳米级分子可以从肿瘤部位或炎症区域的血管中渗出，由于肿瘤相关的淋巴引流受阻，这些外来分子有聚集的倾向，导致回流和血液流动缓慢。因此，由于肿瘤被动靶向效应的存在，纳米级的对比剂可以从血管渗出或在血管外聚集，从而实现肿瘤组织的成像。随着分子生物学、材料学、医学的交叉融合和共同发展，能够更加有利于诊断和治疗的超声对比剂一定会不断发展、完善，为医学发展提供更大帮助。

第六节　光学探针

光学分子影像技术是一种利用荧光进行活体动物成像的技术。光学成像技术可以将荧光特性与特定的分子相结合，用于组织病理变化的早期研究。光学成像体系主要包括有活体显微镜成像、多光子成像、近红外荧光成像、激光共聚焦成像等方面。虽然 MRI 和核医学成像具有高分辨力，对组织深度没有限制等优点，但是这些设备价格通常非常昂贵。与 MRI、PET 等相比，光学成像具有更高的分辨力、成像速度、灵敏度和价格低廉等优点，在生命科学、医学研究和药物研发等研究中得到越来越多的关注。

近年来，光学分子影像学得到迅猛的发展，光学分子影像学具有一些无与伦比的优势。它可以将复杂的生物学过程转换成可视化的图像，因此光学成像在药物的研究中发挥着至关重要的作用。光学成像的基础是光学探针的设计。新的荧光标记技术为光学成像提供了特异性的对比，极大地提高了活体成像的检测灵敏度和准确性。目前，光学探针已经从传统的有机染料发展到多功能的复合纳米材料。新型的荧光探针在增强生物体内信噪比起到了重要的作用，其本质是将荧光材料与靶向分子进行偶联得到对病灶部位特异性识别的靶信号分子。通过荧光探针与靶向分子结合发出的信号，借助光学影像设备检测信号，显示出活体组织的图像。光学成像具有较高的灵敏度高、更短的反应时间及原位检测，因此光学成像技术在疾病的早期诊断和新药物研发中得到广泛的运用。近年来，各种各样的荧光探针包括有机荧光分子、有机荧光纳米材料、无机非金属荧光探针、半导体纳米材料和贵金属纳米材料等光学探针得到迅速的发展。

（1）有机荧光分子：传统有机荧光分子包括花青类荧光探针如吲哚氰绿（indocyanine green，ICG）、香豆素类荧光探针、罗丹明类荧光探针等。其中 ICG 是被 FDA 批准能够应用于临床荧光成像的分子探针。ICG 可以应用在肝脏功能成像、肝癌成像、癌症手术切除中的前哨淋巴结成像等应用。然而，ICG 特异性较差，光稳定性不强，水溶液中分散性不好，限制了生物体内的进一步研究。针对这些问题，新型吲哚氰绿的类似物 Cy Dyes 和 Alexa Dyes 等也被设计制备。其中，Cy Dyes 包括 Cy3（548/562nm）、Cy5（646/664nm）、Cy5.5（673/692nm）。Cy5.5 的激发光谱/发射光谱最长，穿透性好，且稳定性高，广泛用于其他靶向性近红外荧光探针的合成。另外，Alexa Dyes 的光稳定性也较高，被广泛地应用在抗体的标记中。靶向性荧光分子探针一般由荧光团、靶向基团和连接臂构成。通过靶向性多肽、抗体、DNA 等将荧光分子和靶向区域特定分子特异性结合，然后利用荧光团进行成像。如图 6-7 所示，将 Cy5.5 和 ZW800-1 通过偶联的形式和 RGD 靶向肽结合，能够更加选择性地富集在疾病区域，更好地监测活体生命活动，改善诊断和治疗策略。

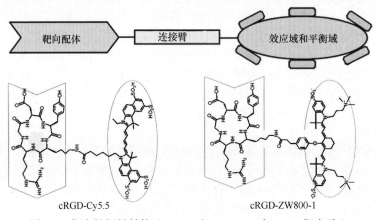

图 6-7　靶向性探针结构（Cy5.5 和 ZW800-1 与 RGD 靶向肽）

（2）有机荧光纳米材料：包裹有有机染料的纳米颗粒不仅能够保持染料的特有荧光性能，同时能克服染料固有的光化学稳定性差、易光漂白和光降解快等缺陷。但 ICG 由于可设计性很差，没有可以直接与生物分子偶联的官能团，因此不方便制备成特异性的荧光探针。但是如果将其包裹在纳米颗粒的内部，然后再组装成探针则可以较简单地实现靶向成像。科研人员以 ICG 为荧光探针，用磷脂纳米颗粒（PLGA-lipid NPs）为基底，叶酸（FA）为靶向分子的荧光探针构建了具有靶向功能的纳米荧光探针。研究表明，制备的纳米荧光探针具有更好的荧光稳定性，能够更好地应用在肿瘤的诊断中。

然而，商品化的荧光染料在生物医学领域虽有报道，但由于强烈的分子间作用力，导致聚集态荧光急剧降低，这就是聚集导致的荧光淬灭（aggregation-caused quenching，ACQ）现象。此外，传统的有机荧光染料具有较小的斯托克斯位移，容易与背景光重叠，因此不利于生物成像等方面的应用。于此，开发出具有更高亮度和大斯托克斯位移的近红外荧光探针仍是一个挑战。2001 年唐本忠课题组发现一类分子具有独特的光学性能，即在溶液状态下，荧光分子几乎不发出荧光，但是当分子处于高浓度和固体状态下，它的荧光强度明显增强。这种现象称为聚集诱导发光（aggregation-induced emission，AIE）现象。随后，一系列 AIE 荧光分子包括四苯乙烯、二苯乙烯基蒽等，被设计和合成出来。

（3）无机非金属荧光探针：量子点具有不一样的光学特性。通常情况下，它的荧光发射波长是可调的，根据激发波长的变化，荧光范围通常可达 300～2400nm，而且可以实现多种状态的激发。量子点具有光化学稳定性好、荧光寿命较长等优点。同时，量子点凭借着尺寸粒径小，在体内循环时间长等优点，对肿瘤区域具有更好的被动靶向效果。这些独特的性能使得量子点最先被用于活体荧光成像。其中，碳量子点和石墨烯量子点是一类具有超小碳纳米颗粒，具有优异的独特的光学性质、良好的生物兼容性及廉价的制备成本等优点，在生物纳米材料方面得到广泛的关注。它们能发射近红外荧光，用于生物体内外成像。

上转换发光材料是一类能够在近红外光激发下发出可见光的材料。之所以称为上转换，是因为通过多光子机制可以把较长波的光转换成短波辐射。与有机染料和碳量子点相比，上转换发光材料不但具有更好的化学稳定、光稳定及带隙发射窄等优点，而且近红外激发具有更强的组织穿透能力，对生物组织几乎没有损伤。2008 年 Prasad 课题组报道了注射 $NaYF_4$: Yb/Tm 上转换发光纳米材料的小鼠，在 975nm 激发下纳米材料发出明亮的荧光。而且材料从尾静脉注射后主要富集在肝脏等部位，并且没有明显的干扰背景荧光出现。

（4）贵金属纳米材料：贵金属纳米簇作为一类新型的荧光标记物也被应用到生物医学成像中。贵金属纳米簇有较大的双光子横截面，使得其在双光子成像领域中展现出很大的应用潜力。如银纳米簇显示出很高的发光亮度和强的抗光漂白的能力，在照射了 24h 后，仍呈现出强的荧光。采用糖苷作为金纳米簇的保护，实现了金纳米簇干细胞标记及双光子成像示踪：在 800nm 的激光照射，金纳米簇可以有效地对标记靶细胞进行双光子成像。

第七节 光声探针

光声成像（photoacoustic imaging，PAI）以 1880 年 Bell 发现的光声效应为理论基础，当纳秒级的脉冲激光束照射感兴趣组织后，入射光子被组织吸收并在组织内部传播，引起组织局部轻微变热进而产生热弹性扩张。这种瞬态的热弹性组织扩张会产生压力波（即超声波），其强度大小取决于吸收光能量的多少，不同的组织有不同的光吸收，产生的超声波强度亦有差异。近年来，PAI 迅速发展成为一种新型无损伤、无辐射成像方法，其结合了超声检查的高分辨力和光学成像的高对比度，能从大多数组织中采集功能和分子信息，提供高特异性的组织影像。通过与分子影像探针技术及对比增强成像技术相结合，PAI 实现了活体组织分子水平的非侵入性生理及病理成像，其既可依赖于组织固有对比（如黑色素、Hb 和脂肪等内源性生色团），也可利用主动靶向探针或被动靶向探针来增强成像效果，从而实现对目标组织的无损、实时、多层面、多对比度的可视化动态成像。PAI

技术为研究生物组织的形态结构、功能代谢、生理及病理特征提供了重要手段。

由于并不是所有组织的吸收光谱都是已知的，且组织本身的光吸收相对较弱，为了提高成像对比度和拓展 PAI 的应用范围，PAI 的外源性探针应运而生，其目的在于通过探针的特异性摄取，增强组织中某种成分的光吸收率，进而实现更深层的组织成像。目前，PAI 的外源性探针主要有以下 2 类：

（1）小分子染料：许多染料因具有荧光性而被用于光学荧光成像，而 PAI 只利用其光吸收谱部分而非荧光发射部分，这使得其量子产率更低（光子发射与光子吸收的比率低，即更多吸收的能量可转换成光声信号）。如 ICG、伊文思蓝和亚甲基蓝等染料都具有较好的 PAI 对比剂效果。

（2）纳米颗粒：比小分子染料大，在几纳米到几百纳米之间，包括等离子体和非等离子体纳米颗粒两类。前者利用表面等离子体共振效应产生大于小分子染料 5 个数量级的光吸收。与近红外光相比，等离子体纳米颗粒的优势在于，其可通过大小和形状的改变使光学特性具有高度可调性，同时，可在其表面进行功能修饰，这在体内应用及分子靶向中有着重要作用。另外，非等离子纳米材料中应用较广的是石墨烯、单壁碳纳米管、二硫化铜、二硫化钼等纳米材料。

总体来说，PAI 为研究生物组织的结构形态、生理特征、代谢功能、病理特征等提供了重要手段，在生物医学临床诊断及在体组织结构和功能成像领域具有广泛的应用前景，有望以其独特的优势在肿瘤定位、定量与定性研究中发挥重要作用，进而为肿瘤的早期诊断和治疗提供帮助。

第八节　多模态成像探针

随着医学和生命科学的不断进步，人们对自身健康状态的关注程度越来越高。先进的医学影像技术是人们利用医学诊断技术认知人类健康状态的核心技术手段之一。每种影像学技术都有各自的特点，如荧光成像具有安全性和灵敏度高、快速动态实时监测、价廉无创的优点，但组织穿透力差，空间分辨力低，很难获得深层组织的成像信息；MRI 空间分辨力高，没有组织穿透深度的限制，对软组织也有很好的分辨力，无放射性污染，但成像时间较长，成本高，灵敏度相对较低；超声成像具有实时、价廉、无放射性污染的优点，具有广泛临床应用，但是其分辨力低，具有操作经验的依赖性；CT 成像依据组织密度差异引起的射线透过率的差别而实现成像，因而它对具有密度差异的组织有很好的分辨能力，但是对密度相近的软组织却无能为力；PET、SPECT 具有很高的灵敏度，速度快，无组织穿透深度限制，但空间分辨力低，难以获得深层组织的定量信息，可能出现假阳性或假阴性结果，存在放射性带来的风险。综上所述应用单一成像技术可能会造成诊治过程中的一些误判。

多模态活体成像探针是指集成了多种造影功能，能够为两种或两种以上的活体成像技术提供造影效果的生物探针。例如，PET/CT 和 SPECT/CT 多模态成像系统在临床应用中表现出良好的效果。多模态成像系统的开发对成像探针的性能提出了新的要求，开发与多模态成像系统相匹配的多模态活体成像探针成为医学影像技术发展的前沿与热点。

目前基于多模态分子影像技术在肿瘤早期诊断中的应用主要以荧光分子探针为基础，利用化学键及配位键作用来连接荧光分子，结构设计简单，适合于将荧光对比剂融合以构建多模态成像探针。通过结合光学成像与 MRI、CT、PET 等检测手段，进行疾病的早期诊断。有机荧光分子被广泛地用作构建无机及有机纳米粒子多模态成像探针的模块。在氧化铁纳米粒子表面修饰荧光染料实现光学探针功能；在金纳米粒子表面连接荧光染料所构建光学/CT 双模态探针具有较好的成像效果；将荧光染料和 PET 探针装载到纳米材料，能够实现活体肿瘤靶向双模态 PET 荧光成像。

目前以 SPIO 为 MRI 对比剂的研究已经广泛地应用在临床医学中，通过对 SPIO 进行表面修饰和掺杂可以实现 MRI 阴性造影和其他成像模式的结合。通过将 SPIO 和金纳米结构进行制备，能够实现 MRI 和 CT、光声成像的结合。PET/MRI 双模态通过同时成像从根本上改变现有疾病诊断的精确度，更好地为生物医药提供生命活动信息。将 ^{124}I 修饰在 SPIO 上，制备了 PET/MRI 双模态探针，能够实现淋巴结的成像，能够提高手术切除的准确性，降低对其他组织的损害。另外，Gd^{3+}可以作为 MRI 阳性对比剂，通过将 Gd^{3+} 在纳米结构中进行掺杂或者将 Gd-DPTA 有机螯合剂装载在纳米结构上，能够实现 MRI T_1 成像和其他成像模态的结合。而用 ^{18}F 标记 $Gd^{3+}/Yb^{3+}/Er^{3+}$ 联合掺杂的纳米粒子同时具有放射性、磁性和上转换发光特性，用于多模态 PET/MRI/UCL 成像。

近年来，基于微气泡的多模态分子探针获得了迅速的发展，包括超声/光声成像、超声/MRI、超声/荧光成像、超声/CT 成像、超声/PET，在研究过程中获得了丰富的影像学信息。这种丰富性、全面性、准确性及集多功能于一体的多模态分子影像探针是目前国内外分子影像的研究热点。通过不断的研究，更多的成像手段通过结合展示了更加优异的效果，多模态分子影像探针的研究也会取得较好的成果。

（刘　刚　楚成超）

思　考　题

1. 列举几种新型成像手段，并简要说明。
2. 简述分子影像探针的意义。
3. 引入分子影像探针的设计原则。
4. 归纳能够作为 MRI 对比剂的分子探针。
5. 总结纳米材料在分子影像探针中的应用。

本 章 小 结

分子探针的研究是处于多种学科相互交叉的一个领域。而且，分子探针的研发也是一个令人振奋的研究领域，直接影响着人类的医疗健康和进一步的生物学研究，在整个生命科学中都具有重要的意义。目前已经有相当的成果为现代的临床诊断服务，取得了非常优异的效果，但是也存在着很多问题。在前期分子探针设计和研发的策略基础下，拥有信号放大系统的分子探针、可以同时对多个靶点成像的探针、高敏感度探针、多模接入探针、影像和诊疗结合探针等都是进一步研究的目标。根据当代科研人员的不断努力，更加优异的对比剂一定能够研发并造福于公共卫生事业。

第七章　核医学示踪技术与显像

学习要求

记忆：核医学示踪技术与显像的基本原理。
理解：核医学示踪技术与显像的基本类型和方法。
运用：核医学示踪技术与显像在临床应用的优势。

如何在不影响生物体系原有状态的条件下，对体内微量生物活性分子进行动态监测，是目前生命研究最重要的内容。现阶段一般采用间接检测技术进行测量，间接检测技术一般采用示踪技术。所谓示踪（tracing），就是显示特定物质的行踪。对一些生物体系中难以用直接方法进行观测的生物活性分子动态变化时，通常在生物活性分子上引入示踪剂，通过对示踪剂的探测，间接发现生物活性分子的代谢规律，这就是示踪技术。核医学示踪技术是示踪技术在核医学方面的具体应用，已成为最有效的间接检测技术之一。核医学显像的目的是得到显示脏器或组织特定生物活性的图像，从这一点上讲，与其他以解剖学为基础的影像学方法有本质的区别。核医学示踪技术与显像的开创和推广应用，为揭示生命现象的本质、生命活动的物质基础、组织细胞新陈代谢的变化规律及为宏观医学向微观医学发展做出了极为重要的贡献，具有划时代的意义。

第一节　核医学示踪技术

放射性核素示踪技术（radionuclide tracer technique）是以放射性核素或其标记化合物为示踪剂，应用射线探测方法来检测它的行踪，用于揭示示踪剂在生物体系或外界环境中的客观存在及其变化规律的一类核医学技术。示踪剂（tracer）是为观察、研究和测量某种物质在指定过程中的行为或性质而加入的一种标记物。示踪剂加入量小，对体系不产生显著影响，性质或行为在示踪过程中与被示踪物质应完全相同或差别极小，并且要易被探测。

放射性核素示踪技术以其独特优势在生物医学研究中占据重要位置。目前此类技术已广泛应用于生物医学的多个领域，特别是在生物化学与分子生物学、分子药理学、分子免疫学、分子遗传学及分子核医学等学科领域。

一、示踪技术原理

示踪技术是根据实际需要选择适当的放射性核素标记待研究物质，引入生物机体或生物体系（如离体细胞、无细胞酶体系等）后，标记物将参与代谢及转化过程。由于放射性标记物与待研究物具有相同的化学性质和生物学行为，通过对标记物所发射线的动态监测，将获得的数据经处理分析，可间接了解待研究物质在生物机体或生物体系中的动态变化规律，从而得到定性、定位及定量结果。综合各方面数据，结合研究目的得到客观评价。

由此可见，示踪技术主要是基于放射性标记物质与非标记待测物的同一性和可测量性这两个基本特性。

1. 同一性　放射性核素的标记化合物和相应的非标记化合物具有相同的化学性质及生物学行为。因为一种元素的所有同位素物理性质不同但化学性质相同，生物体或生物细胞不能区别同一元素的各个同位素。而且在进行标记时不改变被标记物的原有结构及其性质，在生物体内所发生的化学变化、免疫学反应和生物学过程与未进行放射性标记时也都是完全相同的。因此，能利用其同位素标记的化合物或某类细胞成分进行示踪实验。例如，用放射性 ^{131}I 来研究稳定性 ^{127}I 的生物学行为；用 ^3H 标记的胸腺嘧啶核苷（^3H-TdR）研究细胞增殖功能等。

2. 可测量性　标记化合物和非标记化合物物理性质有所不同，标记化合物可通过发出各种不同类型的射线经放射性探测器探测或感光材料检测记录，从而实现对标记物的精确定性、定位及定量研究。

同一性和可测量性在示踪技术中起着重要作用，但是我们要知道同一性是根本，因为被标记物决定了待测物的生物学特性，而不是取决于所标记的放射性核素。可测量性是辅助，对于一种待测物可能有多种放射性核素可与其进行标记。因此，应根据待测对象和测量方法的不同，选择适当的放射性核素和化合物进行标记。

二、示踪技术分类

核医学示踪技术是核医学各种诊断技术和实验研究方法的基础,示踪技术按其被研究的对象不同，分为体内示踪技术（in vivo tracing technique）和体外示踪技术（in vitro tracing technique）。

体内示踪技术又称为在体示踪技术，它是以完整的生物体作为研究对象，通过体外检测或标本测量，用于了解研究物质的吸收、分布、代谢及排泄过程，揭示其在机体内的动态变化规律。体内示踪技术建立在动力学分析基础之上，代表性的体内示踪技术主要有：物质吸收、分布及排泄的示踪研究；放射性核素稀释法测量体内微量物质定量或液体容量；放射自显影技术研究物质的位置和数量；观察机体脏器或组织某一功能状态的放射性核素功能测定及放射性核素显像等方法。

体外示踪技术又称离体示踪技术，以从整体分离出来的组织、细胞或体液等简单系统为研究对象，多用于某些特定物质的定量测定、转化规律研究、细胞动力学分析及超微量物质的体外测定等。体外示踪技术在体外条件下进行，它减少乃至避免了众多的体内因素对实验结果的直接影响，同时也避免了受检者本人直接接触射线的可能，不足之处为，它只能表示生物样品离开机体前的瞬间状态，不能进行动态观察，对结果的解释需要结合临床情况。代表性的体外示踪技术主要有：研究物质代谢及转化的示踪研究；研究各种细胞群体的增殖、分化、迁移和衰亡等过程的变化规律及体内外各种因素对它们的影响和调控的细胞动力学分析；研究待测样品中稳定性核素的种类与含量的活化分析及体内微量物质定量的体外放射分析。

三、方法学特点

射线探测器具有很高的灵敏度，因此核医学示踪技术具有灵敏度高，方法简便、准确性好，合乎生理条件，能进行定量、定位与定性相结合等特点。

（一）灵敏度高

由于射线的特性、放射性测量仪器的检测能力及标记化合物的比放射性高，因此放射性核素示踪技术可以精确地探测出极微量的物质，一般可达到 $10^{-18} \sim 10^{-14}$g 水平。

（二）方法简便、准确性好

由于示踪剂中放射性核素放出的射线不受其他物理和化学因素的影响，省去了许多可能导致误差的操作步骤，待测物化学量的损失少，从而实现了简化实验程序、提高实验结果准确性的目标。

（三）合乎生理条件

由于灵敏度高，可使用微量示踪剂来研究物质在生物体内的变化规律，不会扰乱和破坏体内生理过程的平衡状态，反映的是被研究物在生理剂量和原有生理状态下的代谢和变化，使所得结果更加真实。

（四）定量、定位与定性相结合

放射性核素示踪技术能准确地定量测定和进行动态变化的研究，而且也可以通过放射性显像进行定位与定性，从而提供更全面的信息。

此外，本法存在一定局限性，需要专用的实验条件及具有一定资质的专业工作人员操作等。

第二节　放射性核素显像

放射性核素显像（radionuclide imaging）是根据放射性核素示踪原理，利用放射性核素或其标记化合物在体内代谢分布的特殊规律，从体外获得脏器和靶组织结构功能影像的一种核医学技术。在技术上涉及三个方面：放射性显像剂、显像技术和影像分析技术。放射性核素显像作为临床核医学的重要组成部分，其发展主要取决于显像剂和显像设备的不断进步。用于脏器、靶组织显像的放射性核素或其标记化合物称为显像剂（imaging agent）。随着新型显像剂的不断开发应用，人体的大部分脏器都可以使用放射性核素显像进行检查。显像技术的仪器从最初的黑白扫描机、彩色扫描机，发展到γ照相机、SPECT、SPECT/CT、PET/CT、PRT/MRI 等，将功能代谢显像与解剖结构影像很好地结合起来。核医学显像已由传统的功能影像发展为分子、功能与高分辨力解剖结构相结合的融合影像。

一、方法学原理

放射性核素显像的基本原理为放射性核素的示踪作用：不同的放射性核素显像剂在体内有其特殊的靶向分布及代谢规律，显像剂选择性地聚集在特定的组织、脏器或病变部位，使其与邻近组织之间的放射性分布形成一定的浓度差，显像剂中的放射性核素可发出可探测射线，可被放射性测量仪器在体外探测，记录并分析探测到的放射性浓度差，从而得到组织、脏器或病变部位的形态、位置、大小、脏器功能及某些生物分子的变化。短时间内自动连续成像或者一定时间内多次显像，可以获得特定组织、靶器官的系列图像，通过计算机处理可计算出特定区域的时间-放射性曲线（time-activity curve，TAC）及相应的参数，从而将定位、定量分析与定性诊断有机结合在一起。

与传统以解剖学改变为基础的影像技术相比，放射性核素显像是建立在脏器、组织和细胞对显像剂特异性结合或代谢的基础之上的。不同的显像剂在特定的脏器、组织或病变部位中选择性聚集的机制不同，概括起来主要有以下几种类型。

（一）合成代谢

脏器和组织的正常代谢或生物功能需要某种元素或一些特定的化合物，将所需元素的放射性同位素或特定的化合物进行放射性核素标记后引入体内，参与脏器和组织的生理代谢过程。例如，甲状腺能选择性摄取碘元素合成甲状腺激素，用放射性 ^{131}I 作为示踪剂，根据甲状腺内 ^{131}I 分布的影像可判断甲状腺的位置、形态、大小，以及甲状腺结节的功能状态；^{18}F 标记的脱氧葡萄糖与一般葡萄糖一样，可以被心肌细胞、脑细胞和肿瘤组织摄取，却不能被其利用，结构改变后不能出胞，从而在细胞内聚集，可用 PET 观察和分析心肌、脑灰质和肿瘤的葡萄糖代谢状况。

（二）细胞吞噬

单核巨噬细胞具有吞噬异物的功能，放射性胶体颗粒（如 ^{99m}Tc-硫胶体）经静脉注射注入体内后，作为异物被巨噬细胞吞噬，常用于含单核巨噬细胞丰富的组织，如肝、脾和骨髓的显像。放射性胶体在脏器内分布的多少主要随胶体颗粒的大小而异，通常小于 20nm 的颗粒在骨髓中的浓集较多；中等大小的颗粒主要被肝的库普弗（Kupffer）细胞吞噬；大颗粒（500～1000nm）主要浓集于脾。淋巴系统具有吞噬和清除外来物质的功能，将放射性标记的微胶体或右旋糖酐（如 ^{99m}Tc-右旋糖酐）注入皮下或组织间隙后，经毛细淋巴管进入淋巴回流，通过显像可以显示相应区域淋巴管的通畅情况和区域引流淋巴结的分布情况。

（三）循环通路

某些显像剂进入血管、蛛网膜下腔或消化道等生理通道时既不被吸收也不会渗出，仅仅是作为通道通过，经动态显像可获得显像剂流经路径及相关脏器的影像。例如，经静脉弹丸式快速注入放射性药物后，它依序通过腔静脉、右心房、右心室、肺血管床、左心房、左心室、升主动脉、主动脉弓而到达降主动脉，用以判断心及大血管的畸形等先天性心血管疾病和某些获得性心脏疾病；将放射性药物（如 ^{99m}Tc-DTPA）经腰椎穿刺注入蛛网膜下腔，显像剂进入脑脊液循环后蛛网膜下腔间隙相继显影，可以得到脑脊液的流速、通畅情况及脑脊液漏部位等信息；不被胃黏膜吸收的放射性显像剂（如 ^{99m}Tc-DTPA）标记的食物摄入胃内后，经胃的蠕动将其排入肠道，通过动态显像可以了解胃排空功能。

（四）选择性浓聚

病变组织对某些放射性药物有选择性摄取浓聚作用，静脉注入该药物后在一定时间内能浓聚于病变组织使其显像。例如，^{99m}Tc-焦磷酸盐（^{99m}Tc-PYP）可渗入或结合于急性心肌梗死患者坏死的心肌组织中而不被正常心肌所摄取，据此可进行急性心肌梗死的定位诊断。

（五）选择性排泄

肝脏和肾脏对某些放射性药物具有选择性摄取并排泄的功能，不仅可显示脏器的形态，还可观察其分泌、排泄的功能状态及排泄通道的通畅情况。如静脉注入经肾小管上皮细胞分泌（^{99m}Tc-EC）或肾小球滤过（^{99m}Tc-DTPA）的放射性药物后进行动态显像，可以显示肾脏的形态，分泌或滤过功能及尿路通畅情况；^{99m}Tc-HIDA 经肝多角细胞分泌至毛细胆管并随胆汁排泄到肠道，可显示肝、胆囊、胆道的功能及通畅情况。

（六）通透弥散

进入体内的某些放射性药物借助简单的通透弥散作用可使脏器和组织显像。例如，静脉注入放射性 ^{133}Xe 生理盐水后，放射性惰性气体 ^{133}Xe 流经肺组织时从血液中弥散至肺泡内，可同时进行肺灌注显像和肺通气显影；某些不带电荷、脂溶性小分子放射性药物（如 ^{99m}Tc-HMPAO），能透过正常的血脑屏障并较长期地滞留于脑组织，其在脑组织中的聚集量与血流量成正比，据此可进行脑血流显像。

（七）化学吸附和离子交换

骨组织中无机盐的主要成分是羟基磷灰石晶体，占成人骨重 2/3，有机物主要是骨胶原纤维和骨黏蛋白等。^{85}Sr 和 ^{18}F 分别是钙和氢氧根离子的类似物，可与骨羟基磷灰石上的 Ca^{2+} 和 OH^- 进行离子交换，使晶体含量丰富的骨骼显像。^{99m}Tc 标记的膦酸盐化合物（如 ^{99m}Tc-MDP）主要吸附于骨的无机物中，可使骨骼清晰显像；未成熟的骨胶原对 ^{99m}Tc 标记的磷酸化合物的亲和力高于羟基磷灰石晶体，并且非晶形的磷酸钙的摄取显著高于成熟的羟基磷灰石晶体，因此成骨活性增强的区域显像剂摄取明显增加。

（八）特异性结合

某些放射性核素标记化合物具有与组织中特定分子结构特异性结合的特点，通过显影达到特异性的定位和定性诊断的目的。例如，利用放射性核素标记某些受体的配体作显像剂，引入机体后能与相应的受体特异性结合，可以了解受体的分布部位、数量和功能等；利用放射性核素标记的抗体或抗体片段与体内相应抗原特异性结合，可使富含该抗原的病变组织显影。

（九）血液供应

充足的血供是脏器显像的重要因素，放射性核素可以通过血液循环到达脏器被吸收，如脑血管供血不足或动脉粥样硬化可使脑血流灌注和心肌灌注图像出现局部放射性摄取减低,因此放射性核素在脏器的浓聚,一定程度地反映着脏器的血流量。

（十）微血管暂时性嵌顿

肺显像时注入肺显像剂 ^{99m}Tc-MAA,由于显像剂直径超过肺毛细血管的直径,使肺毛细血管床出现暂时性嵌顿,从而导致肺内一定量的显像剂滞留,利用核医学显像设备可探测显像剂的分布情况,显像剂分布反映肺内血流灌注情况,从而得到肺毛细血管床嵌顿的程度及范围,判断是否有肺血管的栓塞。

由此可见,放射性核素显像是从功能学的角度来观察脏器和组织的结构变化,属于功能结构影像。现代医学影像学的发展趋势已从过去的强调速度和分辨力朝着功能和分子影像方向迈进,而核医学影像的本质就是功能影像,从这方面讲,核医学的发展很值得期待。

二、显像类型与特点

放射性核素显像的方法有很多种,同种显像方法从不同的角度出发可分为不同的类型。

（一）根据影像获取的状态划分

1. 静态显像（static imaging）　注射显像剂后,显像剂在脏器内或病变处的浓度达到高峰且处于较为稳定状态时,探头对准局部脏器采集,一次成像得到的图像称为静态显像。此显像能够采集足够的信息量,因此图像清晰高、对比度好,脏器的形态、大小、位置和放射性分布显示详细。

2. 动态显像（dynamic imaging）　快速弹丸式注射显像剂,定时多次快速拍摄脏器或器官的连续影像或系列影像,称为动态显像。利用计算机感兴趣区（region of interest, ROI）技术可以提取每帧影像中同一个感兴趣区域内的放射性计数,生成时间-放射性曲线,进而计算出动态过程的各种定量参数,有助于观察脏器内每个微小局部的功能变化。

为了进一步提高诊断效能,将动态显像与静态显像联合进行,动态显像获得局部灌注和血池影像,一定时间后行静态显像,两者相结合。如静脉注射骨骼显像剂后先进行动态显像获得局部骨骼动脉灌注和病变部位血池显像,延迟 3h 再进行显像得到反映骨盐代谢的静态显像,称为骨骼三相显像。

（二）根据影像获取的范围划分

1. 局部显像（regional imaging）　对于仅限于身体某一部位或某一脏器的显像称为局部显像。这种方法一般使用较大的采集矩阵（如 256×256 或 512×512）,得到的信息量大,图像清晰,分辨力较高,对比度强,在临床上最为常用,如甲状腺的静态显像。

2. 全身显像（whole body imaging）　SPECT 或 γ 照相机探头沿人体做匀速移动,依序采集从头到足部的放射性,得到的一幅完整的影像称为全身显像。本方法注射一次显像剂即可完成全身显像,可在全身范围内寻找病灶,有利于机体不同部位或对称部位放射性分布的比较分析,常用于全身骨显像、PET/CT 全身显像、全身骨髓显像等。

（三）根据影像获取的投影方式划分

1. 平面显像（planar imaging）　将探测器贴近脏器或组织表面进行的图像采集,无论是动态或静态显像,都是脏器或组织的综合图像,称为平面显像,所得影像称为平面影像。平面影像由脏器或组织在该方位上各处的放射性叠加所构成,这种显像对脏器深部的病变或放射性核素的变化因有正常组织的掩盖而易被误诊。叠加的结果可能掩盖脏器内局部的放射性分布异常,为弥补这种不足,常增加侧位和斜位等多体位,达到充分暴露脏器或组织内放射性分布异常的目的。尽管如此,对较小的,尤其是较深的病变仍不易发现。平面显像只适用于体内浅表器官显像,如甲状腺、体表淋巴结、体表大血管等。

2. 断层显像（tomographic imaging）　探测器围绕身体长轴做 180° 或 360° 旋转，通常以步进方式连续或间断采集多体位平面影像数据，经计算机重建处理，得到各种断层影像的方法称为断层显像。断层影像有多个层面，每种层面每层厚度可根据需要进行选择，避免了各个层面的放射性相互干扰，提高了对小病灶的探测率，并可进行较为精确的定量分析。

（四）根据影像获取的时间划分

1. 早期显像（early imaging）　显像剂注入体内 2h 以内所进行的显像称为早期显像，此时主要反映脏器血流灌注、血管床和早期功能状况，常规显像一般采用这类显像方法。

2. 延迟显像（delay imaging）　显像剂注入体内 2h 以后，或在常规显像时间之后延迟数小时至数十小时所进行的再次显像称为延迟显像。一些病变组织由于细胞吸收功能较差，早期显像血液本底较高，图像显示不满意，易误诊为阴性结果。通过延迟显像可降低本底，提高阳性检出率。有时靶组织摄取显像剂慢，同时周围非靶组织的清除也较慢，需要足够的时间让显像剂从非靶组织中洗脱，以达到理想的靶/非靶比值。例如，^{99m}Tc-MIBI 可同时被正常甲状腺组织和功能亢进的甲状旁腺组织所摄取，但两种组织对显像剂的清除速率不同。静脉注射 ^{99m}Tc-MIBI 后 15～30min 采集的早期影像主要显示甲状腺组织，2～3h 再进行延迟显像，甲状腺影像明显减淡，而功能亢进的甲状旁腺组织显影明显。

（五）根据病变组织对显像剂摄取与否划分

1. 阳性显像（positive imaging）　又称为热区显像（hot spot imaging），指显像剂主要被病变组织摄取，而正常组织一般不摄取或摄取很少，在静态影像上病灶组织的放射性比正常组织高而呈热区改变，如心肌梗死灶显像、亲肿瘤显像、放射免疫显像等。

2. 阴性显像（negative imaging）　又称冷区显像（cold spot imaging），指显像剂主要被有功能的正常组织摄取，而病变组织基本上不摄取，在静态影像上表现为正常组织器官的形态，病变部位呈放射性分布稀疏或缺损。临床上的常规显像，如肝胶体显像时，肝内肿瘤或囊肿等部位不摄取放射性胶体颗粒，所以图像上表现为该部位放射性分布减低或无放射性分布。

（六）根据显像剂摄取时机体的状态划分

1. 静息显像（rest imaging）　当显像剂引入人体进行影像采集时，受检者在无生理性刺激或药物干扰的安静状态下所进行的显像，称为静息显像。

2. 负荷显像（stress imaging）　受检者在药物或刺激干预下所进行的显像称为负荷显像。借助药物或刺激等方法增加某个脏器的功能或负荷，通过观察脏器或组织对刺激的反应能力，判断脏器或组织的血流灌注储备情况，同时增加了正常组织与病变组织之间放射性分布差别，可提高诊断的灵敏度。临床检查时常用的负荷方法有运动负荷试验和药物负荷试验，如心脏运动负荷试验、脑血流药物负荷显像等。

（七）根据显像剂发出射线的种类划分

1. 单光子显像（single photon imaging）　使用探测单光子的设备（如 γ 照相机、SPECT）对显像剂中放射性核素发射的单光子进行的显像，称为单光子显像，是临床上最常用的显像方法。

2. 正电子显像（positron imaging）　使用探测正电子的设备（如 PET、符合线路 SPECT）对显像剂中放射性核素发射的正电子进行的显像，称为正电子显像。需要指出的是，用于正电子显像的仪器并非探测正电子，而是探测正电子产生湮没辐射时发出的一对能量相等（511keV）、方向相反的光子。正电子显像主要用于代谢、受体和神经递质显像。

（八）多模式、多模态融合显像

随着科学技术的不断发展，核医学仪器与设备也在不断进行更新，传统的核医学设备在精细解剖方面的显示不尽如人意，促使商家纷纷研制同时能显示核医学功能代谢和精细解剖结构的图像一体机，因此这种多模式显像一体机 SPECT/CT、PET/CT、PET/MRI 被不断开发出来。从开始的异机融合到现在在已有应用的核医学显像能同时进行 CT 或 MRI，患者病床不需移动并实现了同机融合，直接获得反映功能的核医学图像与反映精细解剖结构的 CT 或 MRI 图像的融合图像，在观察脏器或病变组织的功能、代谢变化的同时，观察解剖形态学方面的变化，使诊断疾病的能力大大提高。

应当特别强调的是，核医学显像方法很难用一种简单的方式进行分类，上述分类只是为了便于描述和比较，仅具有相对意义，事实上同一种显像方法从不同的角度出发，可以分成不同的类型。例如，口服 ^{131}I 后 24h 所进行的甲状腺显像，既是一种静态显像，也可以算是局部显像、平面显像或静息显像。又如，PET 显像既可分为发射扫描、透射扫描，也可分为 2D 采集和 3D 采集，但它们都属于断层显像。^{18}F-FDG PET 显像时，既可被肿瘤组织摄取而显影，也可被正常的心肌、脑组织所摄取，因此很难界定该显像是阳性显像还是阴性显像。

（赵长久　曹学良）

思　考　题

1. 简述核医学示踪技术的原理。
2. 核医学示踪技术是基于哪两个性质？
3. 放射性核素显像剂在特定脏器、组织或病变中选择性聚集的机制有哪几种？

本　章　小　结

本章节主要介绍了核医学示踪技术与显像，是核医学的经典内容。核医学示踪技术介绍了核医学示踪的原理、分类及方法学特点，其中原理属于记忆内容，需理解其分类及方法学特点。核医学显像介绍了显像原理、示踪剂聚集机制及分类等。其中原理与示踪剂聚集机制为记忆内容，对分类及特点进行理解，能够合理运用即可。

本章主要将放射性核素显像可以概括为一种有较高特异性的功能性显像，除显示形态结构外，它更主要是提供有关脏器、组织和病变的功能信息甚至是分子水平的代谢和化学信息。在临床上，应根据需要适当联合应用功能性显像和形态学显像，获得更为全面而必要的信息，以对疾病做出既早期又全面的诊断和定位，有助于进行及时而准确的治疗。PET/CT、SPECT/CT、PET/MRI 等设备的问世，真正实现了解剖结构影像与功能/代谢影像的实时融合，也弥补了核医学影像分辨力差的缺陷，成为影像医学的发展方向。

第八章　肿　瘤　显　像

学习要求

记忆：各种肿瘤显像剂（^{18}F-FDG、^{11}C-胆碱、^{11}C-蛋氨酸、^{11}C-乙酸盐、^{18}F-氟化钠、^{68}Ga-PSMA、^{99m}Tc-MIBI）的肿瘤显像基本原理。

理解：各种肿瘤显像的适应证与禁忌证、显像方法、图像分析。

运用：各种肿瘤显像的临床应用。

肿瘤（tumor）包括良性肿瘤（benign tumor）和恶性肿瘤（malignant tumor）。恶性肿瘤依据组织学起源可分为来源于上皮组织的癌和来源于非上皮组织的肉瘤、血液恶性肿瘤及神经系统恶性肿瘤。恶性肿瘤是危害人类健康和生命的常见病，发病率呈明显的上升趋势。恶性肿瘤的预防和治疗已成为医学上亟待解决的重大难题之一。

随着科学技术的飞速发展，目前核医学显像已经从单一的功能代谢显像（SPECT、PET）发展到与解剖形态影像（CT、MRI）的同机融合显像。PET/CT 及 SPECT/CT 已经广泛应用于临床，在肿瘤的诊断、分期、疗效评价、监测复发及转移、评估预后等方面显示出越来越重要的作用；PET/MRI 也已经投入临床使用，并可为临床提供更多有价值的诊断信息。

利用核医学显像方法诊断肿瘤，根据肿瘤局部放射性分布情况可分为两类：肿瘤阳性显像和肿瘤阴性显像。肿瘤阳性显像的原理是显像剂能被肿瘤细胞摄取和聚集，而正常组织细胞摄取很少或不摄取显像剂，显像图上肿瘤部位呈现异常放射性浓聚区，也称为"热区"，而正常组织不显影或轻度显影。肿瘤阳性显像包括肿瘤代谢显像、亲肿瘤显像、肿瘤受体显像及放射免疫显像等。肿瘤阴性显像是利用显像剂能选择性聚集于体内特定脏器和组织实质细胞，肿瘤组织细胞丧失或降低了正常脏器组织细胞的功能，不能摄取或很少摄取显像剂，显像图上肿瘤部位显示放射性分布稀疏或缺损，也称为"冷区"。肿瘤阴性显像属于非特异性检查方法，同时因为肿瘤组织周围有正常组织包绕，影响了检查效果，对肿瘤的诊断不如肿瘤阳性显像敏感。本章主要介绍肿瘤阳性显像方法中的肿瘤代谢显像及亲肿瘤显像。

第一节　^{18}F-FDG PET/CT 肿瘤显像

^{18}F-FDG 是葡萄糖的类似物（图 8-1），是临床最常用的 PET 显像剂。静脉注射 ^{18}F-FDG 后，其在葡萄糖转运蛋白的帮助下通过细胞膜进入细胞，细胞内的 ^{18}F-FDG 在己糖激酶（hexokinase）作用下磷酸化，生成 6-PO$_4$-^{18}F-FDG。由于 6-PO$_4$-^{18}F-FDG 中的 ^{18}F-FDG 与葡萄糖的结构不同（2-位碳原子上的羟基被 ^{18}F 取代），不能进一步代谢，而且 6-PO$_4$-^{18}F-FDG 不能通过细胞膜而滞留在细胞内。在葡萄糖代谢平衡状态下，6-PO$_4$-^{18}F-FDG 滞留量大体上与组织细胞葡萄糖消耗量一致，因此，^{18}F-FDG 能反映体内葡萄糖利用状况。

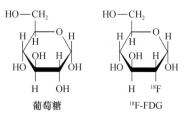

图 8-1　葡萄糖与 ^{18}F-FDG 分子结构式比较

葡萄糖代谢是细胞的主要能量来源，正常细胞主要通过葡萄糖的有氧氧化磷酸化供能，在缺氧环境下则以糖酵解为主。然而肿瘤细胞的能量代谢具有明显不同的特点，即使在有氧条件下，肿瘤细胞仍以糖酵解的方式提供能量，而不是采用高效产生 ATP 的氧化磷酸化方式，有氧糖酵解是恶性肿瘤细胞能量代谢的主要特点。1930 年，德国科学家瓦尔堡（Warburg）发现了恶性肿瘤细胞的这一特点，并命名为瓦尔堡效应（Warburg effect）。与氧化磷酸化相比，有氧糖酵解是一个低效供能方式，但它却保障了分裂中的细胞以更快的速度产生 ATP，满足了分裂相关的代谢需要，更重要的是为恶性肿瘤细胞提供了充足的中间代谢产物以满足其活跃的合成代谢需求，保证了恶性肿瘤细胞的快速生长。有氧糖酵解过程中产生大量乳酸，导致机体内微环境酸化，使得一些内源性免疫细胞、免疫分子及外源性碱性抗癌药物失效，又对细胞基质有分解破坏作用，致使肿瘤细胞的浸润与转移、促进肿瘤细胞生长，并对肿瘤细胞周围正常组织产生危害。绝大多数恶性肿瘤细胞具有葡萄糖高代谢特点，尤其是有氧糖酵解作用明显增强，因此肿瘤细胞内可积聚大量 ^{18}F-FDG，经 PET/CT 显像可显示肿瘤的部位、形态、大小、数量及肿瘤内的放射性分布。同时肿瘤细胞的原发灶和转移灶具有相似的代谢特性，一次注射 ^{18}F-FDG 就能方便地进行全身显像，^{18}F-FDG PET/CT 全身显像对于了解肿瘤的全身累及范围具有独特价值。

一、适应证与禁忌证

^{18}F-FDG PET/CT 目前已广泛应用于临床，主要应用于恶性肿瘤的诊断及良恶性肿瘤的鉴别诊断、分期、评价疗效、监测复发及转移、评估预后等。大量的研究结果证明 ^{18}F-FDG PET/CT 显像可为临床提供许多独特的有价值的诊断信息。

（一）适应症

1. 肿瘤的良恶性鉴别诊断　肿瘤的良恶性鉴别是临床经常遇到的问题，CT、MRI 等现代影像技术解剖结构清楚，有很高的空间分辨力，但是有些病灶难以判定良恶性。^{18}F-FDG PET/CT 显像可以从葡萄糖代谢角度提供病灶的生物学特征信息，为肿瘤的良恶性鉴别提供客观依据。

2. 肿瘤的分期　恶性肿瘤明确诊断后，全面了解病变全身的累及范围，准确进行肿瘤分期是临床选择治疗方案的关键，直接影响患者的治疗决策、疗效和预后。恶性肿瘤的转移灶与原发灶具有相似的代谢特点，PET/CT 检查注射一次 ^{18}F-FDG 就能方便地进行全身扫描，获得全身信息，不仅能检出原发灶，而且能全面、直观地显示病变的全身累及范围，明确肿瘤的分期，为选择合理的治疗方案提供客观依据。国内外研究结果证实，^{18}F-FDG PET/CT 显像改变了 20%～40%肿瘤患者的临床分期，调整了治疗方案。

3. 评价疗效　恶性肿瘤对放疗、化疗有效的反应首先表现为代谢降低，肿瘤的增生减缓或停止，随后才出现肿瘤的体积缩小或消失。肿瘤 ^{18}F-FDG 代谢显像提供的是葡萄糖代谢信息，可在治疗的早期显示肿瘤组织的代谢变化。因此，可以在 CT 或 MRI 出现病灶体积变化之前获得疗效信息，及时调整治疗方案，免除不必要的治疗，减少副作用，使患者获得最大的治疗效果。

4. 监测复发及转移　复发和转移是恶性肿瘤所具有的基本生物学特征，也是恶性肿瘤治疗后经常出现的问题。特别是恶性肿瘤治疗后随访发现肿瘤标志物增高时，^{18}F-FDG PET/CT 全身显像则对于发现复发及转移的病灶具有重要意义。

5. 肿瘤残余和治疗后纤维组织形成或坏死的鉴别　恶性肿瘤经过手术、放疗、化疗以后，病灶局部出现的变化 CT 或 MRI 等影像学检查有时难以鉴别是治疗后纤维瘢痕形成或坏死，还是肿瘤残余。^{18}F-FDG PET/CT 显像在这方面具有明显的优势，因为残余肿瘤组织的代谢率明显高于治疗后形成的纤维瘢痕或坏死组织，PET/CT 显像表现为 ^{18}F-FDG 高摄取。

6. 寻找原发灶　原发灶不明转移癌（carcinoma of unknown primary，CUP）是指经组织病理学确诊为转移癌，但患者无恶性肿瘤病史，并且经过临床体格检查、实验室检查、免疫组织化学检查、常规影像学检查等方法仍不能明确原发灶部位的恶性肿瘤。本病在临床上并不少见，占所有癌症患者的 3%～5%。恶性肿瘤的转移灶与原发灶具有相似的代谢特点，^{18}F-FDG PET/CT 全身显像有利于恶性肿瘤原发灶的检出。

7. 指导临床活检 活检的全称为活体组织检查（biopsy），是指采用有创性方法（如穿刺、钳取或切取等）从患者体内获取病变组织，进行组织病理学检查的诊断技术，可获得病变的组织病理学诊断。^{18}F-FDG PET/CT 全身显像可显示恶性肿瘤的原发灶及转移情况，PET/CT 显像高代谢部位多为肿瘤细胞集中，而且增殖活跃的部位。同时有助于临床医师选择表浅、远离血管及神经等重要结构部位的高代谢病灶进行活检，更容易获得正确诊断信息。

8. 指导放疗计划 放疗是一种肿瘤局部治疗方法，放疗追求的目标是最大限度地将放射剂量精确地分布到所要照射的靶区内，而且最大限度地降低肿瘤靶区周围正常组织的受照剂量，以获得最大治疗效益。适形放疗是一种新的放疗技术，使放射高剂量的立体形态和肿瘤形态相适合，达到基本一致。适形放疗的关键是可获得肿瘤在人体内位置大小的三维分布信息，这主要是借助于各种断层影像手段，如 CT、MRI、PET/CT 等。

在临床实践中遇到的一个重要问题是如何确定靶区的位置和范围，CT 和 MRI 主要提供了人体的解剖结构信息，因此在确定放疗靶区时大都是依靠 CT 图像来勾画解剖意义的分布靶区。PET/CT 可以提供多种肿瘤生物学因素决定的治疗靶区内放射敏感性不同的区域，即生物靶区（biological tumor volume，BTV）。例如，^{18}F-FDG 可以反映肿瘤组织的葡萄糖代谢情况；^{11}C-蛋氨酸可检测肿瘤蛋白质代谢；^{18}F-FLT 可检测肿瘤核苷酸代谢；^{18}F-FMISO 可以显示肿瘤组织的缺氧情况等。由于肿瘤细胞对以上因素的反应不同，靶区的范围也有一定差异。目前依据 ^{18}F-FDG PET 反映的肿瘤组织葡萄糖代谢情况勾画生物靶区应用最为广泛。随着新的 PET 显像剂的研发，将 CT 解剖靶区与 PET 显示的生物靶区相结合进行综合分析，可以为放疗计划提供更加精准、可靠的信息。

（二）禁忌证

^{18}F-FDG PET/CT 显像检查无明确禁忌证。但患者应该能够具备仰卧 30min 以上的能力，疼痛不能耐受者应在显像前给予患者镇痛剂；震颤麻痹、躁狂等神经精神疾病影响平卧的能力的患者应在药物控制后进行显像；急性衰竭患者、怀疑急性心肌梗死患者必须在专科医师严格监护下进行显像。

二、显 像 方 法

（一）受检者的准备

^{18}F-FDG PET/CT 显像属于功能代谢显像，显像结果受多种生理、病理因素的影响。检查前准备的目的是尽量减少各种生理性因素的干扰，更真实地反映病理改变。

1. 检查前应禁食至少 4～6h，可不禁水（禁食期间禁喝含糖饮料），含有葡萄糖的静脉输液或静脉营养也须暂停 4～6h。

2. 测量体重、身高

3. 测定血糖浓度 血糖水平原则上应低于 11.1mmol/L，如果血糖＞11.1mmol/L，应先调整血糖至 11.1mmol/L 以下，再进行检查。需要静脉注射胰岛素的患者，一般需要在注射胰岛素 2h 后再注射 ^{18}F-FDG，具体情况可根据胰岛素的类型与给药途径而定。

4. CT 对比剂的应用 对怀疑有胃肠道及盆腹部病变的患者，显像前可口服阳性或阴性对比剂；对于怀疑有肝脏、肾脏及头颈部肿瘤等患者，可根据临床需要使用静脉对比剂。需要静脉注射 CT 对比剂时，应按 CT 增强扫描相关要求进行。

（二）采集病史

1. 详细采集现病史，对于已诊断为恶性肿瘤的患者，重点了解恶性肿瘤的部位、病理类型、诊断和治疗的时间（活检、外科手术、放疗、化疗、骨髓刺激剂及类固醇药物的使用情况等）及目前的治疗情况。

2. 了解有无糖尿病史、药物过敏史、结核病史、手术史及最近有无感染等。

3. 对于女性患者要了解有无怀孕、哺乳。孕妇和哺乳期妇女原则上应避免 PET/CT 检查。若因病情需要而必须进行此项检查时，应详细向孕妇说明可能对胎儿产生的影响，并要求签署知情同意书，哺乳期妇女注射 ^{18}F-FDG 24h 内应避免哺乳，并远离婴幼儿。

4. 了解图像采集期间患者能否静卧，能否将手臂举过头顶，有无幽闭恐惧症史等。

（三）注射 ^{18}F-FDG

1. 注射 ^{18}F-FDG 前受检者平静休息 10～15min。

2. ^{18}**F-FDG 剂量**　成人一般静脉给予剂量为 ^{18}F-FDG 2.96～7.77MBq/kg，儿童酌情减量，因显像仪器不同，剂量可根据具体情况适当调整。

3. 给药方法及途径　PET 显像检查放射性药物的引入途径绝大多数是采用静脉注射法。一般是先建立静脉通道，用生理盐水检查通道畅通后，注入 ^{18}F-FDG，并用生理盐水将管道内的 ^{18}F-FDG 冲洗干净。注射点应尽量选用病灶对侧手臂静脉，注射时防止注射点显像剂外漏，以免影响显像结果及定量分析。口服给药偶尔可用于个别难以静脉注射给药的幼儿 ^{18}F-FDG PET/CT 脑显像。

4. 对于脑显像，^{18}F-FDG 注射前应封闭视、听 10～15min；注射后患者应在安静、避光的房间内休息 45～60min，不要与人交谈。

5. 对于全身显像，注射显像剂后在安静、避光的房间静卧休息 45～60min，以使显像剂在体内代谢达到平衡。在此期间应尽量放松，避免肌肉紧张，以免出现肌肉生理性摄取，干扰诊断。

6. 显像前尽量排空膀胱尿液，减少尿液放射性对盆腔病变检出的影响。

7. 显像前尽可能取下患者身上的金属等高密度物体。

8. 应激情况下，如运动、紧张或寒冷等刺激可造成受检者出现肌肉紧张、棕色脂肪动员等生理性反应，干扰诊断。患者注射显像剂后应注意保暖、放松，必要时可给予 5～10mg 地西泮以减少肌肉摄取。

（四）图像采集

1. 显像时间　通常在注射 ^{18}F-FDG 后 60min 开始进行显像，脑显像可适当提前进行显像，必要时可进行延迟显像。

2. 显像体位　常规取仰卧位，尽量双手上举抱头，特殊情况下也可采用其他体位，如单独进行头颈部显像时，双手应置于体前或体侧。

3. 预定位扫描　PET/CT 及 SPECT/CT 采用 CT 进行预定位扫描，单纯性 PET 及配有符合线路的 SPECT 采用 PET 及 SPECT 进行预定位扫描。

4. 发射扫描　采用 2D 扫描或 3D 扫描，目前临床使用的 PET/CT 主要采用 3D 扫描；常规采用静态采集，必要时可进行动态采集；门控采集主要用于心脏和肺显像检查。

5. 透射扫描　单纯性 PET 的透射扫描是利用棒源围绕身体旋转，采集棒源发出的射线从体外透射人体后所剩余的光子。透射扫描和空白扫描的结果相结合可以计算得到组织的衰减系数。透射扫描的主要目的是对发射扫描进行衰减校正，因此，每一个床位的透射扫描和发射扫描患者的身体位置必须保持不变，以免影响衰减校正。PET/CT 采用 CT 的 X 线源代替棒源行透射扫描，在获得 CT 图像的同时，其信息可用于 PET 图像的衰减校正。

6. CT 扫描　在 PET/CT 检查中，CT 扫描可以用于衰减校正、解剖定位和 CT 诊断。如果 CT 扫描仅用于衰减校正和解剖定位，可采用低 mAs 设置，以减少患者的辐射剂量；如果用于 CT 诊断，应当采用标准 mAs 设置。

7. CT 对比剂 对于腹部和盆腔的扫描可口服对比剂以提高病变的检出，口服的对比剂可以是阳性对比剂（如含碘对比剂）；也可以是阴性对比剂（如水）。但高浓度的钡剂或碘对比剂的聚集可产生衰减校正伪影，出现相应部位 ^{18}F-FDG 浓聚的假象，应当注意避免及识别。通常口服低浓度的阳性对比剂和阴性对比剂不会产生衰减校正伪影，也不影响 PET 图像的质量。必要时，可以应用静脉对比剂单独进行 CT 诊断扫描。

8. 患者的呼吸控制 CT 扫描速度很快，通常是在吸气末屏气时采集图像，而 PET 扫描时间较长，患者不能长时间屏住呼吸完成采集，呼吸运动可能影响 PET 与 CT 扫描图像空间上的一致性。PET/CT 扫描要求 PET 图像膈肌的位置与 CT 图像膈肌的位置尽可能在空间上相匹配。因此，在 PET 和 CT 扫描过程中患者保持自然平静的呼吸比较适合。有条件的设备可进行运动校正或呼吸门控采集。

9. 放疗定位 注意与 CT 模拟定位的匹配、标志点、成像参数、定位专用床和激光定位系统及呼吸门控技术在精确放疗中应用的一致性。

10. 再次就诊显像时，显像和图像处理等条件应尽可能与前次保持一致，以便于前后比较。

11. 图像资料的存储与保存。

（五）扫描范围

1. 局部采集 多用于某些脏器（如脑、心脏等）显像检查，如果已知病灶可能局限于身体某个区域，可进行身体某些部位的局部显像检查。

2. 全身采集 主要用于恶性肿瘤的诊断及评价全身的转移情况。通常全身扫描范围应包括：从颅顶至大腿中段，也可以从颅底至大腿中段（根据病情需要，脑部可单独进行 3D 扫描），获得脑及从外耳道至大腿中段的病灶分布情况。对于怀疑累及下肢的肿瘤患者，扫描范围应当从颅顶至足底，对于怀疑累及上肢的肿瘤患者，扫描范围应当包括双侧上肢。

（六）早期显像和延迟显像

1. 早期显像 显像剂引入机体后在组织脏器摄取的早期进行的图像采集，称为早期显像。不同的显像剂，被不同的组织脏器摄取、代谢的速度不同，早期显像的时间点也不一样。^{18}F-FDG 通常在注射后 60min 开始进行显像，脑组织可适当提前进行显像。

2. 延迟显像 是相对于早期显像而言，是指在早期显像后经过一定的时间间隔进行的显像检查。显像剂不同，延迟显像的时间点不同，^{18}F-FDG 一般选在早期显像后 1.5～2h 进行。通过比较早期显像与延迟显像病灶内 ^{18}F-FDG 积聚量的增减，分析组织脏器及病灶对 ^{18}F-FDG 的代谢、清除速率等，为肿瘤良恶性的鉴别诊断提供依据，也有助于胃肠道生理性浓聚与肿瘤的鉴别。早期显像与延迟显像相结合称为双时相显像。

（七）图像重建

PET 图像重建常用滤波反投影法（FBP）和有序子集最大期望值法（OSEM），目前主要采用 OSEM。另外，飞行时间（time of flight，TOF）技术是降低图像噪声的有效图像重建方法。重建的图像可用横断面、冠状面和矢状面显示，也可以用旋转的最大强度投影（maximum intensity projection，MIP）图像显示。CT 采用标准法重建。

（八）图像融合

图像融合是将 PET 和 CT 两种不同图像经过变换处理使它们的空间位置坐标相匹配，图像融合处理系统利用 PET 和 CT 各自成像的特点对两种图像进行空间配准与结合，将 PET 和 CT 图像数据合成为单一图像。在融合图像中，通常 CT 的密度以灰阶，PET 的放射性分布以伪彩色显示，以便更清楚地突出病灶。图像融合是 PET/CT 的核心。

三、图 像 分 析

（一）正常图像

^{18}F-FDG 是葡萄糖的类似物，引入机体后在体内的分布与葡萄糖在体内的摄取、利用等代谢过程分布基本一致。如葡萄糖为脑部最主要的能量来源，脑部摄取较高；软腭和咽后壁可出现形态规整的对称性的生理性浓聚；双肺显像剂分布低而均匀；纵隔血池影较浓；肝脏及脾脏显像剂分布稍高，而且也比较均匀；^{18}F-FDG 主要通过泌尿系统排泄，因此，双肾、双侧输尿管及膀胱可出现明显的显像剂浓聚；胃部可出现生理性浓聚，腹部可见浓淡不均的肠影；全身其他部位轮廓及层次较清楚（图 8-2）。

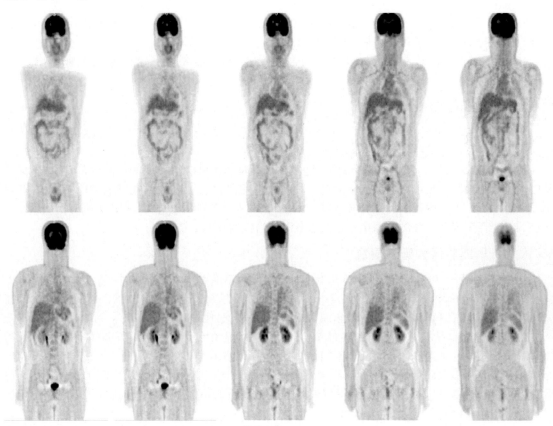

图 8-2　^{18}F-FDG PET 正常全身显像

（二）异常图像

在 PET 显像图上出现 ^{18}F-FDG 分布异常浓聚（高代谢灶）或稀疏缺损（低代谢灶）即为异常图像。高代谢灶是指病灶的显像剂分布高于周围正常组织；低代谢灶是指病灶的显像剂分布低于周围正常组织；有时也可出现病灶的放射性分布与周围正常组织相等。

（三）定量分析

PET 显像的本质是显示放射性药物在体内的代谢分布状况，采用定量方法研究显像剂在体内的分布过程可提供更多的量化诊断信息，有助于避免主观因素影响，也是 PET 显像检查的优势之一。通过定量分析可获得葡萄糖代谢率、蛋白质合成速率、DNA 合成速率、氧代谢率等定量指标。定量分析包括绝对定量分析和半定量分析，绝对定量分析操作复杂，临床常规检查难以实现，因此很少使用。最常用的指标为标准化摄取值（standardized uptake value，SUV），SUV 是描述病灶放射性摄取量的半定量分析指标，在 ^{18}F-FDG PET/CT 显像时，SUV 对于鉴别病变的良恶性具有一定参考价值。由于 SUV 的影响因素较多，使用 SUV 鉴别病变良恶性时，一定要结合病灶的位置、形态、大小、数量、病灶内的放射性分布及 CT 表现等，同时要密切结合临床进行综合分析。SUV 计算公式为：

$$SUV = \frac{\text{单位体积病变组织显像剂活度（Bq/ml）}}{\text{显像剂注射剂量（Bq）/体重（g）}}$$

此外，采用感兴趣区（region of interest，ROI）技术可计算 ROI 的面积、像素的计数值之和、平均值、方差、标准差等定量参数。在对动态采集的数据进行分析时，利用时间-放射性曲线（time-activity curve，TAC）分析方法可研究体内 ROI 的显像剂分布随时间的变化。对于双探头 SPECT 符合探测显像常用肿瘤/非肿瘤比值（tumor/non tumor，T/NT）进行分析。

（四）图像分析中的注意事项

1. ^{18}F-FDG 的生理性摄取与正常变异 一些生理、病理及其他因素会影响 ^{18}F-FDG PET/CT 显像结果，如体位不适、肌肉紧张可出现相应部位肌肉的生理性摄取，声、光刺激可引起大脑相应功能区代谢增高，精神紧张及寒冷刺激可引起棕色脂肪 ^{18}F-FDG 高摄取，女性月经周期子宫及卵巢可出现生理性摄取，尿液的放射性对泌尿系统及盆腔病灶产生影响，糖尿病高血糖患者可降低病灶对 ^{18}F-FDG 的摄取，使用胰岛素可出现全身肌肉的 ^{18}F-FDG 高摄取。

2. ^{18}F-FDG 常见的假阳性 ①感染性病灶：如活动性结核病、化脓性感染、霉菌病等。②非特异性炎性病灶：如嗜酸性肉芽肿、慢性胰腺炎、甲状腺炎、食管炎、胃肠炎、非特异性淋巴结炎等。③一些良性肿瘤可不同程度摄取 ^{18}F-FDG：如垂体腺瘤、肾上腺瘤、甲状腺瘤、腮腺混合瘤及沃辛瘤等。④手术、放疗或化疗等影响：如手术或活检部位的炎症、放射性肺炎、化学治疗后骨髓增生或胸腺增生、白细胞集落刺激因子（G-CSF）促进骨髓造血组织的增生引起骨髓对 ^{18}F-FDG 的摄取增加。⑤儿童及青少年：鼻咽顶后壁交界区 ^{18}F-FDG PET 显像表现为局限性放射性浓聚影，如发生于儿童，多为生理性改变；如发生于青少年，多为腺样体因炎症刺激引起的病理性增生，称为腺样体肥大。儿童胸腺组织未完全退化，可出现生理性浓聚。⑥其他：如冬眠心肌、大动脉炎等。

3. ^{18}F-FDG 常见的假阴性 肿瘤太小（小于 2 倍 PET 系统分辨力）、肿瘤坏死、糖尿病、近期曾给予大剂量的类固醇激素治疗的肿瘤，以及一些特殊类型的肿瘤，包括肺原位腺癌、肺微小浸润性腺癌、类癌、少部分高分化腺癌、富含黏液成分的肿瘤、高分化肝细胞癌、肾透明细胞癌、部分前列腺癌、低级别胶质瘤、成骨性和骨硬化性骨转移瘤、神经内分泌肿瘤（尤其是高分化肿瘤）等。

4. 正确认识 ^{18}F-FDG PET 显像的假阳性和假阴性的表现及原因有助于更好地解释 PET/CT 结果。在诊断过程中重视同机 CT 提供的诊断信息，结合临床病史资料对 PET 和 CT 两种影像信息进行综合分析，重视相关影像学诊断信息之间的互补和彼此印证，如 CT 灌注增强、超声造影、磁共振波谱分析（MRS）、弥散加权成像（DWI）和灌注加权成像（PWI）对肿瘤的代谢、能量及血流变化可以提供重要信息。利用不同 PET 显像剂对肿瘤不同表型进行检测，有助于弥补 ^{18}F-FDG 在肿瘤诊断灵敏度和特异性方面的不足。

5. ^{18}F-FDG PET/CT 对不同的肿瘤类型其检查的灵敏度不同，多种显像剂的联合应用，可提高诊断的准确性。

6. 一些生理性因素应尽量避免，如检查前让患者做好准备，使患者处于符合 PET/CT 检查需要的状态；对于一些难以避免的影响因素在图像分析时注意加以鉴别，必要时可采用药物干预。

四、临床应用

（一）淋巴瘤

淋巴瘤（lymphoma）是一组起源于淋巴结和结外淋巴组织等处的恶性肿瘤。根据临床病理学特点分为霍奇金淋巴瘤（Hodgkin lymphoma，HL）和非霍奇金淋巴瘤（non-Hodgkin lymphoma，NHL）两大类。NHL 最为常见，约占淋巴瘤的 90%，具有高度异质性，由属于不同病理类型的 B 细胞型、T 细胞型和 NK 细胞型淋巴瘤组成。淋巴结和淋巴组织遍布全身，且与单核巨噬细胞系统、血液系统相互沟通，所以淋巴瘤可发生于身体任何部位。淋巴瘤侵犯部位及范围不同，临床表现及影像分布也不同。原发部位可在淋巴结内，也可在淋巴结外的淋巴组织，晚期常表现为结内及结外同时侵犯。Ann Arbor 临床分期方案主要适用于 HL，NHL 可参照使用。^{18}F-FDG PET/CT 显像主要用于淋巴瘤的诊断、临床分期、疗效监测及预后评估。

1.诊断　^{18}F-FDG PET/CT 对于诊断淋巴瘤具有重要的临床价值。PET/CT 是根据肿瘤组织对 ^{18}F-FDG 的摄取程度诊断淋巴瘤。国内外大量研究证明绝大多数淋巴瘤病灶对 ^{18}F-FDG 高摄取，而且 HL 与 NHL 对 ^{18}F-FDG 摄取程度无明显差异。淋巴瘤病灶对 ^{18}F-FDG 高摄取，与周围正常组织差异明显，肿瘤/非肿瘤比值高，有利于淋巴瘤病灶的检出。但 ^{18}F-FDG 用于 PET/CT 显像对于惰性淋巴瘤易出现假阴性，如慢性淋巴细胞白血病/小淋巴细胞淋巴瘤、滤泡淋巴瘤、边缘区淋巴瘤/白血病、蕈样霉菌病/塞扎里（Sezary）综合征，最常出现假阴性的是边缘区淋巴瘤，包括淋巴结边缘区淋巴瘤、结外边缘区淋巴瘤及脾边缘区淋巴瘤，还有原发性皮肤间变大细胞淋巴瘤及非特异性外周 T 细胞淋巴瘤等易出现假阴性。虽然惰性淋巴瘤的发病率占整个淋巴瘤的比例较低，但也要引起足够重视，当 PET/CT 显像无明显 ^{18}F-FDG 高摄取时，应密切结合临床进行综合分析。另外由于淋巴结结核、结节病和卡斯尔曼病（巨大淋巴结增生症）等良性疾病及其他恶性肿瘤引起的转移性淋巴结均可引起淋巴结肿大和高 ^{18}F-FDG 摄取，导致假阳性表现。因此，针对 ^{18}F-FDG PET/CT 显像检出的肿大淋巴结或高代谢淋巴结进行活检，可以增加诊断的准确性。

案例 8-1

　　患者，男性，68 岁。下腹胀痛 2 个月，发现左侧腹股沟肿物 2 天。CT 检查发现腹部多发淋巴结肿大。曾口服中药治疗，症状无明显缓解，无发热、恶心、呕吐等不适。行 ^{18}F-FDG PET/CT 检查，见图 8-3。

问题：

　　1. 图 8-3 所示的 ^{18}F-FDG PET/CT 图像有哪些异常表现？

　　2. 患者应诊断为什么病？

　　3. 如为恶性肿瘤，临床分期如何？

分析：

　　1. PET/CT 所见：^{18}F-FDG PET/CT 显像于左侧颈部、左侧肩背部、左侧锁骨上下窝、左侧腋窝、胰头周围、上中下腹腹膜后区、双侧髂总动静脉旁、右侧髂内血管旁、左侧髂内外血管旁、左侧腹股沟区可见数量非常多、结节状和块状异常浓聚影，大多数病灶相互融合，SUV_{max} 介于 9.7～21.4，SUV_{ave} 介于 6.5～10.3，CT 于相应部位见多数淋巴结明显增大。

　　2. PET/CT 拟诊；恶性淋巴瘤全身多处淋巴结侵犯。

　　病理诊断：腹膜后淋巴结活组织病理学诊断为弥漫大 B 细胞淋巴瘤。

　　3. 临床分期：Ⅲ期。

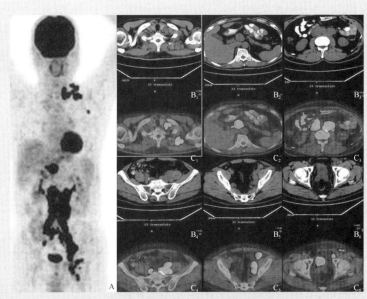

图 8-3　^{18}F-FDG PET/CT 显像图

A. MIP 图像；B$_1$～B$_6$. CT 图像；C$_1$～C$_6$. PET/CT 融合图像

2. 临床分期　是恶性淋巴瘤最重要的预后因素。准确的临床分期对合理制订治疗计划、判断恶性淋巴瘤患者预后具有重要指导意义。^{18}F-FDG PET/CT 目前已经被建议作为恶性淋巴瘤的初始分期、再分期及疗效随访的标准影像技术。^{18}F-FDG PET/CT 可以通过"一站式"显像发现全身几乎所有被侵犯的淋巴结，包括小于 1cm 而具有高摄取 ^{18}F-FDG 的受侵犯淋巴结。恶性淋巴瘤易侵犯结外脏器，明确有无结外侵犯对恶性淋巴瘤的分期及预后判断具有重要的意义。在检测骨髓、脾脏及中枢神经系统恶性淋巴瘤侵犯方面，^{18}F-FDG PET 和 PET/CT 较传统显像技术具有较明显的优势。但是当恶性淋巴瘤患者出现全身骨髓弥漫性代谢增高，须与化疗后或近期使用集落刺激因子、促红素等因素导致的骨髓增生活跃或炎症、感染导致的骨髓代谢增高相鉴别。对于惰性淋巴瘤，PET/CT 对骨髓侵犯的检出率较低，联合骨髓穿刺是非常有必要的。

3. 疗效监测　PET 可以显示肿瘤组织治疗后代谢活性方面的改变，研究表明如果肿瘤细胞对化疗有效，其葡萄糖代谢可以在 6～72h 内明显降低，表现为 ^{18}F-FDG 摄取降低或消失，这可为临床肿瘤治疗是否有效提供客观依据。2007 年美国国立综合癌症网络（NCCN）肿瘤学临床实践指南将 PET 或 PET/CT 列为恶性淋巴瘤治疗疗效的评价标准，这也表明 PET 或 PET/CT 作为恶性淋巴瘤疗效监测的一种手段得到了临床的肯定。多项研究结果也表明 PET 较传统的影像手段能更灵敏、更好地监测疗效。另外，^{18}F-FDG PET 显像可以指导临床确定活检部位，提高淋巴瘤病理检查阳性率。

案例 8-2

患者，男性，27 岁。发现右侧锁骨上窝占位 10 天，病理活检为弥漫大 B 细胞淋巴瘤。治疗前、化疗 4 个疗程及化疗 8 个疗程分别行 ^{18}F-FDG PET/CT 检查，见图 8-4。

问题：

1. 图 8-4 所示的 ^{18}F-FDG PET/CT 图像有哪些异常表现？

2. 临床分期如何？

3. 第二、三次显像示疗效如何？

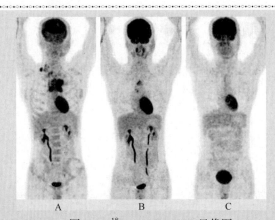

图 8-4　^{18}F-FDG PET/CT 显像图

A. 化疗前 MIP 图像；B. 化疗 4 个疗程后 MIP 图像；C. 化疗 8 个疗程后 MIP 图像

分析：

1. PET/CT 所见：治疗前 ^{18}F-FDG PET/CT 显像示右侧锁骨上窝、纵隔内及胸骨周围可见多个结节状异常放射性浓聚影，其中纵隔内病灶相互融合为大块状；全身其他部位未见明显异常。

2. 临床分期：Ⅱ期 A。

3. 化疗 4 个疗程后，^{18}F-FDG PET/CT 显像示前纵隔内及胸骨右侧缘见少量肿瘤残余病灶，疗效评价为部分缓解；化疗 8 个疗程后，^{18}F-FDG PET/CT 显像淋巴瘤病灶完全消失，未见肿瘤复发或新发病灶，疗效评价为完全缓解。

4. 预后评估　病灶 ^{18}F-FDG 摄取高低还与肿瘤的组织病理学类型、增殖情况和异质性等有关，因此 ^{18}F-FDG 摄取高低也可反映肿瘤的恶性程度，恶性度高的淋巴瘤细胞增殖活跃，对 ^{18}F-FDG 的摄取也高；恶性度低的惰性淋巴瘤对 ^{18}F-FDG 摄取相对较低。淋巴瘤对 ^{18}F-FDG 摄取率与肿瘤细胞的增殖率呈正相关，并与恶性程度平行，表明 ^{18}F-FDG PET/CT 显像有助于判断淋巴瘤的预后。对于 1～4 个化疗周期后 PET 显像阳性的恶性淋巴瘤患者，44%～100%的患者在治疗结束或随访期间疾病进展或复发，而 PET 显像阴性的患者，仅有 0～30%的患者治疗失败。

（二）肺癌

肺癌是全世界目前发病率和死亡率最高的恶性肿瘤。根据其病理分型，分为两大类，包括非小细胞肺癌（non-small cell lung cancer，NSCLC）和小细胞肺癌（small cell lung cancer，SCLC），其中 NSCLC 占 80%～85%。准确分期有助于为患者制订正确的治疗方案和提供预后信息。目前国际上对 NSCLC 所采用的统一分期方法为 1997 年美国癌症联合会（American Joint Committee on Cancer，AJCC）和国际抗癌联盟（International Union Against Cancer，UICC）联合修订的 TNM 分期系统。^{18}F-FDG PET/CT 显像主要用于孤立性肺结节或肿块的良恶性鉴别、临床分期、疗效评价、监测复发及转移。

1. 孤立性肺结节或肿块的良恶性鉴别　孤立性肺结节（solitary pulmonary nodule，SPN）是指肺内单发的、边界清楚的、直径≤3cm 的圆形或椭圆形结节，SPN 周围为正常肺组织，不伴有与之相关的肺不张或淋巴结肿大。直径>3cm 的称为肺内肿块。对肺部孤立性结节及肿块的良恶性准确鉴别直接影响患者的治疗及预后，具有重要的临床意义。^{18}F-FDG PET/CT 显像是鉴别肺部孤立性结节或肿块良恶性的有效方法。

（1）影像学表现：恶性病灶 ^{18}F-FDG PET/CT 显像表现为结节状的局限性放射性浓聚影，即高代谢病灶；CT 于相应部位见软组织密度结节影，并有相应的影像学表现，如肿瘤分叶、边缘毛刺、血管集束征等。绝大多数良性病灶不摄取 ^{18}F-FDG 或轻度摄取 ^{18}F-FDG。但也有小部分良性病变（如活动性肺结核、急性炎症等）出现 ^{18}F-FDG 高摄取，表现为 ^{18}F-FDG 浓聚影。

案例 8-3

　　患者，女性，48 岁。体格检查发现右上肺结节影 1 月余。患者无咳嗽、咳痰、痰中带血，无发热、胸痛、气促等不适。行 ^{18}F-FDG PET/CT 检查，见图 8-5。

问题：

　　1. 如何描述图 8-5 所示的 ^{18}F-FDG PET/CT 异常影像学表现？

　　2. 患者应诊断为什么病？

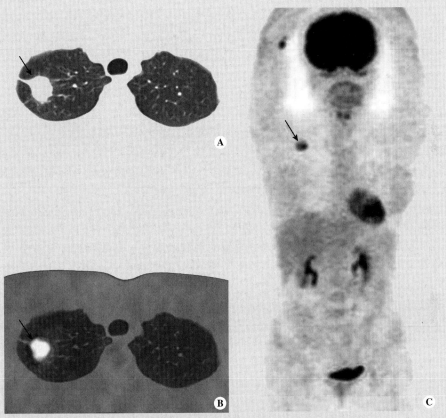

图 8-5　^{18}F-FDG PET/CT 显像图

A. CT 图像；B. PET/CT 融合图像；C. PET MIP 图像（箭头指病灶）

分析：

　　1. PET/CT 所见：^{18}F-FDG PET/CT 显像于右肺尖可见 1 个结节状浓聚影，大小为 1.8cm×1.8cm×1.7cm，SUV$_{max}$ 为 9.2，SUV$_{ave}$ 为 4.0，CT 于相应部位见软组织结节影，呈分叶状，边缘见胸膜牵拉征；双肺门及纵隔内其他部位未见异常浓聚影及淋巴结肿大等。

　　2. PET/CT 拟诊：右肺周围型肺癌。

　　手术病理学检查诊断：中分化腺鳞癌。

　　（2）鉴别方法：肺部孤立性结节或肿块的良恶性鉴别包括定性分析和定量分析两种方法。

　　1）定性分析：肉眼阅片于肺野内见到的结节状或块状异常浓聚影，将病灶的浓聚程度与纵隔血池的浓聚程度进行比较，有"二分法"和"五分法"。"二分法"认为：病灶的浓聚程度高于纵隔考虑为恶性肿瘤，病灶的浓聚程度低于纵隔考虑为良性病变。"五分法"将 SPN 的浓聚程度分为五级：Ⅰ级结节内无放射性浓聚，Ⅱ级结节内浓聚程度低于纵隔，Ⅲ级结节内浓聚程度等于纵隔，Ⅳ级结节内浓聚程度高于纵隔，Ⅴ级结节内浓聚程度明显高于纵隔。通常分级越高，恶性的可能性越大。PET/CT 检查获得的同机 CT 图像对于鉴别诊断具有重要价值，特别是增加肺部孤立性结节或肿块局部 CT 薄层扫描对于良恶性鉴别具有重要意义。

2）定量分析：SUV 是衡量病灶摄取 ^{18}F-FDG 多少的最常用的半定量指标，多数学者将 SUV= 2.5 作为良恶性鉴别界限，SUV＞2.5 考虑为恶性肿瘤，SUV 介于 2.0～2.5 之间为临界范围，SUV＜2.0 可以考虑为良性病变。Gupta 等研究结果表明，肺癌组织的 SUV 为 5.63±2.38，肺部良性病变的 SUV 为 0.56±0.27，两者相比差异显著（$P＜0.001$）。由于 SUV 的影响因素较多，应当慎重使用。此外，也可使用肿瘤/非肿瘤（T/NT）比值法及病灶/本底（L/B）计数比值法。

（3）临床评价：^{18}F-FDG PET/CT 显像能提供病灶代谢方面的信息，对肺部孤立性结节良恶性鉴别具有重要价值。Patz 等报道，^{18}F-FDG PET 鉴别肺部孤立性结节良恶性的灵敏度、特异性和准确性分别为 82%～100%、75%～100% 和 79%～94%。Ayesha S 等对 585 例 SPN 患者研究结果证明，496 例恶性 SPN 患者的 SUV_{max} 中位数为 8.5（范围为 0～36），89 例良性 SPN 患者的 SUV_{max} 中位数为 4.9（范围为 0～28）（$P＜0.001$）；SUV_{max} 0～2.5 的 SPN 患者中 24% 为恶性，SUV_{max} 2.6～4.0 的 SPN 患者中 80% 为恶性，SUV_{max} ＞4.1 的 SPN 患者中 96% 为恶性。

1）假阳性问题：部分增殖快、代谢活跃的良性病变，如活动性肺结核、隐球菌性肉芽肿、肺脓肿、结节病等也可出现 ^{18}F-FDG 高摄取，SUV＞2.5，导致假阳性结果。尤其在我国肺结核患者相对较多，应注意排除活动性肺结核的干扰。

2）假阴性问题：一些特殊类型的 SPN（如支气管肺泡癌、部分高分化腺癌及类癌等）对 ^{18}F-FDG 摄取不高，会出现假阴性结果。受仪器空间分辨力及肺脏呼吸运动的影响，对于微小病灶 PET 难以检出，而且小于 PET 空间分辨力的小病灶的放射性浓聚程度常被低估，CT 所见的磨玻璃样密度结节，^{18}F-FDG PET 多为阴性。另外，糖尿病患者血糖水平过高也有导致假阴性的可能。

3）综合分析：肺部孤立性结节或肿块的良恶性鉴别直接关系到患者的治疗及预后。在进行鉴别诊断时，SUV 是一个重要的半定量分析指标，但由于少部分肺部良性病变的 SUV 与肺癌有部分交叉，因此，必须结合病灶的位置、大小、形态、病灶内的放射性分布进行定性分析，同时要了解患者的病史、临床症状、体征及其他客观检查结果进行全面综合分析，特别应当重视同机 CT 提供的影像学信息，对于 SPN 的鉴别诊断最好增加结节局部 CT 薄层扫描，以提高诊断的准确性。

2. 临床分期 肺癌的分期是根据原发灶的大小及侵犯情况（T）、局部淋巴结转移（N）和远处转移（M）（TNM）分为 0～Ⅳ期。肺癌分期的主要目的是区别可切除和不可切除的肺癌病例，针对患者情况决定治疗方法，使患者获益最大化。

（1）T 分期：手术是治愈非小细胞肺癌最有效的手段。原发灶侵犯胸膜、纵隔和大血管均可导致手术失败。^{18}F-FDG PET/CT 可以根据 CT 的精确定位及 ^{18}F-FDG 摄取的范围，精确地显示肿瘤是否侵犯胸壁及纵隔，避免不必要的手术。另外，^{18}F-FDG PET/CT 在原发肿瘤伴阻塞性炎症和不张时也有明显优势，在放射治疗中显得尤为重要。资料显示，通过 ^{18}F-FDG PET/CT 可以改变近30%～40%肺癌患者的照射视野。

（2）N 分期：纵隔淋巴结转移的范围及数量直接影响到能否进行手术治疗。对于临床Ⅰ、Ⅱ期非小细胞肺癌患者，手术切除肺内肿瘤，同时彻底清除该肿瘤区域内的引流淋巴结是主要治疗方法。当患者出现对侧纵隔淋巴结转移（即 N_3）时，一般不主张手术治疗。由于纵隔结构复杂，CT、MRI 对于纵隔淋巴结转移的检出有一定的局限性。CT、MRI 对纵隔淋巴结转移的诊断标准（淋巴结短轴直径＞1.0cm），缺乏特异性。大量手术切除的淋巴结病理研究结果证明，一些正常大小的淋巴结已经有转移，而一些直径＞1.0cm 的淋巴结为反应性增生，并没有转移。

^{18}F-FDG PET 显像可提供功能代谢信息，属于肿瘤阳性显像，对纵隔淋巴结转移灶的检出具有一定的优势。马龙（Maron）等对 100 例肺癌患者做了 CT 和 ^{18}F-FDG PET 扫描，并与病理结果进行了比较，对纵隔淋巴结转移灶 ^{18}F-FDG PET 检出准确性为 85%，而 CT 为 58%。Gupta 等比较了不同大小淋巴结 CT 和 ^{18}F-FDG PET 的诊断结果，两者检出淋巴结转移灶的准确性分别为 61% 和 94%，发生差异的主要原因在于 PET 检出了 ≤1cm 的小淋巴结转移灶。^{18}F-FDG PET 在许多病例中检出了 CT 检查正常大小淋巴结的转移灶，或在 CT 检查发现增大的淋巴结病例中除外肿瘤转移。^{18}F-FDG PET/CT 可将 PET 与 CT 进行同机图像融合，既兼顾了功能代谢及解剖形态信息，又为肺癌纵隔淋巴结转移的诊断提供了更有效的方法。^{18}F-FDG PET/CT 显像对锁骨上窝淋巴结转移的检出灵敏度近于 100%，但有时颈部肌肉紧张可出现生理性浓聚，干扰诊断，须加以鉴别。

（3）M 分期：^{18}F-FDG PET/CT 全身显像对于发现胸部其他部位及远处转移具有明显的优势，能改变肺癌的临床分期。肺癌常发生淋巴结、肾上腺、脑、骨骼、肝脏等部位转移。肾上腺是肺癌转移较常见部位，尸检资料提示有 35%～38% 的肺癌患者出现肾上腺转移，^{18}F-FDG PET/CT 显像对肾上腺转移检出的灵敏度、特异性分别为 100% 和 80%。脑主要靠葡萄糖供给能量，正常脑组织 ^{18}F-FDG 摄取高，对转移灶的检出有一定的影响，肺癌脑转移的 ^{18}F-FDG PET/CT 显像有不同表现，可表现为局限性放射性浓聚影或局限性放射性减低影，也可表现为病灶周边放射性浓聚，而中间出现放射性稀疏缺损。^{18}F-FDG PET/CT 对脑转移灶的检出不如 MRI。肺癌常发生骨转移，^{18}F-FDG PET/CT 诊断骨转移癌的灵敏度与 SPECT 全身骨扫描相近，但特异性较高。^{18}F-FDG PET/CT 对于肝及腹部其他部位转移灶的检出具有重要意义。

总之，^{18}F-FDG PET 显像从分子水平显示肿瘤组织的葡萄糖代谢情况，属于肿瘤阳性显像，可为肿瘤的良恶性鉴别提供科学依据。同时由于肿瘤阳性显像可以明显突出肿瘤病灶，对于纵隔、肺门等解剖结构复杂部位淋巴结转移灶的检出具有明显的优势，而且一次静脉注射 ^{18}F-FDG，常规进行全身显像，这对于肺癌患者的全身评估、准确分期具有重要临床价值。

案例 8-4

患者，男性，63 岁。咳嗽 2 月余，腰痛 4 天，血生化检查均未见异常。行 ^{18}F-FDG PET/CT 检查，见图 8-6。

问题：

1. 图 8-6 所示的 ^{18}F-FDG PET/CT 图像有哪些异常表现？

2. 患者诊断为何病？

3. 如为恶性肿瘤，临床分期如何？

分析：

1. PET/CT 所见：^{18}F-FDG PET/CT 显像于右下肺背段见 1 个结节状浓聚影，大小为 2.1cm×1.9cm×1.5cm，SUV$_{max}$ 为 15.4，SUV$_{ave}$ 为 7.8，CT 于相应部位见软组织结节影；右肺门、纵隔内及双侧锁骨上窝见多发结节状放射性浓聚影，最大者为 2.8cm×1.8cm×2.4cm，SUV$_{max}$ 为 17.3，SUV$_{ave}$ 为 4.6，CT 于相应部位见淋巴结增大；肝右叶见 1 个结节状放射性浓聚影，大小 2.5cm×2.3cm×2.4cm，SUV$_{max}$ 为 12.5，SUV$_{ave}$ 为 5.1，CT 于相应部位见低密度结节影；胸腰椎多个椎体、双侧多根肋骨、盆腔骨骼及右侧股骨上段见多发放射性浓聚影，SUV$_{max}$ 为 20.5，SUV$_{ave}$ 为 8.9，CT 于相应部位见骨质破坏。

2. PET/CT 拟诊：右肺周围型肺癌；右肺门、纵隔内及双侧锁骨上窝多发淋巴结转移；肝转移；全身多处骨转移。

3. 临床分期：Ⅳ 期。

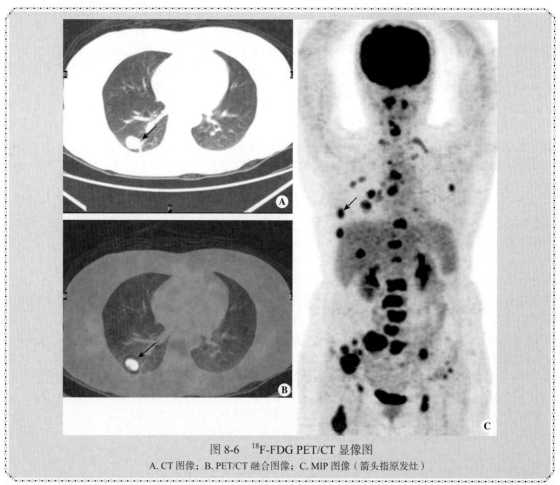

图 8-6　^{18}F-FDG PET/CT 显像图

A. CT 图像；B. PET/CT 融合图像；C. MIP 图像（箭头指原发灶）

3. 疗效评价　在肺癌治疗过程中，早期评估肿瘤对治疗的反应可以及时调整治疗方案，免除无效且具有副作用的治疗，赢得治疗时间，使患者获益最大化。肺癌对放疗、化疗有效的反应首先表现为代谢降低、肿瘤的增生减缓或停止，随后才出现肿瘤的体积缩小或消失。PET 显像提供的是功能代谢信息，可在治疗的早期显示肿瘤组织的代谢变化，对于早期评价疗效具有重要意义。

案例 8-5

　　患者，男性，57 岁。病理活检：右上肺鳞癌。射频消融治疗前、治疗后 12 天、治疗后 3 个月分别进行 ^{18}F-FDG PET/CT 检查，见图 8-7。

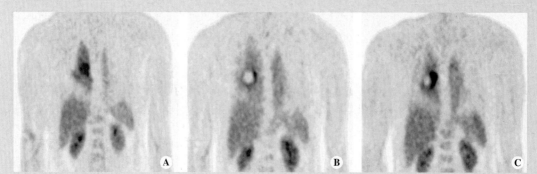

图 8-7　^{18}F-FDG PET/CT 显像图（MIP）

A. 射频消融治疗前 MIP 图像；B. 治疗后 12 天 MIP 图像；C. 治疗后 3 个月 MIP 图像

问题：
1. 图 8-7 所示的 ^{18}F-FDG PET 图像有哪些异常表现？
2. 第二、三次显像示疗效如何？

分析：
1. PET/CT 所见：治疗前右上肺可见块状高代谢病灶；治疗后 12 天右上肺病灶明显缩小，边缘见部分肿瘤残余；治疗后 3 个月肿瘤残余病灶增大。
2. 治疗后 12 天肿瘤部分缓解；治疗后 3 个月肿瘤进展。

4. 监测复发及转移 肺癌治疗后经常出现复发或转移，早期发现肿瘤的复发及转移，可以及时采取治疗措施，延长患者的生存时间，提高生存质量。特别是手术或放疗后，病灶局部出现的变化，CT 或 MRI 等影像学检查难以鉴别是治疗后纤维组织形成还是肿瘤复发。PET 显像在这方面具有明显的优势，因为复发的肿瘤组织的代谢率明显高于治疗后形成的纤维瘢痕，同时 PET 全身扫描可以及时发现转移灶。

（三）颅内肿瘤

1. 胶质瘤

案例 8-6
患者，女性，59 岁，因头痛 1 月余在外院行 MRI 检查，MRI 检查提示右侧小脑占位。PET/CT 如图 8-8 所示。

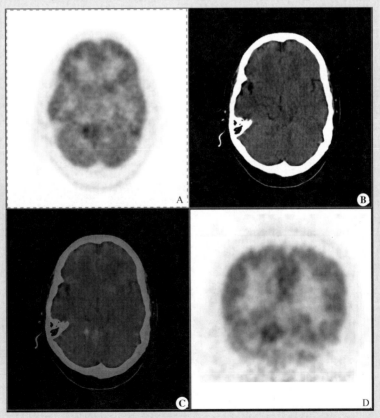

图 8-8 ^{18}F-FDG PET/CT 显像图（颅脑横断面）
A. PET 图像；B. CT 图像；C. PET/CT 融合图像；D. MIP 图像

> **问题：**
> 　　1. 图 8-8 所示 PET/CT 图像有哪些特点？
> 　　2. 患者作何初步诊断？
> **分析：**
> 　　1. PET/CT 所见：图 8-8 颅脑横断面示右侧小脑可见稍低密度结节灶，边界不清，密度不均匀，FDG 代谢增高，SUV_{max} 约 8.9。
> 　　2. 术后病理：右侧小脑神经胶质瘤。

　　脑胶质瘤是一类起源于神经上皮组织的肿瘤，多见于脑白质分布区，主要包括星型细胞瘤、少突胶质细胞瘤、少突-星型胶质细胞瘤、室管膜瘤及脉络膜瘤等类型。其中，星型细胞瘤占脑胶质细胞瘤的 80% 左右，是颅内较常见的肿瘤。WHO 将其分为以下四级：Ⅰ级为毛细胞性星形细胞瘤，Ⅱ级为弥漫性星形细胞瘤，Ⅲ级为间变性星形细胞瘤，Ⅳ级为多形性胶质母细胞瘤。Ⅰ级分化较好，多为良性肿瘤；Ⅱ级为交界性肿瘤；Ⅲ、Ⅳ级分化较差，为恶性肿瘤。

　　^{18}F-FDG PET/CT 可对脑胶质瘤进行诊断，并对分级有一定意义。CT 扫描肿瘤可表现为均匀或混杂密度，Ⅰ级肿瘤多表现为边界清楚的均匀密度肿瘤；Ⅰ、Ⅱ级肿瘤占位效应较轻，周围水肿不明显或仅有轻微水肿；Ⅲ、Ⅳ级胶质瘤多表现为混杂密度肿块，可出现囊变坏死等，水肿明显，边界不清楚，多位于脑白质，病灶可沿白质纤维或胼胝体向对侧浸润生长。PET 显像依靠肿瘤对 ^{18}F-FDG 的摄取辅助肿瘤分级，肿瘤摄取 ^{18}F-FDG 的高低与其糖酵解程度相关，与其恶性程度呈正相关；Ⅲ、Ⅳ级胶质瘤恶性程度高，^{18}F-FDG 摄取明显增高，高于脑白质，可接近脑皮质，而周围水肿放射性摄取减低；Ⅰ、Ⅱ级胶质瘤恶性程度较低，^{18}F-FDG 摄取代谢增高不明显，可低于或等于脑白质。

　　诊断与鉴别诊断：①脑转移瘤，多有原发性恶性肿瘤病史，如肺癌、乳腺癌等，一般出现颅内多发病灶，CT 所见密度与原发性肿瘤病理类型有关，^{18}F-FDG 代谢增高，周围水肿明显。②颅内淋巴瘤，病灶常为多发，也可单发，多见于基底节区、胼胝体及侧脑室周围，可沿血管间隙浸润播散，^{18}F-FDG 代谢明显增高，周围水肿一般相对较轻。

2. 脑转移瘤

> **案例 8-7**
> 　　患者，男性，69 岁，因咳嗽咳痰 1 月余在外院检查发现右肺中叶占位。穿刺活检提示右肺中叶腺癌。PET/CT 如图 8-9 所示。
>
>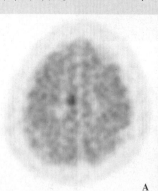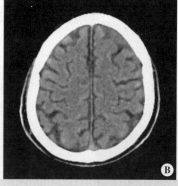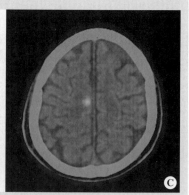
>
> 图 8-9　^{18}F-FDG PET/CT 显像图（颅脑横断面）
> A. PET 图像；B. CT 图像；C. PET/CT 融合图像

问题：

1. 图 8-9 所示 PET/CT 图像有哪些特点？
2. 患者作何初步诊断？

分析：

1. PET/CT 所见：图 8-9 颅脑横断面示右侧顶叶稍高密度结节灶，周围密度稍减低，FDG 代谢异常增高，SUV_{max} 约 6.7。
2. 结合临床病史，提示右侧顶叶恶性脑转移瘤。

　　脑转移瘤是颅内较常见恶性肿瘤，可发生于任何年龄。发生脑转移的恶性肿瘤多见于肺癌、乳腺癌、消化道恶性肿瘤等。多发生于幕上，约占颅内转移瘤的 80%，皮髓质交界处较为多见，转移途径多为血行转移。肿瘤一般与正常脑实质分界清楚，可出现坏死出血及钙化等，肿瘤周围多出现明显水肿带；临床可发生头痛、恶性、呕吐等症状，有时可出现癫痫症状，也有一部分患者无明显神经精神症状。

　　脑转移瘤 CT 平扫可见密度不等的病灶，较大的病灶可出现囊变、坏死、出血及钙化等，病灶周围见明显的水肿带。由于葡萄糖是脑的主要能量供应，正常脑组织尤其是脑皮质对 ^{18}F-FDG 具有较高的摄取，所以颅内转移瘤的 PET 图像复杂多样，PET 的 ^{18}F-FDG 代谢可出现以下四种情况：类似脑组织、高于脑实质、介于脑灰质及白质之间、高于脑灰质。同时 ^{18}F-FDG PET/CT 对于脑转移瘤的诊断灵敏度与肿瘤大小有关，结合 CT，对于较大病灶及水肿明显的病灶较易检出。^{18}F-FDG PET/CT 全身显像可以发现脑转移瘤的原发灶，更利于肿瘤的诊断及临床分期。

　　诊断与鉴别诊断：①胶质瘤，起源于神经上皮细胞，各级别胶质瘤形态多种多样，代谢不尽相同，结合其他影像如 MRI 等可以鉴别诊断，^{18}F-FDG PET/CT 全身扫描显像无其他原发灶，也有助于鉴别。②颅内淋巴瘤，病灶多见于基底节区、胼胝体及侧脑室周围，多为非霍奇金淋巴瘤，形态多样，可沿血管间隙浸润播散，病灶多为均匀密度和 ^{18}F-FDG 明显高代谢，边界一般较清楚，水肿相对较轻，同时可以有其他器官浸润表现。

（四）头颈部肿瘤

1. 鼻咽癌

案例 8-8

　　患者，男性，51 岁，咽喉不适 3 月余，以咽喉炎进行抗感染治疗，无明显好转；近期发现两侧颈部包块。超声提示：双侧颌下多发淋巴结探及。喉镜提示右鼻咽部肿物。PET/CT 如图 8-10 所示。

问题：

1. 图 8-10 所示 PET/CT 图像有哪些特点？
2. 患者作何初步诊断？

分析：

1. PET/CT 所见：图 8-10 为鼻咽部层面横断位扫描图，可见鼻咽部顶后壁及右侧壁不规则明显增厚，咽隐窝消失，^{18}F-FDG 代谢增高，SUV_{max} 约 8.4；双侧咽旁间隙、双侧颈部胸锁乳突肌深面见多发淋巴结肿大，较大者位于右侧咽旁间隙，大小约 2.2cm×1.6cm，FDG 代谢增高，SUV_{max} 约 11.6。
2. 右鼻咽部肿物活检：（鼻咽部）非角化型分化性癌。

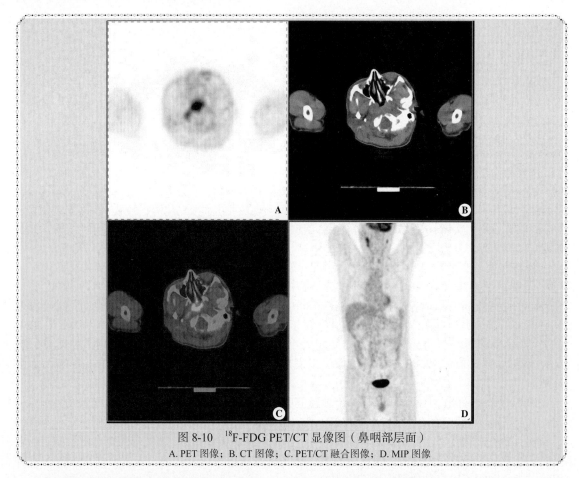

图 8-10　^{18}F-FDG PET/CT 显像图（鼻咽部层面）
A. PET 图像；B. CT 图像；C. PET/CT 融合图像；D. MIP 图像

鼻咽癌是我国发病率较高的恶性肿瘤之一，是头颈部最常见的恶性肿瘤，以中年人多见，男女比例约为 2.5∶1，并具有一定的地域分布差异，以我国南方最常见。发病因素尚不完全明确，但与遗传、EB 病毒感染及环境等因素有关。鼻咽癌早期症状不明显，中晚期可出现鼻塞、血涕及出血等症状，还可伴有耳部症状，一些晚期患者因颈部无痛性淋巴结肿大就诊。本病经鼻咽镜下活检可得到明确的病理诊断，影像学的检查主要显示肿瘤的大小、形态及侵犯范围，同时 PET/CT 还可以评价全身的转移情况等。鼻咽癌大多起源于鼻咽黏膜的被覆上皮细胞，2003 年 WHO 病理分类为角化性鳞状细胞癌、非角化性癌及基底样鳞状细胞癌。

（1）PET/CT 应用：①早期诊断。^{18}F-FDG PET/CT 对早期鼻咽癌有较高诊断价值，表现为鼻咽部软组织增厚、咽隐窝变浅、消失，FDG 代谢异常增高。②中晚期诊断。鼻咽癌可沿神经及血管间隙蔓延，可累及颅底骨质，出现颅内侵犯，鼻咽癌可出现颈部淋巴结肿大，FDG 代谢增高，提示出现转移。由于肿瘤多侵犯咽鼓管，会伴随中耳乳突炎。

临床分期：鼻咽癌较常出现咽旁间隙淋巴结转移，部分患者以颈部包块为首发症状，多由上颈部向下转移，晚期可出现全身多发淋巴结转移。PET/CT 诊断鼻咽癌淋巴结转移主要依靠糖代谢水平，以 SUV$_{max}$≥2.5 为标准判断转移可获得较好的灵敏度及特异性。PET/CT 全身检查有利于检出远处转移灶，如骨、肺、肝脏等转移，准确分期有利于临床治疗方案的准确制订。

疗效评价：PET/CT 检查鼻咽癌治疗后效果首先表现为代谢减低，肿瘤活性降低、增殖减缓，随后可出现肿瘤组织范围缩小，所以可相对 CT 或 MRI 所见的病灶形态变化更早评价治疗反应和效果。

监测复发：CT 鉴别肿瘤残余及复发存在一定局限性，而 PET/CT 在肿瘤治疗后可通过病灶代谢诊断肿瘤残余，并对复发有较高的特异性及准确性（图 8-11）。

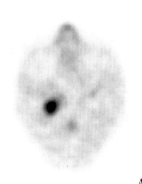
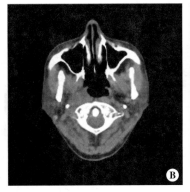
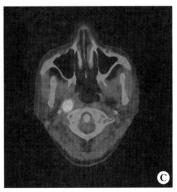

图 8-11 ^{18}F-FDG PET/CT 显像图

A. PET 图像；B. CT 图像；C. PET/CT 融合图像

患者，男性，43 岁，鼻咽癌放疗后，又感咽部不适，PET/CT 图像显示右侧咽旁见软组织肿块，FDG 代谢异常增高，提示肿瘤复发

（2）诊断与鉴别诊断

1）腺样体肥大：腺样体附着于鼻咽部顶壁及后壁的淋巴组织，10 岁后逐渐萎缩，成人基本消失，腺样体肥大多见于儿童时期，表现为鼻咽部顶后壁软组织增厚，密度均匀，咽隐窝受压，FDG 代谢无明显增高。

2）鼻咽部淋巴瘤：因鼻咽部有正常淋巴组织，所以淋巴瘤可浸润鼻咽部，PET/CT 表现为 FDG 代谢异常增高，与鼻咽癌鉴别较困难，但鼻咽部淋巴瘤多为弥漫性软组织增厚，同时伴有 FDG 代谢异常增高，侵犯颅底骨质较少见，同时淋巴瘤多发生多个淋巴结分布区及器官的浸润。

2. 口底癌

案例 8-9

患者，男性，64 岁，因右下后牙区出现疼痛 1 月余，加重 2 周就诊，诉右侧舌体不适，活动受限，右侧下唇及颏部麻木。PET/CT 如图 8-12 所示。

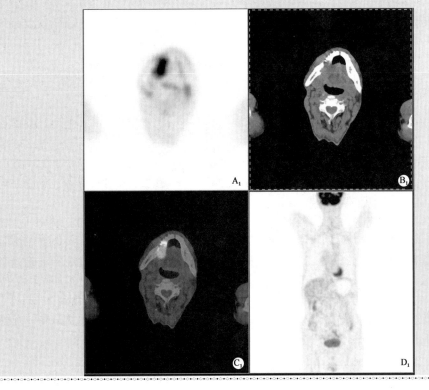

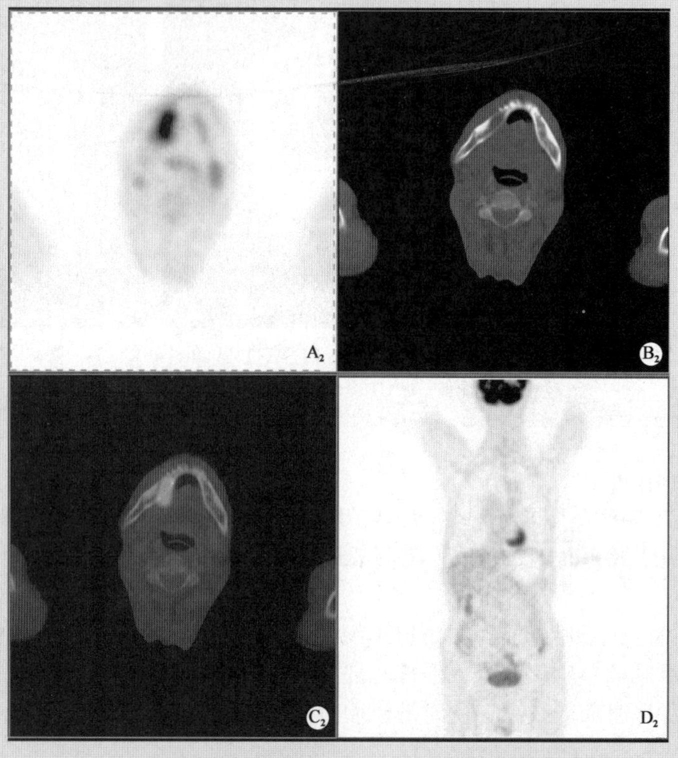

图 8-12　^{18}F-FDG PET/CT 显像图

A$_1$、A$_2$ 为 PET 图像；B$_1$、B$_2$ 为 CT 图像；C$_1$、C$_2$ 为 PET/CT 融合图像；D$_1$、D$_2$ 为 MIP 图像

问题：

　　1. 图 8-12 所示影像主要有哪些异常？

　　2. 患者应做何主要诊断？

分析：

　　1. PET/CT 所见：图 8-12 示右侧口底见软组织肿块影，大小约 3.1cm×1.9cm，FDG 代谢异常增高，SUV$_{max}$ 约 9.6，病灶累及右侧下颌骨及舌体右缘，右侧下颌骨骨质破坏。

　　2. 活检病理提示：右侧口底部鳞状细胞癌。

　　口腔癌是头颈部最常见的肿瘤之一，依据国际疾病分类-10（ICD-10）的分类标准可分为原发于唇、舌、牙龈、口底、硬腭及口腔其他未详细说明部位的恶性肿瘤。口腔癌病因复杂，发病机制尚不明确，主要与烟草、酒精等慢性刺激有关；也有研究表明慢性炎症、病毒感染（人类乳头状瘤病毒，HPV）及遗传倾向也是其发病因素。口腔癌好发于 40 岁以上的烟酒嗜好者，早期即可有广泛的淋巴结转移。病理类型以鳞癌为主。

　　（1）PET/CT 应用：口腔癌 PET/CT 扫描图像一般表现为肿瘤部位软组织增厚，FDG 代谢增高，可累及邻近骨质。PET/CT 扫描对口腔癌的检查具有高度敏感性及特异性，口腔癌患者在早期多数症状不明显，患者因溃疡和疼痛等不适就诊时病灶往往已经较大，因此，早期诊断和准确分期对及时治疗非常有价值。PET/CT 检查对于口腔癌病灶大小、侵犯范围及深度、邻近组织结构的侵犯具有更准确的判断，以指导治疗方案并预测预后。

　　（2）诊断与鉴别诊断：口腔癌需与口腔内炎症进行鉴别。口腔内炎症一般进展较快，且会有发热、疼痛等伴随症状，积极治疗后好转，不出现周围组织的浸润。

3. 下咽癌

案例 8-10

　　患者，男性，69 岁，因下咽部不适 4 个月，声嘶 2 个月入院，进食坚硬食物时感觉梗阻，偶有饮水呛咳，查喉镜检查示喉新生物，查喉部增强 CT 示右侧梨状窝占位，双侧颈部淋巴结显示稍大。PET/CT 扫描如图 8-13 所示。

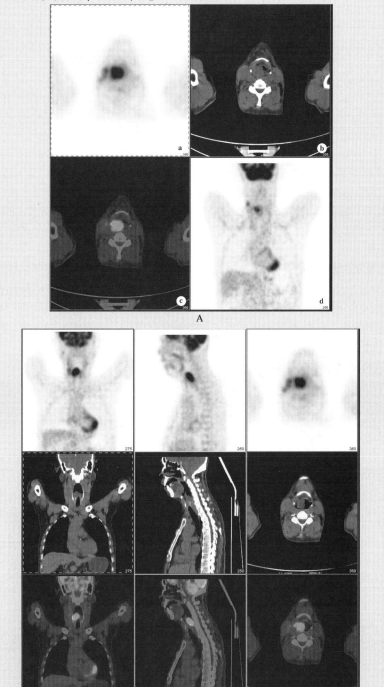

图 8-13　^{18}F-FDG PET/CT 显像图

A. 喉咽部层面横断面图：a 为 PET 图像；b 为 CT 图像；c 为 PET/CT 融合图像；d 为 MIP 图像。B. 左到右分别为喉咽部冠状面、矢状面、横断面，第一排为 PET 图像，第二排为 CT 图像，第三排为 PET/CT 融合图像

问题：

1. 图 8-13 所示影像主要有哪些异常？
2. 患者最终主要诊断为何？

分析：

1. PET/CT 所见：图 8-13 示右侧下咽梨状窝见软组织密度团块，大小约 2.8cm×2.6cm，边界不清，FDG 代谢异常增高，SUV_{max} 约 15.8，右侧声带受推移伴增厚、喉腔狭窄；右侧胸锁乳突肌深面、右锁骨上、右动脉鞘多发淋巴结肿大，较大直径约 1.2cm，FDG 代谢异常增高，SUV_{max} 约 4.8。

2. 喉镜活检病理提示：右侧梨状隐窝癌。

下咽癌作为预后较差的头颈部恶性肿瘤之一，可发生于梨状隐窝、咽后壁癌及环后区癌，多为鳞状上皮癌，早期即可发生区域淋巴结的转移，部分较大病灶可侵犯邻近喉软骨。

（1）PET/CT 应用：PET/CT 检查对早期诊断下咽癌有较高的敏感性，表现为病变区软组织增厚，FDG 代谢异常增高，同时可显示肿瘤侵犯范围，包括邻近喉软骨、声门旁间隙及会厌前间隙。PET/CT 不仅在下咽癌诊断中有较重要价值，在临床分期也具有较重要的作用。临床分期、颈淋巴结转移区域、大小、数目等因素影响患者的治疗选择及生存期，PET/CT 不仅以淋巴结大小判断是否存转移，还从葡萄糖代谢水平进行判断，可发现早期 CT 扫描不能发现的转移性淋巴结，更准确地进行疾病分期。

（2）诊断与鉴别诊断：下咽癌 PET/CT 一般发生于下咽上区、咽后壁或环后区，呈等或略低密度，FDG 代谢异常增高，伴有梨状窝变窄或消失、咽后软组织增厚、喉移位及邻近结构受累、喉软骨破坏等表现。部分病灶可累及食管及邻近其他结构，伴颈部淋巴结转移，约 60% 可见淋巴结肿大，常常因此而就诊。下咽癌属于喉咽癌，主要与喉癌鉴别，病变发生的部位、声门移位情况及颈部淋巴结转移的情况有助于鉴别诊断。

4. 黏液表皮样癌

案例 8-11

患者，女性，63 岁，因 发现右侧上颌肿块 2 年余，既往有左侧颌下腺黏液表皮样癌累及上颌骨切除术后 7 年，术后未行放化疗。PET/CT 如图 8-14 所示。

问题：

1. 图 8-14 所示影像改变有哪些？
2. 患者应做何诊断？

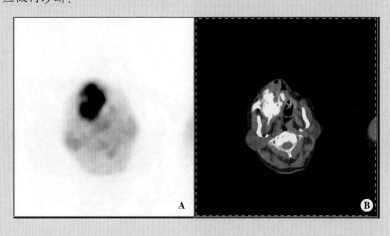

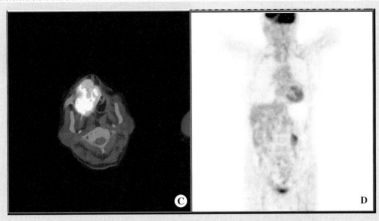

图 8-14 ^{18}F-FDG PET/CT 显像图（上颌横断面图）

A. PET 图像；B. CT 图像；C. PET/CT 融合图像；D. MIP 图像

分析：

1. PET/CT 所见：图 8-14 示左侧颌下腺黏液表皮样癌累及上颌骨切除术后改变，左侧上颌骨缺失，右侧上颌骨骨质吸收破坏，周围伴软组织密度肿块形成，向上累及右侧上颌、中下鼻甲、鼻中隔、双侧鼻腔及右侧眶内，向下累及右前上牙槽骨，见 ^{18}F-FDG 代谢异常增高。

2. 活检病理：（右侧上颌）上皮源性恶性肿瘤，结合病史首先考虑黏液表皮样癌复发。

黏液表皮样癌是涎腺癌中最常见的恶性肿瘤，其主要来源于腺体及小涎腺腺管的上皮细胞，好发于腮腺及口腔内的小腺体，以女性多见。临床多表现为一侧涎腺腺体无痛性肿胀及包块，生长缓慢，小部分肿瘤可突出于皮肤表面，多与皮肤粘连，可出现表面溃烂，伴有疼痛，单个结节多见，少见多发结节。

（1）PET/CT 应用：PET/CT 多可见腺体区密度均匀或欠均匀软组织结节或肿块，相对于腺体呈稍高密度，边界欠清楚，FDG 代谢异常增高，对侧腺体形态、密度无明显异常，可见颈部淋巴结肿大，FDG 代谢增高。PET/CT 扫描能够对肿瘤进行准确定位，同时具有良好的密度及空间分辨力，能显示肿瘤的形态和边界及周围关系，同时可以显示肿瘤的代谢情况，有利于明确肿瘤的范围，有利于临床确定手术范围以减少术后复发率。PET/CT 可对肿瘤的复发进行检测，表现为治疗后术区的软组织肿块影密度均匀或不均匀，可伴有坏死，可浸润邻近结构，FDG 代谢异常增高。

（2）诊断与鉴别诊断：黏液表皮样癌 PET/CT 表现多为腺体区软组织结节或肿块，密度均匀或欠均匀，边界欠规则，可浸润邻近组织，FDG 代谢增高。

腺泡细胞癌和涎腺导管癌 PET/CT 同样具有较高的 FDG 代谢，但其病理特点有完整的肿瘤包膜，在 CT 上边界清楚。

腺淋巴瘤表现为边界清楚，密度均匀的类圆形结节影，形态规则，对周围组织无浸润，可有FDG 代谢增高，但其为良性肿瘤。

（五）乳腺癌

案例 8-12

患者，女性，69 岁，因发现左乳肿块 1 月余入院。PET/CT 如图 8-15 所示。

问题：

1. 图 8-15 所示影像改变有哪些？

2. 患者应做何诊断？

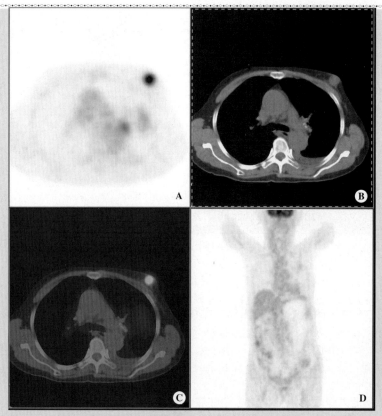

图 8-15　^{18}F-FDG PET/CT 显像图（胸部横断面）
A. PET 图像；B. CT 图像；C. PET/CT 融合图像；D. MIP 图像

分析：

1. PET/CT 所见：图 8-15 示左侧乳腺内上象限见一类圆形结节影，边界清楚，密度均匀，直径约 1.4cm，FDG 代谢异常增高，SUV$_{max}$ 约 11.0。

2. 乳腺穿刺活检病理提示：左乳浸润性导管癌。

乳腺癌是女性常见的恶性肿瘤之一，占中国女性恶性肿瘤发病首位，少见于青春期及育龄期女性，好发于中老年女性（40～60 岁绝经期妇女），45 岁后发病率随着年龄增长而迅速增高，约 70% 的乳腺癌发生在 45 岁以上，男性乳腺癌患者较罕见。

乳腺癌可起源于乳腺腺泡上皮及各级别导管，一般由不典型增生发展为原位癌、早期浸润癌及浸润性癌。病理学通常可分为非浸润性癌、浸润性非特殊型癌及浸润性特殊型癌，多为上皮性肿瘤，70% 以上为浸润性导管癌，乳腺肉瘤罕见。临床多以乳房肿块为主要表现，肿块质地较硬，位置固定，伴有或不伴疼痛，可有乳头凹陷、橘皮样改变等症状。乳腺癌易发生淋巴结转移，较易经前哨淋巴结转移到患侧腋淋巴结、内乳淋巴结，并可出现肺、肝转移，同时乳腺癌较易发生骨转移。

1. PET/CT 应用　^{18}F-FDG PET/CT 对乳腺癌诊断具有较高的敏感性及特异性，分别为 80%～100%、68%～100%。CT 图像通常表现为乳腺内实性软组织密度肿块，边缘锐利，部分可伴有钙化，较大肿块可出现坏死，呈稍低密度影；^{18}F-FDG PET 图像表现为肿块代谢异常增高，出现坏死时相应部分呈较低代谢，但需注意，在肿瘤病灶小、分化程度高时可出现假阴性结果。PET/CT 不仅可以显示肿瘤的形态，还可显示肿瘤病灶的葡萄糖代谢水平，同时全身性的检查可进行更精准的肿瘤分期，可早期检出腋窝淋巴结转移，并对远处的骨骼、肺、肝脏、脑等转移灶检出具有明显优势，同时可以指导活检部位，有效提高活检的准确率（图 8-16）。此外，PET/CT 显像可以更精准评价乳腺癌的治疗效果、预后及复发等情况。

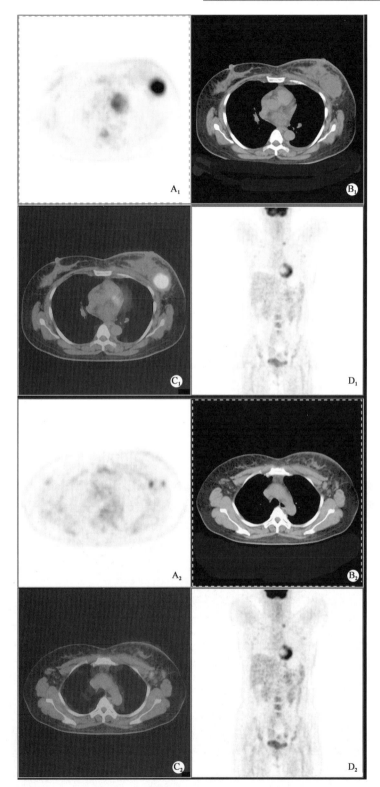

图 8-16 PET/CT 应用

A_1、A_2 为 PET 图像；B_1、B_2 为 CT 图像；C_1、C_2 为 PET/CT 融合图像；D_1、D_2 为 MIP PET/CT 图像

患者，女性，64 岁示左侧乳腺内软组织肿块，FDG 代谢异常增高，左侧腋下淋巴结肿大，FDG 代谢增高；病理提示，左乳浸润性导管癌，左侧腋下淋巴结转移癌

2. 诊断与鉴别诊断 乳腺癌主要与乳腺纤维瘤进行鉴别。乳腺癌多发生于 40~60 岁中老年妇女，有一定的临床症状，PET/CT 通常表现为软组织肿块，可伴有浅分叶，边界较清楚，周围可有模糊索条影，出现钙化时常为细砂样钙化，FDG 代谢异常增高。乳腺纤维瘤多发见于 40 岁以下女性，无明显症状，但部分可随激素水平有一定的临床症状，肿块多边缘清楚、密度均匀，可有较大颗粒状钙化，一般不会出现 FDG 代谢异常增高。

（六）消化系统恶性肿瘤

1. 食管癌

案例 8-13

患者，男性，65 岁，进食后出现哽噎感 1 月余，行胃镜检查示：食管下段黏膜病变伴上皮内瘤变，性质待病理检查。肿瘤标志物在正常范围内。PET/CT 显像如图 8-17 所示。

问题：

1. 图 8-17 所示影像改变有哪些，初步诊断考虑什么疾病？

2. 患者应做何诊断？

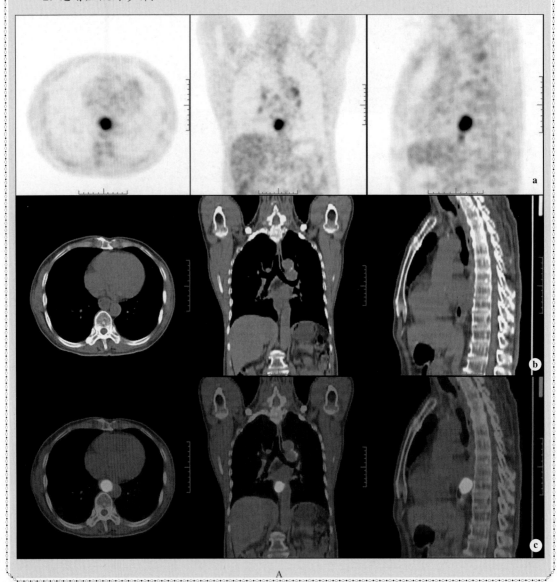

A

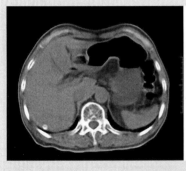  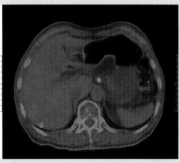

B

图 8-17 ¹⁸F-FDG PET/CT 显像图

图 8-17 ^{18}F-FDG PET/CT 显像图

A. a、b、c 排分别为 PET、CT、PET/CT 融合图像；B. 分别为同一横断面 CT、PET、PET/CT 融合图像

分析：

1. PET/CT 所见：图 8-17A PET/CT 示食管下段管壁不规则增厚，累及长度约 6.0cm，较厚处约 2.2cm，病灶突向腔内，局部管腔狭窄，^{18}F-FDG 代谢增高，SUV_{max} 9.7；图 8-17B 示胃小弯间隙见一枚肿大淋巴结影，大小约 1.5cm×1.0cm，^{18}F-FDG 代谢增高，SUV_{max} 5.4。考虑食管癌伴胃小弯间隙淋巴结转移。

2. 术后病理：（食管癌根治标本）溃疡型中-低分化鳞癌伴淋巴结转移性癌。

食管癌（esophageal carcinoma）是指发生于下咽部到食管与胃结合部之间的起源于鳞状上皮和柱状上皮的恶性肿瘤，是食管最常见的疾病，是临床常见的恶性肿瘤之一。食管癌发病年龄多数为50～70 岁，男性多于女性，一般认为与饮食习惯、遗传因素及食管炎等相关。

食管癌的发生以中段最为多见，下段次之，上段少见，多为鳞状细胞癌，约占 90%，腺癌或其他类型少见，偶见腺癌与鳞癌并存的腺鳞癌。早期食管癌是指癌组织局限于食管黏膜下层以内，未侵及肌层，无淋巴结转移，大体分型有隐伏型、糜烂型、斑块型和乳头型。中晚期食管癌是指肿瘤不限于食管黏膜，已累及肌层或达到外膜或外膜以外，出现淋巴结转移，分为以下五型：髓质型、蕈伞型、溃疡型、硬化型和腔内型。

食管癌的早期症状多不典型，易被忽略，主要表现为胸骨后不适、烧灼感、针刺样或牵拉样疼痛及轻度哽噎感。中晚期症状主要表现为进行性吞咽困难、食管反流、咽下疼痛及肿瘤侵犯周围组织等。

（1）PET/CT 应用：食管癌病灶的 ^{18}F-FDG 代谢程度与组织学类型相关，鳞癌的摄取相对较高，假阴性少，大部分腺癌的 ^{18}F-FDG 的摄取亦较高，但有很少部分的病灶可呈低代谢甚至无摄取状态，如高分化腺癌、印戒细胞癌或未分化癌，可出现假阴性。但食管癌绝大部分的组织学类型为鳞癌，故 ^{18}F-FDG PET/CT 显像上食管癌的代谢程度一般相对较高，不易漏诊，同时 ^{18}F-FDG PET/CT 显像还可以显示肿瘤是否已累及外膜，与周围组织、邻近器官的关系，有无淋巴结的转移及其他部位的转移，从而帮助进行分期。^{18}F-FDG PET/CT 显像上，食管癌可表现为食管壁环形或不规则样增厚、腔内或管壁的软组织肿块影，相应管腔狭窄，伴有 ^{18}F-FDG 代谢增高；如肿块范围较大，可有病变近段食管扩张积气、积液的间接征象；还可伴有病变食管的周围脂肪间隙模糊、包绕邻近血管、食管-支气管瘘等；如有局部淋巴结转移灶或远处转移灶，可显示相应部位的病变并伴有 ^{18}F-FDG 代谢增高（图 8-17B 及图 8-18）。

对于早期食管癌，CT 可能未见明显形态学改变，但 PET 显像可显示高代谢灶，可为临床进一步检查指明方向，则建议行内镜活组织病理检查。对于因身体状况不能接受内镜检查的患者，而临床又高度怀疑食管癌的情况，^{18}F-FDG PET/CT 则提供了一个帮助诊断和分期的选择。对于食管癌的疗效评价、监测术后复发及转移，^{18}F-FDG PET/CT 亦有重要的临床应用价值。

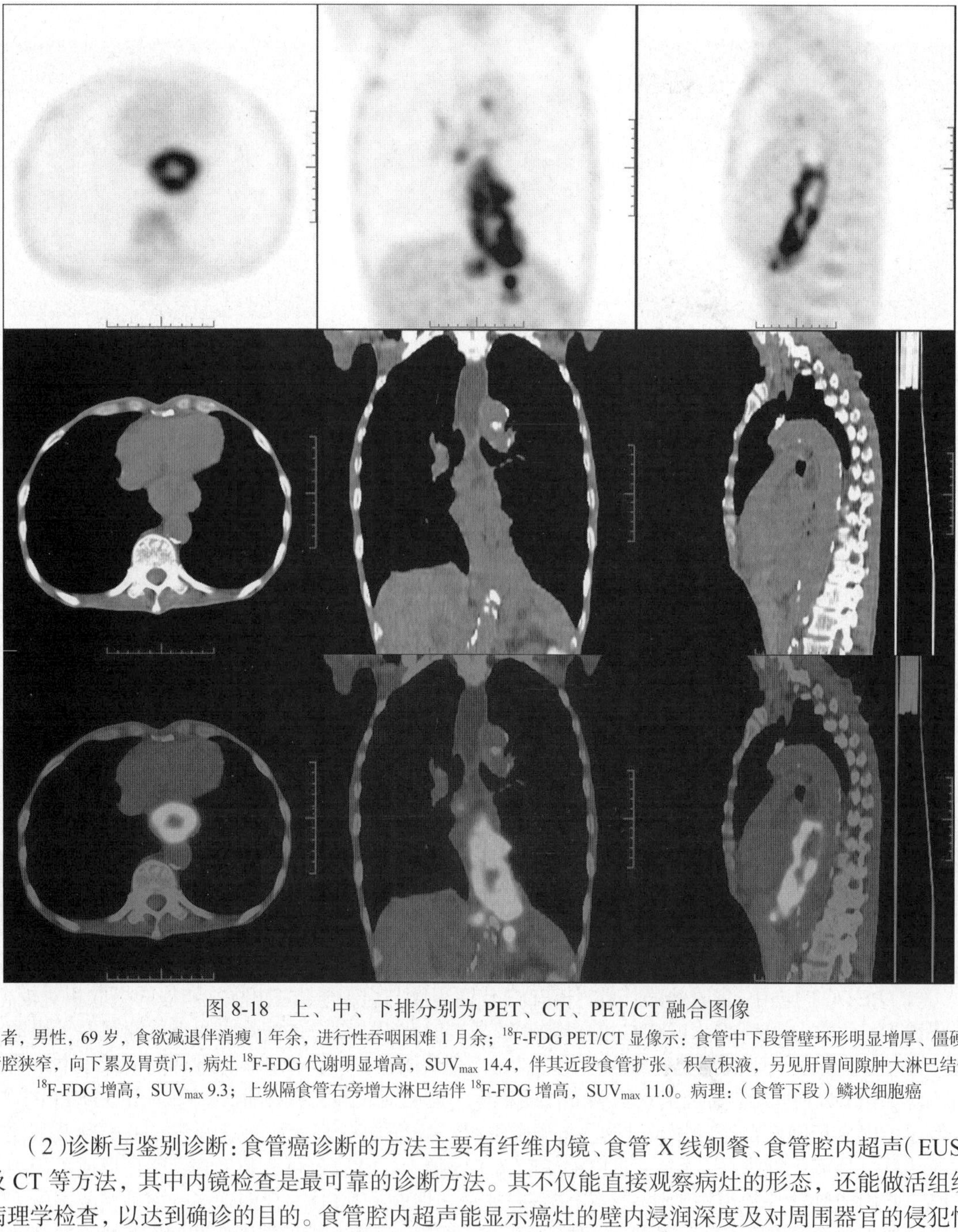

图 8-18　上、中、下排分别为 PET、CT、PET/CT 融合图像

患者，男性，69 岁，食欲减退伴消瘦 1 年余，进行性吞咽困难 1 月余；[18]F-FDG PET/CT 显像示：食管中下段管壁环形明显增厚、僵硬、管腔狭窄，向下累及胃贲门，病灶 ^{18}F-FDG 代谢明显增高，SUV_{max} 14.4，伴其近段食管扩张、积气积液，另见肝胃间隙肿大淋巴结伴 ^{18}F-FDG 增高，SUV_{max} 9.3；上纵隔食管右旁增大淋巴结伴 ^{18}F-FDG 增高，SUV_{max} 11.0。病理：（食管下段）鳞状细胞癌

（2）诊断与鉴别诊断：食管癌诊断的方法主要有纤维内镜、食管 X 线钡餐、食管腔内超声（EUS）及 CT 等方法，其中内镜检查是最可靠的诊断方法。其不仅能直接观察病灶的形态，还能做活组织病理学检查，以达到确诊的目的。食管腔内超声能显示癌灶的壁内浸润深度及对周围器官的侵犯情况；食管 X 线钡餐检查可观察食管的蠕动情况、管壁舒张度、黏膜改变情况、食管充盈缺损和梗阻程度；CT 亦可通过形态学改变来帮助诊断食管癌，更主要的是可显示肿瘤与周围组织器官的关系及有无转移灶，但食管 X 线钡餐和 CT 检查对于早期食管癌病灶的检出不够灵敏。[18]F-FDG PET/CT 显像在显示解剖结构的同时还可体现病灶的功能代谢情况，多数食管癌的病灶对 ^{18}F-FDG 的摄取较高，对于食管癌的诊断与分期有明显的优势。

食管癌主要应与食管炎、胃食管反流病相鉴别，后两者在 ^{18}F-FDG PET/CT 显像上一般表现为病变食管的条形代谢增高，但形态学上食管壁一般不会有增厚改变，食管下端和胃连接处出现 ^{18}F-FDG 代谢增高，可能是由于胃食管反流刺激所致；有时食管下段静脉曲张应与髓质型食管癌相鉴别，结合前者伴有肝硬化病史，管壁不僵硬，^{18}F-FDG 代谢不高，鉴别不难。

2. 胃癌

案例 8-14

患者，女性，63 岁，上腹持续性隐痛 2 月余，伴有食欲减退、餐后恶心呕吐、进行性消瘦，行肿瘤标志物检查提示血 CEA 7.6ng/ml（正常范围 0～5ng/ml）。PET/CT 显像如图 8-19 所示。

问题：

1. 图 8-19 所示影像改变有哪些？

2. 患者应做何诊断？

分析：

1. PET/CT 所见：图 8-19 示胃腔充盈良好，胃贲门及胃体小弯部胃壁不规则增厚，最厚处约 2.8cm，浆膜面毛糙，^{18}F-FDG 代谢增高，SUV_{max} 18.5，胃周可见多发肿大淋巴结显示，最大者大小约 2.9cm×2.3cm，^{18}F-FDG 代谢增高，SUV_{max} 13.9；肝内多发稍低密度结节影伴 ^{18}F-FDG 代谢增高，SUV_{max} 19.8；考虑胃癌侵及浆膜面，伴胃周多发淋巴结转移及肝内多发转移。

2. 胃镜活检病理：（胃体）低分化腺癌。

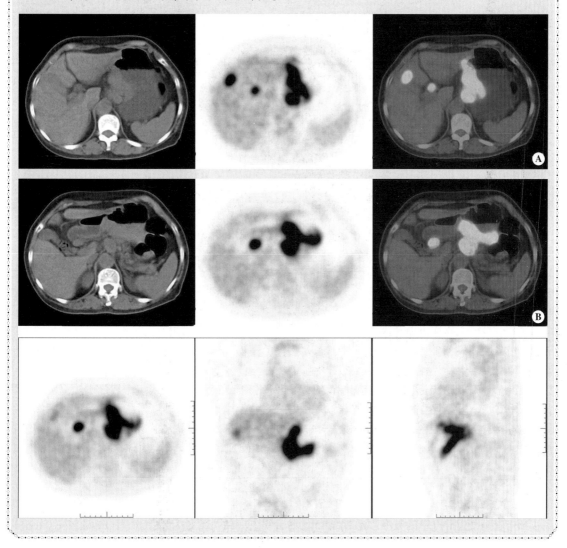

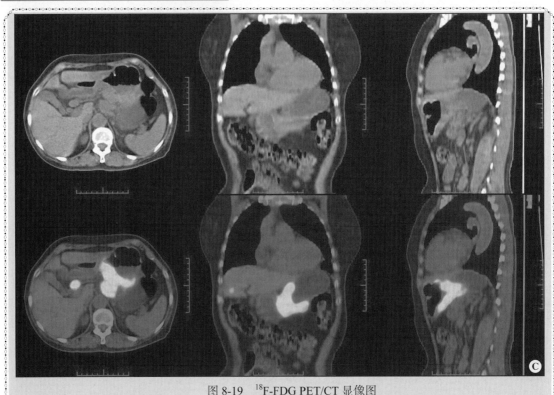

图 8-19 ^{18}F-FDG PET/CT 显像图

A、B. 自左向右分别为同一横断面 CT、PET、PET/CT 融合图像；C. 自上而下分别为 PET、CT、PET/CT 融合图像

胃癌（gastric carcinoma）是起源于胃上皮的恶性肿瘤，是消化系统最常见的恶性肿瘤，好发年龄为 40～60 岁，男性多于女性。胃癌可发生在胃的任何部位，但最常见为胃窦部，占 50%～60%，其次为胃体小弯及贲门部。

胃癌的组织病理类型最多为腺癌，占 95%，少数为鳞状细胞癌、腺鳞癌、类癌和未分化癌等。

根据病变的程度，胃癌分为早期胃癌和进展期胃癌，早期胃癌是指癌限于黏膜或黏膜下层，而不论其范围大小或有无转移。大体分为三个基本类型，①隆起型（Ⅰ型）：癌肿突向胃腔，隆起高度超过 5mm，呈息肉状外观；②浅表型（Ⅱ型）：癌肿比较平坦，未形成明显隆起或凹陷，且均不超过 5mm；③凹陷型（Ⅲ型）：癌灶形成凹陷、溃疡，且深度大于 5mm。早期胃癌多见于胃窦部与胃体部，临床表现多无症状，或者症状较轻微，如上腹部不适、反酸、嗳气等非特异性症状，多与胃炎和胃溃疡相似。

进展期胃癌在临床上较早期胃癌多见，是指癌组织突破黏膜下层已侵及肌层者，又称为中晚期胃癌或侵袭性胃癌，常伴有转移。大体形态类型仍沿用 Borrmann 提出的分类法，Ⅰ型：又称息肉型、蕈伞型或巨块型，肿瘤主要向胃腔内隆起生长，呈息肉、结节、蕈伞或巨块状，基底较宽，边界清楚，此型不多见；Ⅱ型：又称溃疡型，肿瘤向壁内生长，形成单个或多个溃疡，边缘隆起、质硬，呈环堤状，边界较清楚，此型较常见；Ⅲ型：又称溃疡浸润型，肿瘤形状不规整，呈浸润性生长，与周围正常组织分界不清，此型最多见；Ⅳ型：又称弥漫浸润型，主要为癌组织发生于黏膜表层之下，在胃壁内弥漫性浸润性生长，使胃壁增厚、僵硬，此型较少见。胃癌病变可累及胃的一部分或全部，若累及胃的大部或全部致胃壁弥漫性增厚僵硬，称"皮革胃"。进展期胃癌的主要临床症状为上腹部疼痛、进行性食欲减退和消瘦，可有呕血和黑便，出现转移后有相应的症状和体征。

（1）PET/CT 应用：正常情况下胃壁的厚度取决于扩张程度，可有生理性的 ^{18}F-FDG 摄取，当胃足够充盈时，正常胃壁的厚度不超过 5mm，并且均匀一致。因此为了提高 ^{18}F-FDG PET/CT 检查对于胃癌诊断的准确性，在进行 PET/CT 检查前，应令胃达到充盈状态，临床上一般为口服对比剂，如水或脂类，尽量使胃充盈。胃癌的 ^{18}F-FDG PET/CT 显像主要表现为胃壁的增厚、凹凸不平或软组织肿块影，可伴有僵硬和相应胃腔狭窄及相应部位的 ^{18}F-FDG 代谢增高，同时还可以显示胃癌病灶的浸润程度，包括有无突破浆膜面、与邻近脏器组织的关系、胃周淋巴结的转移情况及有无远处转移，通过 PET/CT 检查，可全面评估胃癌的全身累及情况，帮助临床进行分期。^{18}F-FDG PET/CT 显像对于胃癌原发灶和转移灶的显示大多表现为高代谢，但部分胃印戒细胞癌和黏液腺癌由于细胞内含有黏液成分，对 ^{18}F-FDG 的摄取能力降低甚至不摄取，呈低代谢（图 8-20），造成假阴性结果。所以在分析显像结果时，应特别注意 CT 上胃壁的情况，结合临床综合分析。假阳性常见于胃壁的生理性摄取和胃炎，特别是当胃充盈不佳时，部分患者胃壁可出现较明显的生理性摄取，对于临床可疑胃癌者，胃充盈的状态更是至关重要，故应当进行胃充盈后的延迟显像，进行综合判断。

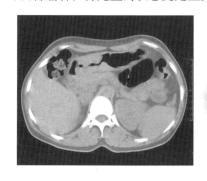  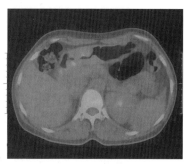

图 8-20 ^{18}F-FDG PET/CT 显像图

患者、女性、49 岁，PET/CT 显像示：胃腔充盈尚可，胃体邻近胃窦部胃壁不规则增厚、僵硬，突向腔内，相应胃腔狭窄，^{18}F-FDG 代谢轻度增高，SUV$_{max}$ 2.2。胃癌切除术后病理：隆起型印戒细胞癌

（2）诊断与鉴别诊断：早期胃癌的病变范围较小，主要依靠胃镜并进行活组织病理学检查而确诊，^{18}F-FDG PET/CT 显像难以检出＜1.0cm 的小病灶，即使发现代谢增高的早期病灶，也必须结合胃镜与活检结果。进展期胃癌的诊断方法除了有 ^{18}F-FDG PET/CT 显像，亦有 X 线钡餐、CT、超声检查等影像学方法，再结合临床，一般较易诊断，但最终确诊仍要依靠胃镜进行活组织病理学检查。^{18}F-FDG PET/CT 显像不仅可以帮助诊断进展期胃癌，对于肿瘤分期、疗效评价、监测复发与转移也有着重要的作用。

鉴别诊断：进展期胃癌中，Ⅰ型者主要应与平滑肌瘤、间质瘤、腺瘤性息肉等鉴别，后者大多外形光整，Ⅱ型、Ⅲ型胃癌主要应于良性胃溃疡鉴别，Ⅳ型胃癌特别是胃窦部的浸润型癌应与肥厚性胃窦炎相鉴别，后者黏膜面显示正常，胃壁不僵硬。在 ^{18}F-FDG PET/CT 显像中，胃淋巴瘤也可以表现为胃壁的增厚、肿块影及 ^{18}F-FDG 的代谢增高，但病灶轮廓较光整，黏膜面一般正常，无明显的外侵表现。

3. 胰腺癌

案例 8-15

患者，男性，62 岁，6 天前体检发现肿瘤标志物 CA199 升高，为 928.8U/ml（正常范围 0～35U/ml），伴有乏力，余无明显不适。超声检查提示：胰头部实质性占位，考虑为癌。PET/CT 显像如图 8-21 所示。

问题：

1. 图 8-21 所示影像改变有哪些？

2. 患者应做何诊断？

分析：

1. PET/CT 所见：胰头增大，并可见稍低密度肿块影，大小约 3.3cm×2.3cm，^{18}F-FDG 代谢增高，SUV$_{max}$ 6.4，远端胰管似稍扩张；考虑胰腺癌。

2. 病理：（胰腺占位穿刺涂片）坏死背景中找到少量异型细胞，首先考虑为腺癌。

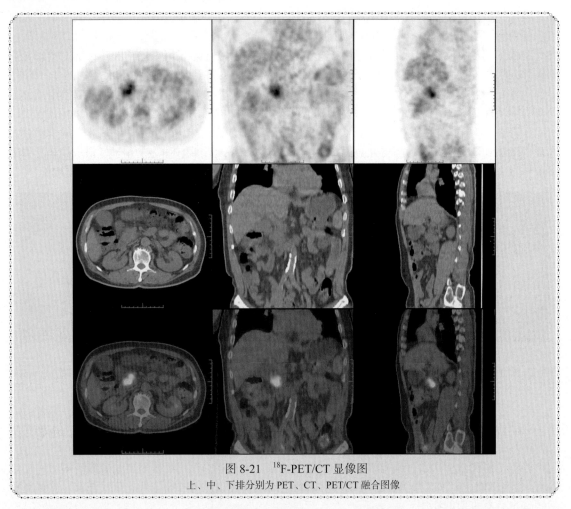

图 8-21　^{18}F-PET/CT 显像图

上、中、下排分别为 PET、CT、PET/CT 融合图像

胰腺癌（pancreatic carcinoma）是指胰外分泌腺体发生的恶性肿瘤，是胰腺最常见的肿瘤，多发生于 40 岁以上，男性多于女性。胰腺癌根据发生部位分为胰头癌、胰体癌、胰尾癌和全胰腺癌，以胰头癌最多，占 60%～70%，胰体癌次之，胰尾癌和全胰腺癌较少。

胰腺癌绝大多数起源于胰腺导管上皮细胞，病理学分类以导管细胞癌最多见，肿块质地硬，少数为起源于胰腺腺泡细胞的腺泡细胞腺癌，其他如胰岛细胞瘤、未分化癌等甚少见。由于胰腺淋巴引流丰富和胰周包膜缺乏，较易出现其他脏器和淋巴结转移。

胰腺癌起病隐匿，早期可无任何症状，当肿瘤增大累及胆管、胰管或胰周组织时才会出现相应症状。胰腺癌最常见的首发症状是上腹部不适和隐痛，后逐渐出现食欲减退和消瘦，胰头癌因易早期侵犯或压迫胆总管下段引起梗阻性黄疸而能较早被发现，这是胰头癌的突出症状。胰体癌、胰尾癌因早期症状不明显，发现时常已属晚期；晚期胰腺癌可出现上消化道梗阻、扪及上腹部肿块及恶病质等表现。胰腺癌发展较快，易发生早期转移，可直接侵犯至胆总管下段、十二指肠、胃、脾、左肾、肾上腺及邻近大血管，转移至胰周及后腹膜淋巴结、血行转移至肝脏或其他脏器、骨骼，以及腹膜种植转移。

（1）PET/CT 应用：^{18}F-FDG PET/CT 显像胰腺癌的直接征象主要表现为胰腺内等密度或稍低密度肿块影，肿瘤较大可伴有胰腺轮廓改变，病灶内可伴有更低密度的液化坏死。如为全胰癌，表现为胰腺弥漫性、不规则性肿大，可伴有不规则的低密度或混杂密度影，绝大多数病灶在 PET 显像上伴有较高的 ^{18}F-FDG 摄取，内坏死灶呈无代谢状态；胰头癌常可显示胰头部增大而胰体尾部萎缩，大部分胰头癌可伴有主胰管扩张，侵犯胆总管下段时可出现其近端胆道系统的扩张，表现为胆总管突然不规则狭窄或截断消失，而近端肝内外胆管及胆囊扩张，胰管、胆总管都受累扩张共同形成"双管征"；胰体癌、胰尾癌就诊时往往肿瘤已较大，内常可见低密度坏死区，如图 8-22 示一50 岁女性患者，上腹部隐痛 1 月余，CA199＞12 000U/ml；PET/CT 显像示：胰腺体尾部增粗呈等密度团块影，^{18}F-FDG 代谢不均匀增高。

图 8-22 ^{18}F-FDG PET/CT 显像示：胰腺体尾部增粗呈等密度团块影，^{18}F-FDG 代谢增高，SUV$_{max}$ 6.4，周围脂肪间隙模糊不清，病变与邻近胃小弯侧壁分界欠清，胰周、腹膜后显示多发略增大淋巴结，部分 ^{18}F-FDG 代谢轻度增高。术后病理：（胰体尾）浸润性腺癌。

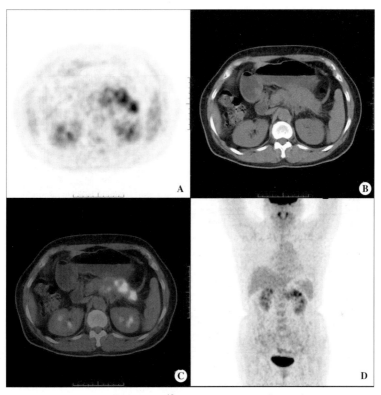

图 8-22　^{18}F-FDG PET/CT 显像图
A、B、C. 分别为胰腺同一横断面 PET、CT 和 PET/CT 融合图像；D. PET MIP 图像

胰腺癌的间接征象包括胰周组织结构改变和远处的转移性病灶，如果侵犯胰周脏器，可表现为胰周脂肪间隙的模糊、消失及相应脏器的病变，PET 显像伴有 ^{18}F-FDG 代谢增高。胰腺癌可侵犯肠系膜上静脉、肠系膜上动脉、门静脉、脾静脉、腹腔干等血管，表现为肿瘤包绕血管、血管变细、形态不规则等改变，PET/CT 对胰周血管侵犯的显示不如增强 CT 或 MRI 优越。胰腺癌邻近和远处的转移灶可表现为相应的形态学改变伴 ^{18}F-FDG 代谢的增高，^{18}F-FDG PET/CT 在胰腺癌的诊断、转移灶搜寻、分期、疗效评价和监测复发转移等方面有非常重要的作用。部分糖尿病、血糖增高的胰腺癌患者，^{18}F-FDG PET/CT 显像会出现假阴性结果，对于这部分患者，应格外谨慎，须结合实验室及其他影像学检查综合分析。

（2）诊断与鉴别诊断：对于中晚期胰腺癌的诊断，MRI、CT 和超声有重要作用，而早期病变较难发现，须多种检查方法联合应用；胰腺癌相关肿瘤标志物 CA199 的升高对胰腺癌的早期筛查和诊断有一定意义。对于胰腺癌的诊断与分期，^{18}F-FDG PET/CT 有重要诊断价值，与 CA199 联合可提高对胰腺癌诊断的特异性及准确性。

胰腺癌应与急慢性胰腺炎，特别是肿块性胰腺炎相鉴别，后几者也可伴有 ^{18}F-FDG 代谢增高，类似胰腺癌，但急性胰腺炎常有明确病史、体征，血、尿淀粉酶明显升高等典型的临床表现，慢性胰腺炎可见胰腺萎缩及钙化，胰管扩张多呈串珠样。此外，胰腺癌还应与胰腺假性囊肿、炎症肉芽肿、活动性结核相鉴别。

4. 结直肠癌

案例 8-16

患者，女性，69 岁，间歇性大便带血 1 年余，少量，加重 1 月余，伴大便变细、腹部胀痛，CEA 9.3ng/ml（正常范围 0～5ng/ml），PET/CT 显像如图 8-23 所示。

问题：

1. 图 8-23 所示影像改变有哪些特点？

2. 患者应诊断为何病？

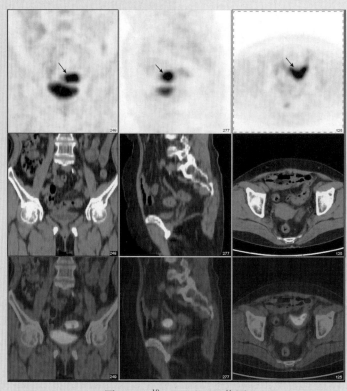

图 8-23　^{18}F-PET/CT 显像图

上、中、下排分别为 PET、CT、PET/CT 融合图像

分析：

1. PET/CT 所见：图 8-23 显示乙状结肠局部肠壁不规则增厚、僵硬，最厚约 1.2cm，浆膜面毛糙，^{18}F-FDG 代谢增高，SUV$_{max}$ 8.7，周围脂肪间隙模糊，可见多发小淋巴结影显示，较大者直径约 0.5cm，^{18}F-FDG 代谢略增高，SUV$_{max}$ 1.0；考虑为乙状结肠癌伴周围淋巴结转移。

2. 术后病理：（乙状结肠根治标本）溃疡型中分化腺癌伴淋巴结转移性癌。

结直肠癌（colonic cancer）是消化系统常见的恶性肿瘤，发病率仅次于胃癌和食管癌，多见于中老年人，以 40～50 岁发病率最高，男性多于女性。结直肠癌的发病原因尚未明确，生活方式、遗传因素、慢性炎症刺激等都可能是相关因素。

病理上大多数结直肠癌都是腺癌，少数为黏液癌、胶样癌、乳头状腺癌、类癌和腺鳞癌等。结直肠癌分为早期癌和进展期癌两个病理阶段，早期结直肠癌，癌组织仅局限于肠黏膜或黏膜下层，并且无淋巴结转移；进展期结直肠癌，癌组织浸润已超过黏膜下层，有局部或远处淋巴结转移。早期结直肠癌通常无明显症状或仅有轻微症状，进展期结直肠癌的临床表现则与肿瘤大小和生长位置相关，右半结肠癌的临床症状以贫血、腹部包块、腹胀为主，左半结肠癌及直肠癌则以便血、腹痛、排便习惯改变和肠梗阻最为多见。结直肠癌的转移途径主要是淋巴转移，其次是血行转移、腹膜种植转移，最常见的转移器官为肝脏，其次为肺、骨等。

（1）PET/CT 应用：^{18}F-FDG PET/CT 对结直肠癌诊断的灵敏度很高，结直肠癌在 PET/CT 上的主要表现为肠壁局限性或全周性增厚、腔内软组织肿块影、相应肠腔狭窄，病变形态常不规则，密度不定，可伴有 ^{18}F-FDG 代谢的增高。如图 8-24 显示病例，男性，65 岁，腹部疼痛 4 月余，PET/CT见：降结肠局部肠壁增厚团块影，伴 FDG 代谢增高；图 8-25 显示一女性病例，50 岁，反复便血 5月余，PET/CT 所见：直肠肠壁全周性增厚，肠腔变窄，FDG 代谢增高。如果较大肿瘤病灶内出现缺血坏死，CT 则显示为局灶性低密度影，FDG 代谢减低区。值得注意的是，部分结直肠黏液腺癌、囊腺癌和印戒细胞癌在 ^{18}F-FDG PET/CT 显像代谢不高，可出现假阴性结果，在临床高度怀疑结直肠癌的情况下，要结合肠镜检查。部分患者因种种原因在 ^{18}F-FDG PET/CT 显像出现肠道的生理性摄取时，通常是沿肠管走行呈条样，肠壁无异常的形态改变。PET/CT 通过集功能和解剖显像于一体的技术来显示肠壁厚度、腔内有无肿块和浆膜面的变化，并判断邻近器官有无受侵、淋巴结和远处转移的情况，有助于对结直肠癌早期诊断、临床分期及对复发转移的监测。

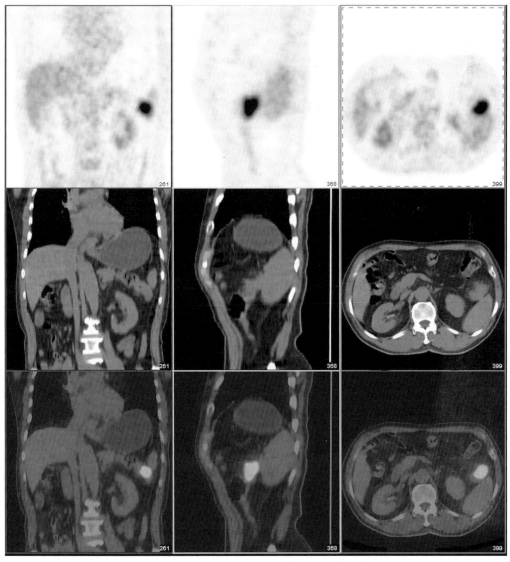

图 8-24　^{18}F-FDG PET/CT 显像图

上、中、下排分别为 PET、CT、PET/CT 融合图像

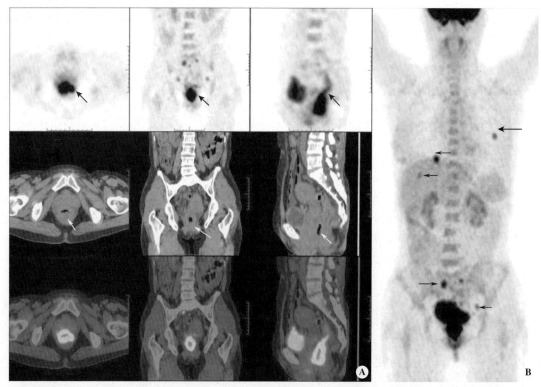

图 8-25 ^{18}F-FDG PET/CT 显像图

A. 上、中、下排分别为 PET、CT、PET/CT 融合图像；B. PET MIP 图像

　　图 8-24 显示：降结肠局部肠壁增厚，^{18}F-FDG 代谢明显增高，SUV$_{max}$ 11.2，病灶周围脂肪间隙模糊；术后病理：（降结肠）中分化腺癌。

　　图 8-25 显示：直肠肠壁全周性增厚，肠腔变窄，浆膜面毛糙，周围脂肪间隙模糊，病灶伴 ^{18}F-FDG 代谢明显增高，SUV$_{max}$ 12.0，病灶与邻近子宫颈及阴道边界欠清（图 8-25A）；病灶周围、双侧盆壁、骶前见多发肿大淋巴结影（图 8-25B）；肝内两枚稍低密度结节影，双肺内多发结节影，均伴 ^{18}F-FDG 代谢增高，SUV$_{max}$ 6.5；直肠癌伴淋巴结、肝、肺多发转移。病理：（直肠黏膜活检）中分化腺癌伴大片坏死。

　　（2）诊断与鉴别诊断：结直肠癌的诊断以纤维肠镜和影像学检查为主要方式，腹痛、便血、腹部包块、排便习惯改变等临床表现结合 PET/CT 检查发现肠壁增厚、FDG 代谢增高，可提示诊断为结直肠癌。肿瘤标志物如 CEA、CA199 若升高对结直肠癌的诊断也有提示作用，但最终要依靠纤维肠镜检查，在直视下观察病变情况，也可同时活检获得病理学检查结果，其为结直肠癌术前诊断的金标准。

　　鉴别诊断：

　　1）肠结核：好发于青壮年，患者可有长期低热、腹痛、便血等症状，标本培养可发现结核抗酸杆菌，TSPOT 可为阳性，PET/CT 显像肠结核病变肠管边缘较光滑或稍有毛糙，无明显僵硬感，黏膜面无明显破坏，可伴有 ^{18}F-FDG 代谢增高，可行肠镜及病理活检明确诊断。

　　2）肠淋巴瘤：结直肠淋巴瘤不易引起梗阻，但可能引起肠套叠，很少直接侵犯周围组织和器官，淋巴结受侵犯多融合成团，病灶的 ^{18}F-FDG 代谢水平一般较高，PET/CT 显像可观察全身情况以帮助鉴别。

　　3）结直肠良性肿瘤及息肉：病灶边缘通常光滑整齐，黏膜面规则，代谢可增高，周围脂肪间隙及系膜结构清晰。

　　4）此外，需注意其他恶性肿瘤向结直肠浸润生长时产生的类似结直肠原发癌的表现，如胃癌浸润至横结肠上缘，卵巢癌侵犯到邻近乙状结肠。

（七）泌尿系统肿瘤

1. 肾细胞癌

案例 8-17

患者，女性，71 岁，发现肉眼血尿半月余，无腰痛，无腹痛，无尿频、尿急，外院超声检查提示：左肾多个低回声团块，考虑占位。血肌酐、肿瘤标志物未见异常。PET/CT 显像如图 8-26 所示。

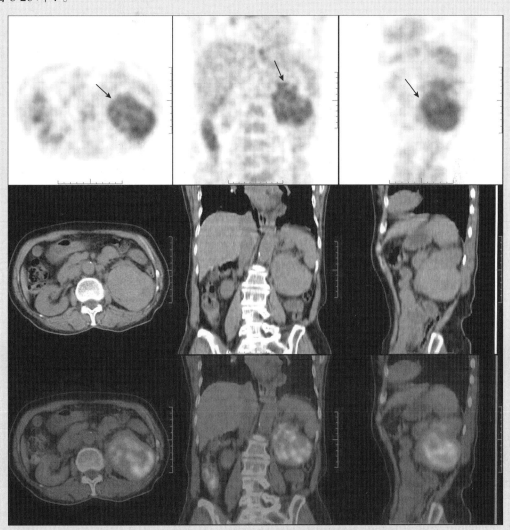

图 8-26　^{18}F-FDG PET/CT 显像图

上、中、下排分别为 PET、CT、PET/CT 融合图像，左、中、右列分别为横断面、冠状面、矢状面

问题：

1. 图 8-26 所示影像改变有哪些？

2. 患者诊断为什么疾病？

分析：

1. PET/CT 所见：图 8-26 示左肾中极见不规则团块状软组织密度影，大小约 7.1cm×5.8cm，边界不清，内密度不均匀，可见斑片状低密度影，病灶 ^{18}F-FDG 代谢不均匀增高，SUV$_{max}$ 3.6（定位线所示）；考虑左肾恶性病变（肾癌）。

2. 术后病理：（左肾切除标本）肾透明细胞性肾细胞癌。

肾细胞癌（renal cell carcinoma）可简称肾癌，是最常见的肾恶性肿瘤，约占全部肾恶性肿瘤的 85%，发病年龄多在 40 岁以上，男性多于女性。

病理上，肾癌起源于肾小管上皮细胞，70%～80% 为透明细胞癌，其他还有乳头状癌、嫌色细胞癌等。肾癌没有真正的组织学包膜，但可有被压迫的肾实质和纤维组织形成假包膜。

肾癌的临床表现主要是血尿、腰痛和腹部肿块，称为肾癌三联征，通常以其中一两种症状为主，如果三联征齐全则已属晚期。小肾癌是指病灶直径等于或小于 3cm 的肾癌，是肾癌早期的发展阶段，临床常无症状，多为偶然发现，如早期发现及时切除预后较好。

（1）PET/CT 应用：^{18}F-FDG PET/CT 显像上，肾癌的主要表现为肾实质内软组织肿块，呈类圆形或分叶状，部分肿瘤明显突出肾外，密度可为均匀或不均匀的等密度、稍高密度或稍低密度影，可伴有囊变及钙化，伴或不伴 ^{18}F-FDG 的代谢增高。肾癌病理类型多数为透明细胞癌，其细胞学特点导致病灶对 ^{18}F-FDG 的摄取较低，如图 8-27 显示：53 岁女性患者，超声发现右肾占位，无不适症状，PET/CT 显示：右肾上极实质见稍高密度肿块影，FDG 代谢同邻近肾实质，考虑为肾低代谢肿瘤。少数肾癌为囊性肾癌，表现为囊性肿块，对 ^{18}F-FDG 基本无摄取；所以肾癌对 ^{18}F-FDG 的摄取差异较大，有 60%～70% 的病灶能显示为高代谢或稍高代谢灶，而其余的为等摄取或低摄取，出现假阴性结果，这种情况下结合 CT 的形态学改变尤为重要。由于 ^{18}F-FDG 主要经泌尿系统排泄，肾盂和肾盏内会有明显的 ^{18}F-FDG 浓聚，这也对肾癌的诊断产生影响；因此，限制了 ^{18}F-FDG PET/CT 对肾癌诊断的灵敏度，特别对于低代谢肾癌病灶，^{18}F-FDG PET/CT 检查并不具备特有优势。临床工作中，为了减少肾盂、肾盏内尿液排泄高摄取对肾癌病灶的干扰，可采用呋塞米促排进行二次显像，有利于消除尿液 FDG 排泄的放射性影响。

肾癌主要通过直接浸润、淋巴和血运三种途径转移，其中最重要的转移途径是血运转移，癌细胞易通过静脉扩散，在肾内静脉和肾静脉内形成癌栓，进一步累及下腔静脉。^{18}F-FDG PET/CT 显像虽对低代谢肾癌原发灶诊断的优势不够明显，但通过 CT 的形态学改变及 PET 的功能学显像，在显示肾包膜、肾周间隙、局灶淋巴结转移灶、肾静脉和下腔静脉癌栓的同时，还能对有无远处转移进行相应的评估，帮助肿瘤进行分期。

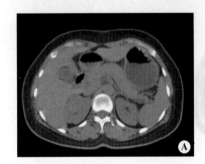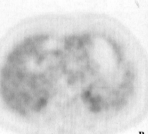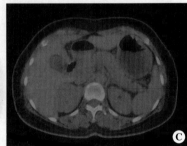

图 8-27　女性患者，右肾占位

A、B、C. CT、PET 和 PET/CT 融合图像

图 8-27 显示：右肾上极实质可见稍高密度肿块影（图 8-27A），大小约 3.3cm×2.7cm，边界较清，内密度欠均，CT 值约 36Hu，局部稍突出肾轮廓外及突向肾盂，^{18}F-FDG 代谢同邻近肾实质，SUV_{max} 2.3。

术后病理：（右肾全切标本，右肾）透明细胞肾细胞癌。

（2）诊断与鉴别诊断：CT 是诊断肾癌的主要影像方法，特别是增强 CT 诊断肾癌的正确率可达 95%，多数肾透明细胞癌血供较丰富，在动脉期有明显不均匀强化，如有肾静脉和下腔静脉癌栓时，表现为管径增粗及低密度充盈缺损。

肾血管平滑肌脂肪瘤内含脂肪成分，^{18}F-FDG 代谢一般不高，应注意与小肾癌和低代谢肾癌相鉴别，但肾癌中极少含有脂肪成分，应认真观察肿块的密度加以区分。

肾细胞癌应与肾脏淋巴瘤相鉴别，后者可表现为肾脏体积明显增大，皮髓质分界不清，也可表现为双肾多发结节灶，病灶基本都会伴有 ^{18}F-FDG 代谢增高，^{18}F-FDG PET/CT 检查可通过观察全身病变情况帮助鉴别。

肾细胞癌伴有肾盂侵犯时应与肾盂癌相鉴别，前者容易侵犯肾静脉和下腔静脉形成癌栓，后者位于肾窦区，多不造成肾轮廓的改变，病灶内很少伴有坏死及囊变。

2. 膀胱癌

案例 8-18

患者，女性，70 岁，发现无痛性肉眼血尿 20 余天，伴有尿频、尿急，于外院行泌尿系统超声检查，提示膀胱左侧壁实质性占位；尿隐血（＋）；后行经尿道膀胱肿瘤电切术，术后病理未出，行 ^{18}F-FDG PET/CT 检查，显像如图 8-28 所示。

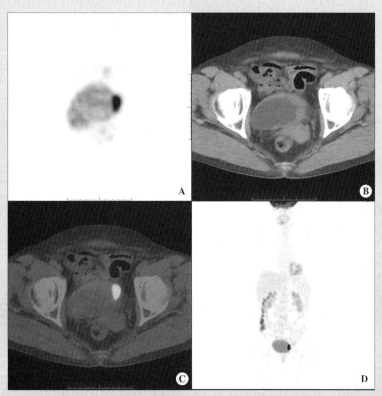

图 8-28　^{18}F-FDG PET/CT 显像图
A、B、C. 横断位 PET、CT、PET/CT 融合图像；D. PET MIP 图像

问题：

1. 图 8-28 所示影像改变有哪些？
2. 患者应做何诊断？

分析：

1. PET/CT 所见：图 8-28 示膀胱肿瘤电切术后改变，膀胱充盈尚可，膀胱左侧壁不规则增厚，最厚处约 1.7cm，边缘不清，肌层及浆膜层毛糙，局部伴结节样 ^{18}F-FDG 代谢增高，SUV_{max} 18.9；考虑膀胱癌，侵犯肌层可能。

2. 病理：膀胱腺癌。

膀胱癌（bladder carcinoma）是最常见的泌尿系统肿瘤之一，常位于膀胱侧壁和三角区，男性发病率高于女性，平均年龄为 65 岁。膀胱癌最常见的病理类型是移行细胞癌，少数为鳞癌和腺癌。移行细胞癌多数呈乳头状生长，故称乳头状癌，可由膀胱壁突向腔内，并常侵犯肌层。膀胱癌的主

要临床症状是无痛性肉眼血尿，常伴有尿频、尿急和尿痛等膀胱刺激症状。

（1）PET/CT 应用：^{18}F-FDG PET/CT 显像所示膀胱癌病灶一般表现为膀胱壁增厚，或突入膀胱腔内的软组织密度肿块影，呈结节、分叶、不规则或菜花状，病灶与膀胱壁相连的基底部多较宽，少数可伴有钙化，膀胱癌病灶通常伴有较高 ^{18}F-FDG 摄取。当膀胱癌发生壁外侵犯时，表现为病变膀胱壁外缘毛糙，周围脂肪密度增高模糊；肿瘤进一步侵犯周围器官时，表现为相应部位的改变；如侵犯精囊腺时，受累精囊腺增大，精囊角消失；侵犯前列腺时使其形态失常、不规则增大。PET/CT 检查还可发现盆腔内局部淋巴结转移灶和远处转移灶，受累及转移灶均可伴有 ^{18}F-FDG 代谢增高（图 8-29）。

患者，男性，65 岁，膀胱癌（非浸润性尿路上皮乳头癌）术后 6 年余，半月前略感排尿不畅；图 8-29 显示：膀胱癌膀胱部分切除术后，残余膀胱充盈尚可，膀胱右后壁不均匀略增厚，伴结节状 ^{18}F-FDG 代谢增高，SUV_{max} 16.3，膀胱内尿液 SUV_{max} 10.8（图 8-29A、图 8-29B、图 8-29C）；腹膜后、左锁骨区见多发肿大淋巴结，^{18}F-FDG 代谢增高，SUV_{max} 35.9（图 8-29D、图 8-29E）；左侧输尿管扩张，局部管壁不均匀增厚，^{18}F-FDG 代谢增高，SUV_{max} 11.6（图 8-29G）。考虑：膀胱癌术后复发伴多发淋巴结转移，左侧输尿管伴有肿瘤活性存在。

术后病理：（膀胱）非浸润性低级别尿路上皮癌；（左输尿管）浸润性高级别尿路上皮癌。

因为 ^{18}F-FDG 主要由泌尿系统排泄，PET/CT 显像所示膀胱内的 ^{18}F-FDG 代谢往往很高，影响膀胱癌病灶的观察，增加病灶检出的困难度，容易漏诊。临床工作中，可采用多饮水、多次排尿或呋塞米促排后延迟显像来消除尿液高摄取的影像，提高膀胱癌的检出率。^{18}F-FDG PET/CT 对膀胱癌的分期、疗效评价及肿瘤复发转移的监测有重要的价值。

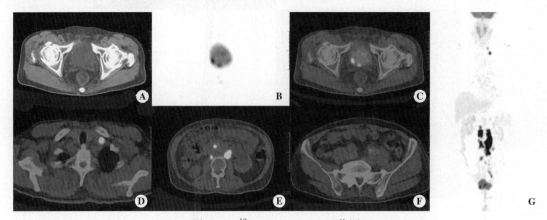

图 8-29　^{18}F-FDG PET/CT 显像图

A、B、C. 同一膀胱横断面 CT、PET 和 PET/CT 融合图像；D、E、F. 不同横断面 PET/CT 融合图像；G. PET MIP 图像

（2）诊断与鉴别诊断：膀胱癌的诊断主要通过膀胱镜检查，镜下取活组织进行病理学检查而确诊，常规影像学诊断方法有超声、CT、磁共振等；^{18}F-FDG PET/CT 检查虽因尿液排泄影响增加了膀胱癌原发灶的检出难度，但通过呋塞米促排后行延迟显像可提高病灶的检出率，且 PET/CT 为解剖与功能代谢相结合的显像方法，并为全身显像模式，可以帮助较全面评价膀胱癌的侵犯范围和有无转移，对肿瘤的分期、疗效评价及监测复发转移有重要作用。

膀胱癌应与膀胱其他类型肿瘤相鉴别，如膀胱平滑肌瘤等，膀胱平滑肌瘤多为单发，呈圆形或卵圆形，边缘光整，界清，密度均匀，可伴有 ^{18}F-FDG 代谢增高，从形态学改变和代谢水平综合分析可帮助鉴别。

（八）生殖系统肿瘤

1. 宫颈癌

案例 8-19

患者，女性，48 岁，阴道不规则出血 2 月余。全腹部增强 CT：宫颈癌侵犯阴道大部及部分宫体，可疑宫旁浸润。两侧髂血管旁淋巴结增大，腹主动脉旁未见淋巴结增大。肿瘤标志物：癌胚抗原为 17.5ng/ml，CA153 为 35.9U/ml，PET/CT 检查见图 8-30。

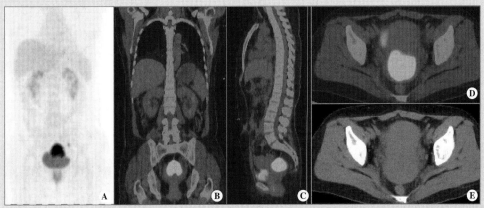

图 8-30　^{18}F-FDG PET/CT 显像图

A～C. PET MIP 图像、PET/CT 融合冠状位和矢状位；D、E. 横断位及 CT 横断位

问题：

1. 图 8-30 所示 PET/CT 显像有何异常？

2. 患者诊断为何病？

分析：

1. PET/CT 所见：宫颈肥厚、饱满，团块状 FDG 代谢增高，并累及宫底、宫体后壁及阴道上段。

2. 病理：鳞状细胞癌。

宫颈癌是女性最常见的恶性肿瘤，尤其在发展中国家。确切病因尚未完全清楚，可能与婚育及性生活方式有关，人乳头状病毒（HPV）在宫颈癌的病因中有重要作用。

宫颈癌的临床症状主要为不规则阴道出血，可表现为接触性出血、绝经后出血、非经期出血、白带增多或阴道排液增多，累及膀胱直肠可引起血尿及便血，累及输尿管可引起输尿管梗阻、肾盂积水，累及盆腔神经可引起疼痛。

宫颈癌多为鳞癌，少数为腺癌，罕见的类型有腺鳞癌、小细胞癌和腺样囊性癌等。宫颈癌多发于鳞状上皮与柱状上皮结合处，富于侵犯性，可破坏宫壁而侵犯宫旁组织，向下侵犯阴道壁，向上累及宫腔，向前累及膀胱、向后累及直肠，向两侧蔓延至主韧带、宫旁组织，甚至蔓延至骨盆壁，包绕输尿管时，可引起输尿管阻塞。宫颈癌主要沿淋巴道转移，血行转移一般见于晚期，常见肺、肝及骨转移。

（1）PET/CT 表现：早期肿瘤在 CT 上可无明显变化，肿瘤较大侵犯宫颈基质时表现为宫颈增大，直径>3.5cm，增强时肿瘤强化低于残存宫颈，PET 上表现为局灶性 FDG 代谢增高灶，伴有坏死时可有放射性缺损或减低。病灶超出宫颈，可见与宫颈相连的高代谢病灶向上、下、左、右及两侧宫旁组织侵犯，并可累及相应器官。出现淋巴结转移时，可有引流区域淋巴结增大伴 FDG 代谢增高的表现。血行转移时，可有转移肺、肝、骨相应的结节、肿块或骨质破坏伴 FDG 代谢增高的表现。

（2）诊断要点：宫颈癌主要表现为宫颈增大，肥厚伴软组织肿块影，局灶性 FDG 代谢增高，出现淋巴结转移可有引流区域淋巴结增大伴 FDG 代谢增高，出现远处脏器转移，可出现相应部位的 CT 改变及局灶性 FDG 代谢增高。早期宫颈癌主要依靠临床检查及病理活检。PET/CT 显像的价值在于确定宫颈癌的侵犯范围并进行准确分期。

2. 卵巢癌

案例 8-20

患者，女性，50 岁，20 余天前出现下腹隐痛，近 1 年来月经不规则，末次月经 2016 年 7 月，1 个月前有少量阴道出血。CT 示腹水，行诊断性腹穿，腹水回报 CA125＞5000U/ml，考虑恶性腹水，妇科 B 超检查显示"下腹腔及盆腔多发实质性团块，宫颈部内膜增厚、子宫内膜回声改变、盆腔积液"，CA125 为 2106U/ml，CA199 为 23U/ml；行 PET/CT 检查，见图 8-31。

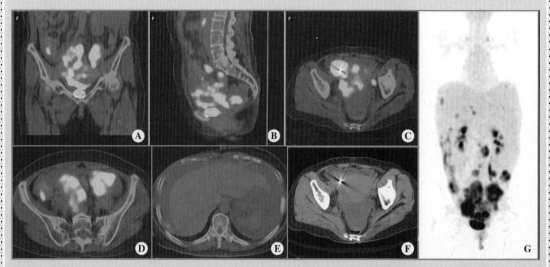

图 8-31　^{18}F-FDG PET/CT 显像图

A、B 为 PET/CT 融合冠状位和矢状位；C～E 为 PET/CT 融合图的横断位；F 为 CT 横断位；G 为 PET MIP 图像

问题：

1. 图 8-31 所示 PET/CT 显像有何异常？
2. 患者诊断为何病？

分析：

1. PET/CT 所见：图 8-31 示盆腔内双侧附件区多发不规则软组织肿块伴 FDG 代谢异常增高，腹膜、网膜多发结节状、团块状增厚，以盆腔腹膜为著，FDG 代谢异常增高；子宫增大，实质及宫腔多发不均匀 FDG 代谢增高；双侧盆壁、后腹膜多发增大淋巴结伴 FDG 代谢增高。

2. 病理：（腹水细胞块切片）免疫组化提示肿瘤细胞，倾向恶性，卵巢来源首先考虑。CK（pan）（+），TTF-1（−），CA125（+），CK7（+），CK20（−），CDX2（−），Calretinin（CR）（−），D2-40（−），CEA（−），EMA（+），CD68（−），Desmin（−），WT1（+），PAX8（+），Meso-cell（Mes）（+）。

卵巢癌是卵巢最常见的恶性肿瘤，是妇科肿瘤死亡率最高的肿瘤。明确的卵巢癌家族史、肥胖、高脂饮食、初潮年龄早、闭经晚、未生育和蔬菜摄入少均为重要危险因素。

早期无明显症状，出现症状时表现为腹胀、腹部肿块及腹水等，肿瘤向周围组织浸润或压迫神经，可引起腹痛、腰痛或下肢痛等，压迫盆腔静脉，可出现回流障碍，表现为下肢水肿等。

卵巢癌的主要病理类型为浆液性囊腺癌和黏液性囊腺癌，其他类型少见。浆液性囊腺癌最多见，占 40%～60%，多为囊实性，切面为多发，内含陈旧性出血，腔内充满乳头；黏液性囊腺癌占 15%～

20%，肿瘤为多房状，囊内有乳头状增生。主要的转移方式是直接蔓延或腹腔种植，淋巴道转移也是常见的转移方式，血行少见。

（1）PET/CT 表现：单侧或双侧附件区囊实性、实性或囊性肿块，囊壁及分隔厚薄不均，实性成分及囊壁可出现 FDG 代谢增高，囊性部分呈 FDG 代谢减低，因肿瘤最常见的转移方式为蔓延或腹腔种植转移，所以大网膜、盆腹腔系膜可见不同程度增厚，呈絮状、斑片状、结节状、饼状，呈 FDG 代谢不同程度增高，亦可以上述方式附着于子宫、肝、脾及横膈表面。出现淋巴结转移时可有相应引流区域淋巴结增大伴 FDG 代谢增高；远处转移以肝最常见，可出现肝脏多发稍低密度影伴结节状 FDG 代谢增高。卵巢癌患者多合并有大量腹水，伴或不伴 FDG 代谢略增高。

（2）诊断要点：卵巢癌主要表现为单侧或双侧附件区囊实性、实性或囊性肿块，实性部分 FDG 代谢增高，囊性部分呈 FDG 代谢减低，大网膜、盆腹腔系膜广泛种植转移伴 FDG 代谢增高，均是诊断卵巢癌的主要依据，结合血清肿瘤标志物 CA125、CA153 增高及临床表现，可进一步明确诊断。

3. 前列腺癌

案例 8-21

　　患者，男性，79 岁，患者体检发现 PSA 增高，2016 年 5 月 PSA 3.4ng/ml，FPSA 0.487ng/ml，游离前列腺抗原比值 0.142。本院复查 PSA 6.549ng/ml，FPSA 0.97ng/ml。查前列腺 MRI 平扫＋弥散＋增强：考虑前列腺中央腺增生结节，右侧外周带前列腺癌可能。请结合实验室检查及必要时穿刺活检，行 PET/CT 检查，见图 8-32。

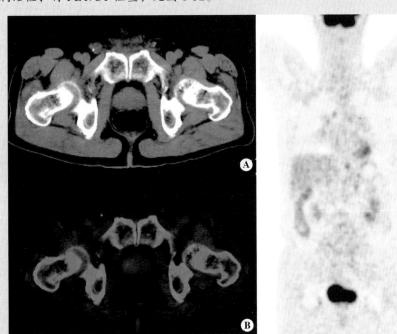

图 8-32　¹⁸F-FDG PET/CT 显像图
A、B. 前列腺区 CT 横断位和 PET/CT 融合横断位；C. PET MIP 图像

问题：

　　1. 图 8-32 所示 PET/CT 显像前列腺有何异常？

　　2. 患者诊断为何病？

分析：

　　1. PET/CT 所见：图 8-32 示前列腺右侧外周带短条样稍低密度灶，FDG 代谢异常增高，结合临床，考虑恶性可能，建议活检以明确诊断。

　　2. 病理：（前列腺癌根治标本）前列腺腺癌（Gleason 评分 4+3=7 分）。

　　前列腺癌，欧美发病率高，好发于老年男性，位于男性恶性肿瘤发病率首位。我国前列腺癌发病率较低，但近年发病率和死亡率逐年增加，流行病学调查表明，前列腺癌发生主要与年龄、种族、家族遗传背景、地理位置和饮食等因素有关。前列腺癌主要发生在前列腺的外周带。前期临床表现多明显或表现为类似前列腺增生，即表现为排尿困难，晚期肿瘤较大时，侵犯膀胱可有膀胱会阴部疼痛和转移体征。肛门指检可触及前列腺硬结，表面不规则。前列腺骨转移可出现骨痛、脊髓压迫症状的神经症状和病理性骨折等。前列腺癌患者可伴有血清前列腺特异抗原 PSA 升高。

　　前列腺癌的病理类型以腺癌为主，占 98.1%，其他类型少见。其转移方式有 3 种：①直接浸润，突破被膜侵犯相邻组织结构，如膀胱、精囊腺及尿道；②淋巴结转移，闭孔内淋巴结是最常见的单组转移淋巴结，肿瘤分化越差，体积越大者，越易出现转移；③血行转移，前列腺周围有丰富的静脉丛，与椎静脉相连，所以血道转移非常常见，以骨转移占首位，且常成骨性转移。

　　（1）影像学表现

　　1）CT：CT 检查前列腺诊断特异性不强，即使增强其强化程度也同正常相似。即早期前列腺癌仅表现为前列腺增大，密度无明显异常改变，强化后类似正常前列腺组织；进展期前列腺癌，表现为前列腺内分叶状稍低密度肿块，侵犯精囊腺可表现为精囊腺不对称、精囊腺增大和精囊角消失，侵犯膀胱可表现为膀胱底壁增厚，并突向膀胱内，侵犯肛提肌可见肛提肌增厚。CT 上可检出同侧髂血管周围、骶前后腹膜区肿大的淋巴结。出现血行转移，主要以骨转移为主，且多为成骨性改变。

　　2）MRI：是前列腺癌分期的最佳影像学检查，对于前列腺癌诊断、确定前列腺大小、范围均有较高价值。可确定前列腺被膜有无破坏、突破及精囊腺是否受侵。T_1WI 前列腺癌与前列腺组织均为较低信号，不易识别。T_2WI 上，前列腺癌表现为正常较高信号的外周带内出现低信号结节影。累及被膜可表现为 T_2WI 上线样低信号的被膜模糊、中断、不连续。累及精囊腺可表现为 T_2WI 上精囊腺增大伴信号减低。

　　3）^{18}F-FDG PET/CT 表现：①原发灶：前列腺外周带 CT 上可见等或稍低密度结节影，^{18}F-FDG PET 上可表现为轻度或中度 FDG 代谢增高，或无明显增高。累及精囊腺、膀胱、肛提肌可有相应的 CT 表现，FDG 代谢与原发灶相似。②淋巴结：PET/CT 检查可检出传统影像学无法识别的小淋巴结转移。③骨转移：前列腺癌易出现骨转移，且为成骨性转移，转移灶可出现不同程度 FDG 代谢。

　　（2）诊断及鉴别诊断：前列腺外周带局灶性的 FDG 代谢增高灶，相应部位呈等或稍低密度改变，结合血清前列腺特异性抗原（PSA）增高，需高度怀疑前列腺癌可能，如伴有正常前列腺形态失常、邻近组织侵犯、淋巴结转移或骨转移则基本可明确诊断；早期的前列腺癌需要和前列腺增生相鉴别，多数前列腺增生是均匀对称性增大，放射性分布亦未见明显异常，部分也可出现局灶或斑片状的代谢增高，多位于中央带，延迟扫描 FDG 代谢可降低，结合增强 MRI 可以鉴别。

（九）其他恶性肿瘤

1. 恶性黑色素瘤

案例 8-22

　　患者，男性，78 岁，2 周前患者发现左侧足底部黑色团块，伴出血，余无明显不适。肿瘤标志物：阴性。PET/CT 检查见图 8-33。

问题：

　　1. 图 8-33 所示 PET/CT 显像有何异常？

　　2. 患者诊断为何病？

分析：

　　1. PET/CT 所见：左侧足底邻近足跟部皮肤及皮下软组织呈斑片状增厚，FDG 代谢异常增高。

　　2. 病理活检：示表皮及真皮内见不典型色素细胞散在或巢团状排列，部分具有浸润性生长方式，考虑为恶性黑色素瘤。

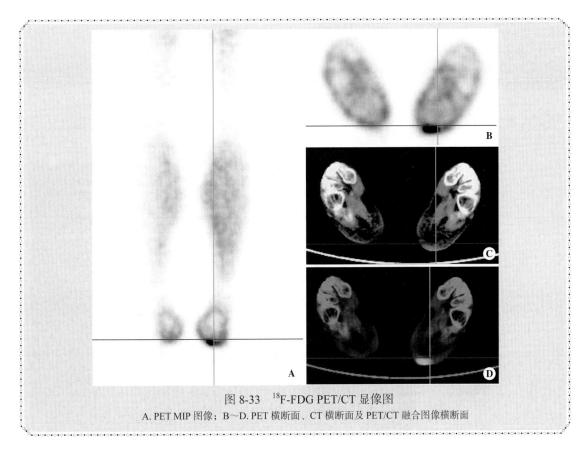

图 8-33　^{18}F-FDG PET/CT 显像图

A. PET MIP 图像；B～D. PET 横断面、CT 横断面及 PET/CT 融合图像横断面

恶性黑色素瘤是来源于皮肤黏膜及色素膜黑色素细胞的恶性肿瘤。其恶性程度高，易复发、转移。好发于白色人种，多发生于 30～60 岁，病灶分布与性别相关，男性患者多见于躯干，女性多见于肢体。主要发生在皮肤、邻近皮肤的黏膜、眼球的色素膜和脑膜的脉络丛。

体表恶性黑色素瘤临床表现为正常皮肤出现黑色损害，原有黑痣增大，色素加深，伴溃疡或出血表现。其他部位恶性黑色素瘤按发生的部位不同，表现不同，如脑与其他颅内占位性病变无明显差别；眼球部位，常可以继发视网膜脱离、葡萄膜炎、玻璃体积血及青光眼等改变；鼻腔部位，常单侧受累，可出现一侧气道堵塞、鼻出血，累及周围结构时可有相应的临床表现。

常见的细胞病理类型：梭形细胞型、上皮样细胞型和上皮样细胞混合型。最先发生淋巴道转移，血行转移可转移至肺、肝、骨、肾上腺、脑、骨髓、胃肠道和软组织等。

（1）PET/CT 应用：体表恶性黑色素瘤表现为黑痣区局限性皮肤增厚，呈辐射状或垂直状生长，FDG 代谢局灶性明显增高（不论何种类型的恶性黑色素瘤，FDG 代谢均异常活跃），发生淋巴结转移时，引流区域可见淋巴结肿大伴 FDG 代谢增高；发生血行转移时，转移部位出现相应 CT 改变伴 FDG 代谢增高。

鼻腔恶性黑色素瘤表现为鼻腔内不规则软组织肿块影伴 FDG 代谢增高，多单侧发病，易侵犯周围组织。

眼球恶性黑色素瘤表现为眼环后局限性增厚或球内后部的软组织肿块影伴 FDG 代谢增高，可合并视网膜剥离，早期局限球内，无眼外扩散，晚期可发生转移。

颅脑恶性黑色素瘤表现为颅内圆形或类圆形肿块伴 FDG 代谢增高，肿块内可有坏死、出血，灶周无明显水肿，多发生于脑底部，一般不引起邻近骨质改变。

（2）诊断要点：当皮肤痣出现颜色改变、范围明显增大或破溃、出血等需怀疑恶性黑色素瘤可能时，若有区域淋巴结的增大，则应高度怀疑，并行活检明确。PET/CT 上恶性黑色素瘤呈高 FDG 摄取，^{18}F-FDG PET/CT 检查可灵敏检测区域淋巴结转移及远处脏器转移，从而准确分期。

2. 多发性骨髓瘤

案例 8-23

患者，男性，腰背部持续性隐痛半年余，行走及活动后加剧。κ 轻链（尿）426.00mg/L↑，免疫球蛋白 A（IgA）16.0g/L↓，免疫球蛋白 G（IgG）3532.0g/L↑，补体 C4 74.0 mg/L↑，补体 C3 179.0mg/L↑，免疫球蛋白 M（IgM）9.0 g/L↓。PET/CT 检查见图 8-34。

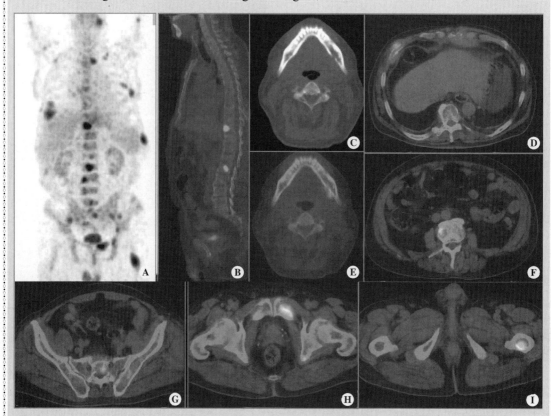

图 8-34　^{18}F-FDG PET/CT 显像图

A. 全身 PET MIP 图像；B. PET/CT 融合图矢状位；C. 下颌骨 CT 骨窗横断面；D～I. PET/CT 融合图像横断面

问题：

1. 图 8-34 所示 PET/CT 显像有何异常？

2. 患者诊断为何病？

分析：

1. PET/CT 所见：扫描区骨质呈弥漫虫蚀样、穿凿样改变，FDG 代谢不均匀增高，考虑为多发性骨髓瘤，其中第 10 胸椎、第 2～3 腰椎、左侧耻骨结节明显骨质破坏伴 FDG 代谢异常增高，右侧第 6 前肋、左侧第 6 肋骨质破坏伴局部软组织密度影及邻近胸膜结节状增厚，胸骨下段剑突下缘骨质破坏伴软组织肿块形成，FDG 代谢增高。

2. 病理：骨髓病理示形态单一幼稚浆样细胞浸润，结合临床考虑浆细胞性骨髓瘤。

多发性骨髓瘤是原发于骨髓的恶性肿瘤，表现为浆细胞在骨髓中异常增殖，并伴有单克隆免疫球蛋白生成的恶性肿瘤，多发性骨髓瘤是血液系统恶性肿瘤中除淋巴瘤外最常见的肿瘤。多发性骨髓瘤最重要的特征之一是瘤细胞的骨髓浸润，报道认为，骨质破坏并非完全由瘤细胞直接侵蚀引起，可能还与其分泌的细胞因子刺激破骨细胞有关。

多发性骨髓瘤好发于富含红骨髓的部位，如颅骨、脊柱、肋骨、骨盆、胸骨及四肢骨近端等。临床表现复杂，前期可无明显症状，骨骼系统表现为全身性骨骼疼痛、软组织肿块及病理性骨折；泌尿系统表现为急、慢性肾衰竭（骨髓瘤肾）；神经系统表现为多发性神经炎。其他表现为反复感染、贫血和紫癜。

多发性骨髓瘤根据细胞形态可分为小浆细胞型、幼浆细胞型、原浆细胞型及网状细胞型。

（1）影像学表现：多发性骨髓瘤的类型不同，其 ^{18}F-FDG 代谢和 CT 表现各不相同。①以广泛性骨质疏松为主要表现：脊柱和肋骨明显骨质疏松，可无或轻度弥漫性 FDG 代谢增高。②以多发性骨质破坏为主要表现：生长迅速的表现为分布弥漫、边缘不清的溶骨性骨质破坏，呈鼠咬状、穿凿样的骨质破坏，无明显骨质硬化边和骨膜反应，多见于颅骨、脊柱及骨盆等；生长缓慢的表现为蜂窝状、皂泡状膨胀性骨质破坏，多见于肋骨、胸骨、肩胛骨等扁骨；骨质破坏区周围可见局限性软组织肿块，肋骨破坏后可形成胸膜下结节或皮下软组织肿块，^{18}F-FDG PET 上骨质破坏区及软组织肿块可表现为无或轻度或明显的 FDG 代谢。③以骨质硬化为主要表现：少见，可为单纯硬化或破坏与硬化并存，^{18}F-FDG 可表现为无、轻度到中度的 FDG 代谢增高。④无明显骨质破坏改变的，早期患者在骨质破坏出现之前 CT 上可无明显异常表现，此时 MRI 检查对病变检查则相对敏感。

（2）诊断要点：多发性骨髓瘤在影像学上有特征性的表现，主要表现为红骨髓富集区出现广泛的骨质疏松或多发虫蚀样、穿凿样的骨质破坏，FDG 代谢呈不同程度增高表现，排除无其他病变的骨转移后需怀疑多发性骨髓瘤，进一步结合临床实验室检查可高度怀疑，骨髓穿刺可明确诊断。

第二节　非 ^{18}F-FDG PET/CT 肿瘤显像

PET 属于开放系统，使用不同的显像剂可获得肿瘤不同代谢信息，如 ^{18}F-FDG 可提供肿瘤组织的葡萄糖代谢信息，正电子核素标记的胆碱、氨基酸等可分别提供肿瘤组织磷脂、氨基酸等的代谢信息，从不同角度揭示肿瘤的生物学行为，为肿瘤的精准诊断和治疗提供更多有价值的信息。

一、^{11}C-胆碱

胆碱（choline）通过特异性转运载体进入细胞，最终代谢为磷脂酰胆碱而整合到细胞膜上。恶性肿瘤增殖快，细胞膜成分代谢高，摄取胆碱增加。胆碱在肿瘤细胞内磷酸化后被滞留在细胞内，并且参与细胞的增殖与分化的调节。^{11}C-胆碱（^{11}C-choline，^{11}C-CH）主要反映细胞磷脂代谢水平，是较常用的胆碱代谢显像剂。其优点是血液清除快，脑组织本底低，而且不经泌尿系统排泄，对于泌尿系统恶性肿瘤的检出不受尿液中放射性的影响。因此，对于颅内肿瘤、前列腺癌、膀胱癌的诊断具有肿瘤/非肿瘤比值高、肿瘤显像清晰等优点。在诊断鼻咽癌颅内及颅底骨侵犯方面，^{11}C-胆碱可避免正常脑组织对 ^{18}F-FDG 高摄取产生的干扰，病灶显示清楚。^{11}C-胆碱在中高分化肝细胞癌（图 8-36）及甲状腺癌的诊断中可弥补 ^{18}F-FDG 的不足。由于 ^{11}C 半衰期短，使用不方便，也可使用 ^{18}F 标记胆碱，^{18}F-胆碱在体内的代谢特性及磷酸化速率与 ^{11}C-胆碱相似，不同点在于 ^{18}F-胆碱经尿液排泄。

案例 8-24
　　患者，男性，77 岁。B 超显示前列腺增大，但未见明显结节，为了进一步明确诊断行 PET/CT 显像，见图 8-35。
问题：
　　1. 图 8-35 所示的 PET/CT 图像有哪些异常表现？
　　2. 患者应诊断为什么病？
　　3. ^{11}C-胆碱显像在前列腺占位性病变鉴别诊断中的作用是什么？

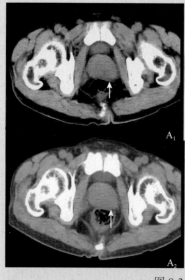
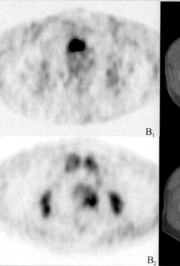
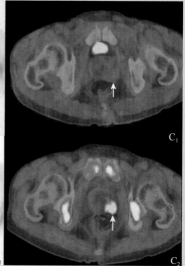

图 8-35　^{18}F-FDG 和 ^{11}C-胆碱 PET/CT 显像图

A₁. CT 图像；B₁、C₁. 分别为 ^{18}F-FDG PET 图像及 PET/CT 融合图像；A₂. ^{11}C-胆碱 CT 图像；B₂、C₂. ^{11}C-胆碱 PET 图像及 PET/CT 融合图像（箭头指病灶）

分析：

1. PET/CT 所见：平扫 CT 显示前列腺增大，以左侧叶尤为明显，双侧坐骨及耻骨骨质密度增高。^{18}F-FDG 显像于前列腺内未见代谢增高，双侧坐骨及耻骨也未见代谢增高。^{11}C-胆碱显像示前列腺（以左侧叶为主）代谢明显增高，SUV$_{max}$ 5.6，SUV$_{ave}$ 3.6；双侧坐骨及耻骨代谢也明显增高。

2. PET/CT 拟诊：前列腺癌伴双侧坐骨、耻骨多发转移灶。

3. 对于临床高度怀疑或已明确的前列腺癌 ^{18}F-FDG 显像阴性者，行 ^{11}C-胆碱显像可弥补 ^{18}F-FDG 显像的不足，提高 PET/CT 诊断前列腺癌及分期的准确性。

案例 8-25

患者，男性，56 岁。乙肝病史二十余年，因肝硬化失代偿而住院治疗。CT 显示肝硬化，肝尾状叶小结节影，可疑肝血管瘤。肝硬化，门脉高压，脾脏术后缺如。AFP 为 779.4μg/L，CA199 为 44.34U/ml，CEA 为 3.86μg/L。为了进一步明确诊断行 PET/CT 显像，见图 8-36。

问题：

1. 图 8-36 所示的 PET/CT 图像有哪些异常表现？

2. 患者应诊断为什么病？

3. ^{11}C-胆碱显像在肝占位性病变鉴别诊断中的作用是什么？

分析：

1. PET/CT 所见：平扫 CT 显示重度肝硬化，肝尾状叶低密度结节，肝脏内其他部位未见明显占位性病变；^{18}F-FDG PET/CT 显像于肝尾状叶病灶处未见代谢增高；^{11}C-胆碱 PET/CT 显像于肝尾状病灶处可见代谢明显增高，大小为 1.6cm×1.2cm×1.3cm，SUV$_{max}$ 21.0，SUV$_{ave}$ 14.6。

2. PET/CT 拟诊：分化较好的肝细胞癌。

病理诊断：高分化肝细胞癌。

3. 对于临床高度怀疑肝细胞癌而 ^{18}F-FDG 显像阴性者，^{11}C-胆碱显像是一种较好的选择，有助于更明确地诊断肝细胞癌。

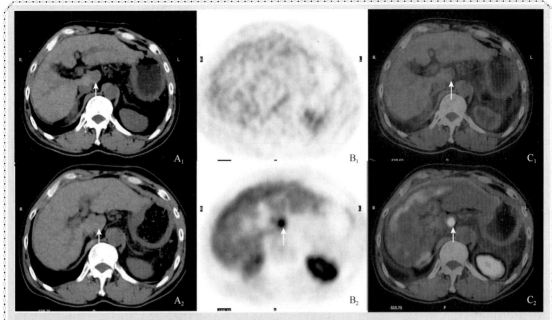

图 8-36　^{18}F-FDG 和 ^{11}C-胆碱 PET/CT 显像图

A1. CT 图像；B1、C1. ^{18}F-FDG PET 图像及 PET/CT 融合图像；A2. ^{11}C-胆碱 CT 图像；B2、C2. ^{11}C-胆碱 PET 图像及 PET/CT 融合图像（箭头指病灶）

二、^{11}C-蛋氨酸

氨基酸是人体必需的营养物质，在体内主要代谢途径为合成蛋白质，转化为具有重要生物活性的酶、激素等；氨基酸转运、脱氨、脱羧后变成二氧化碳、尿素等，被其他组织利用或排出体外。其中蛋白质合成是主要代谢途径，疾病或生理、生化改变可出现蛋白质合成的异常，标记氨基酸可显示其异常变化。氨基酸代谢显像诊断恶性肿瘤主要是基于两个方面的机制，一是肿瘤组织氨基酸转运体高表达，使氨基酸进入肿瘤细胞的速度加快；二是肿瘤细胞增殖快，对氨基酸需求量增加。^{11}C-蛋氨酸（^{11}C-methionine，^{11}C-MET）是临床应用较广泛的氨基酸显像剂，主要反映肿瘤细胞氨基酸的转运状态，临床多用于恶性肿瘤的鉴别诊断及放化疗疗效监测。正常生理分布主要见于胰腺、唾液腺、肝脏和肾脏。^{11}C-MET 的时间-放射性曲线表明，静脉注射 5min 左右后，正常脑组织和肿瘤组织就能迅速摄取 ^{11}C-MET，并且脑肿瘤组织标准化摄取值（SUV）明显高于正常组织，注射 10min 后，肿瘤 SUV 达到峰值，且稳定保持在高水平上。由于 ^{11}C-MET 的摄取、达到平衡和清除速率较快，临床显像在静脉注射 1h 后内完成效果较为理想。氨基酸显像有助于肿瘤组织与炎症或其他糖代谢旺盛病灶的鉴别，与 ^{18}F-FDG 联合应用可弥补 ^{18}F-FDG 的不足，提高肿瘤的鉴别能力。目前主要用于脑肿瘤、头颈部肿瘤、淋巴瘤和肺癌等肿瘤的诊断。特别在鉴别脑肿瘤的良恶性肿瘤复发、勾画肿瘤的浸润范围、早期评价治疗效果等有其特定的临床价值。

案例 8-26

患者，男性，51 岁。右侧肢体麻木、乏力 2 月余。MRI 显示左侧额顶叶中央区病变，怀疑脑胶质瘤可能性大，但不排除炎症的可能。患者无寒战、高热等症状，血象及红细胞沉降率正常。为了进一步明确诊断行 PET/CT 显像，见图 8-37。

问题：

1. 图 8-37 所示的 PET/CT 图像有哪些异常表现？

2. 患者应诊断为什么病？

3. ^{11}C-MET 显像在颅内占位性病变鉴别诊断中的作用是什么？

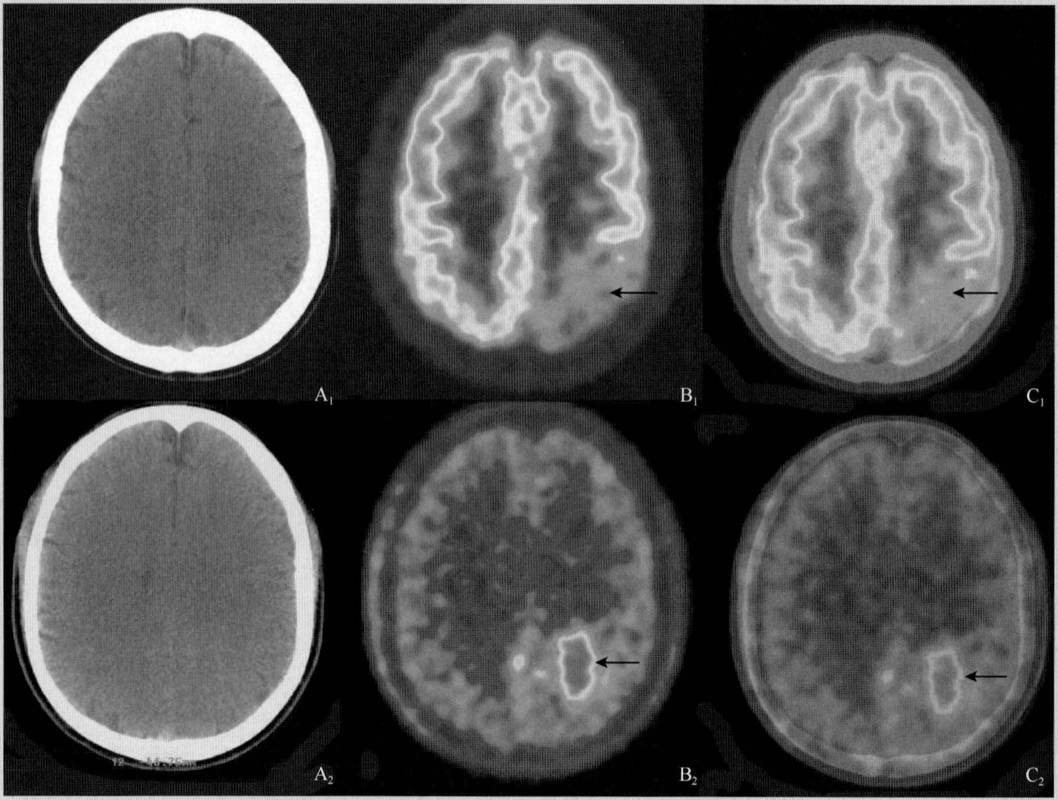

图 8-37　^{18}F-FDG 和 ^{11}C-MET PET/CT 显像图

A$_1$. CT 图像；B$_1$、C$_1$. ^{18}F-FDG PET 图像及 PET/CT 融合图像；A$_2$. ^{11}C-MET CT 图像；B$_2$、C$_2$. ^{11}C-MET PET 图像及 PET/CT 融合图像（箭头指病灶）

分析：

1. PET/CT 所见：平扫 CT 于颅内未见明显异常；^{18}F-FDG 显像于左侧顶叶脑灰质邻近可见代谢略增高于脑白质而明显低于脑灰质，病灶边界不清，相邻顶叶灰质代谢明显降低；^{11}C-MET 显像于左侧顶叶脑白质邻近灰质处可见局限性代谢增高，边界清楚，大小为 1.6cm×2.9cm，病灶/灰质比值为 1.53，病灶/白质比值为 2.22。

2. PET/CT 拟诊：低级别脑胶质瘤。

病理诊断：星形细胞瘤，WHO Ⅱ级。

3. 此病例为低级别脑胶质瘤，^{18}F-FDG 显像病灶处代谢轻度增高，符合低级别脑胶质瘤影像学表现，但根据此征象难以与炎症或其他良性病变相鉴别，^{11}C-MET 显像病灶处呈局限性代谢增高，符合恶性肿瘤影像学表现，根据病灶所处位置和 ^{11}C-MET 显像的影像改变可诊断为脑胶质瘤。此病例提示在低级别脑胶质瘤的诊断和病灶定位方面，^{11}C-MET 显像可提供更多的诊断信息。

三、^{11}C-乙酸盐

^{11}C-乙酸盐（^{11}C-acetate）可被心肌细胞摄取，在线粒体内转化为 ^{11}C-乙酰辅酶 A，并进入三羧酸循环氧化为二氧化碳和水，能反映心肌细胞的三羧酸循环流量，与心肌氧耗量成正比，可用于评估心肌活力。肿瘤细胞对 ^{11}C-乙酸盐的摄取机制尚不完全清楚，但大多数的研究表明乙酸盐可以进入肿瘤组织的脂质池中进行低氧代谢和脂质合成。^{11}C-乙酸盐可作为β氧化的代谢底物，也可以作

为脂肪酸、氨基酸和类固醇的前体。^{11}C-乙酸盐可用于肿瘤显像，特别是对于高分化肝细胞癌（图 8-38）及肾癌的诊断具有重要价值。

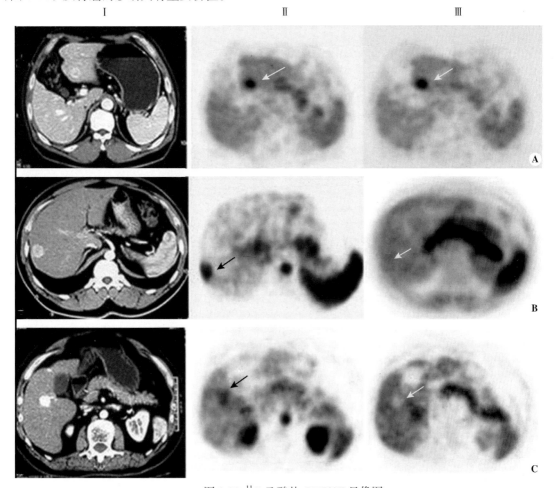

图 8-38 ^{11}C-乙酸盐 PET/CT 显像图

A. 高分化干细胞癌；B. 肝脏局灶性结节增生；C. 肝血管瘤。Ⅰ.CT 增强图像；Ⅱ. 注射 ^{11}C-乙酸盐后立即显像 PET 图像（早期显像）；Ⅲ. 常规显像 PET 图像（箭头指病灶）

四、^{18}F -NaF

^{18}F-NaF 是一种亲骨性代谢显像剂。^{18}F-NaF 中的 ^{18}F 离子可与骨骼中羟基磷灰石晶体里的羟基交换而沉积在骨骼中使全身骨骼显影（图 8-39）。^{18}F-NaF 积聚的量与骨骼局部血流量及骨代谢更新的活跃程度有关，而且，无论是溶骨性还是成骨性病变 ^{18}F-NaF 均有积聚。^{18}F-NaF 中的 ^{18}F 离子大约有 50%结合到钙羟基磷灰石晶体而滞留在骨骼组织中，其余经过肾脏排泄。^{18}F-NaF 与 ^{99m}Tc-MDP 相比具有半衰期短、骨骼系统辐射剂量小、图像分辨力高、对肿瘤检测灵敏度高等特点。^{99m}Tc-MDP 和 ^{18}F-NaF 的成像机制有一些不同，^{18}F-NaF 仅与骨质代谢有关，而 ^{99m}Tc-MDP 除与骨磷酸钙代谢有关外还与骨有机成分代谢有关。

五、^{68}Ga-PSMA

前列腺特异性膜抗原（prostate specific membrane antigen，PSMA）表达量随前列腺细胞由良性增生、高级别的前列腺上皮内瘤到前列腺癌的发展而逐渐增高，在前列腺癌细胞中的表达量通常为正常前列腺细胞的 100～1000 倍，在前列腺癌的原发灶和转移灶中几乎都有高表达。此外，PSMA 在低分化、转移性、非雄性激素依赖性的前列腺癌细胞中表达更高。

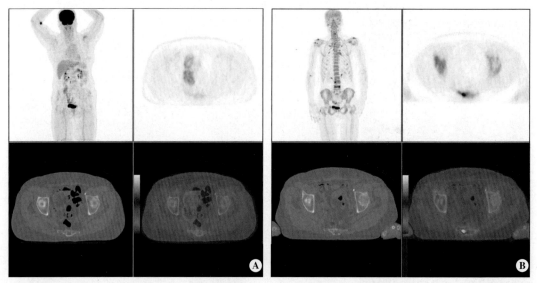

图 8-39　^{18}F-FDG 和 ^{18}F-NaF PET/CT 显像图

A. 乳腺癌治疗后 6 年 ^{18}F-FDG PET/CT 显像图；B. 同期的 ^{18}F-NaF PET/CT 显像图。^{18}F-FDG PET 显像及 CT 均未见异常；^{18}F-NaF PET 显像见多发骨转移灶

　　^{68}Ga-PSMA（^{68}Ga 标记 PMSA 的小分子抑制剂 PSMA-11）是靶向 PSMA 的优良 PET/CT 显像剂，其良好的生物分布，对前列腺癌有很高的亲和性，具有广阔的临床应用前景。^{68}Ga-PSMA PET/CT 显像在前列腺癌影像学诊断方面显示了潜在的应用价值，特别是当 PSA 水平较低时，较目前临床常用的影像学检查方法更具优势，病灶的检出率随 PSA 水平的升高而升高（图 8-40）。另外，应用 ^{68}Ga-PSMA PET/CT 显像，对以 PSMA 为靶点进行靶向治疗前列腺癌患者的选择和疗效观察具有重要意义。^{68}Ga 物理半衰期为 67.71min，可以通过 ^{68}Ge/^{68}Ga 发生器淋洗得到，操作简便，成本低廉，对于未装备加速器的单位来说，应用更加方便。

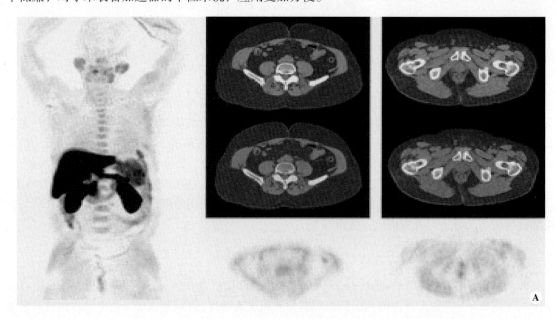

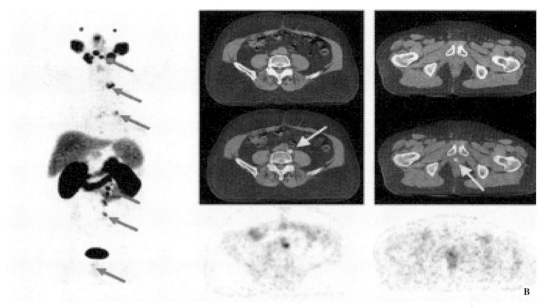

图 8-40　^{11}C-胆碱和 ^{68}Ga-PSMA PET/CT 显像图

A. 前列腺治疗后 ^{11}C-胆碱 PET/CT 显像图；B. 同期的 ^{68}Ga-PSMA PET/CT 显像图。^{11}C-胆碱 PET 显像及 CT 均未见异常；^{68}Ga-PSMA PET 显像见肿瘤复发，并多发淋巴结转移灶

第三节　^{99m}Tc-MIBI 亲肿瘤显像

^{99m}Tc-MIBI（^{99m}Tc-甲氧基异丁基异腈）是一种最常用的心肌显像剂，但由于其也能被部分肿瘤摄取的特性，也常应用于肿瘤显像。自 20 世纪 90 年代以来，^{99m}Tc-MIBI 作为肿瘤阳性显像剂应用得越来越广泛，在乳腺癌、甲状腺癌、肺癌、鼻咽癌、脑肿瘤、骨肿瘤等恶性肿瘤的影像学诊断中展现出良好的前景。

一、^{99m}Tc-MIBI 显像原理

^{99m}Tc-MIBI 在肿瘤细胞中的摄取机制尚不完全明确。一般认为 ^{99m}Tc-MIBI 显像机制与以下三种因素相关：①细胞质膜和线粒体膜电位；②恶性肿瘤的高代谢状态；③瘤体组织血供丰富、毛细血管通透性增加。首先，^{99m}Tc-MIBI 是一种带有正电荷的亲脂分子，而线粒体内膜带有负电荷，两者之间存在电位差，因此，亲脂性的 ^{99m}Tc-MIBI 可以被动扩散的形式进入细胞，^{99m}Tc-MIBI 还可以利用 Na^+/H^+ 反转运系统，通过细胞膜上的 Na^+/Ca^{2+} 交换通道，通过被动性主动转运进入细胞。^{99m}Tc-MIBI 易于与线粒体里的蛋白质紧密结合，所以超过 90% 的 MIBI 可进入线粒体。由于恶性肿瘤细胞代谢异常旺盛，细胞膜及线粒体膜两侧的膜电位差更高，线粒体数量更多，从而导致恶性肿瘤细胞摄取 MIBI 的量远超于正常组织细胞，在 ^{99m}Tc-MIBI 显像中表现出肿瘤内放射性计数明显高于正常组织。基于该原理，^{99m}Tc-MIBI 亲肿瘤显像可用于肿瘤的良恶性鉴别。

由于 ^{99m}Tc-MIBI 在细胞内的清除与 P-糖蛋白（P-glycoprotein，P-gp）和膜相关蛋白（membrane relative protein，MRP）密切相关。而 P-糖蛋白是肿瘤多重耐药（multidrug resistant，MDR）基因的表达产物，可将细胞内的抗癌药物排到细胞外，所以 P-糖蛋白增多会导致 MIBI 排出速度增加，导致延时显像（2h）恶性肿瘤放射性浓聚程度低于早期显像（20min）。

二、适　应　证

目前 ^{99m}Tc-MIBI 亲肿瘤显像主要应用于发生在甲状腺、肺、鼻咽、乳腺、脑及骨等部位肿瘤的良恶性鉴别诊断，在淋巴瘤诊断上也具有一定的优势。

三、显 像 方 法

显像药物为 ^{99m}Tc-MIBI，根据体重，剂量为 740～1110MBq（20～30mCi）。注射部位常规选择健侧前臂肘正中静脉注射，如果同侧有肿大淋巴结或病灶，选择对侧注射来鉴别注射静脉回路上出现放射性浓聚灶与转移淋巴结。如果双侧腋下有病灶，则选择足背静脉注射。准直器采用低能通用型或低能高分辨准直器。

最佳显像时间的选择：根据临床诊断目的的不同，可以选择最佳检查时间。人体各器官（如甲状腺、肝脏、小肠、结肠）对 MIBI 的生理性浓聚时间并不一致，对于上述部位的病变可以避开其放射性浓聚最高的时相进行采集。一般选择注药后 20min 采集早期图像，2h 采集延迟图像。如果结合同机 CT 图像融合定位，更有益于提高诊断准确性。

四、临 床 应 用

正常影像分析：^{99m}Tc-MIBI 显像正常表现为甲状腺、心肌、胆囊、肠道、肾脏、膀胱等可以显像，随显像时间延长，小肠、结肠逐渐显像，小肠和结肠的浓聚时间随时间延长有所差异。20min早期显像与 2h 延时显像人体各器官放射性浓聚程度有所不同（图 8-41）。

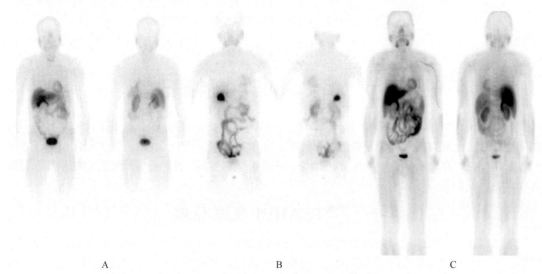

A　　　　　　　　　　B　　　　　　　　　　C

图 8-41　20min 早期显像与 2h 延时显像

A. 20min 显像，可见肝脏摄取 ^{99m}Tc-MIBI，通过胆道排入肠道；B.2h 显像，结肠逐渐显影，肝脏影逐渐变淡；C. 胆囊切除术后患者的 20min 全身显像，胆囊未显像，肠道摄取时间提前

异常影像分析：病灶或肿块部位有明显放射性异常浓聚评价为异常。也可采用半定量分析，勾画病症 ROI 时注意避开心脏、肝脏等高放射性计数区域，采用靶与非靶的比值进行评价。普遍认为 ^{99m}Tc-MIBI 显像阳性结果与肿瘤大小有关，但少数研究者认为显示肿块大小似乎与显像阳性与否关系不大，显像是否阳性更可能与瘤体组织增生活跃、血管丰富程度及实质细胞密度有关。

1. 乳腺癌　由于乳腺的周围解剖背景放射性本底较低，^{99m}Tc-MIBI 在乳腺癌中的影像可见较为明显的放射性浓聚，其应用价值也逐步得到认可。肿瘤病灶有较高程度的放射性浓聚，根据肿瘤的活性和大小，病灶可以有不同的表现。早期和延迟显像均可见肿瘤及转移淋巴结的放射性浓聚；良性肿块一般表现为无放射性浓聚或仅在早期有轻度放射性浓聚，而延迟相中放射性浓聚变淡或消失。有文献报道其灵敏度达 64.0%～84.6%，特异性度可高达 84.6%～97.0%。

^{99m}Tc-MIBI 显像有一定的假阳性，表现在伴发炎症时。^{99m}Tc-MIBI 平面显像加局部同机 CT 断层，可以对病灶进行更准确的定位，并可以根据放射性浓聚点，在体表标记穿刺点，有效指导活检部位，获得更加准确的活检结果。

2. 肺癌

案例 8-27

患者，男性，64 岁，患者无明显诱因出现咳嗽，咳白色泡沫痰，量多，活动后无加重，夜间明显。无血丝，无发热、胸痛及呼吸困难。实验室检查示：CEA 为 6.9ng/ml（正常范围＜5.0ng/ml），CA125 为 45.34U/ml（正常范围＜35U/ml），CA153 为 25.12U/ml（正常范围＜25.0U/ml），细胞角蛋白 19 片段为 3.77U/ml（正常范围＜3.3U/ml），CA724 为 21.84U/ml（正常范围＜6.9U/ml）。行 CT 检查显示右肺门肿块，性质待定。为进一步明确诊断，行 ^{99m}Tc-MIBI SPECT/CT 检查，见图 8-42。

问题：

1. 首先考虑何种疾病？
2. 鉴别诊断是什么，并进行分析。

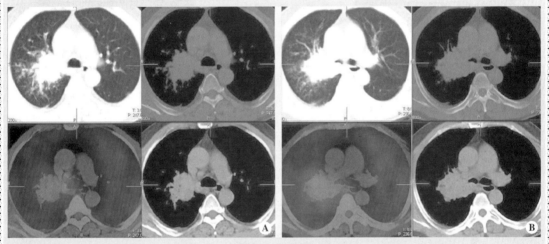

图 8-42　30min 和 2h SPECT/CT 断层融合影像

A. 30min 显像；B. 2h 显像。右肺上叶支气管开口处见软组织密度影，密度尚均，呈分叶状，边缘可见毛刺。放射性分布较对侧相应部位浓聚。ROI 计数统计：30min 和 2h 靶本底比值（T/N）分别为 1.72 和 1.31；邻近肺内见小片状密度增高影

分析：

1. 患者首先考虑恶性肿瘤（手术病理为中分化腺癌）。

2. 鉴别诊断及分析　肺部肿瘤对 ^{99m}Tc-MIBI 的摄取与病变本身的良恶性有关，恶性病灶多表现为早期相、延迟相中均为放射性浓聚。本例患者 ^{99m}Tc-MIBI 显像示右肺门病灶放射性浓聚，30min 和 2h T/N 分别为 1.72 和 1.31，提示恶性的可能性大。对于良性病灶，如结核也可以表现出假阳性，CT 影像的形态表现则对于鉴别诊断起到较大的帮助作用。

肺部的恶性肿瘤可分为原发性和继发性，均可表现对 ^{99m}Tc-MIBI 的摄取，一般来讲，恶性病灶多表现为早期相、延迟相中均为放射性浓聚，在延迟相中浓聚程度可以表现为变淡或更浓。如果早期相、延迟相均表现为无明显放射性浓聚，则提示良性病变的可能性大。有学者认为 MIBI 亲肿瘤显像对肺结节良恶性诊断结果的假阳性率偏高，使特异性下降，同时假阴性也相对较高，从而造成单独根据病灶是否浓聚来判断良恶性，误诊率较高，这时应该综合病灶的解剖形态影像信息、病史信息进行综合分析，提高诊断准确率。

案例 8-28

患者，男性，50 岁，3 个月前因胸部疼痛就诊于当地医院，发现胸腔积液、痰培养检查可见细菌，抗生素治疗后好转。行 FDG-PET/CT 和 MIBI 显像如图 8-43 所示。

问题:

　　1. 患者应该诊断为什么疾病?

　　2. 诊断与鉴别诊断是什么?

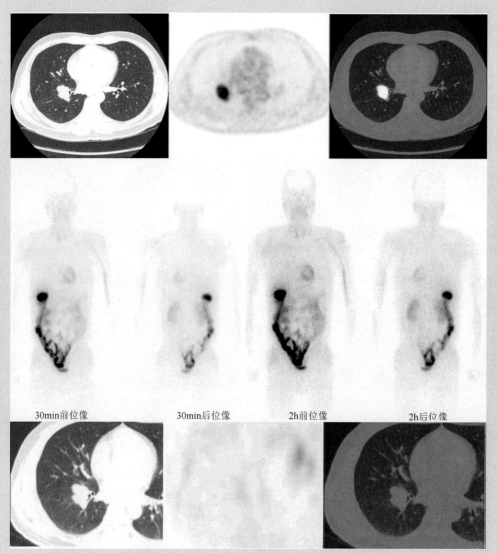

图 8-43　^{18}F-FDG PET/CT 显像和 ^{99m}Tc-MIBI 显像图

上排图为 ^{18}F-FDG PET/CT 显像,表现为右下肺门增大,右肺下叶支气管分叉处见一大小约 3.6cm×2.8cm 的分叶状肿块,边缘毛糙,与邻近斜裂胸膜分界不清,病变放射性摄取增高,SUV$_{max}$ 为 9.1。中排图为 ^{99m}Tc-MIBI 显像的 30min 与 2h 静态显像,双肺放射性分布未见异常浓聚。下排图为 2h 的 SPECT/CT 断层融合显像,示右肺下叶近肺门处见分叶状软组织密度肿块,病灶阻塞邻近支气管,边界清楚,未见异常放射性浓聚

分析:

　　1. 患者考虑右肺下叶支气管分叉处恶性肿瘤(手术病理为小细胞肺癌)。

　　2. 诊断与鉴别诊断　PET/CT 对多数肺恶性具有较高的敏感性,多表现为 FDG-PET 的异常浓聚。而 MIBI 显像对肺部恶性肿瘤的放射性浓聚程度不如 FDG 高,故此,对 MIBI 显像为阴性的病变,不除外仍为恶性肿瘤的可能性。建议结合其他影像方法综合分析。

　　3. 脑肿瘤　一般认为星形胶质瘤、恶性胶质瘤、室管膜瘤、脑膜瘤等可表现为放射性浓聚,但病灶的浓聚信息一定与 MRI、CT 增强等影像信息综合分析,有学者认为 ^{99m}Tc-MIBI 与 ^{201}Tl 联

合显像，治疗后 ^{99m}Tc-MIBI 与 ^{201}Tl 比值减少，可提供对化疗有效的早期信息。

4. 甲状腺癌

案例 8-29

案例 1： 患者，女性，67 岁，3 个月前无明显诱因开始出现心慌、乏力，伴有口干、消瘦、多食易饥、心悸气短、胸闷。患者精神、饮食、睡眠尚可，大小便正常，体重下降 6kg。甲状腺扫描示：甲状腺左叶下极"冷结节"。行甲状腺摄锝功能显像和 ^{99m}Tc-MIBI 30min 早期显像与 2h 延时检查，如图 8-44 所示。

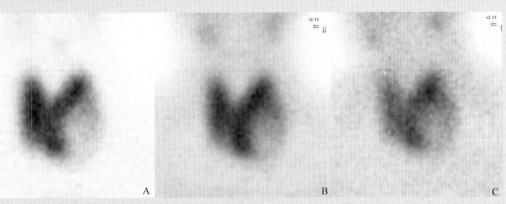

图 8-44　^{99m}Tc-MIBI 显像

A. 甲状腺摄锝功能显像，显示左叶外侧缘见"冷结节"；B. 30min ^{99m}Tc-MIBI 显像；C. 2h ^{99m}Tc-MIBI 显像，^{99m}Tc-MIBI 显像显示该"冷结节"均为放射性稀疏，未见明显放射性浓聚

案例 2： 患者，女性，41 岁，患者于半个月前体检发现甲状腺左叶占位，性质待查，未诉特殊不适。触诊甲状腺不大，左叶下极可触及 2.0cm×2.0cm 大小的结节，质地中等，无压痛。甲状腺扫描示：甲状腺左叶下极"冷结节"。行甲状腺摄锝功能显像、^{99m}Tc-MIBI 30min 早期显像与 2h 延时检查，如图 8-45 所示。

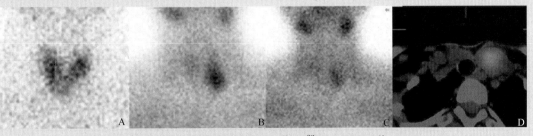

图 8-45　甲状腺摄锝功能显像和 ^{99m}Tc-MIBI 显像

A. 甲状腺摄锝功能显像；B. 30min ^{99m}Tc-MIBI 显像；C. 2h ^{99m}Tc-MIBI 显像；D. 2h SPECT/CT 断层融合显像。甲状腺摄锝功能显像显示左叶外侧缘见"冷结节"，30min 显像示该"冷结节"放射性浓聚，浓聚程度高于邻近的甲状腺组织，2h 显像该"冷结节"放射性浓聚程度轻度降低

问题：

　　1. 案例 1 和案例 2 分别考虑何种疾病？

　　2. 请进行鉴别诊断及分析。

分析：

　　1. 案例 1 考虑甲状腺良性病变（手术病理：甲状腺囊肿）。案例 2 多考虑甲状腺恶性肿瘤（手术病理：甲状腺乳头状癌）。

2.鉴别诊断及分析 甲状腺的良性病变如囊肿，在甲状腺摄锝功能显像中表现为"冷结节"，而在 ^{99m}Tc-MIBI 显像中由于囊肿不摄取 MIBI，故仍为"冷结节"；而甲状腺恶性肿瘤由于失去正常甲状腺组织摄取 ^{99m}Tc 的功能，在甲状腺摄锝功能显像中表现为"冷结节"，但是恶性肿瘤细胞代谢异常旺盛，对 MIBI 的摄取较多，故而提示恶性肿瘤的可能性大。同样单纯依靠是否对 MIBI 的摄取来判断结节的良恶性仍具有假阳性，这时需要超声和甲状腺实验室检查结果综合分析来判断病变的良恶性，提高诊断准确性。

甲状腺 ^{99m}Tc-MIBI 显像，正常甲状腺可显影，两叶放射性分布均匀对称，对于临床提示甲状腺大于 1cm 的结节，建议先行 ^{99m}TcO$_4^-$ 甲状腺静态显像，如果该结节为"冷结节"，^{99m}Tc-MIBI 早期显像中该病灶放射性高于相应对侧部位者为阳性，延时显像如果低于早期显像，提示为恶性的可能性更大，如果延时显像病灶浓聚程度高于早期显像，需要结合同机断层显像判断病灶在甲状腺的位置，如果病灶在甲状腺下极的后缘区，则要鉴别是否为甲状旁腺瘤，需要检测患者的血磷和血钙浓度。

一般是甲状腺 ^{99m}TcO$_4^-$ 显像示"冷结节"，在 ^{99m}Tc-MIBI 早期显像示相应部位甲状腺"冷结节"处出现放射性充填，延迟显像（2h）示"冷结节"处放射性部分减淡。

5. 甲状旁腺瘤

案例 8-30

患者，男性，47 岁，10 个月前体检发现左侧甲状腺旁腺结节（具体大小不详），因无不适遂未予以诊治，近 2 个月来，患者活动时感觉下肢无力，显像如图 8-46 所示。

问题：

1. 首先考虑何种疾病？

2. 请进行鉴别诊断及分析。

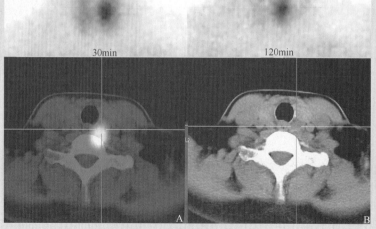

30min　　　　　　　　　　120min

A　　　　　　　　　　B

图 8-46　30min 和 2h 静态显像

A. 30min 静态显像：甲状腺左叶放射性分布异常浓聚，右叶甲状腺放射性分布均匀。唾液腺及口腔放射性分布较浓聚。B. 2h 静态显像：甲状腺右叶放射性明显洗脱，左叶甲状腺床可见放射性浓聚滞留。2h 行 SPECT/CT 断层融合显像：甲状腺左叶后方可见一稍低密度结节影，大小约 1.4cm×1.0cm，放射性分布异常浓聚

分析:

1. 考虑甲状旁腺瘤（手术病理：甲状旁腺瘤）。

2. 鉴别诊断及分析 甲状旁腺功能亢进时，影像上可在病变位置出现核素浓聚区，如果临床伴有高钙血症和低磷血症，则重点提示甲状旁腺功能亢进或甲状旁腺瘤。虽然甲状旁腺瘤可以位于甲状腺轮廓内或是位于其他部位，但多数甲状旁腺瘤还是位于甲状腺下极后缘区，同机断层 CT 有助于诊断。

甲状旁腺瘤的诊断，一般是临床表现为血钙增高，超声或 CT 显示在甲状腺下极后缘区发现结节，甲状腺 $^{99m}TcO_4^-$ 显像示"冷结节"，在 $^{99m}Tc\text{-}MIBI$ 早期显像示相应部位甲状腺"冷结节"处出现放射性充填，延迟显像（2h）示"冷结节"处放射性仍然较高。

6. 其他肿瘤 有学者报道淋巴瘤和骨恶性肿瘤可以表现为较高的放射性浓聚，从而 $^{99m}Tc\text{-}MIBI$ 可以应用于淋巴瘤和骨肿瘤的诊断和鉴别诊断。大多数骨恶性病灶较良性病灶有更高的 $^{99m}Tc\text{-}MIBI$ 摄取，结合 $^{99m}Tc\text{-}MDP$ 骨显像的浓聚程度，有助于对骨肿瘤的良恶性进行鉴别。

7. 存在的问题 由于 SPECT 的分辨力有限，对较小病灶的诊断灵敏度不高，病灶直径越大，病灶放射性浓聚的概率就越大。同时，$^{99m}Tc\text{-}MIBI$ 对多种肿瘤的诊断特异性也不高，从而限制了 $^{99m}Tc\text{-}MIBI$ 在临床的应用。而且，由于心肌、肝脏、肾脏、肠道、膀胱等对 $^{99m}Tc\text{-}MIBI$ 的摄取，造成了上述器官的肿瘤不能采用 $^{99m}Tc\text{-}MIBI$ 显像来获得准确的诊断。

五、注意事项

首先应该认识到 $^{99m}Tc\text{-}MIBI$ 显像的局限性，它是单光子显像中用来进行肿瘤显像的方法，与正电子显像 $^{18}F\text{-}FDG$ PET 在图像分辨力、肿瘤检出率等方面还有一定的差距，但从一种经济实惠、易于推广方面考虑，还是具有一定优势的。这就要求我们在应用 $^{99m}Tc\text{-}MIBI$ 显像时要注意以下事项。

1. 许多肿瘤对 $^{99m}Tc\text{-}MIBI$ 显像剂不具有亲和性，如前列腺癌，对于怀疑这类疾病的患者，不建议用 $^{99m}Tc\text{-}MIBI$ 显像。

案例 8-31

患者，男性，70 岁，1 个月前发现排尿困难，超声检查发现前列腺增大，PET/CT 检查显示前列腺区明显放射性不均匀浓聚，腹腔多发肿大淋巴结，如图 8-47、图 8-48 所示。

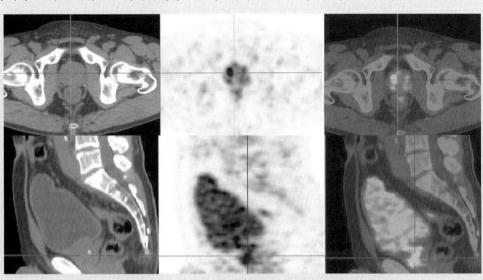

图 8-47 前列腺癌患者 $^{18}F\text{-}FDG$ PET 显像

示前列腺区明显放射性不均匀浓聚病灶，并示腹腔淋巴结广泛转移

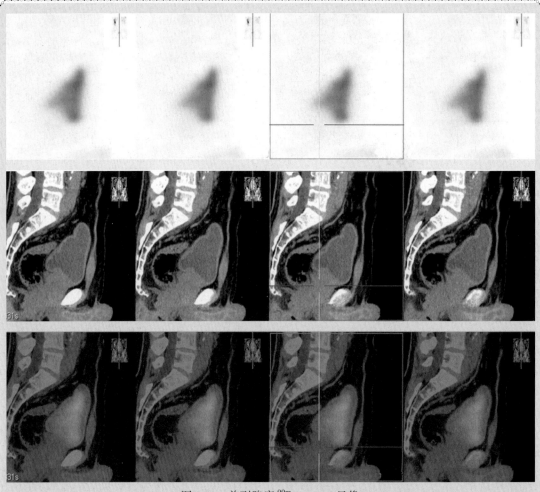

图 8-48 前列腺癌 ^{99m}Tc-MIBI 显像

前列腺对 ^{99m}Tc-MIBI 无明显亲和性

问题：

1. 首先考虑何种疾病？

2. 请进行鉴别诊断及分析。

分析：

1. 患者首先考虑前列腺癌（手术病理为前列腺癌）。

2. 诊断与鉴别诊断　虽然前列腺癌在 ^{18}F-FDG 显像中也具有很高的假阴性和假阳性，但 ^{99m}Tc-MIBI 显像假阴性更高，对于远处淋巴结转移灶来说，如果病灶形态较大，可以表现为轻度放射性浓聚。但诊断仍需要密切结合临床。

2. 怀疑肠道肿瘤，不适合行 ^{99m}Tc-MIBI 显像。

案例 8-32

患者，男性，62 岁。患者大便带血 4 年余，加重半年，现易出现便秘，余无特殊不适。行 CT 检查显示直肠占位，性质待查。行 ^{18}F-FDG PET/CT 和 ^{99m}Tc-MIBI 显像检查，如图 8-49 所示。

问题:

1. 患者应该诊断为什么疾病?
2. 诊断与鉴别诊断为何?

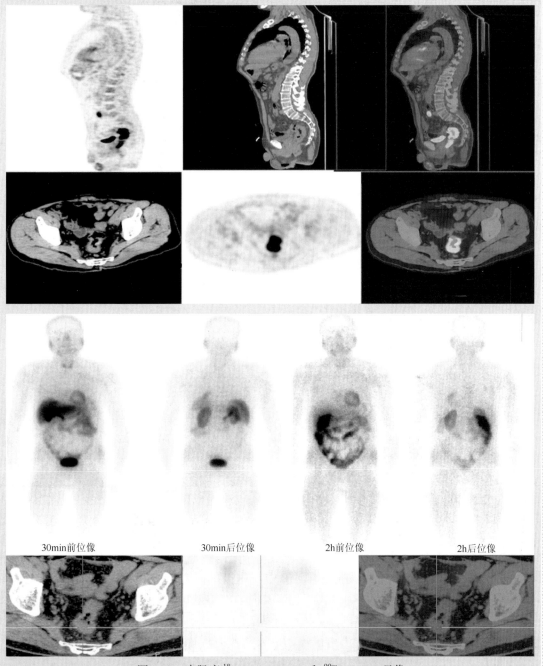

图 8-49 直肠癌 ^{18}F-FDG PET/CT 和 ^{99m}Tc-MIBI 显像

^{18}F-FDG PET/CT 见直肠及乙状结肠与降结肠移行处管壁不均匀增厚,放射性摄取增高,SUV$_{max}$ 27.4。^{99m}Tc-MIBI 显像示 30min 静态显像示上腹部部分肠道放射性分布较浓聚,2h 静态显像示右腹部部分肠管放射性分布较浓聚,直肠及乙状结肠放射性分布未见异常浓聚。2h 行 SPECT/CT 断层融合像显示直肠、乙状结肠管壁不均匀增厚,最厚处约 1.9cm,管壁周围脂肪间隙稍模糊,相应肠管放射性分布未见异常浓聚

分析：

1. 患者考虑为直肠及乙状结肠与降结肠移行处多发恶性肿瘤，并骶骨前淋巴结转移（手术病理为多发腺癌）。

2. 诊断与鉴别诊断   PET/CT 对结直肠癌具有较高的敏感性，原发于肠壁的恶性肿瘤可以表现为 FDG-PET 的异常浓聚。而 ^{99m}Tc-MIBI 显像中的放射性浓聚多为胆道排出放射性药物进入肠管内，随肠内容物逐渐移行到直肠最终排出，所以 ^{99m}Tc-MIBI 显像更多地体现肠道的排泄功能，而不是代谢功能。故此，^{99m}Tc-MIBI 显像的肠管浓聚程度随时间延长，肝脏、小肠、结肠、直肠依次显像，对于鉴别肠道内是否有肿瘤无明显临床价值。即使是在 30min 显像时，直肠的放射性分布情况与周围的放射性本底亦无明显差异。

因为部分 ^{99m}Tc-MIBI 是通过肝脏代谢，由胆道进入肠道，而随着时间延长，放射性药物在肠道内也是节段性分布。如果肠道内有肿瘤如结肠癌，由于肿瘤的放射性浓聚程度远不及肠道的节段性浓聚，故此，肠道肿瘤不建议行 ^{99m}Tc-MIBI 显像。

直肠癌患者行 ^{99m}Tc-MIBI 显像，肠道的生理性放射性浓聚程度远高于病灶。而患者的 ^{18}F-FDG PET 显像显示病灶为明显放射性浓聚。

（王全师　赵　葵　李洪生　张亚飞　赵　欣　林丽莉　杨洪文　马春旭　张海波）

思 考 题

1. 简述肿瘤显像剂的基本显像原理。
2. 简述 ^{18}F-FDG PET/CT 显像的临床应用。
3. 简述 SPECT/CT 肿瘤显像的临床应用。

本 章 小 结

肿瘤核医学目前已经成为临床核医学最重要的亚学科之一。通过应用 PET/CT 技术和特异性显像剂对肿瘤组织葡萄糖代谢、氨基酸代谢、氧代谢、DNA 合成等各种特征性生物学过程进行显像，目前已成为核医学技术在临床应用中最重要的项目内容。尤其是显示肿瘤组织葡萄糖摄取和磷酸化过程的分子影像技术——^{18}F-FDG PET/CT，在恶性肿瘤的临床分期、疗效评价和良恶性鉴别诊断中具有重要价值，目前已经成为肿瘤核医学中应用最为广泛的影像学检查项目之一。熟悉和掌握 ^{18}F-FDG PET/CT 显像的基本原理、适应证和图像评价，对于我们正确开展 ^{18}F-FDG PET/CT 显像技术和深刻领会 ^{18}F-FDG PET/CT 显像在各种肿瘤中的临床应用价值具有重要意义。熟悉和了解 ^{18}F-FDG PET/CT 在肿瘤生物调强放射治疗、放化疗疗效的早期预测和评价和对于肿瘤临床决策的影响等方面的独特价值，对我们将如何合理应用 ^{18}F-FDG PET/CT 显像技术和发挥 ^{18}F-FDG PET/CT 显像在肿瘤应用中的优势具有重要指导意义。而随着分子探针研发的发展，放射性免疫显像、放射受体显像及基因显像等特异性肿瘤显像技术目前也逐步从研究进入临床，并获得良好临床效果。如生长抑素受体显像在神经内分泌肿瘤中的应用，间碘苄胍显像在嗜铬细胞瘤中的应用等。了解这些显像技术及其特点，将有助于我们从不同视角理解肿瘤组织的内在特征，了解肿瘤分子核医学的应用发展前景具有重要意义。

肿瘤核医学的另一个组成部分——肿瘤非特异性显像，主要包括 ^{67}Ga、^{99m}Tc-MIBI 等显像。这些显像技术主要采用 SPECT 显像技术，应用较为方便，价格也相对低廉。了解这些显像技术在具体肿瘤中的应用价值，如 ^{67}Ga 显像在淋巴瘤中的应用，^{99m}Tc-MIBI 在甲状腺肿瘤中的应用等，对于推广核医学进入基层医院和丰富肿瘤核医学的临床应用具有重要意义。

第九章 骨骼系统显像

学习要求

记忆：骨显像剂的特性、与骨结合的机制及其在骨骼中聚集的影响因素；全身骨显像的成像原理；超级骨显像；三时相骨显像；骨显像的适应证；骨显像异常影像基本表现。

理解：骨骼的构成及成分；常见骨病变的临床及病理。

运用：放射性核素骨显像方法的选择应用；各种骨显像的检查过程；骨显像图像分析处理；正常及异常骨显像图像的判读；常见骨病变的骨显像表现及诊断和鉴别诊断。

第一节 概 述

骨骼系统由骨和关节构成，正常成人共有 206 块骨，通过关节等相连形成骨骼系统。颅骨、椎骨、胸骨和肋骨被称为中轴骨，上下肢骨称为附肢骨。骨与其他结缔组织相似，由细胞、纤维和基质组成。骨的细胞主要由骨细胞、成骨细胞、破骨细胞组成，骨基质主要由无机质、有机质和水组成，骨的最大特点是基质具有大量钙盐沉积，组织较坚硬（图 9-1）。

骨组织在不断进行更新和重塑，密质骨每年更新约 3%，松质骨每年更新约 25%。从结构上说，骨主要由骨质、骨髓和骨膜三部分构成。长骨的两端是呈窝状的骨松质，中部是致密坚硬的骨密质，骨中央是骨髓腔，骨髓腔及骨松质的骨小梁间是骨髓。儿童的骨髓腔内的骨髓是红色的，有造血功能，随着年龄的增长，逐渐失去造血功能，但长骨两端和扁骨的骨松质内具有终生保持造血功能的红骨髓。红骨髓血流量丰富，是多种恶性肿瘤转移的常见部位。骨膜是覆盖在骨表面的结缔组织膜，内有成骨细胞，能增生骨层，具有使受损的骨组织愈合和再生的作用。骨膜里面有丰富的血管和神经，起营养骨质的作用，骨膜对张力和撕扯敏感，当骨转移破坏骨膜时，会引起患者剧烈的疼痛。

从成分上讲，骨是由有机物和无机物组成的，有机物主要是蛋白质，使骨具有一定的韧度，而无机物主要是钙质和磷质，使骨具有一定的硬度。人体的骨就是由若干比例的有机物及无机物组成，所以人骨既有韧度又有硬度。在成熟的骨组织中，矿物质的含量高达 86%，主要成分为羟基磷灰石晶体，每克骨内的羟基磷灰石表面积约为 100m^2，是阳离子和阴离子吸附和交换的场所。^{99m}Tc-亚甲基二膦酸盐（^{99m}Tc-MDP）主要通过与无机盐成分羟基磷灰石晶体进行离子交换和（或）化学吸附及与骨组织中新生成的未成熟的胶原结合而浓聚于骨，使骨骼显像。未成熟的骨胶原与 ^{99m}Tc 标记的亚甲基二膦酸盐的亲和力高于羟基磷灰石晶体。氟-18（^{18}F）可与骨骼内的钙离子（Ca^{2+}）和氢氧根离子（OH$^-$）交换，而浓聚于骨，使骨骼显像。

骨显像剂应具备良好的亲骨特性，血液清除快，骨/软组织比值高，有效半衰期短，γ 射线能量适中，患者吸收剂量较少等优点。骨显像剂在骨骼中聚集的多少主要与骨的血流量、骨代谢和成骨活跃程度、破骨程度等因素有关。当局部血流丰富、代谢旺盛、成骨或破骨细胞活跃时，骨显像剂聚集的就多，在图像上表现为显像剂浓聚区。骨病灶浓聚程度多少与病变严重程度并不是完全一致，当骨代谢减低时，骨显像剂聚集相对减少，如成人四肢骨；当骨骼组织血液供应减少，破骨细胞活性增强发生溶骨性改变形成巨大软组织肿块时，在图像上可能呈现显像剂分布稀疏或缺损区。

骨支配神经通过影响骨的血流供应，也可影响显像剂在骨的分布。支配骨骼血管的交感神经过度兴奋，使毛细血管收缩，血流量减少，显像剂在该部位浓聚会相应减少；若病变使骨内交感神经受损，导致血管扩张，则局部血流增加，显像剂在骨内的聚集会相应增多。

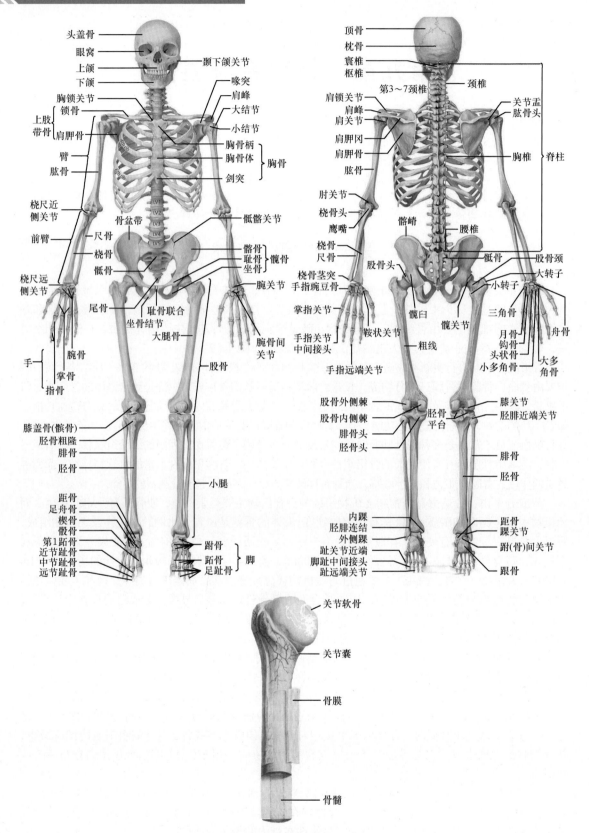

图 9-1　全身骨骼示意图

综上所述，全身骨显像通过显像剂在骨部位聚集的多少，反映骨的血流情况、骨盐代谢及成骨和破骨状态，从而达到对肿瘤性和非肿瘤性骨病变的诊断目的。全身骨显像对骨关节病变具有较高灵敏度。全身骨显像是以亲骨性的放射性核素或放射性核素标记的化合物为显像剂，经静脉注入体内，当显像剂在骨骼充分摄取，在体外利用显像仪（SPECT、SPECT/CT、PET/CT 和 PET/MRI）探测显像剂所发射的 γ 射线，通过动态和静态、全身和局部、断层和融合等显像方式进行骨骼显像，可对骨骼疾病进行诊断。^{18}F-NaF（氟化钠）PET/CT 骨显像原理是 ^{18}F-NaF 主要沉积于骨转换活跃的部位，在骨表面与骨骼羟基磷灰石晶体的羟基进行交换形成牢固的氟磷灰石，它与 ^{99m}Tc-MDP 不同之处是不与血浆蛋白结合，在注射 ^{18}F-NaF 10min 后骨的摄取达到高峰，^{18}F-NaF 在正常骨骼中摄取速度是磷酸盐的 2～3 倍，病变骨骼中可达 10 倍。所以其靶/非靶比值更高，具有更快的血浆清除率，能在较短的时间内完成检查。^{18}F-NaF PET/CT 骨显像，避免了椎体平面采集时前后重叠干扰，且有同机 CT 融合图像。所以 ^{18}F-NaF PET/CT 骨显像诊断灵敏度和特异性均优于常规骨显像。

案例 9-1

自 1971 年 Subramanian 和 McAfee 等应用 ^{99m}Tc-磷酸盐化合物进行骨显像以后，以氯化亚锡为还原剂及以 ^{99m}Tc 标记磷酸盐两大类骨显像剂，在临床中得到广泛应用，目前研究发现 ^{18}F-NaF PET/CT 骨显像也有较好的临床应用价值。

问题： 放射性核素骨显像基本原理是什么？

分析： 骨组织由有机物、无机盐和水等化学成分组成，其中无机盐主要成分是羟基磷灰石晶体，具有相当大的表面积，通过化学吸附和离子交换两种方式从体液中获得磷酸盐和其他元素来完成骨的代谢更新。趋骨性的放射性药物如 ^{99m}Tc-磷酸盐静脉注射后迅速被晶体表面吸附沉积在骨骼内，^{99m}Tc 标记的磷酸盐（^{99m}Tc-MDP）主要通过与无机盐成分羟基磷灰石晶体进行离子交换和（或）化学吸附及与骨组织中新生成的未成熟的胶原结合而浓聚于骨，使骨骼显像。未成熟的骨胶原与 ^{99m}Tc 标记的磷酸盐的亲和力高于羟基磷灰石晶体。^{18}F 可与骨骼内的 Ca^{2+} 和 OH^- 交换，而浓聚于骨，使骨骼显像。利用放射性核素显像仪器探测放射性核素显像剂在骨骼内的分布情况，可对骨骼疾病进行诊断，并可用 CT 或 MRI 进行佐证。

近年来，SPECT/CT、PET/CT 和 PET/MRI 的临床应用，CT、MRI 影像与全身骨显像的融合，使全身骨显像对骨病变诊断的特异性明显提高，达到了对骨病变诊断高灵敏与高特异完美结合。全身骨显像检查后要对骨显像上发现的病变，尤其是单发的骨病变或表现不典型的病变行 X 线、CT 或 MRI 进一步检查确诊，一是明确病变性质，二是明确病变范围及周围情况，目前在临床上以 SPECT/CT 显像技术应用为主。骨疾病较多，除外伤、炎症、肿瘤和转移瘤外，代谢性疾病、内分泌疾病及一些遗传性疾病均可引起全身骨组织的改变，X 线、CT、MRI、全身骨显像、PET/CT 和 PET/MR 等影像学都能不同程度反映这些病变的病理变化，具有不同的影像学表现，但这些影像学表现多无特征性，需结合临床病史、实验室检查，甚至活检或手术病理才能确诊。

全身骨显像主要临床应用包括肿瘤骨转移灶的检查、原发性骨肿瘤或肿瘤性病变侵及范围、代谢性骨病、应力性骨折及其他骨病变的检查等。

要点提示：全身骨显像一次扫描可显示全身骨骼病变，灵敏度高，是目前临床上检查骨骼病变常见检查手段之一，SPECT/CT 和 PET/CT 或 MRI 融合影像应用，进一步提高了对骨病变诊断的灵敏性和特异性。

第二节 骨显像检查技术

骨显像（bone scintigraphy）应用于临床已有几十年的历史，已经成为临床使用频率最高和最常见的核医学检查项目，也是全身多种骨骼疾病最佳检查方法之一。

放射性核素骨显像检查技术主要有：①全身骨显像；②局部骨显像；③三时相骨显像；④骨断层或断层融合显像（SPECT/CT）；⑤正电子核素骨显像。三时相骨显像属于动态显像，其他属于静态显像。骨静态显像是指一次静脉注射骨显像剂后经过一定时间后采集的骨骼图像。动态显像是指一次静脉注射骨显像剂后对局部骨骼在不同时间动态采集图像，进行局部骨及周围软组织的血流灌注显像、血池显像和 2～4h 后骨骼延迟显像，分别称为血流相、血池相和延迟相，即骨三相。临床应用时应根据患者的具体情况选择一种或几种骨显像方法。

目前临床上最常用的单光子骨显像剂为含有 P—C—P 键的膦酸盐化合物（^{99m}Tc-MDP）；正电子骨显像剂常为 ^{18}F-NaF。

一、全身骨显像

全身骨显像是目前临床上最常用的全身骨骼显像方式，通常指核素单光子全身显像，一次扫描可反映全身骨骼的形态、血供和代谢状况，在骨骼病灶寻找及诊断等方面具有重要临床价值。

（一）适应证

适应证：①骨转移瘤的诊断；②原发性骨肿瘤的定位、分期、疗效观察和有无复发的早期诊断；③代谢性骨病诊断与鉴别诊断；④骨外伤的诊断；⑤骨髓炎的早期诊断和鉴别诊断；⑥缺血性骨坏死的早期诊断；⑦监测移植骨成活情况；⑧骨关节病诊断；⑨假体松动与感染的鉴别诊断等。

（二）受检者准备

受检者一般无须特殊准备。静脉注射显像剂后，嘱患者多饮水，2h 内饮水应达 500～1000ml。检查前应先排空膀胱，减少膀胱内放射性对骨盆的影响，同时注意避免尿液污染衣物和身体。上机前患者应去除身上的金属物品。若因疼痛不能完成检查的患者，可先给予镇痛药物。

（三）给药方法

静脉注射，成年人可给予 ^{99m}Tc-MDP 555～925MBq（15～25mCi），体重较大的患者可视情况加量；儿童患者可按 9.25MBq（250μCi）/kg 体重进行计算，但不应低于 74MBq（2mCi）。

（四）显像方法

全身骨显像在静脉注射单光子显像剂后 2～4h 进行。

1. 仪器条件 采用 SPECT 或 SPECT/CT 仪，配备低能高分辨准直器或低能通用型准直器。

2. 显像条件 能峰 140keV，窗宽 20%。全身显像采集矩阵 256×1024，扫描速度 18～25cm/min。采集时，探头应尽量贴近患者身体，设备允许时可使用体表轮廓跟踪技术，以获得较高的图像质量。

3. 显像体位 受检者仰卧，常规采集前后位和后前位。尽量让受检者躺平、躺正，双手五指并拢、掌心向下放于检查床上，足尖并拢，足跟分开。根据病情需要亦可以采取其他体位。

案例 9-2

患者，男性，68 岁，右肺腺癌术后 1 年，化疗 6 个疗程结束后 3 个月。近 1 个月来，腰痛，渐加重，夜间重，口服止痛药不能完全缓解。

问题： 最适合的检查项目是什么？

分析： 患者有右肺癌病史，腰痛，渐加重，首先要排除骨转移可能，应该行全身骨显像检查，如发现异常放射性核素分布，可进一步 SPECT/CT 或 MR 检查，明确诊断。

二、局部骨显像

局部骨显像是骨显像中另一种常用的方法，能更充分显示局部骨骼的病损及状态。

（一）适应证、受检者准备及给药方法

均同全身骨显像。

（二）显像方法

1. 显像条件 应用 SPECT 或 SPECT/CT 仪，配备低能高分辨准直器、低能通用型准直器或使用针孔准直器。能峰 140keV，窗宽 20%。采集矩阵为 128×128 或 256×256。使用 SPECT/CT 进行局部平面或断层显像，可同时获得同机 CT 图像以便于诊断。

2. 显像体位 受检者仰卧于检查床上，一般采集前位和后位。亦可采用俯卧位或特殊体位，如截石位有利于识别耻骨病变。检查部位视临床要求而定。

三、三时相骨显像

三时相骨显像包括血流相、血池相和延迟骨显像。血流相反映大血管位置、形态及病变部位血流灌注情况；血池相反映软组织血液分布情况；延迟骨显像反映局部骨骼对骨显像剂摄取状况。

（一）适应证

适应证：①鉴别良、恶性骨肿瘤；②鉴别骨髓炎及结缔组织炎；③诊断股骨头缺血性坏死；④监测移植骨存活；⑤诊断手部、足部骨骼疾病。

（二）受检者准备

同全身骨显像。

（三）给药方法

床旁弹丸式静脉注射 ^{99m}Tc-MDP 555～925MBq（15～25mCi），即刻采集。

（四）显像方法

1. 显像条件 应用 SPECT 或 SPECT/CT 仪，配备低能高分辨准直器或低能通用型准直器。能峰 140keV，窗宽 20%。血流相在床旁弹丸式静脉注射显像剂后，即刻对感兴趣区或检查部位进行采集，矩阵 128×128 或 256×256，zoom 1～1.5，2～3s/帧，采集 20～30 帧图像；血池相在注射显像剂后 1～2min 采集，矩阵为 128×128 或 256×256，60s/帧，采集 1～5 帧；延迟相在注射显像剂后 2～4h 内进行，采集条件同静态骨显像。

2. 显像体位 患者仰卧于检查床上，亦可采用俯卧位或特殊体位，检查部位视临床要求而定。

四、骨断层或断层融合显像（SPECT/CT）

骨断层或断层融合显像是骨解剖与骨断层显像的融合，弥补平面骨显像诊断信息量及特异性不足，发挥骨断层显像与 CT 影像对骨病变诊断的优势，提高骨骼疾病诊断的准确性，使骨病变定位定性诊断更加精确。

（一）适应证

同全身骨显像。

（二）患者准备

同全身骨显像。

（三）显像剂

静脉注射 ^{99m}Tc-MDP 740～925MBq（20～25mCi）。对年龄在 16 周岁以下患者，按（年龄+1）/（年龄+7）×成人剂量计算显像剂剂量。

（四）给药方法

同全身骨显像。

（五）显像方法

1. 显像条件 采用 SPECT/CT 仪，配备低能高分辨准直器或低能通用型准直器。能峰 140keV，窗宽 20%。采集矩阵为 128×128 或 64×64，探头应尽量贴近患者身体，双探头旋转角度 180°，6°/帧，采集 32 帧。

CT 采集于 SPECT 断层显像完成后进行。诊断 CT 采集条件依检查部位而定。CT 采集条件：颅脑部，120kV，100～200mA；胸部，120kV，100～180mA；腹盆部，120kV，100～180mA，关节部，120kV，100～200mA。亦可运用自动毫安采集，在保证图像质量的前提下可使患者所受辐射量减少。常规采用层厚 5mm，层间距 5mm，必要时行薄层重建。

2. 显像体位 受检者仰卧或俯卧于 SPECT 检查床上，嘱患者检查过程中避免移动。对疼痛明显不能卧床的患者，亦可采取其他体位。以全身骨显像或其他影像为基础来选择检查部位。

案例 9-3

患者，女性，54 岁，行膝关节置换术后出现关节假体部位疼痛伴活动受限。

问题： 放射性核素骨显像有哪些不同的显像方法？为明确诊断，该选择何种骨显像方法。

分析： 放射性核素骨显像主要有：①骨静态显像（包括全身骨显像和局部骨显像）；②骨动态显像（三时相骨显像）；③骨断层或断层融合显像（SPECT/CT）；④正电子核素骨显像。

患者可选择①和③两种检查方法；患者也可选择②和③两种检查方法。该患者应行双膝关节三时相骨显像检查。

五、正电子核素骨显像

随着 PET/CT 仪在临床应用，^{18}F-NaF 近年来被用于全身骨显像。^{18}F-NaF 本身的药物特性及 PET/CT 的优势，使得 ^{18}F-NaF PET/CT 诊断骨病变的灵敏度、特异度优于 ^{99m}Tc-MDP 全身骨显像。

^{18}F-NaF 的摄取机制主要是 ^{18}F 与骨骼的羟基磷灰石晶体中的羟基发生交换，生成氟代磷灰石，化学吸附于骨组织。骨对 ^{18}F 的摄取依赖于骨的局部血流和成骨活性，因此它优先沉积在那些骨转换率高和重塑活跃的骨组织，在成骨与溶骨性骨转移灶中均有很高的浓聚。

（一）适应证

同全身骨显像。

（二）受检者准备

受检者一般无需特殊准备。注射显像剂后注意多饮水，检查前应先排空膀胱，减少膀胱内放射性对骨盆的影响，同时注意避免尿液污染衣物和身体。上机前患者应去除身上的金属物品。若因疼痛不能完成检查的患者，可先给予镇痛药物。

（三）给药方法

成年人可给予 ^{18}F-NaF 185~370MBq（5~10mCi），体重较大的患者可视情况加量，儿童酌情减量，可按体重计算，2.22MBq/kg 体重，总剂量 18.5~185MBq（0.5~5mCi）。静脉注射显像剂后 0.5~1h 显像。

（四）显像方法

受检者在静脉注射显像剂后 0.5~1h 进行全身透射 CT 和发射 PET 扫描。

1. 显像体位　患者取仰卧。尽量让患者躺平、躺正，双手五指并拢、掌心向下放于检查床上，足尖并拢，足跟分开。根据病情需要亦可以采取其他体位。

2. 显像条件　采集顺序及相应的参数参照有关设备的推荐方法。一般先行全身 CT 扫描，首先利用其中螺旋 CT 部分进行透射扫描，扫描参数：电压 120kV，电流 160mA，层厚 5mm。PET 采用 3D 采集，每床位采集 1.5~2.5min，共采集 8~10 个床位。应用特定的重建算法对 PET 进行图像重建，同时利用 CT 数据对配套 PET 图像进行衰减校正。PET 与 CT 图像重建层厚及间隔均为 5mm。

六、骨显像图像处理、分析及 SPECT/CT 检查的选择

全身骨显像检查结束后要及时进行图像处理和图像分析，分析图像表现，判断有无异常，及时对异常或可疑骨骼部位加做 SPECT/CT 或 CT 检查。这对全面准确利用全身骨显像诊断骨骼疾病至关重要。临床上也需要对一些骨显像异常病灶进行 CT 或 MRI 影像佐证。

1. 图像处理　要选择合适的对比度和灰度，使图像清晰，骨骼与软组织对比度好，病变显示清楚，对膀胱或注射部位的放射性浓聚可去除。

2. 图像分析　要按照一定顺序阅读每一个时相和每一个部位骨显像图像，准确识别图像的左右方向、病变部位、数量及骨显像中的伪影。伪影产生的原因主要有：①患者生理性原因，如肥胖、腹水等引起组织对显像剂的吸收增加而降低显像质量；女性乳腺在经期及哺乳期显影。②患者接受治疗的原因，如皮质激素、化疗药物及放射性治疗导致骨显像剂生物学分布发生改变。③检查前患者准备不足的原因，如注射骨显像剂后没有充分饮水或尿液污染。④放射性药物的原因，如标记率不高，游离 ^{99m}Tc 的存在，致甲状腺、唾液腺、口腔和胃显影。⑤静脉注射骨显像剂漏至血管外，造成局部淋巴结显影。⑥显像仪器的原因，如光电倍增管损坏图像上出现放射性缺损区等。

3. SPECT/CT 检查的选择　要在分析常规全身骨显像的基础上，结合骨显像异常部位及受检者临床病史，如有必要及时加做 SPECT/CT 或局部 CT 检查，有利于病灶精确定位、诊断和鉴别诊断。

下列情况需加做局部 SPECT/CT 融合断层显像或 CT 局部检查：①骨骼部位单发异常放射性浓聚灶或者放射性缺损区；②特殊部位骨病变，如鼻咽癌并发颅底骨受侵，常规平面显像由于重叠部位较多，不能直接显示颅底；③肩胛骨与肋骨重叠部位异常放射性分布；④腰椎体边缘的异常放射性浓聚灶；⑤盆腔部位异常放射性分布；⑥多发骨转移病变类型的确定等。

> **案例 9-4**
> 　　患者，男性，63 岁，体检发现左肺病变。行全身骨显像及 SPECT/CT 检查，显像结果见图 9-2。
> **问题：**
> 　1. 全身骨显像示患者右侧第 10 肋放射性核素骨显像浓聚的原因是什么？
> 　2. 前位像和后位像均可见到放射性浓聚灶，究竟是前位影响后位还是后位影响前位？
> 　3. 应用何方法证实？

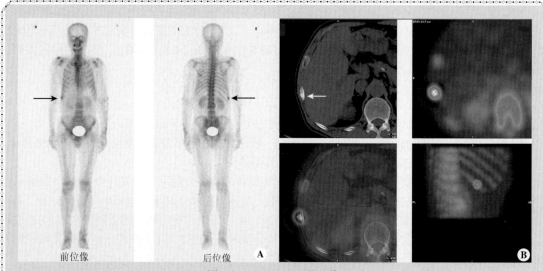

图 9-2 SPECT/CT 骨显像
A. 全身骨显像；B. 断层骨显像

分析： 全身骨显像发现右侧第 10 肋部位出现单发异常放射性浓聚灶，由于骨显像灵敏度高，特异性偏低，并且受平面显像前后位影响，对于特殊部位的病变单纯依靠骨显像不能准确判断病变具体部位及性质。本例患者加做病变部位 SPECT/CT 后显示，右侧第 10 后肋局部骨皮质连续性中断，见骨折线，考虑肋骨骨折，予以明确定性和定位。全身骨显像前位像所示右第 10 肋部位放射性浓聚影，SPECT/CT 相应部位未见明显异常，考虑为后位像影响所致。本例应用 SPECT/CT 断层显像得到证实。全身骨显像显示的骨病变加做 SPECT/CT 或 CT 能提高诊断和定位的准确性。

第三节　骨显像正常影像学表现

一、^{99m}Tc-MDP 全身骨显像

正常影像学表现为全身骨骼显影清晰，全身骨显像剂分布左右对称、均匀，脊柱、肋骨清晰可辨，颅骨显影均匀，显影程度相对较淡，中轴骨显影较四肢骨清晰。儿童、青少年处于生长发育期，骨骺代谢活跃，骨显像时骺端显像剂分布明显增多。^{99m}Tc-MDP 显像剂因经肾排泄，双肾及膀胱可见不同程度显影（图 9-3）。

二、^{18}F-NaF 全身骨显像

正常 ^{18}F-NaF 骨显像影像学表现与 ^{99m}Tc-MDP 骨显像基本相同，全身骨显像左右对称、均匀，脊柱、肋骨清晰可辨，中轴骨显影较四肢骨清晰。儿童、青少年处于生长发育期，骨骺代谢活跃，骨显像时骺端显像剂分布明显增多。骨显像剂因经肾排泄，双肾及膀胱可见不同程度显影。因 ^{18}F-NaF 显像骨与周围软组织放射性计数比较高，图像更清晰。

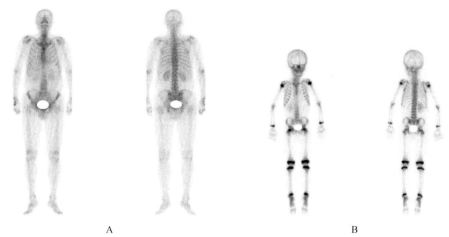

A   B

图 9-3　　^{99m}Tc-MDP 骨显像

A. 男性，65 岁，右肺占位术前；B. 男性，4 岁，肾母细胞瘤术后

第四节　骨显像异常影像基本表现

全身骨显像正常表现左右对称，核素分布较均匀，如出现显像剂异常局限性或对称性明显增高（肾影淡），或局限性减低、缺损等均视为异常。

1. 骨异常放射性浓聚灶（"热区"）　由于病变骨部位血流灌注增加，骨代谢和成骨或破骨活跃等因素，致使骨显像剂浓聚呈"热区"影像，分为多发浓聚和单发浓聚灶。可见于骨骼的多种良恶性骨病变。全身多发骨转移瘤典型表现为全身多发异常放射性浓聚灶，呈随机、非对称分布，以中轴骨为主（图 9-4、图 9-5）。

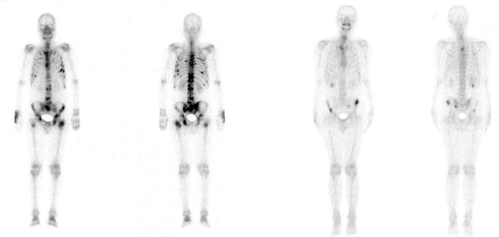

图 9-4　　^{99m}Tc-MDP 全身骨显像 1

患者，男性，47 岁，右肺鳞癌，全身骨显像示全身多部位异常放射性浓聚，肺癌骨转移

图 9-5　　^{99m}Tc-MDP 全身骨显像 2

患者，男性，51 岁，左肺腺癌，全身骨显像示胸骨、胸椎、盆骨多发异常放射性浓聚，左肺癌多发骨转移

2. 骨异常放射性减低区（"冷区"）　其机制是骨血流灌注减少，破骨活跃，骨坏死，溶骨破坏较明显等，使显像剂分布稀疏、缺损，影像呈"冷区"改变。可见于骨转移瘤、骨囊肿、放射性治疗后等（图 9-6）。

3. 骨异常放射性浓聚灶与异常放射性缺损区共存　可表现为炸面圈征，病灶中心部位骨显像剂分布稀疏缺损，而周围则出现骨显像剂分布异常浓聚。这种改变常见于溶骨性破坏同时，周边成骨细胞活性增加（图 9-7）。

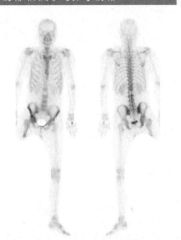

图 9-6　^{99m}Tc-MDP 全身骨显像 3

患者，男性，32 岁，右下肢纤维肉瘤术后，全身骨显像示第 2
腰椎放射性分布缺损，CT 证实第 2 腰椎溶骨性骨质破坏

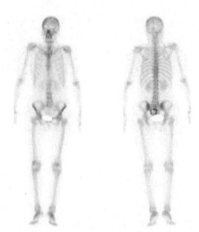

图 9-7　^{99m}Tc-MDP 全身骨显像 4

患者，女性，86 岁，食管上段鳞癌，腰腿痛，全身骨显像示骶
骨呈炸面圈征，CT 示溶骨性骨质破坏

4. 超级骨显像（super bone scan）　全身骨出现广泛的显像剂浓聚，骨显像剂在中轴骨和附肢
骨近端呈均匀性、对称性异常浓聚，软组织本底很低，骨影像异常清晰，四肢显影较淡，双肾几乎
不显影，膀胱不显影或轻度显影（图 9-8）。这种表现多见于前列腺癌、乳腺癌和肺癌的全身广泛
骨转移，也可见于代谢性骨病如原发性或继发性甲状旁腺功能亢进症等。

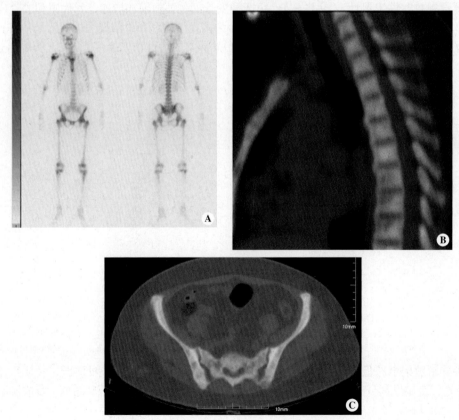

图 9-8　^{99m}Tc-MDP 全身骨显像 5

患者，女性，42 岁，食管癌术后一年半，后背痛 10 余天。全身骨显像呈超级骨显像表现，CT 扫描层面内骨骼呈弥漫性骨质
密度增高影。A. 全身骨显像；B、C. CT 扫描图像

5. 骨外病变摄取显像剂和伪影　骨旁病变或非骨疾病的软组织也可表现为异常放射性浓聚，如含有骨化或钙化成分的肿瘤或肿瘤性病变等也可摄取骨显像剂而显影（图 9-9）。仪器或显像剂（标记率低）可造成异常伪影。

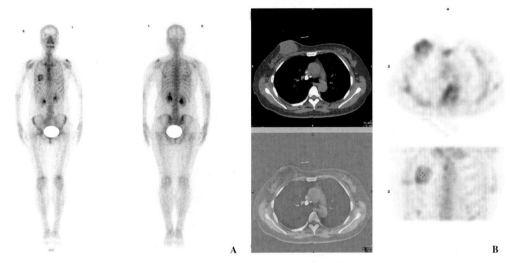

图 9-9　^{99m}Tc-MDP 全身骨显像 6

患者，女性，54 岁，发现右乳占位 2 周。全身骨显像示右侧胸壁部位团块状异常放射性浓聚，SPECT/CT 断层显像示右侧乳腺肿块摄取骨显像剂所致。A. 全身骨显像；B. SPECT/CT 断层显像

第五节　常见骨病变骨显像的表现

一、骨　折

1. 临床与病理　骨折（fracture）指的是骨或软骨发生断裂，骨的完整性和连续性中断。骨折可由创伤和骨骼疾病引起。对于骨骼疾病引起的骨折，称为病理性骨折。创伤性骨折可由直接暴力、间接暴力和积累性劳损等引起，多有明确的外伤史，临床表现为骨折部位疼痛、红肿、变形或出现功能障碍等。活动患肢时可听到或触及骨摩擦（音）感。病理性骨折是指之前存在的骨骼疾病使骨质强度下降，轻微的外力就能引起骨折。骨显像一次扫描可显示全身所有骨骼，并且灵敏度高，各种原因引起的骨折，即使是隐匿性骨折也可利用骨显像进行早期诊断，在骨折诊断中具有重要应用价值。

2. 全身骨显像表现　骨折部位出现异常放射性浓聚，肋骨多部位骨折时可呈多个点状连续排列"串珠样"改变。

3. 诊断与鉴别诊断　结合患者外伤史和骨显像表现，骨折诊断不难，对于骨显像上表现为单发放射性浓聚灶的患者，需要结合相应部位 X 线或 CT 表现进一步明确诊断，尤其注意除外病理性骨折。诊断过程中要与骨转移瘤及原发性骨肿瘤相鉴别，骨转移瘤患者一般有原发性肿瘤病史，典型表现为全身多发随机分布的异常放射性浓聚灶或缺损灶，以中轴骨为主，CT 上可表现为成骨性改变、溶骨性骨质破坏等。原发性骨肿瘤依据原发性肿瘤病理类型不同，其发病年龄、好发部位有一定特异性，密切结合病史及骨显像上发病部位、浓聚程度等表现及相关影像学检查可以鉴别。

案例 9-5

患者，男性，50 岁，体检发现双肺门占位 2 个月，近期翻单杠时伤及胸部。现咳嗽剧烈，咳嗽时两侧部分肋骨疼痛。全身骨显像及局部 CT 见图 9-10。

问题：

　　1. 图9-10所示全身骨显像异常表现有何特点？
　　2. 患者如何诊断？

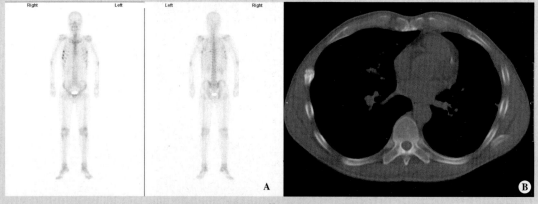

图9-10　案例9-5^{99m}Tc-MDP全身骨显像
A. 全身骨显像；B. CT图像

分析：

　　1. 骨显像表现　右侧第5、6、7肋近腋中线部位可见串珠样异常放射性浓聚，左侧第5后肋近腋中线部位、左侧第7后肋近肋椎关节部位可见异常放射性浓聚。CT示肋骨异常放射性浓聚部位局部骨皮质不连续，髓腔内见低密度骨折线影，部分断端周围可见骨膜反应。
　　2. 诊断　肋骨骨折。

二、化脓性骨髓炎

　　1. 临床与病理　化脓性骨髓炎（suppurative osteomyelitis）是指涉及骨髓、骨密质、骨松质和骨膜的炎症，多由外伤或手术感染引起，致病菌以金黄色葡萄球菌多见。好发于儿童和少年，长骨干骺端为好发部位。

　　感染途径有三种：一是身体其他部位化脓性病灶中的细菌经血液循环播散至骨骼，称为血源性骨髓炎；二是开放性骨折发生了感染，或骨折手术后出现了感染，称为创伤后骨髓炎；三是邻近软组织感染直接蔓延至骨骼，称为外来性骨髓炎；以血源性骨髓炎最常见。细菌栓子经滋养动脉进入骨髓，停留在干骺端邻近骺板的骨松质内，形成局部炎症。根据病情发展和病理改变，化脓性骨髓炎分为急性和慢性两种。急性化脓性骨髓炎发病急骤，局部可有红、肿、热、痛和功能障碍等表现，实验室检查白细胞计数增高，中性粒细胞比率增高，若诊断不及时转为慢性骨髓炎时会有溃破、流脓、死骨或空洞形成，临床上见到瘘管。急性骨髓炎早期（感染后1～2周内），病变部位血流量增加，成骨细胞活跃，骨显像即可表现出相应部位异常放射性浓聚，而此时X线检查通常为阴性。三时相骨显像对于早期骨髓炎的诊断具有很高的灵敏度和特异性。

　　2. 全身骨显像表现　三时相骨显像是早期诊断骨髓炎的敏感方法，通常在症状出现后24～48h即可检出。典型表现为骨三相（血流相、血池相和延迟相）在骨髓炎部位均可见异常放射性浓聚。

　　3. 诊断与鉴别诊断　依据骨显像表现，结合患者临床症状、实验室检查，化脓性骨髓炎的诊断不难。急性骨髓炎需要与蜂窝织炎相鉴别，两者临床症状相似，但治疗方案不同。蜂窝织炎骨三相中血流相和血池相均表现为软组织内显像剂呈弥漫性增高，而延迟相显像剂分布呈弥漫性而非局灶性增高，且放射性浓聚程度明显低于血池相。依据骨三相表现可以将两者鉴别开。此外，还需与发生在长骨干骺端的原发性骨恶性肿瘤，如骨肉瘤相鉴别，原发性骨肿瘤多无外伤或手术史，发热症状多不如化脓性骨髓炎明显，依据骨显像结果，结合病史及实验室检查可以鉴别。

案例 9-6

　　患儿，女性，10 岁，两下肢疼痛伴发热 2 周，平均体温 38.6℃，骨三相检查见图 9-11。

问题：

　　1. 骨三相检查结果有何异常表现？

　　2. 患者如何诊断？

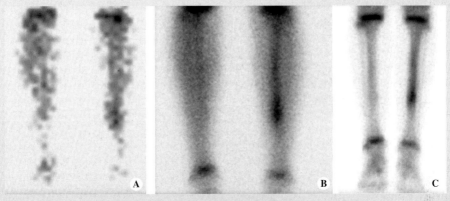

图 9-11　三时相骨显像

A. 血流相；B. 血池相；C. 延迟相

分析：

　　1. 骨三相表现　血流相、血池相和延迟相示右踝关节及左胫骨中下段可见异常放射性浓聚。

　　2. 诊断　骨髓炎。

三、股骨头坏死

　　1. 临床与病理　股骨头坏死（osteoporosis of the femoral head，ONFH）又称为股骨头缺血性坏死（avascular necrosis of the femoral head，ANFH），是临床常见而难治的骨科疾病。股骨头坏死疾病中以中老年人多发且男性多于女性，晚期可导致关节变形和功能障碍，以间歇性或持续性关节疼痛、跛行及髋关节活动受限为主要临床表现。各种不同病因破坏了股骨头的血供，导致骨组织细胞坏死，引起骨质破坏，骨结构塌陷，关节功能丧失。依据病因，ANFH 可分为创伤性和非创伤性两大类。创伤类主要由股骨颈骨折、髋关节脱位引起，非创伤类主要病因为长期酗酒、使用类固醇皮质激素、血管炎、糖尿病血管病变、镰状细胞贫血和白血病浸润等。依据 Ficat 分期分为：Ⅰ期，缺血坏死期；Ⅱ期，分解和修复早期；Ⅲ期，修复期；Ⅳ期，股骨头塌陷、关节变形期。患者早期可无症状，但如果不及时治疗会逐渐发展为关节破坏。骨显像可在起病数小时后即有异常表现，较 X 线片可提前 3～6 个月发现股骨头坏死，其被认为是诊断股骨头坏死既简便安全，又准确可靠的检查方法。

　　2. 全身骨显像表现　ANFH 的不同时期，其骨显像表现不同。股骨头供血中断早期可表现为股骨头部位显像剂分布减低或缺损；当出现血管再生及骨质修复时，股骨头部位可见局限性放射性减低，周围呈环状或新月形放射性浓聚，即炸面圈征；当进展到病程后期时，可表现为整个股骨头弥漫性放射性浓聚。

　　3. 诊断与鉴别诊断　依据骨显像表现，结合患者有无引起股骨头坏死的病因，如长期酗酒和应用糖皮质激素等，不难做出该病的诊断。对于骨显像表现为股骨头部位异常放射性浓聚的病变，还需要与髋关节一过性骨质疏松症（transient osteoporosis of the hip，TOH）鉴别，TOH 是一种发病率很低的自限性疾病，以无诱因疼痛为临床特征，中年男性或怀孕 3 个月左右孕妇多见，一般只累及一个关节，同时累及两侧髋关节者极少见，且仅限于孕妇。骨显像表现为股骨头、股骨颈部位异常放射性浓聚，随着症状缓解，骨显像可恢复正常。早期病变部位 X 线多无异常，病程进行到 4～

8周时病变累及部位骨质密度减低,周围可见硬化边。此外,还需要与髋关节部位骨恶性病变如转移瘤和原发性骨肿瘤相鉴别,骨转移患者一般有原发恶性肿瘤病史,以全身多发随机分布放射性浓聚灶为典型表现,单纯转移到髋关节部位的情况较少见,CT可表现为成骨或溶骨性改变。骨原发恶性病变,一般患者症状较重,病情发展较快,可有恶病质、病变部位肿胀、疼痛、行走障碍等,CT可表现为相应部位骨质破坏。

案例 9-7

　　患者,男性,54 岁,胸闷气短半年。CT 发现右肺下叶占位。全身骨显像及局部 CT 见图 9-12。

问题:

　　1. 全身骨显像病灶有何特点?

　　2. 患者如何诊断?

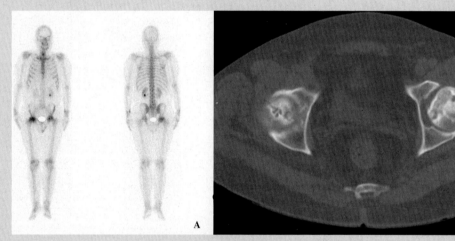

图 9-12　案例 9-7 的 ^{99m}Tc-MDP 全身骨显像

A. 全身骨显像; B. 局部 CT 图像

分析:

　　1. 骨显像表现　两侧股骨头部位可见异常放射性浓聚,以右侧为著。CT 示两侧股骨头表面不光滑,髓腔内可见多个囊状低密度影及小片状高密度影。

　　2. 诊断　股骨头坏死。

四、骨关节置换术后松动与感染

　　1. 临床与病理　人工骨关节置换已广泛应用于治疗各种关节疾病,人工关节置换术后的主要并发症是假体松动(多数)和感染(少数),两者症状相近,主要为假体部位疼痛,影响关节功能,但治疗方法不同。因此,及时准确判断关节置换术后出现关节疼痛患者究竟是松动还是感染引起的是非常重要的,需要注意的是,感染也可以引起假体松动。由于假体金属材料的使用限制了 CT 和 MRI 的应用,而骨显像不受该因素影响,对松动和感染的诊断和鉴别诊断有着很高的灵敏度和特异性。放射性核素三时相骨显像通过采集血流影像、血池影像和延迟影像,可同时观察假体周围软组织、骨骼的血流灌注及骨盐代谢情况,进而简便有效地鉴别假体周围感染与单纯松动,此外对于存在感染的患者,还有助于确定感染范围。骨显像的阴性结果也有助于排除假体松动和感染。

　　2. 骨显像表现　关节置换术后存在感染的骨显像表现为:血流相及血池相见假体周围软组织出现异常放射性浓聚,同时延迟相表现为假体周围出现沿骨皮质分布的异常放射性浓聚。

　　关节置换术后假体松动的骨显像表现为:血流相及血池相正常,延迟相表现为假体远端或两端骨组织局灶性放射性增高。

3. 诊断与鉴别诊断 结合人工关节置换术史及相关临床症状，利用三时相骨显像检查诊断关节置换术后松动和感染不难。此外，^{67}Ga、^{99m}Tc 或 ^{111}In 标记的白细胞显像或 FDG PET/CT 显像对于关节置换术后感染的诊断也具有很高的敏感性和特异性。当骨三相表现不典型，诊断有疑问时，可以结合其他影像学方法进行诊断，以弥补单项检查的不足。

案例 9-8

患者，男性，70 岁，左膝关节置换术后 2 个月，发热 20 余天，体温最高达 39.5℃，近期左膝关节疼痛。三时相骨显像结果见图 9-13。

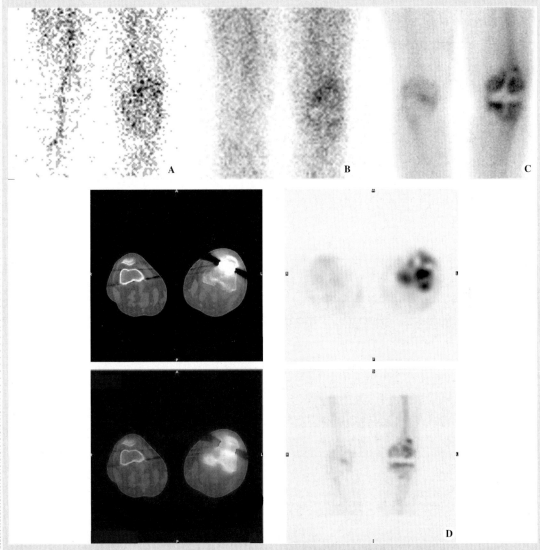

图 9-13 案例 9-8 的 ^{99m}Tc-MDP 全身骨显像
A. 血流相；B. 血池相；C. 延迟相；D. 延迟相 SPECT/CT 断层融合图像

问题：
1. 患者骨三相特点是什么？
2. 患者的诊断是什么？

分析：

1. 骨三相表现　血流相及血池相左膝关节假体周围见片状异常放射性浓聚，延迟相显像左股骨远端及胫骨近端部位可见点、片状异常放射性浓聚，断层显像示假体相邻骨质周边见多发结节状或片状异常放射性浓聚。CT示假体周围骨质髓腔内密度不均匀性增高。

2. 诊断　左膝关节置换术后感染。

案例 9-9

患者，男性，60 岁，左股骨头置换后 3 年，近期出现左下肢疼痛，无发热。三时相骨显像结果见图 9-14。

问题：

1. 患者骨三相特点是什么？

2. 患者的诊断是什么？

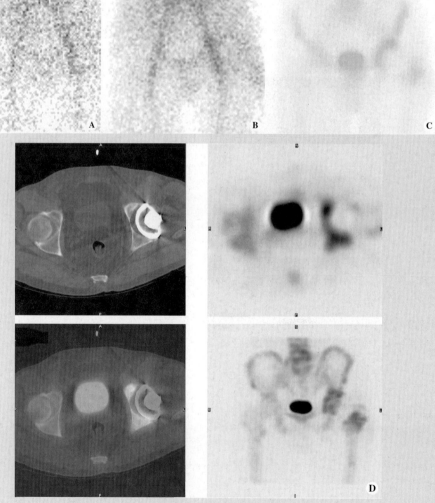

图 9-14　案例 9-9 的 ^{99m}Tc-MDP 全身骨显像

A. 血流相；B. 血池相；C. 延迟相；D. 延迟相 SPECT/CT 断层融合图像

分析：

1. **骨三相表现**　左侧股骨头置换术后，血流相及血池相目前未见明显异常，延迟相显像示左侧髋臼、股骨大转子部位异常放射性浓聚，局部断层及 CT 融合图像示相应部位髓腔内密度不均匀性增高。

2. **诊断**　左侧股骨头置换术后无菌性松动。

五、骨纤维异常增殖症

1. 临床与病理　骨纤维异常增殖症（fibrous dysplasia of bones），又称骨纤维结构不良，是以骨纤维变性为特征，正常骨组织逐渐被异常增生的纤维组织所替代的一种良性骨病变。好发于青少年和儿童，该病进展较缓慢，症状多不明显，病理性骨折较常见。颅骨、长骨、肋骨、盆骨为好发部位，受累骨骼可出现膨胀增粗，股骨上端病变可使股骨颈弯曲，酷似"牧羊人手杖"，临床上分为单骨型、多骨型和奥尔布赖特（Albright）综合征三型。Albright 综合征以性早熟、皮肤咖啡斑、多骨型骨纤维异常增殖症为特点。全身显像通过一次检查可发现全部病灶并明确累及部位，全面分析病灶特征，在骨纤维异常增殖症的诊断及指导治疗中具有重要应用价值。

2. 全身骨显像表现　病变部位异常放射性浓聚，倾向于累及长骨的干骺端，并影响骨骼的正常形态而造成畸形，典型表现为单骨或多骨局限一侧肢体骨为主的放射性浓聚。

3. 诊断与鉴别诊断　本病主要应与骨转移瘤相鉴别，骨转移瘤患者多有恶性肿瘤病史，典型表现为全身多发随机分布放射性浓聚影，中轴骨居多，而骨纤维异常增殖症主要分布于四肢骨。此外骨转移病程进展较快，疼痛症状多较明显，受累骨骼一般不造成骨骼畸形。骨显像表现中，骨纤维异常增殖症还需与畸形性骨炎相鉴别，后者多见于中老年男性，部分患者可有家族史，骨破坏与骨增生同时存在，以盆骨和脊柱受累多见，病变部位骨骼增大、变形，摄取显像剂明显增加，呈弥漫性，与正常骨边界清晰。

案例 9-10

患者，男性，26 岁，左胸痛 1 月余，无恶性肿瘤病史。骨显像及局部 CT 见图 9-15。

问题：

1. 全身骨显像病灶分布有何特点？

2. 患者如何诊断？

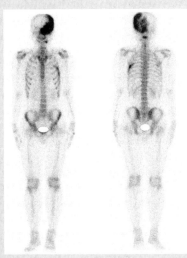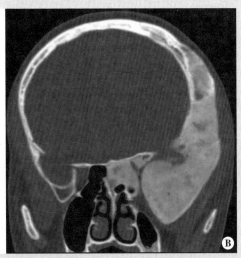

图 9-15　案例 9-10 的 ^{99m}Tc-MDP 全身骨显像

A. 全身骨显像；B. 局部 CT

分析：

1. 骨显像表现 左侧部分脑颅骨及面颅骨、颈椎、左侧第6后肋骨可见异常放射性浓聚。CT示颅骨放射性浓聚部位骨质膨胀增粗，板障/髓腔内可见不均匀性高密度影。

2. 诊断 骨纤维异常增殖症。

六、代谢性骨病

1. 临床与病理 代谢性骨病（metabolic bone disease）是一组因骨骼内在缺陷或其他原因如营养不良、肾脏疾病、内分泌失调、酸碱失衡、遗传因素等引起骨代谢紊乱而形成的骨骼病变，包括原发性或继发性甲状旁腺功能亢进症、畸形性骨炎（Paget病）、骨软化症及肾性骨营养不良等。不同代谢性骨病在骨显像上有各自特点，全身骨显像检查在代谢性骨病的诊断与鉴别诊断、判断病变部位和累及范围及评估治疗疗效等方面具有重要的临床应用价值。

甲状旁腺功能亢进症是一种常见的骨代谢疾病，甲状旁腺激素（parathyroid hormone，PTH）分泌过多会导致破骨细胞活性增高，骨质吸收、溶解和钙化不良，形成囊状骨缺损区，继发纤维化和骨炎，引起全身或局灶性骨代谢改变、骨中纤维组织变性及出血，其中陈旧性出血呈棕黄色，形成棕色瘤。患者早期可无临床症状，中晚期时可由于PTH所致的骨质脱钙、泌尿系统结石及高钙血症等引起相应的临床症状。全身骨显像是反映甲状旁腺功能亢进症引起异常骨代谢灵敏而又准确的检查方法，通过一次检查可反映全身骨骼代谢情况，在明确有无骨骼病变及代谢性骨病与骨肿瘤性病变的鉴别诊断中具有重要应用价值。

2. 全身骨显像表现 骨显像图根据其特点分四型，Ⅰ型为骨显像阴性；Ⅱ型为局部骨代谢变化，仅表现为局部骨放射性浓聚，可分为ⅡA和ⅡB两个亚型，ⅡA表现为颅骨和下颌骨放射性分布异常，ⅡB为除了颅骨和下颌骨外，还有其他部位局部骨放射性浓聚；Ⅲ型为全身骨弥漫性放射性浓聚增加，呈超级骨显像；Ⅳ型为在Ⅲ型基础上还有局部骨异常放射性分布。在骨显像表现中，颅骨和下颌骨放射性摄取增加时可呈黑颅征和下颌骨增宽征，该骨显像表现是诊断甲状旁腺功能亢进症的重要指标。

3. 诊断与鉴别诊断 对于甲状旁腺功能亢进症原发灶的诊断，核医学有独特优势，行 ^{99m}Tc-MIBI 或 ^{201}Tl 双时相显像，可对亢进的甲状旁腺进行定位，准确性高，可达到90%以上。对于甲状旁腺功能亢进症所致的骨代谢疾病，骨显像结果结合实验室检查，尤其是血钙磷水平和甲状旁腺激素水平，一般较容易做出正确诊断。对于骨显像上有单发或多发异常放射性浓聚灶的患者，需要与骨转移瘤相鉴别，骨转移瘤一般有恶性肿瘤病史，全身多发随机分布异常放射性浓聚灶为其典型表现，多无黑颅征和下颌骨增宽征，并且骨转移患者多伴有血清肿瘤标志物水平升高，PTH一般不升高。此外甲状旁腺功能亢进症所致骨代谢疾病还需与骨纤维异常增殖症进行鉴别，后者病史一般较长，病情进展慢，骨显像上异常放射性浓聚灶多分布在身体偏一侧骨骼部位，可伴有骨骼畸形，以此可予以鉴别。

案例 9-11

患者，女性，64岁，周身游走疼痛7年，活动后心慌气短1个月。血钙4.91mmol/L（正常范围2.03～2.70 mmol/L），血磷0.70mmol/L（正常范围0.81～1.62 mmol/L），甲状旁腺激素＞1900pg/ml（正常范围12.4～76.8pg/ml），骨显像及局部CT见图9-16。

问题：

1. 骨显像病灶分布及浓聚有何特点？

2. 患者如何诊断？

分析：

1. 骨显像表现 颅骨及下颌骨、两侧骶髂关节、两侧股骨上端、右胫骨中段可见异常放射性浓聚，颅骨呈黑颅征，CT示盆骨髓腔内见混杂密度影，以低密度影为主，部分相邻骨皮质毛糙，连续性中断。

2. 诊断 甲状旁腺功能亢进症所致代谢性骨病。

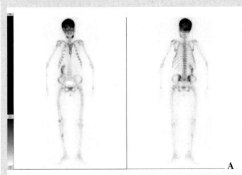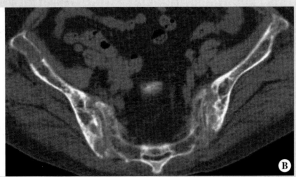

图 9-16 案例 9-11 的 ^{99m}Tc-MDP 全身骨显像
A. 全身骨显像；B. 局部 CT 图像

1. 临床与病理 骨软化症是新形成的骨基质不能以正常方式进行矿化的一类代谢性骨病。其形成原因很多，任何能引起血钙、血磷沉积下降的疾病均会导致该病。骨矿化不良会导致大量类骨组织的堆积，造成骨组织的密度和强度下降，进而会造成功能不全性骨折，也称为假性骨折，是指在外力作用下，矿化不良的骨组织形成许多微小的骨损伤，得不到及时修复，历经长期慢性的累积后形成的骨折。引起骨软化症的病因去除后，骨折可以很快愈合。全身骨显像具有灵敏度高及一次检查可显示全身骨骼的优势，可早期全面显示病灶分布范围、数量及特点，即使是假性骨折和微小骨折也可显示出来，在骨软化症诊断中具有重要应用价值。

2. 全身骨显像表现 全身多处骨骼的假性骨折，其中肋骨是最容易累及的部位，表现为全身骨多发异常放射性浓聚，其中肋骨假性骨折部位可呈串珠样改变。

3. 诊断与鉴别诊断 骨软化症患者假性骨折部位异常放射性浓聚需要与外伤引起的骨折相鉴别，外伤所致骨折有明确的外伤史和相应部位的异常放射性浓聚，而骨软化症所示异常放射性浓聚灶数目较多，且无放射性浓聚部位骨质外伤史。此外，对于骨显像表现为全身多发异常放射性浓聚的骨软化症患者，还需要与骨转移瘤鉴别，骨转移瘤多有原发恶性肿瘤病史，全身骨显像典型表现为全身多发随机分布无规律性放射性浓聚，发生在肋骨的病灶也为散在无规律分布，一般无串珠样表现。

案例 9-12

患者，女性，63 岁，腰痛 1 月余，血清碱性磷酸酶 325U/L（正常范围 50～135U/L），血钙 1.97mmol/L（正常范围 2.03～2.70mmol/L），血磷 0.75mmol/L（正常范围 0.81～1.62mmol/L），甲状旁腺激素 13.6pg/mL（正常范围 12.4～76.8pg/mL），无恶性肿瘤病史，无外伤及手术史。骨显像见图 9-17。

问题：

1. 骨显像病灶分布有何特点？

2. 患者如何诊断？

分析：

1. 全身骨显像表现 两侧多根肋骨、右髋臼及两侧耻骨下支可见异常放射性浓聚。CT 示两侧多根肋骨骨皮质不连续，髓腔内可见低密度骨折线影，断缘较光滑，无骨膜反应。

2. 诊断 骨软化症。

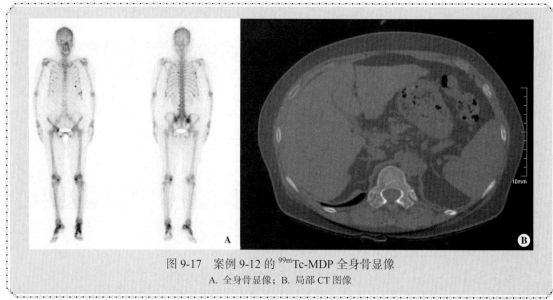

图 9-17 案例 9-12 的 ^{99m}Tc-MDP 全身骨显像

A. 全身骨显像；B. 局部 CT 图像

1. 临床与病理 畸形性骨炎（osteitis deformans）又称为 Paget 病，是一种以局部骨组织破坏和成骨、骨质疏松与钙化、骨吸收与重建并存为病理特征的慢性进行性骨代谢疾病，多见于 40 岁以上中老年人，常见于颅骨和长管状骨，15%～30% 有家族史。病因尚不清楚，目前多认为与病毒感染和遗传因素相关，也有人认为与外伤、炎症、维生素缺乏、内分泌失调及矿物质代谢障碍有关。早期为溶骨性病变，破骨细胞活动显著增强，继而骨质重吸收增加，成骨与溶骨并存，再之后发展为成骨代偿性增加，骨组织异常生长造成受累骨骼增大畸形，最后成骨停止，骨组织无破坏与新生。5%～10% 的畸形性骨炎可恶变为骨肉瘤或纤维肉瘤，畸形性骨炎起病时多无临床症状，之后出现骨骼增粗、变形及疼痛。病变累及部位不同可有不同的临床症状，颅骨病变可导致脑神经相关症状，下肢、骨盆病变可导致步态不稳、跛行等。患者就诊原因多是骨与关节畸形，负重增加、头颅增大、神经压迫或出现病理性骨折，常见并发症是骨折引起的神经压迫症状。全身骨显像诊断该病具有很高的灵敏性和特异性，并可全面了解全身骨骼受累部位和范围。

2. 全身骨显像表现 受累骨弥漫性广泛性放射性浓聚，浓聚程度可高于正常骨组织 5～6 倍，与正常骨组织界线清晰，多为广泛性累及骨盆、胸腰椎、颅骨、下颌骨等部位，并可见到骨骼变形，有时也可见到单骨受累。比较特征性骨显像表现为椎骨病变呈倒三角形的小鼠面征，下颌骨单骨病变可呈黑胡征及胸骨受累时可呈领带征。

3. 诊断与鉴别诊断 结合全身骨显像畸形性骨炎特征性病变部位、病变征象及放射性浓聚程度明显增高的特点，依据骨显像诊断畸形性骨炎不难。骨显像表现需要与骨纤维异常增生症相鉴别，后者多好发于儿童和青年，多见于骨盆或身体一个骨骼部位，病变部位骨骼增粗，放射性浓聚增高，其与正常骨间轮廓不如畸形性骨炎清晰。此外还需要与骨转移瘤相鉴别，骨转移瘤患者多有原发肿瘤病史，骨显像表现为全身多发随机分布放射性浓聚，病灶分布无规律。

案例 9-13

患者，女性，51 岁，腰及右下肢痛半年，无恶性肿瘤及外伤病史。骨显像及局部 CT 见图 9-18。

问题：

1. 骨显像病灶分布及放射性浓聚程度有何特点？

2. 患者如何进行诊断？

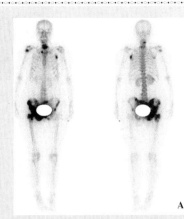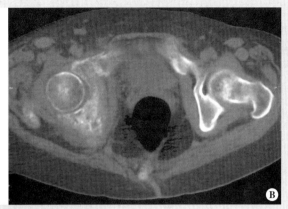

图 9-18 案例 9-13 的 ^{99m}Tc-MDP 全身骨显像

A. 全身骨显像；B. 局部 CT 图像

分析：

1. 全身骨显像表现 颈椎及上段胸椎部位、左侧肩胛骨、右侧肱骨上段、右侧胸锁关节部位、右侧第 11 后肋、盆骨多部位、右侧股骨见异常放射性浓聚，CT 示盆骨多部位形态失常，骨质膨胀，髓腔内见混杂密度，部分相邻骨皮质边缘毛糙，连续性中断，周围软组织影稍多。

2. 诊断 畸形性骨炎。

七、其他少见骨良性病变

1. 临床与病理 滑膜炎、痤疮、脓疱疹、骨肥厚、骨炎（synovitis, acne, pustulosis, hyperostosis, osteitis, SAPHO）综合征是一种少见的累及皮肤和骨骼的无菌性炎性病变，可见于任何年龄，以中年人为主，女性多于男性。SAPHO 综合征的基本病变为骨炎，可伴或不伴皮肤损害，皮肤损害多为掌跖脓疱疹、痤疮和银屑病。前胸壁疼痛和皮肤受累反复发作缓解是典型临床表现。全身骨显像对 SAPHO 综合征的诊断具有很高的灵敏度和特异性，可发现 SAPHO 综合征患者的临床隐匿性病灶，评价全身骨骼受累情况，在对病变诊断、判断病灶活性及评价病情进展中具有重要应用价值。

2. 全身骨显像表现 病灶累及部位异常放射性浓聚，成人最常累及部位为前胸壁，其次为脊柱、骶髂关节。其中同时有胸骨柄体、两侧胸锁关节和第 1 胸肋关节受累时，骨显像可表现为诊断该病特异性较高的牛头征。

3. 诊断与鉴别诊断 依据较特异性的骨显像表现，结合患者伴有脓疱疹的病史，SAPHO 综合征诊断不难。对于该病无特异性骨显像表现的患者，需要与骨转移相鉴别，骨转移患者多有原发恶性肿瘤病史，典型骨显像表现为全身多发异常放射性浓聚灶呈随机无规律分布，不同于 SAPHO 综合征，骨转移瘤胸锁关节部位极少累及。

案例 9-14

患者，女性，59 岁，无诱因腰痛 1 月余。既往体健，无肿瘤及外伤史。间断性双手及足部脓疱疹 10 余年。全身骨显像见图 9-19。

问题：

1. 全身骨显像所示病灶分布部位有何特点？

2. 结合病史和骨显像表现，患者如何诊断？

分析：

1. 骨显像表现 右侧胸锁关节部位、右侧第 1 胸肋关节部位、第 5 胸椎、第 12 胸椎、第1腰椎、两侧骶髂关节部位可见异常放射性浓聚。CT示右侧胸锁关节面及右侧第1胸肋关节面两侧骨质髓腔内见斑片状高密度影，部分相邻骨皮质边缘毛糙。

2. 诊断　SAPHO综合征。

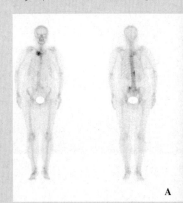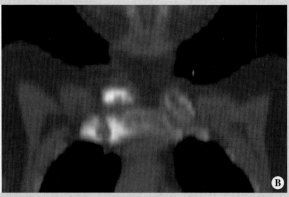

图9-19　案例9-14的 ^{99m}Tc-MDP 全身骨显像

A. 全身骨显像；B. 局部CT图像

1. 临床与病理　肥大性骨关节病（hypertrophic osteoarthropathy，HOA）分为原发性和继发性两种。原发性肥大性骨关节病有家族史，是一种少见的常染色体显性遗传病，多于青春期发病，主要表现为杵状指（趾）、厚皮骨膜病，骨关节疼痛。继发性肥大性骨关节病可由肺部恶性肿瘤、慢性肺疾病、发绀型先天性心脏病、慢性炎症、肝性胃肠性和内分泌性疾病继发，其中由肺癌引起的肥大性骨关节病占继发性肥大性骨关节病的 80%。继发于肺癌可能与肿瘤组织产生的一些内分泌物质，如雄激素、肾上腺皮质激素等有关，具体病因尚不明确。四肢骨关节疼痛和杵状指（趾）是其典型临床表现。病理表现主要是慢性增生性骨膜下骨炎，骨膜下骨样基质沉淀，周围软组织内肉芽组织增生及淋巴细胞浸润。全身骨显像对肥大性骨关节病诊断灵敏度高，可早期检出该病，此外该病骨显像有特异性表现，可很好地应用于诊断与鉴别诊断。

2. 全身骨显像表现　肺性肥大性骨关节病主要累及四肢长骨，以远端长骨为著。全身骨显像表现为受累骨质，主要是四肢长骨骨皮质边缘呈线性对称性放射性浓聚，呈双轨征（最常见）；四肢长骨也可呈非对称性不均匀性放射性浓聚；累及关节时关节周围呈对称性放射性浓聚。

3. 诊断与鉴别诊断　该病通过骨显像，利用典型表现诊断不难，临床中需要与肺癌骨转移相鉴别，肺癌骨显像骨转移主要通过血行转移到红骨髓丰富的骨骼，典型肺癌骨转移表现为全身多发随机分布、不规则、局限性、非对称性放射性浓聚灶，病灶分布以中轴骨为主，异常放射性浓聚主要在骨髓腔，而该病放射性浓聚主要集中在骨皮质。

案例 9-15

患者，男性，54岁，咳嗽、咳痰2个月入院，CT发现右肺上叶占位，气管镜咬检提示为鳞癌。骨显像见图9-20。

问题：

1. 全身骨显像放射性分布有何特点？

2. 患者如何诊断？

分析：

1. 全身骨显像表现　两侧上下肢骨骨皮质部位可见条状对称性放射性浓聚。

2. 诊断　肺性肥大性骨关节病。

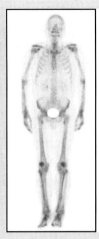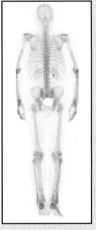

图 9-20 案例 9-15 的 ^{99m}Tc-MDP 全身骨显像

八、多发性骨髓瘤

1. 临床与病理 多发性骨髓瘤（multiple myeloma，MM）是起源于骨髓浆细胞的恶性肿瘤。好发于 40 岁以上成年人，是浆细胞瘤中最常见的全身播散性疾病。骨髓瘤细胞克隆性增殖可导致骨质破坏，主要表现为骨质疏松、溶骨性破坏、病理性骨折、骨痛及高钙血症，好发于肋骨、胸骨、脊柱、盆骨、颅骨和四肢骨骺端等富含红骨髓的部位。多发性骨髓瘤多数为溶骨病变型，硬化型为少见骨髓瘤类型。多发性骨髓瘤起病缓慢，早期症状不明显，晚期症状无特异性，患者常以不明原因骨痛就诊。全身骨显像一次检查可显示全身骨盐代谢情况，放射性浓聚程度与局部血流灌注和骨盐代谢有关，甚至在病变早期局部无机盐少量丢失时，即可表现出异常放射性分布，可对病变进行早期诊断并明确病灶部位，具有较高的灵敏度，在多发性骨髓瘤诊断中具有重要应用价值。

2. 全身骨显像表现 溶骨病变型骨髓瘤的溶骨性病变，尤其是小的病灶，骨显像多数不能检出。骨显像表现出的放射性浓聚区，多由溶骨性病变或骨质疏松所造成的微骨折或病理性骨折所致。硬化型骨髓瘤以成骨为主，骨显像表现为多发异常放射性浓聚。

3. 诊断与鉴别诊断 该病主要与骨转移相鉴别，两者均可表现为全身随机分布多发异常放射性浓聚。骨转移一般有原发灶，可表现为成骨性、溶骨性及混合性改变，骨显像上大部分病灶放射性浓聚程度较高。血清检查肿瘤标志物指标可升高。而多发性骨髓瘤以溶骨性改变为多见，病灶数目较多，多骨受侵及单骨多部位受侵较常见，部分病灶放射性浓聚程度可不高，尿本周蛋白水平多数会有不同程度升高。结合病史及相关实验室检查可将两者鉴别开。

案例 9-16

患者，男性，68 岁，主因颈部疼痛 2 周，加重 1 周入院，尿本周蛋白水平升高，无骨外原发肿瘤病史。全身骨显像及局部 CT 见图 9-21。

问题：

1. 全身骨显像病灶分布及浓聚程度有何特点？

2. 患者如何诊断？

分析：

1. 全身骨显像表现 两侧第 1 肋及右侧第 2 肋前端，右侧第 3、10、11 后肋，左侧第 4、5 后肋，第 5、10 胸椎可见异常放射性浓聚。CT 示多个椎体、胸骨、两侧多根肋骨、两侧肩胛骨髓腔内多发低密度影，部分相邻骨皮质不连续。

2. 诊断 多发性骨髓瘤。

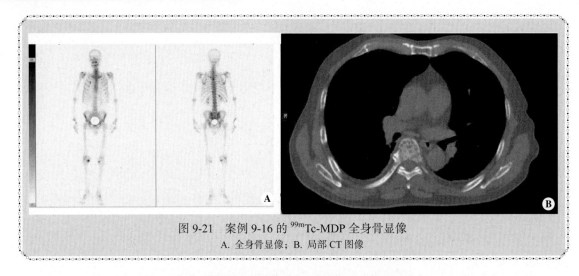

图 9-21 案例 9-16 的 ^{99m}Tc-MDP 全身骨显像
A. 全身骨显像；B. 局部 CT 图像

九、骨转移瘤与原发性骨肿瘤

1. 临床与病理 肿瘤患者晚期大多会发生骨转移，转移性骨肿瘤发生率占全身转移性肿瘤的 15%～20%，仅次于肺转移和肝转移，居第三位。其中最常见的部位是脊柱、骨盆、股骨及肱骨近端的转移。原发灶以乳腺、肺、前列腺、肾等恶性肿瘤最常见，约占所有病例的 80%。肿瘤骨转移常伴有顽固的疼痛，甚至会发生病理性骨折和截瘫。

肿瘤骨转移发生机制主要与下列三个方面有关：①肿瘤细胞自身所固有的内在特性，即它具有离开原发灶迁移的能力。有的肿瘤被称为亲骨性肿瘤，如乳腺、肺、前列腺及肾肿瘤；而皮肤癌、口腔癌、胃肠道肿瘤被称为厌骨性肿瘤，较少发生骨转移。②骨骼系统的特定部位能允许其接受并容纳播散的肿瘤细胞，骨外肿瘤细胞转移至骨的途径主要为血液系统，少数为淋巴系统。转移的部位以躯干、四肢的近端多发，而远端较少，末端罕见。其原因在于成年人四肢骨骨髓为黄骨髓，失去造血功能，而脊柱、骨盆、四肢近端仍为红骨髓，这些部位血流丰富，血流方式多样，允许肿瘤细胞进入并滞留在骨髓组织中；另外，脊椎静脉和髂股静脉的解剖特点也与转移有关。脊椎和髂股静脉系统类似于一个静脉湖，血流缓慢甚至逆流，肿瘤细胞进入血液循环后，可越过肺、肝等器官到达脊柱和骨盆形成转移性肿瘤。经淋巴管转移者少见，乳腺癌可经腋窝淋巴结转移到肱骨近端。③受累骨骼对转移肿瘤细胞产生的各种生物学反应，使得肿瘤细胞能够在宿主骨骼中生长、并破坏骨组织的正常结构和形态。肿瘤细胞在宿主骨骼静脉中产生各种酶，这些酶可破坏血管的基底膜使肿瘤细胞离开循环系统侵及骨骼，使得瘤细胞一旦突破基底膜便具有迁移能力。骨代谢过程中各种趋化因子的产生均有助于肿瘤细胞生长，但具体机制不明。转移肿瘤细胞与宿主骨细胞互相作用引发一系列生物学效应，破坏正常骨代谢平衡，从而产生转移灶。

血液和淋巴系统疾病如多发性骨髓瘤、淋巴瘤等也会发生骨侵犯，全身骨显像对此类疾病的诊断和治疗方案的选择也有重要的临床价值。

2. 全身骨显像表现 典型骨转移表现为全身多发随机分布异常放射性浓聚，以中轴骨为主。单纯溶骨性骨转移时可表现为骨转移灶部位异常放射性减低或缺损，全身多发骨质呈成骨性骨转移时，骨显像可表现为受累骨质弥漫性放射性摄取增加，部分患者可呈超级骨显像表现。对成骨转移瘤骨显像表现不典型时，SPECT/CT 或 ^{18}F-NaF PET/CT 诊断价值更大。

3. 诊断与鉴别诊断 结合肿瘤病史、临床症状和全身骨显像典型表现，多发骨转移诊断不难，其全身骨显像表现中主要需与表现为骨骼部位异常放射性浓聚的病变相鉴别，如原发性骨肿瘤、骨纤维异常增殖症、椎体退行性变、外伤所致骨折及骨代谢疾病等。当鉴别诊断困难时，尤其是肿瘤患者骨骼部位出现单发异常放射性浓聚灶时，需要密切结合病史和病灶部位 X 线、CT 或 MRI 表现对骨转移诊断进行佐证。

案例 9-17

患者，男性，54 岁，右下肢疼痛 1 月余，CT 检查发现右肺中叶病变，气管镜病理为右肺腺癌。骨显像见图 9-22。

问题：

1. 全身骨显像病灶分布有无规律或特点？

2. 患者如何诊断？

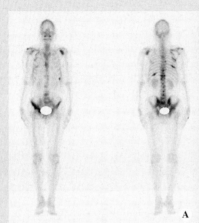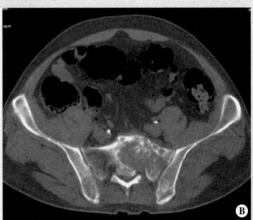

图 9-22 案例 9-17 的 ^{99m}Tc-MDP 全身骨显像

A. 全身骨显像；B. 局部 CT 图像

分析：

1. 全身骨显像表现 颅骨、两侧肩关节、右侧肩胛骨、多根肋骨、胸骨、多个椎体、盆骨多部位可见异常放射性浓聚，CT 示骶骨、两侧髂骨髓腔内见混杂密度影，部分相邻骨皮质连续性中断。

2. 诊断 多发骨转移瘤。

1. 临床与病理 原发性骨肿瘤（primary bone tumors）是来源于骨骼系统本身的肿瘤。组织来源为骨、软骨、纤维、骨髓、脉管、神经、脊索等组织。按照肿瘤的结构、生长和对机体的影响，分为良性骨肿瘤和恶性骨肿瘤两大类。主要临床症状和体征是疼痛、压痛、肿胀、肿块、功能障碍等，以及肿瘤导致的压迫与梗阻症状。原发性骨肿瘤中良性肿瘤以骨软骨瘤多见，恶性肿瘤中以骨肉瘤、软骨肉瘤多见，原发性骨肿瘤发病年龄、发病部位有一定规律，如骨肉瘤以儿童和青少年多见，好发部位为股骨远端、胫骨近端和肱骨近端的干骺端。骨巨细胞瘤以 20～40 岁成年人多见，好发部位为股骨远端和胫骨近端。

全身骨显像可以对肿瘤发生部位、数目、侵犯范围、骨病灶分布等情况进行探查，在原发性骨肿瘤诊断与鉴别诊断、治疗疗效评估等方面具有重要应用价值。

2. 全身骨显像表现 原发性骨肿瘤病变累及部位的骨骼可见异常放射性浓聚，浓聚程度较正常骨质可明显增高。

3. 诊断与鉴别诊断 原发性骨肿瘤的诊断需要密切结合病史，一般依据其好发年龄、好发部位及影像学表现诊断不难。骨显像上需要与原发性骨肿瘤好发部位的骨转移和急性骨髓炎相鉴别。骨转移患者一般有原发灶，病灶以多发为主；急性骨髓炎患者多见于儿童，有外伤手术史，起病急骤，可有寒战、高热及明显毒血症状。对于原发性骨肿瘤的诊断要与临床、影像和病理相结合。

案例 9-18

　　患者，男性，17 岁，左侧下肢肿胀 6 个月，加重 2 个月。全身骨显像见图 9-23。

问题：

　　1. 全身骨显像病灶分布及浓聚程度有何特点？

　　2. 患者如何诊断？

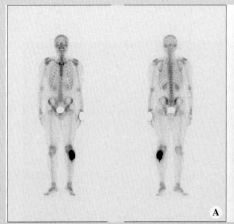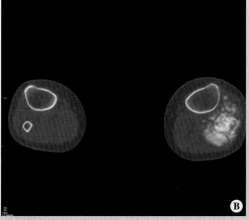

图 9-23　案例 9-18 的 ^{99m}Tc-MDP 全身骨显像

A. 全身骨显像；B. 局部 CT 图像

分析：

　　1. 全身骨显像表现　左侧腓骨上端部位可见团片状异常放射性浓聚。CT 示左侧腓骨上端可见膨胀性骨质破坏，骨皮质不连续，髓腔内及周围骨样密度影增多。

　　2. 诊断　左侧腓骨上端骨肉瘤。

（赵新明　王建方　王颖晨　张召奇）

思 考 题

　　1. 简述骨显像的原理及其在骨病变诊断中的优势。

　　2. 如何选择和使用各种骨显像检查技术？

　　3. 常见骨病变如何利用骨显像进行诊断？

本 章 小 结

　　本章主要介绍了核医学骨显像相关知识，主要内容包括骨的构成、骨显像剂的特性、骨显像剂在骨骼中聚集的原理及影响因素等。此外还介绍了放射性核素骨显像的五种检查技术，即全身骨显像、局部骨显像、三时相骨显像、骨断层及断层融合显像和正电子核素骨显像。分别阐明了各自的适应证、检查流程、所使用设备的采集参数、患者注射的显像剂及其应用剂量和患者检查体位等。对于采集到的骨显像图像，分别介绍了处理和分析的原则、正常和异常骨显像表现及伪影的鉴别和分析。最后结合典型案例，分别从临床和病理、骨显像表现、诊断和鉴别诊断等几个方面介绍了骨折、化脓性骨髓炎、股骨头坏死、骨关节置换术后松动和感染、骨纤维异常增殖症、代谢性骨病、SAPHO 综合征、肥大性骨关节病、多发性骨髓瘤、骨转移瘤和原发性骨肿瘤等几种常见骨病变的相关知识，从中体现出了骨显像在骨病变诊断中的优势和价值。

第十章　心血管系统显像

学习要求

记忆：门控心血池功能显像的原理及图像分析、常用生理指标；急性心肌梗死灶 ^{99m}Tc-PYP 显像的原理；双下肢显像的原理；心脏受体显像的原理。

理解：心肌血流灌注显像、心肌葡萄糖代谢显像的采集类型及方法；心肌血流灌注显像、心肌葡萄糖代谢显像的显像剂种类；心肌负荷试验的种类及原理。

运用：心肌血流灌注显像、心肌葡萄糖代谢显像的临床应用。

第一节　心肌灌注显像

案例 10-1

患者，女性，65 岁，于 1 年前在上四楼或行走速度快时感觉胸骨后疼痛，持续数分钟后经适当休息或含硝酸甘油缓解。近 2 周症状加重，于夜间睡眠、晨起时均有发作，舌下含服硝酸甘油 2～3min 后可缓解。体格检查：心率 78 次/分，心音略弱，律齐，各瓣膜区无杂音，血压 120/76mmHg。心电图：ST 波 V_1～V_5 下移 0.05～0.1mV，T 波倒置。X 线检查：主动脉结宽，主动脉平直。心动图：左室轻度增大，前壁中下段及心尖部节段性室壁运动减弱。冠状动脉造影检查：左前降支（LAD）近端狭窄＜50%。

问题：

1. 患者能否诊断为冠心病？

2. 患者是否有心肌缺血？需要进一步做什么检查以确诊心肌有无缺血？

分析：

1. 超声、CT、MRI、SPECT、PET/CT 及冠状动脉造影等检查均可以用于冠心病的诊断，由于成像原理的不同，其各有优缺点。一般来说冠心病的影像学诊断主要集中在三个方面，①冠状动脉血管管腔的评价：目前常用的检查方法为冠脉 CTA 和冠脉造影（CAG）检查，其中冠脉造影检查是目前公认的评价冠脉狭窄程度的金标准。②缺血心肌的评价：目前核素心肌灌注（MPI）为金标准，近年来发展出 CT 灌注、MRI 灌注成像等，但这些方法目前仍处于探索阶段，无法代替 MPI。

2. 患者随后进行了运动+静息心肌灌注显像：运动心肌灌注显像显示左室前壁放射性分布明显稀疏；静息心肌灌注显像相应部位有充填，提示左心室前壁心肌缺血（图 10-1）。

本病例虽然冠状动脉造影管腔狭窄没有达到诊断冠心病的标准，但心肌灌注显像有明确的心肌缺血改变，可以考虑冠心病，与冠状动脉微血管病变有关，冠状动脉微血管占冠状动脉血管的 95%，这部分血管在冠状动脉造影中不能显示出来，易造成漏诊。

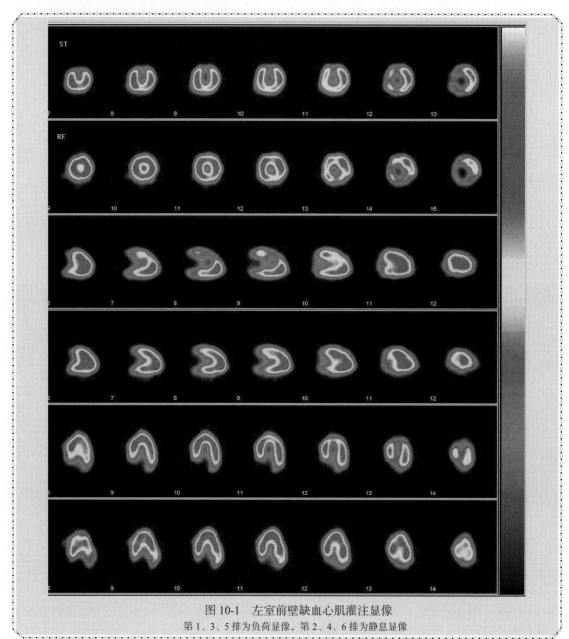

图 10-1　左室前壁缺血心肌灌注显像

第 1、3、5 排为负荷显像，第 2、4、6 排为静息显像

一、心肌灌注显像原理

利用正常心肌细胞可摄取某些正一价放射性阳离子（如 ^{201}Tl 及 $^{99m}Tc\text{-}MIBI$ 等）且心肌聚集这些放射性阳离子的多少与心肌血流灌注量呈正相关的特性，这类物质可作为显像剂使心肌显影，通过对心肌放射性的分布情况分析可反映心肌血流灌注的状况。

二、心肌灌注显像剂

（一）单光子心肌灌注显像剂

1. ^{201}Tl　由加速器生产，生物特性近似 K^+，物理半衰期为 73h。主要 γ 射线能量为 60～80keV（97%）。^{201}Tl 在心肌的分布是一个动态过程，正常心肌于运动高峰时摄取 ^{201}Tl 最高，以后 ^{201}Tl 从心肌洗脱（washout），放射性活度逐渐减少。缺血心肌在运动试验时由于局部血流减少，摄取 ^{201}Tl 减少，因而在运动试验后的即刻显像表现为局部放射性稀疏或缺损，但由于 ^{201}Tl 从缺血心肌的洗脱明显低于正常心肌。因而在运动试验后 3～4h，缺血心肌的放射性活度接近正常心肌，这种现象被称为再分布（redistribution），它是心肌缺血的特征性表现。该显像的优点是一次静脉可获得负荷和静息心肌灌注显像。

2. ^{99m}Tc-异腈类化合物 ^{99m}Tc-由钼锝发生器生产，这类化合物包括 ^{99m}Tc-MIBI、^{99m}Tc-TBI、^{99m}Tc-CPI。其中 ^{99m}Tc-MIBI 最常用，静脉注射后通过扩散的方式进入心肌细胞的线粒体内，心肌对它的摄取率约为 66%，其半清除时间大于 5h，没有明显再分布。注射 ^{99m}Tc-MIBI 后 1～2h 显像，^{99m}Tc-MIBI 主要从肝胆和肾排出，故胆囊可显像，注射后 30min 进食脂肪餐可加速显像剂自胆囊的排出，以减少肝、胆对心肌显像的干扰。与 ^{201}Tl 相比，^{99m}Tc 半衰期短，辐射剂量小，可以给予较大剂量，图像质量好。

3. ^{99m}Tc-替曲膦（P53） 是一种带正电荷脂溶性心肌灌注显像剂。静脉注射后，通过被动扩散的机制被心肌摄取。^{99m}Tc-替曲膦的优点是标记无须加热，肝清除迅速，可在注射后 15min 进行显像。

（二）正电子类心肌灌注显像剂

正电子显像药物最常用的 PET 心肌灌注显像剂有铷-82（^{82}Rb）、氮-13（^{13}N）-氨水、氧-15（^{15}O）-水等。它们的共同特性是半衰期短，适合一日内多次显像。^{13}N-氨半衰期（$T_{1/2}$）为 10min 的正电子发射体，主要是通过加速器内 ^{13}C（P，N）^{13}N 或 ^{16}O（p，a）^{13}N 反应生成的，^{13}N-NH$_3$ 的纯度为 99%。^{13}NH$_3$ 心肌的首次通过提取分数几乎为 100%。^{15}O 的半衰期为 2min，主要是通过 ^{14}N（d，n）^{15}O 反应生成的。^{82}Rb 由发生器生产，^{82}Rb 的半衰期为 75s。

三、显 像 方 法

（一）患者准备

显像前 24～48h 患者应停服 β 受体阻滞剂、硝酸酯类药物等减慢心率的药物等。

（二）显像方法

1. 显像类型 按显像仪器分为 SPECT 或 PET 心肌灌注显像。通常根据图像采集方法分为平面显像和断层显像（包括门电路心肌断层显像）。

（1）平面显像（planar imaging）：静脉注射 ^{201}Tl 74～111MBq（2～3mCi）后 10min 或静脉注射 ^{99m}Tc-MIBI 740MBq（20mCi）后 60min，选择 ^{99m}Tc 或 ^{201}Tl 能峰，应用低能通用（或高分辨）平行孔准直器的照相机分别行前位（ANT）、左前斜位 30°～45° 或左前斜位 70° 采集。采集前位时，患者取仰卧位，采集左侧位时，患者最好取右侧卧位。采集矩阵为 64×64 或 128×128，zoom 1.5～2.5，理想的放大倍数是使心脏占整个视野直径的 1/4～1/3。每个体位采集 5～10min 或累积 400～600k 计数，应用 ^{99m}Tc-MIBI 显像时，因其信息量均较大，可以缩短采集时间（5min 以内），探头尽量贴近皮肤。

（2）断层显像（tomography）：静脉注射 ^{201}Tl 74～111MBq（2～3mCi）后 10min 或静脉注射 ^{99m}Tc-MIBI 740MBq（20mCi）后 60min，应用 SPECT 进行断层采集，通过自学轮廓或椭圆形轨道，使探头贴近胸壁，探头从右前斜 45° 开始到左后斜 45° 顺时针旋转 180°，每 5.6° 采集一帧图像，共 32 帧，或 6° 采集一帧，共 30 帧。采集 30～60 个投影，也可以采集 360°。每个投影采集时间为 20～40s，矩阵为 64×64，zoom 1.5～2.5。应用 ^{201}Tl 显像时，最好选用通用平行孔准直器，每帧采集 30～40s，以保证足够的计数密度，获得高质量的图像，推荐使用两个窗采集，80keV 的 X 线能峰用 25% 的窗宽，167keV 射线用 20% 的窗宽；而应用 ^{99m}Tc 显像时，选用高分辨平行孔准直器图像较佳，能峰为 140keV，选用 20% 的窗宽。采集结束后应用心脏专门断层处理软件进行滤波反投影三维重建，滤波函数采用 Butterworth，截止频率为 0.45～0.50。获得左心室心肌短轴、水平长轴和垂直长轴断层图像。并应用专用软件将心肌短轴断面图像展开成平面图像，构成一幅二维的彩色靶心图，以不同颜色定量显示心室各壁的分布状态，或以变黑图方式直观地显示出病变的部位。

（3）门电路心肌断层显像（gated myocardial perfusion tomography）：以心电图 R 波作为门控信号，平面显像时，每个心动周期采集 8～16 帧。断层显像每个心动周期采集 8 帧，从右前斜 45° 至左后斜 45° 旋转采集 180°，每 5.6°～6° 采集一个投影面，共采集 30～32 个投影面，矩阵 64×64，放大倍数 1.33～2.00。采集结束后应用专用软件进行图像处理和断层重建。获得左心室在收缩期及舒张期的平面或系列的心肌断层影像，该显像方法可以在一次采集的信息基础上同时获得心脏的心肌血流灌注、心肌活力、室壁运动、射血功能和收缩协调性等有关参数。

2. 显像方案　通常分为静息心肌显像和负荷心肌显像[包括运动心肌灌注显像，药物负荷心肌灌注显像（双嘧达莫、腺苷或多巴酚丁胺等）]。也可按时间分为一日法和两日法。

（1）运动负荷心肌灌注显像（stress myocardial perfusion imaging）

1）原理：在运动过程中，为了满足心肌对供氧量的需求，通过舒张心肌内小的冠状动脉和前毛细血管来满足这种要求，常使冠状动脉血流量增加到静息状态的 3～5 倍。当冠状动脉狭窄大于 50% 时，在运动状态或扩血管药物作用下，小的冠状动脉和前毛细血管不能进一步扩张，狭窄冠状动脉的供血量不能相应增加来满足运动状态下心肌正常收缩所需的心肌耗氧量，从而导致狭窄冠状动脉支配区的心肌缺血。

2）运动试验的适应证和禁忌证

适应证：疑诊冠心病的患者；冠心病患者心肌缺血范围和程度的估测；心肌梗死患者的预后估测；药物或血管重建术治疗的疗效观察等。

禁忌证：急性心肌梗死早期；不稳定型心绞痛；严重室性心律失常及高度房室传导阻滞；左心功能不全及失代偿性心力衰竭；严重的主动脉瓣狭窄；急性肺栓塞或肺梗死；严重的梗阻性肥厚型心肌病等。

3）方法

患者检查前准备：患者检查前 24～48h 停服 β 受体阻滞剂、硝酸酯类药物等减慢心率的药物等。

Bruce 方案：次极量运动试验以最大心率的 85% 为标准（目标心率=195 – 年龄）。常采用平板运动试验或踏车运动试验。

A. 平板运动试验是通过增加转速和坡度逐渐增加运动量，每 3min 增加一级平板的转速和坡度，直至达到其年龄预计的次极量级运动量。

B. 踏车运动试验是患者坐于或仰卧于自行车功量计运动床上，起始负荷量为 25Watts（W），如患者较年轻，可从 50W 开始，每级递增 25W，每级运动 3min，并保持一定的速度（大于 70r/min）。直至达到其年龄预计的次极量级运动量。

达标标准：达到目标心率或以下情形之一即为达标，出现典型心绞痛症状；出现严重心律失常（频发室性期前收缩、多源性室性期前收缩、室性心动过速）；血压较运动前下降≥10mmHg，或上升至≥200mmHg；出现头晕眼花、面色苍白、步态不稳；下肢无力不能继续运动。

阳性评定标准：运动中出现典型心绞痛；运动中或运动后 ST 段在原有基础上水平或下斜型下移≥0.1mV。运动中血压明显下降者。

（2）双嘧达莫和腺苷药物负荷试验

1）原理：双嘧达莫（dipyridamole）和腺苷负荷原理大致相同。通过与血管平滑肌细胞上的腺苷 A_2 受体结合，腺苷酸环化酶活化，K^+ 通道受抑制，细胞膜对 Ca^{2+} 摄取降低，从而使冠状小动脉壁上的平滑肌松弛和血管扩张，使正常无狭窄的冠状动脉血流量增加 4～5 倍。狭窄病变的冠状动脉，由于局部缺血和缺氧导致局部腺苷浓度增加，局部冠状动脉已经处于扩张状态，当静脉注射双嘧达莫或腺苷时，不能使病变的冠状动脉进一步扩张。因此，正常冠状动脉与病变冠状动脉的血流量出现差异，当差值大于一定程度时，会造成冠状动脉"窃血现象"。心肌显像即可表现为心肌缺血。

2）适应证和禁忌证

适应证：可疑冠心病而不能运动或不能达到次极量的患者。

禁忌证：不稳定型心绞痛、急性心肌梗死早期、支气管哮喘、低血压和严重的房室传导阻滞及氨茶碱过敏患者。

3）方法：患者检查前 48h 内停服氨茶碱类药物，检查当天忌服咖啡类饮料。患者取仰位，记录血压、心率及 12 导联心电图。静脉注射双嘧达莫 0.14mg/（kg·min），共 4min（相当于 0.568mg/kg），3～4min 后静脉注射心肌灌注显像剂。或静脉滴注腺苷 0.14mg/（kg·min），共 6min。静脉滴注腺苷 3min 末时，静脉注射显像剂。

4）双嘧达莫和腺苷试验的副作用：试验 40%～50% 患者有不同程度的副作用，其中以腺苷较双嘧达莫多见，常见副作用有轻微的胸痛或胸闷、头痛、面部潮红、头晕、恶心、气短。严重的副作用为心源性死亡、非致死性心肌梗死、支气管痉挛、血压升高或降低。解救的主要方法是将氨茶碱 250mg 加在 25% 葡萄糖溶液或生理盐水 10ml 中，缓慢静脉注射，一旦症状缓解即可停止。

（3）多巴酚丁胺试验

1）原理：多巴酚丁胺（dobutamine）是 β_1 受体的兴奋剂，有正性肌力作用，可使心率增快，心肌收缩力增强，心肌耗氧量增加，冠状动脉血流量也相应增加 2～3 倍，起到与运动试验相类似的效果。当出现冠状动脉狭窄时，由于冠状动脉血流量不能相应增加，使局部心肌的氧供应不能满足心肌需要，氧供需不平衡，导致心肌缺血。

2）适应证与禁忌证：与双嘧达莫试验基本类似，本试验对支气管哮喘、血压偏低和心功能不全的患者较为适用。但对高血压和心律失常患者不宜使用。

3）方法：患者检查前 48h 停服 β 受体阻滞剂。使用微量泵并对心率、血压和动态心电图监测。静脉内给药，以 $5\mu g/$（kg·min）作为起始量，根据患者的反应逐级增量，每 3min 递增 $5\mu g/kg$，最大量可增加到 $40\mu g/$（kg·min），静脉注射显像剂并持续滴注 1min。

终止试验的指标：患者达到次极量心率，或者出现心绞痛、严重心律不齐、心电图 ST-T 改变、血压明显升高（收缩压＞200mmHg，舒张压＞110mmHg），或血压降低＞20mmHg。

3. 显像方式　SPECT（包括 ^{201}Tl 心肌显像、^{99m}Tc-MIBI 心肌显像、^{99m}Tc-替曲膦心肌显像及硝酸酯介入心肌显像及 PET 心肌显像（包括 PET/CT 心肌显像）。

（1）^{201}Tl 心肌显像

1）负荷试验即刻/3～4h 再分布显像：于运动试验或药物负荷试验后 10min，开始即刻显像。再分布显像一般在运动试验后 3～4h 进行。

2）负荷试验即刻/延迟再分布显像：常规运动负荷及 3～5h 延迟显像呈不可逆缺损者，延长至 24h 后再行显像，如缺损区内出现放射性填充，则表明该处心肌细胞仍然存活。但由于延迟再分布显像时，心肌放射性明显减低，获得高质量的心肌显像图像往往是比较困难的。

3）负荷试验即刻/再注射（reinjection）显像：常规 3～4h 延迟显像呈不可逆缺损者，立即再注射 ^{201}Tl 37～50MBq（1～1.5mCi），10～20min 后再显像，若上述缺损区出现放射性填充，表明该处心肌细胞存活。

（2）^{99m}Tc-MIBI 心肌显像

1）一日法

A. 先静息后负荷试验心肌显像：患者静息状态下静脉注射 ^{99m}Tc-MIBI；注射 ^{99m}Tc-MIBI 后 30min 喝 250ml 牛奶；60～90min 后行静息显像；第一次注射 ^{99m}Tc-MIBI 后 3h 患者行运动试验，达运动试验高峰第二次注射 ^{99m}Tc-MIBI；运动试验后 15～30min 喝 250ml 牛奶；注射 ^{99m}Tc-MIBI 及相似显像剂后 30min 受检者进食脂肪餐，以减少肝脏放射性干扰。第二次注射 ^{99m}Tc-MIBI 后 30～60min，再次行心肌显像。

B. 先负荷试验后静息心肌显像：患者行运动试验，运动试验高峰静脉注射 ^{99m}Tc-MIBI；嘱患者在运动试验后 15～30min 喝 250ml 牛奶；在注射 ^{99m}Tc-MIBI 后 30～60min 行心肌显像；3～4h 后，患者静息状态下，第二次静脉注射 ^{99m}Tc-MIBI；注射 ^{99m}Tc-MIBI 后 30min 喝 250ml 牛奶；1h 再次行心肌显像。

2）两日法：患者先行负荷试验显像，1～2 天后行静息显像。

（3）^{99m}Tc-替曲膦心肌显像：同 ^{99m}Tc-MIBI 的一天法与两天法。

（4）硝酸酯介入心肌显像：静息注射 ^{201}Tl 或 ^{99m}Tc 标记的各类显像剂之前，先给予患者口服硝酸甘油或静脉滴注硝酸酯，其余显像步骤与以上显像方案相似。硝酸酯介入心肌显像有助于存活心肌的检测。

（5）PET 心肌灌注显像

1）^{13}N-NH$_3$ 门控心肌灌注断层显像：静脉注射 ^{13}N-NH$_3$ 15mCi，注射完毕后启动 PET/CT 采集，先进行动态采集，频率为 10s/帧，共 18 帧，随后进行门控心肌灌注断层显像，采用 3D 扫描模式，采集时间为 10min。静息 ^{13}N-NH$_3$ 门控心肌灌注断层显像完成 40min 后行负荷心肌显像，（以腺苷负荷为例）静脉注射腺苷，剂量为 140μg/（kg·min），用药时间为 6min，于注射腺苷 3min 时，静脉注射 ^{13}N-NH$_3$ 15mCi 后 3min 注射腺苷，注射完毕 10min 后启动 PET/CT 进行采集，采集方式同静息心肌灌注断层显像。如果和同机的 CT 融合保持位置不变则退出 PET 程序进入 CT 程序（图 10-2）。

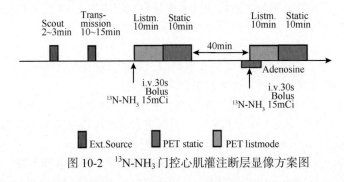

图 10-2　^{13}N-NH$_3$ 门控心肌灌注断层显像方案图

2）^{15}O-H$_2$O 门控心肌灌注断层显像：患者静脉注射 ^{15}O-H$_2$O 20mCi，注射完毕后启动 PET/CT 采集，先进行动态采集，频率为 10s/帧，共 18 帧，随后进行门控心肌灌注断层显像，采用 3D 扫描模式，采集时间为 4min。静息 ^{15}O-H$_2$O 门控心肌灌注断层显像完成 3min 后行负荷心肌显像，（以腺苷负荷为例）静脉注射腺苷，剂量为 140μg/（kg·min），用药时间为 2～3min，于注射腺苷 3min 时，静脉注射 ^{15}O-H$_2$O 20mCi，注射完毕后启动 PET/CT，采集方式同静息心肌灌注断层显像。如果和同机的 CT 融合保持位置不变则退出 PET 程序进入 CT 程序（图 10-3）。

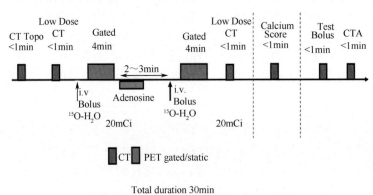

图 10-3　^{15}O-H$_2$O 门控心肌灌注断层显像方案图

3）^{82}Rb 门控心肌灌注断层显像：患者静脉注射 ^{82}Rb 35～50mCi，注射完毕后 90s 启动 PET/CT 采集门控心肌灌注断层显像，采用 3D 扫描模式，采集时间为 6min。静息 ^{82}Rb 门控心肌灌注断层显像完成 8min 后行负荷心肌显像，（以腺苷负荷为例）静脉注射腺苷，剂量为 140μg/（kg·min），用药时间为 6min，于注射腺苷 3min 时，静脉注射 ^{82}Rb 30～50mCi，90s 后门控采集 6min，采集方式同静息心肌灌注断层显像。如果和同机的 CT 融合保持位置不变则退出 PET 程序进入 CT 程序（图 10-4）。

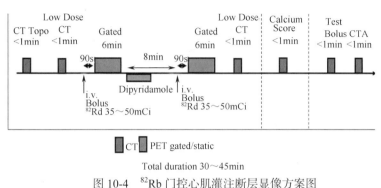

图 10-4 ^{82}Rb 门控心肌灌注断层显像方案图

四、图像分析

（一）心肌节段与冠状动脉供血的关系

心肌各壁的血流灌注及显像剂的摄取情况取决于相应区域的冠状动脉血供（图 10-5），前壁、前间壁及部分心尖的心肌供血来自前降支，侧壁心肌的供血来自左回旋支，下壁、后壁心肌供血主要来自右冠状动脉。后间壁心肌节段的供血来自后降支冠状动脉，但 85% 的患者后降支是右冠状动脉的分支，而 15% 的患者后降支则是左回旋支的分支，因此，在这个区域的冠状动脉供血有一定重复（图 10-6、图 10-7）。

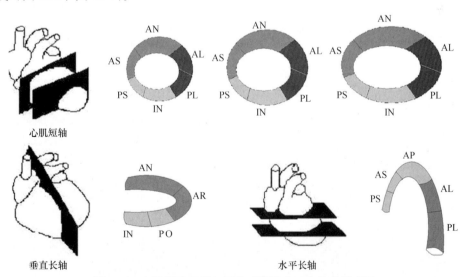

图 10-5 心肌灌注显像与冠状动脉供血区的关系模式图

AN：前壁；AL：前侧壁；PL：后侧壁；AS：前间壁；PS：后间壁；IN：下壁；PO：后壁；AP：心尖；灰白色区域为右冠状动脉支配区，灰色区域为前降支支配区，灰黑色区域为回旋支支配区

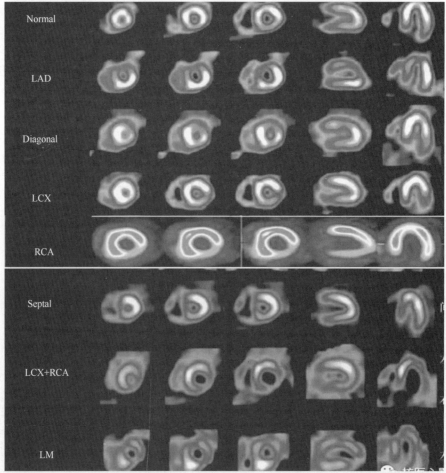

图 10-6　SPECT 正常与异常心肌灌注短轴、垂直、水平长轴图像与冠状动脉的关系图

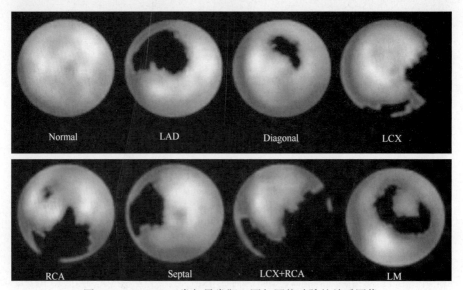

图 10-7　SPECT 正常与异常靶心图与冠状动脉的关系图像

（二）平面显像

静息状态下，一般仅左心室显影，呈马蹄形，右心室及心房因心肌较薄，血流量相对较低，故显影不清，心腔和心底部显像剂分布较低，心尖部心肌较薄，分布略稀疏，其他各心肌壁分布均匀。不同体位可以显示左心室壁的不同节段，前位显示前侧壁、心尖和下壁，左前斜位45°显示前壁、下壁、心尖和后侧壁，左侧位显示前壁、心尖、下壁和后壁较好。

（三）断层显像

心脏的长、短轴影像形态各不相同（图10-8），短轴断层影像是垂直于心脏长轴从心尖向心底的依次断层影像，第一帧图像为心尖，最后一帧为心底部，影像呈环状，该层面能较完整地显示左室各壁及心尖的情况；心脏的长轴断层影像均类似于马蹄形，水平长轴断层是平行于心脏长轴由膈面向上的断层影像，能较好地显示间壁、侧壁和心尖；而垂直长轴断层是垂直于上述两个层面由室间隔向左侧壁的依次断层影像，可显示前壁、下壁、后壁和心尖。左心室心肌的各断面影像，除心尖区和左心室基底部显像剂分布稍稀疏外，其余各壁分布均匀，边缘整齐（图10-9）。

（四）异常图像

与正常心肌细胞的摄取量相比，缺血心肌细胞显像剂的摄取量少、摄取速度和洗脱较慢。因此异常心肌图像表现为显像剂分布稀疏或缺损，缺损的程度可有不同，从局部轻度显像剂分布减低（稀疏）至几乎无显像剂分布（缺损）（图10-10）。根据放射性分布缺损的类型不同，临床上可将异常图像分为可逆性缺损、部分可逆性缺损、固定缺损和反向再分布几种类型。

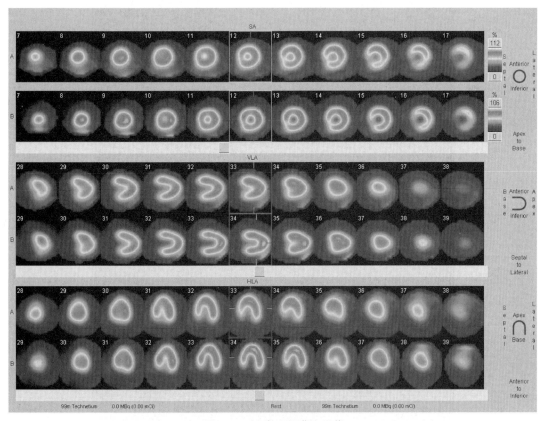

图 10-8　正常心肌灌注显像

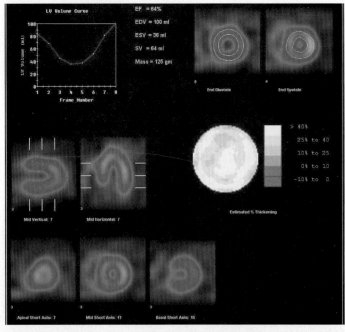

图 10-9 正常左心室心肌灌注显像

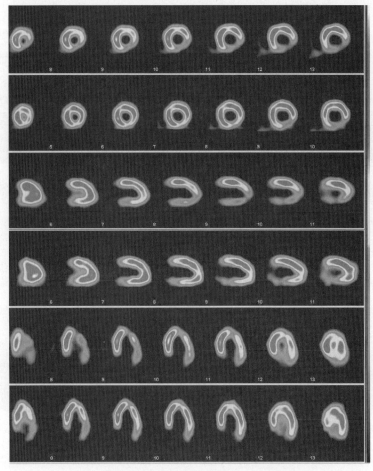

图 10-10 下壁及外侧壁心肌缺血图像

第 1、3、5 排为负荷显像，第 2、4、6 排为静息显像

1. 可逆性缺损　即负荷影像存在缺损，而静息或延迟显像又出现显像剂分布或充填（恢复到正常），应用 ^{201}Tl 显像时，这种随时间的改善称为"再分布"，这种情况常提示心肌可逆性缺血。

2. 部分可逆性缺损　即负荷影像呈现缺损，而再分布或静息显像时心肌显像剂增加，但仍低于正常水平，或缺损区部分缩小。此种情况提示存在部分心肌不可逆性缺血。

3. 固定缺损　即负荷或静息（或延迟）影像均存在放射性缺损而无变化。此种情况常提示存在心肌梗死或瘢痕组织。但是，在某些用 ^{201}Tl 显像的 2～4h 延迟影像有固定缺损的患者，24h 的再分布图像或再注射图像上，固定缺损区心肌摄取若有改善，提示心肌仍然存活。

4. 反向再分布　即负荷图像为正常，而静息或延迟显像出现新的放射性缺损；或负荷图像存在放射性缺损，静息或再分布显像缺损更严重。此种情况常见于严重的冠状动脉狭窄、稳定型冠心病以及急性心肌梗死接受了溶栓治疗或经皮冠状动脉成形术治疗的患者，也可出现在个别的正常人。此种现象的原因目前尚无定论。

（五）心肌灌注影像的定量分析

对于心肌灌注显像图像的解释往往受人为因素影响，不利于客观评价病情的变化和疗效，随着计算机的应用，许多计算机专用软件的开发为图像的定量分析和质量改善提供了重要条件，减少了图像分析的误差。

1. 缺血程度分级　通过简单肉眼法进行半定量分析。一是根据显像剂分布缺损的大小不同，将缺损分为大、中、小缺损，如果在一个以上断层面上出现大于两个心肌节段的较大范围受损则定义为大的缺损；而中度缺损是指在一个以上的断层面上出现一个心肌壁的受损；小缺损是指小于一个心肌节段的受损。二是根据显像剂分布缺损或稀疏的严重程度不同采用计分法来半定量估计：0 为正常，1 为轻度或可疑减低，2 为中度减低，3 为严重减低。可根据负荷显像缺损的总积分进行危险度分级，通常总积分小于 4 为正常或大致正常；4～8 为轻度异常；9～13 为中度异常；大于 13 为重度异常。

2. 心肌计数密度测定法　应用勾画感兴趣区（ROI）法获得整个左心室心肌中最大计数区作为正常参考区，其他任何心肌节段的计数与正常参考区相比，当其计数密度相当于 85%～100%时，为衰减等因素所致的非病理性改变；计数密度为 60%～85%时为轻度缺损；50%～60%时为中度缺损；而低于 50%时为严重减低。一般计数密度大于 50%时多提示为存活心肌。

3. 极坐标靶心图分析　是临床最常用而简便的心肌断层图像定量分析法，其目的是生成一幅包含整个左室心肌放射性相对分布的图像，但靶心图并非一幅真实的图像，而是一幅拟影像的简单彩色编码衍生物。其原理是根据圆周剖面分析法原理将短轴断层影像以极坐标展开成二维图像，并以不同的颜色显示心肌各壁相对计数值的定量分析法。影像的中心为心尖，周边为基底，上部为前壁，下部为下壁和后壁，左侧为前、后间壁，右侧为前、后侧壁。通常将负荷影像与静息或再分布影像同时显示在一个画面上进行比较，并进行影像相减处理，进而可逆性缺损的数量可以被显示出来并量化，也可将相对计数值与建立的正常参考值相比较，将低于正常下限的区域用黑色显示，使阅片者更容易观察病变的程度与范围，称为变黑靶心图。也可将治疗前后两次心肌显像的靶心图相减，获得相减靶心图，以定量估计心肌血流改善的情况。

4. 圆周剖面曲线分析　用于定量分析心肌平面影像，可以显示显像剂的平均局部分布。此法是以左心室腔的中心为中点，以心尖为 90°，每隔 6°～10° 向心肌壁作一条辐射线，将心肌壁分成若干个相等的扇形节段，求出各节段心肌的最大放射性计数值，以所有节段中的最大计数值为 100%，计算出各个心肌节段最大计数的相对百分数，并以百分数为纵坐标，心脏 360° 周经为横坐标绘制成圆周剖面曲线，然后与冠状动脉造影正常的患者资料进行比较，以正常±2SD 为正常范围，由此可以估计心肌各个节段的供血情况以及异常范围。如果应用 ^{201}Tl 行心肌显像，还可将运动负荷后的心肌剖面曲线减再分布影像的剖面曲线，计算出 ^{201}Tl 的心肌洗脱率。正常情况下，在圆周剖面图上，所有的数据点都应在正常下限之上，而有心肌缺血的患者，则相应节段的值低于正常下限，由此还可计算出缺损积分。

（六）高危险度心肌灌注显像的图像特点

负荷心肌显像对于评估进一步心脏事件的发生率是非常有效的，通常高危心肌灌注影像具有如下特征：①在两支以上冠状动脉供血区出现多发性可逆性缺损或出现较大范围的不可逆性缺损；②定量或半定量分析有较大范围的可逆性灌注缺损（负荷显像缺损的总积分大于 13）；③运动负荷后心肌显像剂肺摄取增加；④运动后左心室立即呈暂时性扩大；⑤左主干冠状动脉分布区的可逆性灌注缺损。

五、临床应用

（一）冠心病心肌缺血的评价

心肌灌注显像是诊断冠心病心肌缺血简便而且准确的方法，其灵敏度和特异性可达到 90%以上，心肌缺血的典型表现是负荷试验心肌灌注影像出现显像剂分布稀疏或缺损，而静息或再分布影像呈正常或明显充填，提示为可逆性心肌缺血。负荷心肌灌注显像诊断冠心病心肌缺血的敏感性和特异性明显高于静息显像。

1. 冠心病心肌缺血的诊断 （运动/静息或再分布）对冠心病心肌缺血诊断具有独特的价值，其灵敏度和特异性可达到 90%左右，并能大致提示冠状动脉病变的部位和范围，明显优于心电图等检查。心肌缺血患者运动和药物负荷心肌显像时，冠状动脉病变的心肌区呈放射性分布稀疏或缺损，而静息或再分布显像显示该部位有充填或分布正常，提示为可逆性心肌缺血改变。

2. 冠状动脉疾病的危险度分级 在已确诊为冠心病的患者，负荷心肌灌注显像对于估计进一步心脏事件发生的危险性是非常有效的，冠状动脉病变愈严重，运动心肌灌注显像异常愈明显，高危心肌灌注影像的特征如前所述，在高危和低危患者中，心肌灌注显像结果可以帮助合理选择冠状血管造影患者，避免不必要的心导管检查。

3. 负荷心肌灌注显像对冠心病的预测价值 尽管心肌灌注显像对冠状动脉疾病诊断的灵敏度和特异度要优于运动心电图检查，但假阴性和假阳性结果仍可出现，一般来说，负荷心肌灌注显像的灵敏度和特异度可达 90%～95%。但心肌灌注显像对冠心病概率的预测价值与患者个体的年龄、性别和胸痛的特征等许多因素有关；根据国外资料报道，在冠心病发生概率较低的人群（如年轻无症状者），一个阳性的心肌显像结果其预测价值仅为 36%，与所期望的真阳性结果相比有较高的假阳性；但在冠心病概率较高的人群（如有典型心绞痛症状，年龄为 50～60 岁的男性患者），则阳性结果的预测价值可达 99%，与真阳性结果相比仅有很少的假阳性出现。另外，在疾病发生概率较高的群体，相对大量的假阴性结果同样也可见到。因此，在冠心病发生概率低的群体，一个阳性结果的预测价值是很低的，而在冠心病发生概率较高的群体，一个阴性试验结果的实用价值又是很低的。在检查前冠状动脉疾病的概率为 40%～70%的群体，负荷心肌显像的鉴别价值最佳，这类群体包括非典型胸痛、有主要危险因素但无症状的患者或者有阳性的运动心电图结果但无症状的患者。

4. 协助血运重建治疗病例的选择 在有多支血管病变的冠心病和有严重左室功能障碍的患者，常常出现心绞痛或心力衰竭症状，这些患者如果在两个以上的心肌节段有可诱导的缺血，提示适合于血管再通治疗。^{99m}Tc-MIBI 显像可以估计心肌缺血的严重程度和范围，确定病灶，估计低危不稳定型心绞痛和急性胸痛患者的预后。

（二）心肌梗死的评价

对于临床症状和常规检查不典型的心肌梗死或已经确诊的心肌梗死需要进一步了解病变范围、侧支循环建立情况及其心肌细胞是否存活等可采用心肌灌注显像。心肌梗死时，典型的影像变化为运动或药物负荷影像梗死心肌均为分布缺损，而静息或再分布影像显示该区域无充填或再分布，呈固定性缺损病灶。急性心肌梗死为负荷试验的禁忌证，只能做静息显像。

1. 急性心肌梗死的诊断 心肌灌注显像对急性心肌梗死的早期诊断是极其敏感而可靠的方法，通常在心肌梗死后 6h 几乎均表现为灌注异常。然而，某些患者在胸痛后一段时间内可呈正常灌注影像，也有一些急性心肌梗死的患者，梗死灶大小随着时间延长而变小，这种现象的发生可以解释为自发性溶栓的结果，约有 20% 的急性心肌梗死患者有自发性溶栓发生。

2. 急性胸痛的评估 由于常规心电图检查的敏感性和特异性很低，临床上某些急性胸痛的处理非常困难。因为 10% 的急性胸痛患者在出院后 48h 内可能发展为急性心肌梗死，而医院的监护室又不可能容纳如此大量的患者。静息心肌灌注显像的应用为这类患者发现心肌缺血和梗死提供了一种有效的手段，可作为急诊首诊方法。通常在患者到达急诊室后先经过必要的临床处理，然后注射 ^{99m}Tc-MIBI 370MBq，待病情稳定后再行心肌灌注显像。在这种情况下，由于 ^{99m}Tc-MIBI 没有明显的再分布而优于 ^{201}Tl。

3. 指导溶栓治疗 治疗急性心肌梗死的主要目的是迅速使梗死相关血管血运重建，从而恢复心肌的血流，挽救濒死的心肌，改善患者的预后。早期静脉溶栓治疗是当今治疗急性心肌梗死的有效方法之一。过去对溶栓治疗后冠状动脉再通与否的评价主要依靠心电图检查 ST 段降低、心肌酶峰提前、胸痛缓解及再灌注性心律失常等，而这些指标均缺乏特异性和客观的定量，在实际应用中比较困难。在患者发生急性心肌梗死后，动态的心肌灌注显像能观察到心肌灌注缺损的大小随着患者成功的再灌注而缩小。尤其是 ^{99m}Tc-MIBI 因缺乏明显的再分布，允许在溶栓治疗开始之前注射显像剂，并进行溶栓治疗，待病情稳定后再进行心肌显像，无创性提供心肌再灌注成功的证据，有利于制订进一步处理方案。

4. 急性心肌梗死预后的早期估计 负荷心肌灌注显像可为心肌梗死后患者的危险度分级和预后提供重要的信息，为临床医师采取相应处理对策提供帮助。对于低危患者，一般不需要做进一步评价，可以考虑出院；而对于高危患者，还需要做进一步估计，并考虑采用适当的血运重建治疗措施。所谓高危患者的指征主要包括梗死周围有明显的残留缺血灶（危险心肌）、急性梗死的远处出现缺血（多支血管病变）和心肌显像剂肺摄取增高等。相反，心肌显像为正常以及表现为单支血管病变的小而固定的缺损都提示为低危患者。心肌梗死后为低危的患者，心脏事件的年发生率大约为 6%。如果左心室壁与心尖底部出现分离，则应怀疑为心肌梗死后室壁瘤形成。在发生梗死后病情稳定的患者，心肌灌注缺损的大小也是反映预后的指标。静息时或溶栓后心肌灌注缺损范围较大的患者比灌注缺损较小的患者预后明显差。在发生急性心肌梗死后，当心肌灌注显像显示为单个、较小和固定的缺损时，预示患者在出院后心脏事件的发生率较低；相反，当显示为可逆性缺血、多个缺损以及显像剂在肺部摄取增加时，其心脏事件的发生率较高。但是，在急性心肌梗死患者接受了溶栓治疗后，心肌灌注显像的预测价值可能会降低。

（三）缺血性心脏疾病治疗后的疗效评估

心肌灌注显像定量分析和负荷试验是评价冠心病疗效的首选方法。目前已较广泛地应用于定量评价冠状动脉搭桥手术、PTCA、体外反搏治疗、激光心肌打孔治疗前后以及药物治疗前后心肌血流量的变化。在冠状动脉血运重建治疗之后出现的胸痛可能是心源性的，也可能与心脏无关，两者的区别非常重要。术后心脏原因的胸痛可能与搭桥移植血管或成形血管的闭塞有关，也可能因为原受累血管病情的进一步发展。术后进行运动心肌灌注显像并与手术前结果比较，可以获得血管再通术后血流动力学信息。

（四）微血管性心绞痛

由冠状小动脉病变所致的心绞痛，常称为微血管性心绞痛，临床上表现为典型的心绞痛症状，主要见于原发性高血压伴左心室肥大的患者及 X 综合征患者。这类患者尽管临床上表现为典型的心绞痛症状，但冠状动脉造影为正常，运动心电图和心肌灌注显像为异常，心肌灌注显像约有半数的患者表现为不规则的放射性分布异常，提示心肌有缺血改变。应用 ^{201}Tl 心肌显像时，多数患者伴有洗脱减低。由此可见，心肌灌注显像异常不仅见于大冠状动脉狭窄所致的心肌缺血患者，也可见于冠状动脉造影正常的冠状微血管的病变，过去人们常把这类病例当作假阳性，实际上，心肌灌注显像真实地反映了心肌微循环的异常。若心肌显像发现有可逆性缺血改变，即使患者有典型的心绞痛症状，并不一定就代表冠心病，还必须结合灌注显像缺损区的形态与冠状动脉供血的解剖关系等资料进行全面分析，排除微血管障碍所致心肌缺血的情况。

（五）心肌病的鉴别诊断

扩张型心肌病的心肌影像学表现为普遍性分布稀疏，伴有心室腔扩大，心肌壁厚度变薄；肥厚型心肌病的心肌壁增厚，心室腔变小；非对称性间壁肥厚者，心肌显像可见室间壁与左室后壁的厚度比值大于 1.3。而由于冠状动脉粥样硬化引起的心肌缺血，则心肌显像的变化与冠状动脉血管分布的节段一致，有助于鉴别。

（六）心肌炎的辅助诊断

病毒性心肌炎患者的心肌灌注显像可表现为不规则放射性分布稀疏，可累及多个室壁，心室腔一般不扩大。

第二节　心肌代谢显像

案例 10-2

患者，男性，54 岁，因突发心前区压榨样疼痛就诊，疼痛向颈背部放射，伴大汗、心慌，自行口服奥美拉唑约 10min 后缓解。冠状动脉造影提示：左主干末端不规则病变；左前降支近、中段病变，最窄处狭窄 90%；左回旋支近段 90% 狭窄，钝缘支 60% 狭窄；右冠状动脉 55% 狭窄。心肌灌注显像及心肌代谢显像见图 10-11。

问题：

1. 患者的哪部分心肌为存活心肌？哪部分为梗死心肌？
2. 结合心肌灌注及代谢显像，患者应优先做哪支血管的重建术会获益较大？

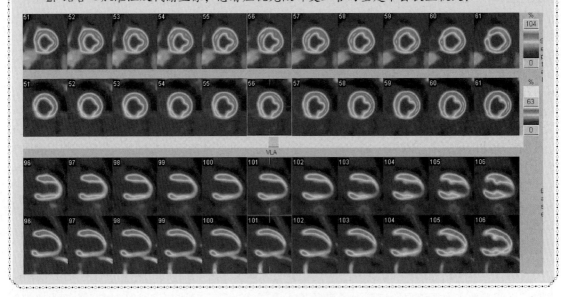

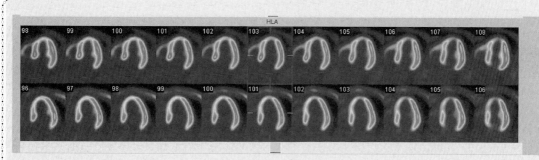

图 10-11　心肌显像

第 1、3、5 排为 ^{13}N-Ammonia 心肌灌注显像，第 2、4、6 排为 ^{18}F-FDG 心肌代谢显像

分析：

1. ^{13}N-Ammonia 灌注显像可见心尖、前壁心尖段、下壁近心尖显像剂分布缺损。但 ^{18}F-FDG 心肌代谢显像中，前壁近心尖心肌 FDG 明显填充，与灌注呈不匹配性改变，为典型的冬眠心肌。而心尖及下壁近心尖则表现为灌注-代谢匹配性缺损，为典型的梗死心肌。

2. 结合心肌灌注显像及代谢显像，患者的前壁近心尖大部为典型的冬眠存活心肌，应积极再血管化治疗，而供应前壁近心尖的冠脉主要为前降支，因此，患者行前降支冠脉狭窄处的血管重建术会获益较大，而心尖及下壁心尖段的梗死区则是进行血运重建术治疗仍可能无法恢复血供。

一、显　像　原　理

心肌细胞是"杂食动物"，摄食状态受进食、激素等多种因素影响，在不同生理、病理情况下根据血浆中底物浓度不同而利用不同的能源物质。

正常生理状况下，维持心脏收缩和稳定的离子通道所需的能量主要从脂肪酸氧化获取，游离脂肪酸供应心脏所需能量的 60%～90%，脂肪酸借助肉碱丙酰转移酶 1 和肉碱丙酰转移酶 2 进入线粒体进行 β 氧化，产生乙酰辅酶 A，进入三羧酸循环产生腺苷三磷酸（adenosinetriphosphate，ATP）提供能量。葡萄糖、乳酸和丙酮酸等糖类则提供 10%～40%的能量。葡萄糖经过糖酵解产生丙酮酸，乳酸在乳酸脱氢酶的作用下产生丙酮酸，最终在丙酮酸脱氢酶作用下，转变成乙酰辅酶 A 进入三羧酸循环。

脂肪酸代谢和葡萄糖代谢是可以相互调节的。当空腹、血糖浓度较低时，心肌的能量几乎全部来源于脂肪酸氧化，此时的脂肪酸代谢显像图像清晰。但在碳水化合物饮食或葡萄糖负荷后，胰岛素水平反射性地升高，从而抑制脂肪酸代谢，转以葡萄糖作为能量的主要来源，此时的心肌葡萄糖代谢显像清晰。当心肌缺血、氧供应低下时，局部心肌细胞脂肪酸氧化代谢受抑制，主要以葡萄糖的无氧糖酵解为能量来源。心肌缺血病灶中脂肪酸代谢的绝对减少、葡萄糖代谢的相对增加，是鉴别心肌是否存活的主要依据。

二、显　像　剂

（一）葡萄糖代谢显像

^{18}F-氟代脱氧葡萄糖（^{18}F-FDG）是最常用和最重要的葡萄糖代谢显像剂。^{18}F-FDG 为葡萄糖的类似物，在血液及组织中的转运与葡萄糖相似，进入心肌细胞后也被己糖激酶催化变成 6-P-^{18}F-FDG，但由于结构上的差异，不再参与进一步的葡萄糖代谢过程，同时由于其带负电荷，不能自由通过细胞膜，加之心肌细胞内葡萄糖-6-磷酸酶活性低、作用微弱，因此 6-P-^{18}F-FDG 滞留在心肌细胞内，其聚集程度可反映心肌组织的葡萄糖代谢活性。

（二）游离脂肪酸代谢显像

1. ^{11}C-棕榈酸　棕榈酸（palmitate，PA）是心肌脂肪酸代谢的主要底物之一，占血液中游离脂肪酸的 25%～30%，心肌脂肪酸 β 氧化产生能量的 50%来自棕榈酸。^{11}C-棕榈酸（^{11}C-PA）作为游离脂肪酸的示踪物，静脉注射后，可迅速被心肌细胞摄取，很快经过 β 氧化，以典型的双指数规律从心肌中清除。^{11}C-PA 早期半清除时间与心肌的耗氧量呈负相关，故可作为心肌能量代谢的指标之一。正常人左室心肌 ^{11}C-PA 摄取均匀，早期清除快，半清除时间为 14min 左右。心肌缺血或梗死时，脂肪酸 β 氧化减少，对 ^{11}C-PA 摄取减少，局部显像剂分布稀疏或缺损，早期清除减慢，半清除时间延长至 30min 以上。但由于这类研究对周围底物水平的依赖性，该方法目前尚未在临床广泛使用。

2. ^{123}I-甲基碘苯脂十五烷酸（^{123}I-BMIPP）　是一种单光子脂肪酸代谢显像剂，其被心肌细胞摄取的机制与 ^{11}C-PA 相似，但由于分子 β 位上有一甲基侧链，一定程度上抑制了在心肌细胞内的 β 氧化过程，因此主要以合成甘油三酯的形式存在于细胞内；另有少部分在细胞线粒体内进行 α 氧化。^{123}I-BMIPP 在心肌内的摄取和滞留与心肌局部血流灌注量及 ATP 浓度直接相关。注射后 2～5min 的初始分布可反映心肌灌注，30min 时可反映心肌代谢，心肌缺血时对 ^{123}I-BMIPP 的摄取明显减少，反向弥散增加，影像学表现为缺血区显像剂分布减低；坏死时对 ^{123}I-BMIPP 摄取与心肌局部血流呈一致性严重减低，即使再灌注后心肌血流灌注完全或部分恢复，^{123}I-BMIPP 摄取量仍不会迅速改善，甚至由于反向弥散的增加导致进一步减低，因此，^{123}I-BMIPP 能评价心肌的灌注和代谢，是评价功能不全心肌与冬眠心肌较好的显像剂。

（三）氧代谢显像

^{11}C-乙酸盐（^{11}C-acetate）可被用于心肌有氧代谢显像。其被心肌细胞摄取后，首先通过合成酶被转化为乙酰辅酶 A，经三羧酸循环氧化为 ^{11}C-CO$_2$。PET 动态显像可测定 ^{11}C-乙酸盐的心肌清除曲线，该曲线初始部分的衰减常数与心肌耗氧量呈线性关系，通过对曲线的动力学分析，能准确反映心肌耗氧量和人体线粒体氧化通量，直接评估心肌的有氧代谢。当心肌缺血或梗死时，局部心肌耗氧量减低，心肌对 ^{11}C-乙酸盐的摄取和清除减慢。在区别急性心肌梗死患者存活与非存活心肌时，由于心肌顿抑可能占优势，^{11}C-乙酸盐心肌显像提供的心肌氧化代谢参数可能比 ^{18}F-FDG 更准确。对伴有糖尿病的慢性冠状动脉疾病患者，由于 ^{11}C-乙酸盐显像不受底物活性的影响，可不需测定血清胰岛素水平或调节血糖，可能比 ^{18}F-FDG 显像更方便、实用。

（四）氨基酸代谢显像

^{11}C-蛋氨酸和 ^{13}N-谷氨酸是常用的氨基酸代谢显像剂。在心肌梗死及心肌缺血时心肌清除氨基酸加快。而在心肌修复时则清除减慢。氨基酸代谢显像可以提供心肌梗死缺血或修复的状态。

三、显　像　方　法

（一）患者准备

1. 葡萄糖代谢显像　患者在检查前日的低脂低蛋白高碳水化合物饮食、降脂药阿昔莫司的使用（糖负荷前 1h 及糖负荷时各口服 250mg）对于生成高图像质量也很有帮助。

葡萄糖代谢显像患者检查前禁食 6h 以上，显像前 1h 口服葡萄糖粉。建议空腹血糖<6.0mmol/L 的受检者口服 50g 以上葡萄糖粉，空腹血糖>6.0 或糖尿病患者口服 20～50g 葡萄糖粉，以刺激体内内源性胰岛素的释放。糖负荷时至少 30min 后通过监测指尖血糖，根据指尖血糖值每下降 1mmol/L，注射 4 单位胰岛素，若皮下注射速效胰岛素 30min 后发现血糖下降趋势，可直接注射显像剂。

血糖调节特别提示：糖负荷要足量；务必通过血糖测量发现血糖下降趋势再进行注射显像剂。

2. 脂肪酸/氨基酸代谢　显像患者受检前应禁食 12h，并鼓励高脂高蛋白饮食，以获取最佳的图像质量。

（二）显像方案

1. 促进心肌代谢显像 鉴别病变心肌是否为存活心肌时，建议采用促进正常心肌细胞摄取葡萄糖的阳性显像。因为空腹状态下心肌细胞摄取能量种类的变异较大，不同心肌节段、同一患者的多次显像都可能显影不同。此外，空腹状态下心肌葡萄糖摄取较低，图像质量不佳。因此，建议使用葡萄糖负荷、速效胰岛素等促进内源性胰岛素释放或补充外源性胰岛素方法来减少显影的变异率、增加心肌显影的成功率。

2. 抑制心肌代谢显像 判断心肌是否缺血、是否存在炎症或肿瘤时，建议采取措施预先抑制正常心肌的葡萄糖代谢，如高脂餐、高蛋白餐、低碳水化合物饮食等，通过抑制正常心肌的葡萄糖摄取，减低显像的本底，从而突出阳性显影的病变心肌。

（三）图像采集

1. 葡萄糖代谢显像 先行透射显像采集，用以校正发射显像中的组织衰减，然后静脉注射 ^{18}F-FDG，45～50min 后进行静态断层发射显像。^{18}F-FDG 的剂量根据显像设备类型及患者年龄有所不同，PET/CT 成人剂量一般为 185～370MBq（5～10mCi），双探头符合显像时为 260～370MBq（7～10mCi），超高能准直器的 SPECT 为 370MBq（10mCi）或更高。

2. 脂肪酸代谢显像 以 ^{123}I-BMIPP 为例，患者于安静状态下静脉注射 ^{123}I-BMIPP 111MBq（3mCi），15min 后行 SPECT 显像，能峰为 159keV，窗宽 20%，频率为 30s/帧，采集 32 帧，可进行运动负荷显像，评价心肌缺血。必要时行 3h 延迟显像，观察 ^{123}I-BMIPP 在心肌的再分布状况，判断心肌存活。

（四）图像处理

同心肌灌注显像。

四、葡萄糖代谢显像的图像分析

（一）正常图像

正常时，葡萄糖负荷心肌 ^{18}F-FDG 影像与心肌血流灌注影像基本相同，均呈现显像剂分布均匀，因此单纯根据心肌是否摄取 ^{18}F-FDG 难以区分正常、缺血但存活或梗死心肌。通常是将心肌灌注显像与葡萄糖代谢显像结合分析，根据血流与代谢显像是否匹配（match）来判断心肌活性。

（二）异常图像

临床一般血流-代谢显像异常的图像有两种（图 10-12）：

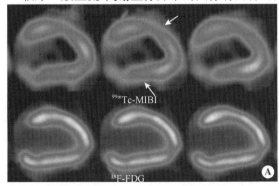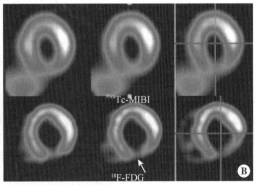

图 10-12 心肌血流代谢显像

A. 左室垂直长轴。箭头所示下壁及前壁心尖段肌中段部分心肌灌注-代谢不匹配，提示为存活心肌；B. 左室短轴。箭头所示下壁灌注-代谢匹配性减低，提示心肌梗死

1. 灌注-代谢不匹配（perfusion-metabolize mismatch） 即心肌灌注显像稀疏、缺损区的葡萄糖代谢显像表现为 ^{18}F-FDG 摄取正常或相对增加（图 10-12A 箭头所指的下壁）。这是局部心肌细胞缺血但仍然存活的有力证据，是 PET 诊断"冬眠"心肌的标准。

2. 灌注-代谢匹配（perfusion-metabolize match） 即心肌灌注显像稀疏、缺损区的葡萄糖代谢显像表现为 ^{18}F-FDG 摄取呈一致性稀疏或缺损（图 10-12 中的前壁、间壁及侧壁）。此为局部心肌无存活或为瘢痕组织的标志。

五、临床应用

（一）冬眠心肌的评判

研究发现，不可逆性缺损的心肌中，约有一半患者血运重建术后左室功能明显改善，表明这部分心肌可能仍然存活。功能障碍的心肌存在葡萄糖代谢是目前公认的判断存活心肌的金标准。

典型的冬眠心肌在心肌灌注显像中表现为灌注减低，而在心肌代谢显像中则表现为代谢正常或增高，据此可以识别存活的冬眠心肌，用于临床血管重建术前的心肌评估，指导临床决策，判断预后。

充血性心力衰竭具有很高的发病率和死亡率。任何改善左心室功能的方法均可使这类患者大大获益。心肌存活的患者可以明显得益于心脏血管重建术，而该手术对无存活心肌的患者可能是有害的。而心肌代谢显像可以判断心力衰竭患者心肌存活的情况，还能通过门控技术获得心功能信息，帮助临床医生权衡心脏血管重建术的利弊，预测心脏血管重建术的获益情况，指导临床决策的制定。

（二）近期缺血但血流恢复的心肌缺血显像

心肌缺血再灌注后，心肌血流可在短时间内恢复正常，而代谢变化却可持续较长时间，是心肌曾经发生缺血的标志，称为心肌的"缺血记忆"（图 10-13）。

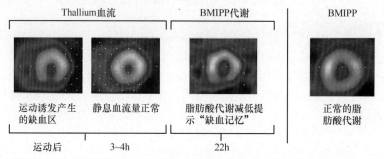

图 10-13　运动后诱发心肌下壁缺血，3~4h 后静息血流恢复正常，但脂肪酸代谢仍可见下壁代谢减低

在以急性胸痛为主要症状就诊的患者中，一部分患者在就诊时症状已经改善，或者距胸痛发作时间较长，引起心肌缺血的病理因素已经缓解（如筒状动脉痉挛恢复，血栓自溶，心脏负荷减轻等），常规的诊断方法很难判断是否发生过心肌缺血。如果利用心肌的"缺血记忆"现象，可能会诊断一些常规方法无法确诊的心肌缺血。

临床上，^{123}I-BMIPP 心肌显像被用来在急性胸痛患者进行心肌缺血的鉴别诊断。2007 年的一项荟萃分析中报道其诊断急性冠脉综合征（acute coronary syndrome，ACS）患者心肌缺血的灵敏度和特异性分别为 86% 和 95%，并且 ^{123}I-BMIPP 的异常程度和范围与患者未来心脏事件的发生呈正相关。对运动负荷灌注异常的患者进行研究发现 ^{123}I-BMIPP 代谢显像与 ^{201}Tl 灌注显像高度符合，并且 ^{123}I-BMIPP 的减低程度和心肌灌注异常的程度呈正相关。以上研究表明，^{123}I-BMIPP 显像可以在一定时间内诊断临床症状已经缓解并且缺乏其他缺血证据的缺血事件。

（三）心脏炎性病变的探测

抑制正常心肌葡萄糖摄取的葡萄糖代谢显像可以发现因炎性反应而导致葡萄糖代谢增加的病变区域，如急性心肌梗死病变中炎症、心肌炎、心脏结节病等的受累部位，根据葡萄糖代谢的活跃程度，可以判断炎性病变的严重程度。

以结节病为例，结节病是一种病因不明的多器官疾病，其死亡率低，缓解率高，具有自限性，因此总体预后较好。然而，若该病累及心脏（可以累及心脏的任何部位），其致死率则很高。目前心脏结节病的诊断还较困难，心脏结节病的临床严重程度取决于结节肉芽肿的位置、浸润程度和炎症的范围。PET 心肌代谢显像作为一种新的显像技术，可以为临床提供病变位置和浸润严重程度的证据。该显像简便、快捷、无创，且能识别心脏附近浸润受累的组织（如肺、纵隔淋巴结、肝）。

（四）心脏肿瘤的探测

心脏肿瘤在人群中较为罕见，发病率为 0.001%～0.028%，其中原发性心脏肿瘤中约 3/4 为良性肿瘤（多为黏液瘤和脂肪瘤）、1/4 为恶性肿瘤（多为肉瘤，如血管肉瘤、脂肪肉瘤、横纹肌肉瘤等），继发性心脏肿瘤则绝大多数为恶性（以转移瘤最常见），其检出率为原发性心脏肿瘤的 20～40 倍。抑制正常心肌葡萄糖摄取的代谢显像图像本底较低，可以发现不同代谢程度的上述心脏肿瘤性病变。

第三节　心脏受体显像

一、心脏受体显像原理

心脏神经系统包括以去甲肾上腺素（norepinephrine，NE）为递质的交感神经和以乙酰胆碱（acetylcholine，ACh）为递质的副交感神经。交感神经末梢释放的 NE 作用于心肌细胞中的 β_1 肾上腺素能受体，副交感神经末梢释放的 ACh 作用于心肌中的毒蕈碱受体（M 受体）。NE 主要通过神经末梢再摄取而失去作用，ACh 则被胆碱酯酶灭活。放射性核素标记的 NE 类似物均可通过与 NE 类似的摄取途径进入交感神经末梢并储存于囊泡中，从而达到心脏交感神经显像的目的。β 受体和 M 受体的配体，可通过特异的受体-配体结合反应，用于心脏受体显像。

间碘苄胍（meta-iodobenzyl guanidine，MIBG）是去甲肾上腺素类似物，通过与去甲肾上腺素相同的机制被交感神经末梢摄取并储存于囊泡中。[123]I 标记的 MIBG 被用来研究心肌交感神经系统的功能。[123]I-MIBG 作为肾上腺素的类似物而被摄取和储存，但不能被儿茶酚胺-O-甲基转移酶或单胺氧化酶代谢，因而在细胞内几乎不被代谢，仅有少量脱碘，[123]I-MIBG 经特异的第一摄取途径摄取并储存在突触前囊泡内，从而可以显示心肌内交感神经受体的体内分布。在正常情况下 ^{123}I-MIBG 被心肌均匀摄取，证明心肌交感神经支配的完整性。

二、心脏受体显像剂

主要有突触前和突触后功能显像剂。突触前显像剂包括儿茶酚胺类（如多巴胺、NE、肾上腺素）和儿茶酚胺类似物 MIBG、氟间羟胺（[18]F-metaraminol，FMR）和羟基麻黄素（hydroxyephedrine，HED），突触后显像剂主要是 β 受体和 α 受体显像剂。目前临床上 SPECT 显像最常用的显像剂是 ^{123}I-MIBG，可用 SPECT 进行。PET 显像最常用的显像剂为 ^{18}F-fluorodopamine、[11]C-HED 等。

三、心脏受体显像方法

（一）患者准备

欲行 ^{123}I-MIBG 或 ^{131}I-MIBG 显像前，患者需连续口服复方碘溶液 3 天以封闭甲状腺组织。

（二）显像方案

1. SPECT 显像方法　连续口服复方碘溶液 3 天以封闭甲状腺组织，静脉注射 ^{123}I-MIBG 74～370MBq（2～10mCi）后 20min 及 3h 行多体位平面显像或断层显像。

2. PET 显像方法　^{18}F-fluorodopamine 通常在注射后 1h 进行门控心肌显像。^{11}C-HED 注射后即刻进行门控心肌显像。PET 显像均采用 2D 模式。

（三）图像采集及处理

1. SPECT 显像　注射 148～370MBq（4～10mCi）^{123}I-MIBG 后 10～20min 用 SPECT 采集早期相静态和断层心肌影像，4h 后采集延迟相，保持采集条件一致。可定量心肌局部或整体的摄取。用心脏/纵隔（H/M）比值反映早期摄取，代表心脏肾上腺能神经突触前膜功能。用洗脱率反映心肌滞留 ^{123}I-MIBG 的功能，显示心脏肾上腺能神经的张力（即紧张度）。

2. 影像分析与结果判断　^{131}I-MIBG 心肌显像采用勾画心脏和纵隔的感兴趣区得到 H/M，H/M 正常值范围为 1.9～2.8，平均值为 2.2，见图 10-14；根据早期及延迟期心肌平面显像的放射性计数计算出 MIBG 的洗脱率（WR），即 WR=（H_1-H_2）/H_1×100%（H_1 代表早期局部放射性计数，H_2 代表延迟相时相同部位放射性计数，WR 反映 MIBG 在心脏的滞留），它可以反映交感神经传递中儿茶酚胺的循环情况，正常对照组的洗脱率为 9.6%±8.5%，见图 10-14～图 10-16。

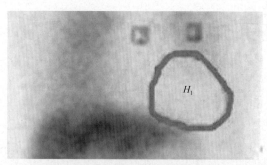

图 10-14　^{131}I-MIBG 早期显像（H_1）

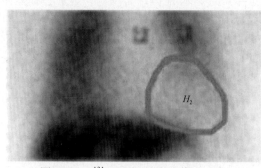

图 10-15　^{131}I-MIBG 延迟显像（H_2）

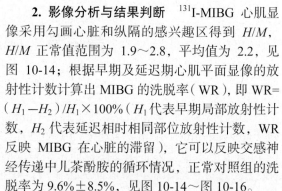

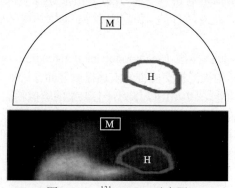

图 10-16　^{131}I-MIBG 示意图
H：心脏；M：纵隔

四、图像分析

（一）正常图像

SPECT 的图像显示心肌放射性分布均匀，与心肌血流灌注影像相似。

（二）异常图像

急性心肌梗死、缺血性心脏病、肥厚型心肌病、扩张型心肌病、糖尿病、充血性心力衰竭和其他一些病变均有心交感神经功能障碍的报道，表现为心脏交感神经功能异常或心肾上腺素能受体密度变化之间的关联。

案例 10-3

患者，男性，41 岁，24h 前出现阵发性心前区疼痛，血压为 170/110mmHg，ECG 示：Ⅱ、Ⅲ、aVF 呈 Q 波，频发室早。彩超检查示：下后壁室壁运动减低。MIBI 心肌灌注显像示：下后壁显像剂摄取减低（图 10-17）。

问题： 患者是否存在缺血或梗死心肌？缺血或梗死心肌范围、程度如何，需要进一步做什么检查？

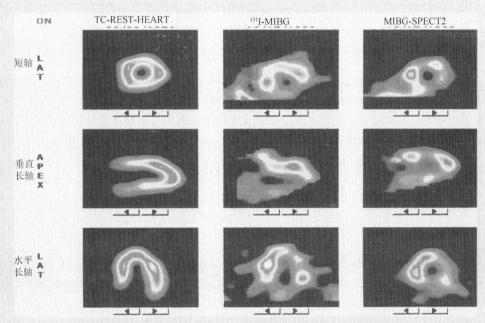

图 10-17　同一患者 MIBI 心肌灌注显像与 MIBG 心脏受体显像

第 1、2、3 列分别为 MIBI 心肌灌注显像 MIBG 心脏受体显像的 20min 和 4h 的短轴、垂直长轴和水平长轴图

分析： 心肌缺血发生后，心脏神经对缺血的反应早于心肌灌注，损伤范围大，不易短期恢复，并可持续数小时至数天。这种在心肌缺血再灌注后，心脏神经的异常可以持续较长时间的现象被称为心肌的"缺血记忆"。放射性核素标记的神经受体，可以用来进行显像。

本例患者 MIBI 心肌灌注显像示仅有下后壁显像剂摄取减低，而其他室壁正常，下后壁可能为缺血或梗死心肌。

MIBG 心脏受体显像示：外侧壁，下后壁及前壁中段放射性分布稀疏、缺损，H/M=1.29，洗脱率（washout）=38%。不仅可以证实下后壁存在缺血或梗死心肌，而且提示心脏损伤远不止下后壁，外侧壁及前壁中段也是缺血区。H/M=1.29＜1.60，提示患者高危。

五、临床应用

（一）急性心肌梗死

^{123}I-MIBG 所显示的急性心肌梗死放射性缺损区较 [201]Tl 的缺损区大，表明去神经区比梗死后的血流灌注缺损广泛。治疗后好转病例，[201]Tl 血流灌注的恢复比 ^{123}I-MIBG 快，表明去神经后再神经

支配的恢复比血流灌注的恢复要慢。而在未经治疗或治疗失败的病例中，患者进入慢性期后，由于侧支循环的形成，部分病例 ^{201}Tl 血流灌注显像可有少量恢复，但 ^{123}I-MIBG 显像缺损区却未见改善甚至有扩大趋势。通过心脏受体显像与灌注显像的比较，可以证明：①急性心肌梗死患者去神经区域明显大于血流灌注缺损区；②心肌梗死进入慢性期后，神经支配的恢复滞后于血流灌注的恢复；③治疗失败或病情加重的病例心肌梗死慢性期 ^{123}I-MIBG 缺损可更明显。上述病变说明 ^{123}I-MIBG 心肌受体显像可反映心肌梗死的疗效、预后和严重程度。

（二）缺血性心脏病

冠状动脉狭窄等缺血性心脏病患者受累血管所支配的心肌可表现为 ^{123}I-MIBG 摄取低下，即使在经治疗解除冠状动脉狭窄后的一段较长时间内，仍可观察到 ^{201}Tl 有填充而 ^{123}I-MIBG 显示放射性缺损区的不匹配现象。有可能是由于心肌壁长期缺血的状态造成其去神经变化，而其恢复过程也较为缓慢。因此有人提出，^{123}I-MIBG 心肌显像诊断心肌缺血病变有可能较 ^{201}Tl 等心肌血流灌注显像更为敏感。

（三）肥厚型心肌病

肥厚型心肌病 ^{123}I-MIBG 心肌显像的典型表现为肥厚心肌 ^{123}I-MIBG 的摄取低下和洗脱加速。表现为早期相肥厚心肌部位的放射性稀疏、缺损、H/M 值降低，延迟相的洗脱率增高，放射性稀疏、缺损更明显。这些变化尤其以心尖、下壁和室间隔下部最为明显，并与其病变程度、病程等密切相关。

（四）扩张型心肌病

扩张型心肌病对 ^{123}I-MIBG 的摄取与左心室射血分数、心排血指数和左心室内压力呈正相关，而其洗脱率与这些参数呈负相关。因此 ^{123}I-MIBG 心肌肾上腺能受体显像是客观评价扩张型心肌病分期的良好指标。

（五）充血性心力衰竭

充血性心力衰竭患者，心肌摄取 ^{123}I-MIBG 明显减低，提示其肾上腺素储存耗竭，符合充血性心力衰竭的病理生理表现。而心肌这种摄取 ^{123}I-MIBG 的异常可随着病情好转而逐渐趋向正常，或由于病情的恶化而进一步加剧，故具有预测病情、反映治疗效果和预示预后甚至直接判断患者能否存活的作用。心肌摄取 ^{123}I-MIBG 的能力与心力衰竭的预后呈相反关系。H/M 是判断预后的强有力的指标。

（六）糖尿病

糖尿病病程中是否侵犯心脏自主神经对其预后的判断极为重要。其交感神经功能评价以 ^{123}I-MIBG 显像为首选方法。与正常对照相比较，糖尿病不伴有自主神经功能损害者的心肌摄取 ^{123}I-MIBG 为正常者的 60%，而糖尿病伴有自主神经功能损害的心肌摄取 ^{123}I-MIBG 仅为正常者的 44%，相比之下差异非常显著。

第四节　心血池与心脏功能显像

一、显　像　原　理

（一）平衡法门控心血池显像

静脉注射能够暂时稳定存在于血液循环内且不逸出血管的显像剂，经过 15~20min 使其在血液中充分稀释、混合并达到平衡后，心室内血液容量（即容积）变化就与血液中显像剂放射性计数变化成正比，此时用核医学显像设备进行成像可获得心室血液容积影像，也称为平衡法心血池显像（equilibrium radionuclide angiocardiography，ERNA）。

以受检者自身的心电图信号（R 波）作为 γ 照相机门控装置的触发信号启动采集程序，并将一个 R—R 间期（即一个心动周期）分成若干等份（一般分成 16～64 帧，最常选用 24 帧）进行自动、连续采集，这样以 R 波为起点，就可以获得一个心动周期内心室内显像剂放射性计数（即血液容积）变化的系列影像。由于一个 R—R 间期时间很短，又把 R—R 间期分成若干等份，所以每一等份所获得的图像放射性计数较少，不能获得清晰图像。为此，需要连续采集数百个心动周期，并将每个心动周期相同时相的计数信息进行叠加，最终获得清晰的、从心室收缩末期到舒张末期一个心动周期的系列影像。因此，该技术被称为平衡法门控心血池显像。将所获得的系列影像在计算机显示器上连续播放时，可获得心脏收缩至舒张的动态电影影像，可以直观心腔形态及左、右心室室壁运动情况（图 10-18～图 10-20）。

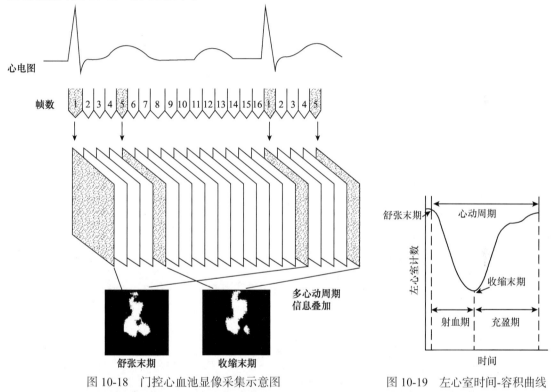

图 10-18 门控心血池显像采集示意图　　　　图 10-19 左心室时间-容积曲线

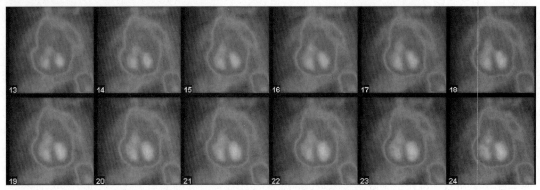

图 10-20   平衡法门控心血池显像（左前斜位 45°）

（二）首次通过法心血池显像

通过在肘静脉弹丸式注射显像剂后，立即启动 γ 照相机进行快速心血管动态照相，记录显像剂通过上腔静脉、右心房、右心室、肺动脉、肺、左心房、左心室并流入主动脉的全过程。利用 ROI 技术勾画出左或右心室，经计算机处理分析，可获得显像剂首次通过左、右心室的系列影像及心室容积曲线（图 10-21），并进一步得到多项心功能参数。目前还可使用 ^{99m}Tc-MIBI 心肌灌注显像剂在注射同时作首次通过法心血池显像，然后进行心肌显像。也可采用门电路首次通过法显像，即在心电图 R 波触发下叠加多个心动周期数据形成一个有代表性的心动周期进行分析，待显像剂在循环中达到平衡后还可再行平衡门电路法心血池显像。但该法对注射弹丸技术及仪器灵敏度的要求较高，显像剂注射剂量较大（1ml 内显像剂活度在 740MBq 以上），且不能进行多体位显像，因此临床应用较少。

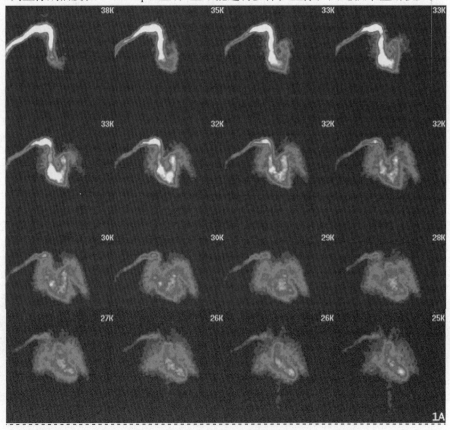

图 10-21   正常首次通过法心血池显像系列动态图

二、显 像 剂

（一）⁹⁹ᵐTc-人血清白蛋白

⁹⁹ᵐTc-人血清白蛋白（HSA）在血液内滞留时间相对较短加之本身为蛋白质制剂，故临床应用受到限制，未能得到广泛应用。

（二）⁹⁹ᵐTc-标记红细胞

⁹⁹ᵐTc-标记红细胞（⁹⁹ᵐTc-RBC）临床上最为常用，静息显像注射剂量为 740～925MBq/70kg（20～25mCi/70kg），负荷显像可增加到 925～1110MBq/kg（25～30mCi/70kg）。

三、显 像 方 法

本节主要介绍平衡法门控心血池显像。

（一）患者准备

静息显像患者无需特殊准备。负荷显像时，患者显像前最好禁食 3～4h，并且临床状况稳定、无运动负荷或药物负荷禁忌证。

（二）采集体位

患者一般采取仰卧位，探头常规取左前斜位30°～45°（LAO 30°～45°）采集数据。该采集体位一般能将左、右心室最佳分隔开。有时需要根据患者心脏的扩大情况适当调整探头采集角度，如左心明显扩大，应减小度数，但最终以左、右心室最佳分隔为准。另外，LAO 采集时增加探头尾角 10°～20° 可有助于房和室分开、减少放射性重叠，特别是对于垂位心的患者。根据所需要观察的左心室室壁运动部位情况增加采集体位，如前后位（ANT）、左前斜位70°（LAO 70°）或左侧位（L-LAT）。

（三）采集条件

1. 采集参数 选用低能通用型准直器，采集矩阵 64×64，zoom 为 1.3～2.0。能峰设置为140keV，窗宽±20%。

2. 心电图门控采集

（1）胸部电极：患者连接心电图电极，应用心电图 R 波进行触发采集，一般采用胸部三导联电极：即左右锁骨下各置一枚电极，下胸部左侧或右侧一枚电极。

（2）采集计数：一般选用帧式（frame mode）采集法，连续采集 300～500 个心动周期，或采集总计数达到 600～800k 计数。每个心动周期通常分成 16～64 帧。帧数采集越多，时间分辨力越好。为节省采集时间，应根据检查目的进行不同设置，为有利于计算心室各项功能，参数最常取 24 帧；若仅观察室壁运动，取 16 帧即可；若想准确测量舒张期功能参数，最好取 64 帧。

（3）心率窗设置：因为每个心动周期的心率不可能完全相等，故需设置可接受的心动周期范围。一般取平均心率±（10%～15%），凡心动周期在此范围内的计数均记录，否则被剔除，以保证多个心动周期均是大致相同时相的信息进行叠加，确保信息的准确。极度心律不齐患者不适合做此项检查。

3. 图像处理 首先确认图像质量和采集过程中患者有无移动，然后利用图像处理工作站配置的专用软件包进行处理。一般选取左、右心室分隔最好的 LAO 45° 采集数据，利用自动法、半自动法或手动法勾画心室的 ROI 进行定量分析，临床上最常应用半自动法进行定量分析，目的是保证正确选择舒张末期和收缩末期图像以及 ROI 勾画的准确性。

（四）断层显像

受检者取仰卧位，采用 SPECT 断层采集程序，探头从 RAO 45° 至 LPO 45° 采集 180° 数据，频率为 6° /帧，共 30 个角度，至少采集 20 个心动周期/每个角度，以心电图 R 波作为触发信号，将每个心动周期等分为 8～10 帧。预置心动周期可接受的范围为平均心率±15%。采集数据重建为水平长轴、垂直长轴和短轴图像，并可用心室容积测量程序获得心室舒张末期和收缩末期容积。该法除了可以获得心室大小、室壁运动和各项心功能参数外，还避免了平面显像时的房室重叠问题，尤其是测定 RVEF 更为准确。缺点是采集时间相对长和断层采集，不能进行运动负荷显像。

四、图 像 分 析

（一）室壁运动

通过心动电影可以直观地显示心室各壁的收缩、舒张运动，正常室壁运动（wall motion）是各节段心肌协调均匀地向心收缩和向外舒张。前位像可观察前壁、心尖节段运动情况；左前斜位像可观察间壁和后侧壁运动情况；左侧位和左后斜位可提供下壁和后基底节段收缩情况。

通常将局部室壁运动（regional wall motion）分为正常、运动减低（hypokinesis）、无运动（akinesis）和反向运动（dyskinesis）四种类型（图 10-22）。反向运动又称矛盾运动，指心脏舒张时病变心肌向中心凹陷，收缩时向外膨出，与正常室壁运动方向相反，是诊断室壁瘤的特征性影像。

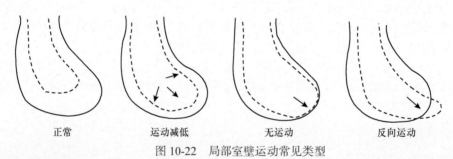

| 正常 | 运动减低 | 无运动 | 反向运动 |

图 10-22　局部室壁运动常见类型

（二）心室功能测定

一般通过勾画左室或右室的 ROI 以获得心室的时间-放射性曲线。该曲线代表了左或右心室的容积曲线，根据该曲线可获得多项心室功能参数。为避免左、右心室放射性重叠而影响定量分析，应选取左、右心室分隔清晰的 LAO 图像。时间-放射性曲线在时相上分为射血期和充盈期，起始部的放射性反映舒张末容积（EDV），曲线最低点的放射性表示收缩末容积（ESV）。根据此曲线可算出各项的心功能参数。

1. 心室射血分数（ejection fraction，EF）　是最重要和最常用的心室收缩功能指标，即心室每搏量占心室舒张末期容积的百分比。目前国际公认的 EF 正常值为：静息 LVEF≥50%，变化范围在 50%～80%；RVEF≥40%，变化范围在 40%～65%。运动负荷试验测定值应较静息值升高 5% 以上。EF 的计算公式如下：

$$EF(\%) = \frac{心室舒张末期计数 - 收缩末期计数}{心室舒张末期计数 - 本底} \times 100\%$$

将 LAO 45° 心室影像从几何中心分成 5～8 个扇区，根据每个区域的容积曲线可以计算出每一个区域的 EF 值，即局部射血分数（regional ejection fraction，REF），见图 10-23。正常人一般下壁心尖段＞70%；后侧壁为 55%～70%；间壁为 40%～55%。

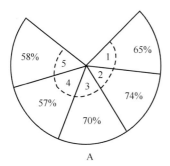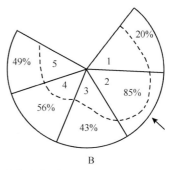

图 10-23　局部射血分数示意图
A. 正常；B. 异常

2. 1/3 射血率（1/3 ejection rate，1/3ER）　前 1/3 射血期的平均射血率射出血量占 EDV 的比值，单位是 EDV/s，反映快速射血期射血效率，正常参考值为（21.0±5.0）%（图 10-24）。

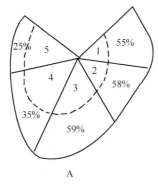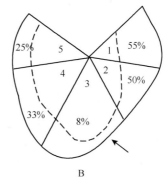

图 10-24　心室轴缩短率示意图
A. 正常；B. 异常

3. 高峰射血率（peak ejection rate，PER）　指曲线从最高点下降至最低点间的最大斜率，即心室射血期的最大容积变化速率，单位是 EDV/s，代表心室收缩功能，正常参考值为 2.85±0.37。

4. 高峰充盈率（peak filling rate，PFR）　指心室充盈期的容积最大变化速率，是最常用的心室舒张功能指标，单位是 EDV/s，静息参考值为 2.63±0.5。

5. 高峰充盈时间（time of peak filling rate，TPFR）　是心室开始充盈至到达高峰所经历的时间，单位是 ms，正常参考值为（181±23）ms。

（三）相位分析

心血池影像的每一个像素都可以生成一条时间-放射性曲线，根据傅里叶变换（Fourier transform）的基本原理，对时间-放射性曲线进行正弦拟合，选择其中的参数独立处理可以重建成心室的功能图像，如振幅图（amplitude image）、相位图（phase image）、相位直方图（phase histogram）和时相电影（phase cine），这几种参数图像可用来反映心室各局部的收缩功能、收缩协调性和心脏内激动传导等状况，此类的分析方法称为相位分析（图 10-25）。另外，还可以获得每搏量影像（stroke volume image）、矛盾（反向）运动影像（paradox image）等功能图像。

1. 相位图（phase image）　是将每一像素的时相（即开始收缩的时间）用不同的灰度或彩色色阶表示所获得的图像，代表局部心肌开始收缩的时间。房、室收缩的时间明显不同，故在图像上颜色差别很大、对比鲜明。由于左右心室收缩开始的时相基本相同，所以左右心室色阶分布基本相同。近间隔处、左右心室流出道口附近色阶分布与心室可能稍有不同。

2. 相位直方图（phase histogram）　为相同时相的像素个数的频率分布图，纵坐标为相同时相的像素个数,横坐标为不同时相的相位角度数(一般以 0°～360° 表示)。正常时呈双峰显示,心室峰高而窄,心房及大血管峰低且较宽,两峰的时相度数相差近 180°。心室峰在横坐标上的宽度称为相角程(phase shift),代表心室内最早收缩的像素与最后收缩的像素之间的时间差别,是反映心室收缩协调性的重要指标,正常值一般小于 65°。

3. 振幅图(amplitude imaging) 用不同灰度或彩色色阶表示心肌各部位的收缩幅度大小,色阶越高表示收缩幅度越大。心房及大血管与心室和左、右心室之间的色阶差别比较明显,心室较心房及大血管的色阶高,右心室低于左心室。LAO 体位,正常时左心室色阶形状呈反 "C" 形,中部偏外侧色阶最高,邻近部位色阶逐渐减低。

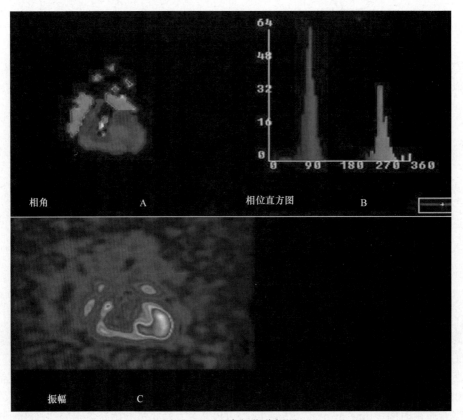

图 10-25 正常相位分析图

4. 时相电影(phase cine) 将心脏各部分像素的时相按时间顺序用黑色或白色点显示,以电影的方式连续显示,反映依次收缩及其传导的过程,称为时相电影。正常心室收缩的兴奋点起始于室间隔基底部右侧,然后兴奋点沿间隔壁下行并迅速传遍整个心室,最后消失于左、右心室的后基底部,右心室的兴奋稍早于左心室。根据左、右两心室光点显示的顺序和消失的变化过程,对心脏激动传导做出分析。

> **案例 10-4**
>
> 患者,男性,69 岁。因活动后胸憋、气短 20 天,加重 1 天入院。患者既往史:既往糖尿病病史 9 年,平素予胰岛素治疗。体格检查:心率为 110 次/分,血压为 109/70mmHg,心音略弱,律齐,各瓣膜区无杂音。心肌酶正常,BNP 明显升高。心电图示:ST 段 $V_1～V_5$ 下移 0.05～0.1mV,T 波倒置。心脏超声示:左心室增大,左室收缩功能减低,左室射血分数(LVEF)45%。入院后诊断为冠心病,心功能 Ⅲ 级(NYHA)。为明确患者心功能、室壁运动及室壁运动同步情况行 ^{99m}Tc-RBC 平衡法心血池显像。

问题：^{99m}Tc-RBC 平衡法心血池显像方法的临床应用是什么？患者 ^{99m}Tc-RBC 平衡法心血池显像异常如何判断？

分析：门控心血池显像能够全面地评价左、右心室收缩和舒张功能，可应用于心脏收缩和舒张功能不全的诊断。

慢性心力衰竭是临床常见危重疾病，心力衰竭是患者常存在室间和（或）左室内机械性运动不同步。心脏再同步化治疗（CRT）能有效治疗心力衰竭，改善症状、降低死亡率。临床实践中发现，部分心力衰竭患者对 CRT 治疗效果并不理想，因此，术前准确预测 CRT 疗效是目前临床尚需解决的问题。门控心血池显像利用相位分析技术可反映左、右心室间收缩的同步性，通过相角程量化心室运动同步性。相角程越大说明心室收缩同步性越差，这类心力衰竭患者行 CRT 治疗效果通常较好。临床初步应用表明门控心血池显像相位分析是预测心力衰竭患者再同步化治疗效果及其疗效评估有前景的方法。

该患者 ^{99m}Tc-RBC 平衡法心血池显像检查表现：左室各室壁运动弥漫性减弱，未见反向运动，振幅图见心尖、前壁及间壁色界明显降低，相位图上显示各室壁运动均减低，相位直方图示心室峰呈双峰，相角程增宽，左室射血分数明显减低（LVEF 30%）。提示：左心室收缩功能降低，心室收缩不同步（图 10-26）。

本病例经 ^{99m}Tc-RBC 平衡法心血池显像确定左心室收缩功能降低，心室收缩不同步。为临床提供了再同步化治疗的依据。

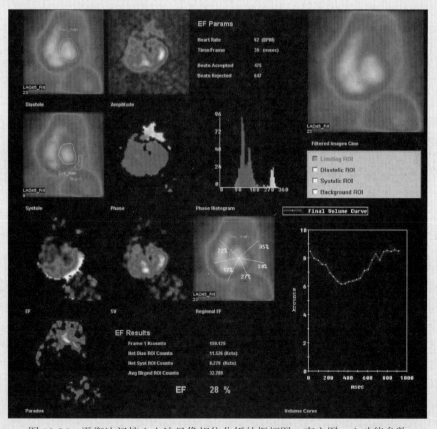

图 10-26 平衡法门控心血池显像相位分析的振幅图、直方图、心功能参数

五、临床应用

核素心血池显像可获得左右心室各项心功能的参数，观察心室壁运动，通过相位分析还可显示心肌收缩力、收缩顺序和协调性，直接提示缺血部位、范围及室壁瘤形成，是判断心肌缺血、准确评估心脏功能的重要方法。

（一）心肌缺血

冠心病心肌缺血患者，随着病程的发展，多数可由早期静息心脏功能指标正常、负荷态心功能指标降低，进展到静息态室壁运动障碍、心功能指标降低。对无症状心肌缺血患者，节段性室壁运动异常、局部射血分数减低特别是在负荷试验后出现的射血分数减低，是诊断心肌缺血的重要依据，其灵敏度最高可达 90%，并可对冠状动脉病变部位进行定位。心肌病和心脏瓣膜病患者，虽然运动负荷可导致整体 EF 值下降和心室相角程增宽，但很少出现局部室壁运动和局部功能的异常。

冠心病患者相角程增宽可先于 EF 值降低出现；心室舒张功能受损可早于收缩功能，因此左室舒张功能的测定对诊断冠心病更为重要，在 LVEF 值正常的冠心病患者中，有 70%～80% 的患者 PFR 不正常。在急性心肌梗死患者中，LVEF 明显降低。

（二）冠心病的疗效评价和预后估计

核素心脏功能测定能准确反映心室收缩功能、顺应性、协调性及室壁运动，方法简便、无创伤，结果可靠，重复性好，可用于判断病情的严重程度、预测心脏事件的发生、评价药物和手术疗效、选择手术时机和估计预后。通常运动负荷后左心室 EF 下降程度与冠状动脉造影所示的严重程度成正比，对于症状较轻，无左心室功能障碍的冠心病患者，门控心室显像时出现明显的运动诱发心脏缺血征象可以提供独立的预后信息，特别是有一支或两支血管病变的情况。运动负荷门控心室显像出现左心室功能受损和严重缺血的患者，其未来的心脏事件发生率较高。心肌梗死早期以及在溶栓治疗前及溶栓期间，测定 LVEF 是反映病情程度和预后的重要指标，在梗死后最初 24h，LVEF≤30% 的患者中，50% 会发生心力衰竭或死亡，其死亡率是 EF 值>30% 患者的 9 倍。相反，较高 LVEF 值的患者，急性期死亡率仅为 2%。在心肌梗死的恢复早期，出院前静息 LVEF 为 40% 或更低者，将有力地指示进一步心脏事件或死亡可能，其年死亡率随 LVEF 的下降呈指数上升。通过时心绞痛患者的随访也发现，LVEF<40% 者比其正常者死亡率大 14 倍。在冠状动脉搭桥手术适应证的选择和术后疗效评价中，LVEF 正常者，死亡率仅为 4%，LVEF 值<30% 的患者，手术风险显著升高，死亡率可高达 55%。术后 LVEF 值的明显改善，是治疗有效的重要指标。

（三）室壁瘤的诊断

室壁瘤是由于心肌梗死后坏死心肌在心腔内压力的长期作用下向外膨出形成，它隐藏着室壁破裂的危险性。目前的无创伤性诊断方法中门控心肌灌注断层显像对室壁瘤诊断的准确性较高。尤其对心尖部及前壁室壁瘤的诊断符合率达 95%，也可用于鉴别左心室真性与假性室壁瘤。室壁瘤的典型影像学表现为心室影形态失常，心动电影示局部有反向运动，呈囊袋状膨出；局部射血分数减低，心室轴缩短率呈负值；相位图示局部时相明显延迟；相位直方图上在心室峰与心房峰之间出现附加峰，相角程明显增宽。心肌灌注断层显像表现为心尖部大片缺损区，由于瘤体使心尖部的心腔扩大，使心脏基底心腔显得相对狭小，造成水平长轴影像呈倒"八"字形改变。

（四）心力衰竭的诊断及预测再同步化治疗效果

1. 心力衰竭的诊断 由于门控心血池显像能够全面地评价左、右心室收缩和舒张功能，可应用于心脏收缩和舒张功能不全的诊断。中国心力衰竭协会已将核素心室造影检查作为左室舒张功能障碍性心力衰竭的诊断标准之一，其标准为：LVEF 正常，PER 正常（>2.5EDV/s），PFR 降低，1/3FR 降低。

2. 预测心力衰竭患者再同步化治疗效果及其疗效评估 心力衰竭患者常存在室间和（或）左室内机械性运动不同步。心脏再同步治疗（cardiac resynchronization therapy，CRT）能有效治疗心力衰竭，改善症状、降低死亡率。临床实践中发现，部分心力衰竭患者对 CRT 治疗效果并不理想，因此，术前准确预测 CRT 疗效是目前临床尚需解决的问题。门控心血池显像利用相位分析技术可反映左、右心室间收缩的同步性，通过心室内最早收缩与最晚收缩的时间差（相角程）量化心室运动同步性。相角程越大说明心室收缩同步性越差，这类心力衰竭患者行 CRT 治疗效果通常较好。CRT 治疗后如果相角程较术前变小，表明 CRT 治疗效果好；CRT 治疗后如果相角程无变化，提示疗效欠佳。临床初步应用表明门控心血池显像相位分析是预测心力衰竭患者再同步化治疗效果及其疗效评估的方法。

（五）心肌病的辅助诊断

核素心血池显像有助于鉴别诊断各种心肌病。其中扩张型心肌病心室显像表现为双侧心腔明显扩大，LVEF 和 RVEF 均明显降低，室壁运动呈广泛性减低，不呈节段分布；相位图或振幅图上呈现补丁样或花斑样改变。而缺血性心肌病多表现为节段性室壁运动异常且右心室功能相对完好。肥厚型心肌病的典型改变为左心室腔变小变形，肥厚的心肌壁影使左心室血池周围形成一圈显像剂分布空白区，尤其是左、右心室之间更明显，但 LVEF 正常或增高，呈高动力收缩功能，特别是 1/3EF 增高，射血期延长，约 80% 的患者舒张期快速充盈功能受损，顺应性降低，PFR 和 1/3ER 下降。致心律失常的右心室心肌病则主要表现为右心室扩大、右心弥漫性或局限性室壁运动异常，其诊断灵敏度达 94.3%。

（六）瓣膜性心脏病

对于瓣膜性心脏病，二维超声心动图可对瓣膜的解剖结构、心室的几何学特征和心室功能进行评价，是最常用的诊断手段。核素心血池显像的主要应用价值在于对左心室和右心室的功能进行定量分析，以便对主动脉及二尖瓣反流、二尖瓣关闭不全患者进行术前评价（包括可否行瓣膜修补术或置换术）、疗效判断和预后估计。二尖瓣关闭不全不仅会加重左心室容积负荷，而且会加重肺动脉高压导致右心室的压力负荷增加。有研究发现同时伴有左、右心室功能异常者预后明显差于仅有左心室功能异常的患者，而且右心室功能的信息能进一步提高对疾病预后的判断。超声心动图检查虽可估计肺动脉压力，但不能准确评价右心室功能。

（七）慢性阻塞性肺疾病与肺源性心脏病

慢性阻塞性肺疾病（chronic obstructive pulmonary disease，COPD）常见于左心功能正常、右心室功能障碍和心腔扩大，而与左心衰有关的肺血管充血通常多见合并有左心室增大或左心功能异常。由于 RVEF 高度依赖于后负荷，在右心室本身无疾病的 COPD 患者，静息时 RVEF 低于 35% 是指示肺动脉高压的一个较敏感的指标。在 COPD 或肺源性心脏病患者中，大多有 RVEF 减低，右心室功能障碍与肺通气功能损伤程度和低氧血症有关。

（八）心脏传导异常

相位分析可以显示心肌激动的起点和传导的途径，对判断其传导异常有重要价值。当束支传导阻滞时，表现为阻滞的心室时相延迟，相位图上色阶发生改变，相角程增宽，左、右心室峰分界清楚，甚至心室峰出现双峰。预激综合征时表现为预激的起点和旁路部位时相提前，相位图色阶改变，相角程有不同程度的增宽，其诊断符合率约为 90%。通过时相电影显示能更直观地显示传导异常的部位、范围及程度。

（九）化疗对心脏毒性作用的监测

许多化学药物尤其是抗肿瘤药物，对心脏具有严重的毒副作用，会引起充血性心力衰竭和心室功能紊乱，最终导致患者死亡。核素法心功能测定是评估和监测心脏损害、指导停药时间和用药累积剂量的重要手段。其最常用的监测指标为 LVEF，但舒张期功能障碍的监测可能是反映心脏毒性作用更灵敏的指标，通常可以在临床症状出现之前发现心脏中毒的情况，且心脏功能损害程度与使用药物的累积剂量密切相关，许多临床医师允许 EF 值降至 45% 以下，而不低于 30% 时停止化疗。

第五节　急性心肌梗死灶 ^{99m}Tc-PYP 显像

一、急性心肌梗死灶显像原理

某些标记化合物静脉注射后能迅速被急性梗死的组织所摄取，使急性梗死的心肌以"热区"显示，而正常心肌及陈旧性梗死的心肌则不显影，故也称为心肌"热区"显像或亲心肌梗死显像。

急性梗死心肌摄取 ^{99m}Tc-焦磷酸盐（^{99m}Tc-PYP）的机制现认为急性心肌梗死后，钙离子迅速进入病灶，并在坏死心肌细胞的线粒体内形成羟基磷灰石结晶沉积下来，而 ^{99m}Tc-PYP 通过与该结晶进行离子交换或化学吸附或者以与钙离子相似的方式聚集在不可逆性损害但仍有残留血液灌注的心肌细胞内，从而使梗死病灶显影。其最大蓄积是在有中度血流减低（30%～40%）及心肌组织至少 3g 坏死的区域。

二、急性心肌梗死灶显像剂

^{99m}Tc-焦磷酸盐（^{99m}Tc-PYP）。

三、显 像 方 法

（一）患者准备

患者无需特殊准备。

（二）显像方案

平面采集一般采用前位、左前斜位和左侧位。

（三）图像采集及处理

1. 平面　静脉注射 ^{99m}Tc-PYP 555～740MBq（15～20mCi）后 2h，应用高分辨、低能平行孔准直器在心前区行平面显像，能峰为 140keV，窗宽 20%，采集矩阵 128×128，放大 2 倍。

2. 断层　也可应用 SPECT 行断层显像，以助于发现深部病变，避免前后位置重叠，同时可以进行定量分析。

四、图 像 分 析

（一）正常图像

正常心脏部位无明显放射性浓集，只有肋骨、胸骨和脊柱显影（图 10-27）。

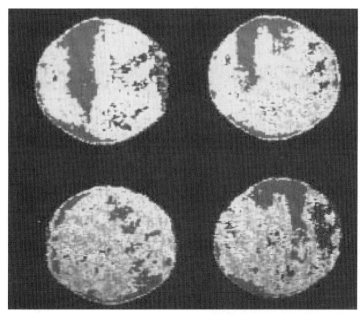

图 10-27　正常 ^{99m}Tc-PYP 心肌平面图

（二）异常图像

Willer 和 Parkey 提出根据心肌中放射活性高低分为 5 级：

0 级：心肌部位无放射活性。

1 级：心肌可疑或有很低的放射活性。

2 级：心肌放射活性低于胸骨的放射性强度。

3 级：心肌放射活性等于胸骨的放射性强度。

4 级：心肌放射活性高于胸骨的放射性强度。

一般 2 级以上为阳性。

五、临床应用

（一）^{99m}Tc-PYP 显像适应证

（1）原有心电图异常可能掩盖急性心肌梗死的心电图表现：如完全性左束支传导阻滞、陈旧性心肌梗死、心室起搏等。

（2）老年性无痛心肌梗死，心电图和酶学无法确诊者。

（3）症状发作后 48h，心肌酶学检查已恢复正常。

（4）范围小的非穿壁性心肌梗死，心电图检查有困难。

（5）右室梗死，多与下壁心肌梗死同时存在。

（6）在陈旧性心肌梗死基础上急性再梗死的诊断。

对于急性心肌梗死探测的灵敏度取决于梗死后显像的时间，通常在发生胸痛后 4～8h 即可出现阳性，5 天内可持续显影，48～72h 内阳性率最高，2 周左右转为阴性，在发病后 2 周内的阳性率为 95% 左右，特异性大于 90%。尽管有许多因素影响 ^{99m}Tc-PYP 显像，但 ^{99m}Tc-PYP 阳性显像检测心肌梗死的敏感性为 90%～95%，假阴性率不到 4%。

（二）^{99m}Tc-PYP 急性梗死灶心肌显像

此检查还有助于急性梗死灶大小及预后的估计、不稳定型心绞痛患者的评价等。

案例 10-5

患者，男性，62 岁。10 个月前胸痛发作,2 次，休息后好转，2h 前突发心前区压榨性剧痛，伴大汗、胸闷、气短、恶心、呕吐、面色苍白。体格检查：BP100/75 mmHg，口唇发绀，心界向左扩大，双肺底可闻及细湿啰音，心率 70 次/分，心尖部可闻及 Ⅱ 级收缩期吹风性杂音。心肌酶正常。

ECG 检查示：窦性心率，一度房室传导阻滞，$V_4 \sim V_6$ ST 段弓背抬高 0.1～0.25mV，完全性左束支传导阻滞，左心室肥厚。

UCG 检查示：左室内径 75～74mm，前侧壁运动左室减弱，左心室心尖室壁瘤，舒张末容积 60%，二尖瓣中、重度反流。

左室造影示：左室下、后壁运动消失，余左室各节段室壁运动均明显减弱，EF 25%。

CAG：LAD 起始 100%狭窄，RCA 全程散在斑块。

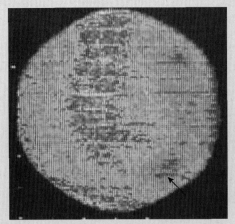

^{99m}Tc-PYP 显像提示在 ANT 位显像图上于胸骨、剑突左侧可见 3 级以上的放射性浓聚区。提示为左心室急性下壁心肌梗死灶（图 10-28）。

图 10-28　^{99m}Tc-PYP 急性心肌梗死阳性显像平面图

问题：

1. ^{99m}Tc-PYP 亲心肌梗死显像异常如何判断？
2. ^{99m}Tc-PYP 亲心肌梗死显像需注意什么？

分析：

1. Willer 和 Parkey 提出 ^{99m}Tc-PYP 急性梗死灶心肌显像根据心肌中放射活性高低分为 5 级：

0 级：心肌部位无放射活性。

1 级：心肌可疑或有很低的放射活性。

2 级：心肌放射活性低于胸骨的放射性强度。

3 级：心肌放射活性等于胸骨的放射性强度。

4 级：心肌放射活性高于胸骨的放射性强度。

一般 2 级以上为阳性。

2. 心肌梗死灶显像要注意几个问题。①心肌坏死的程度和范围：心肌组织至少坏死 3g 在平面显像才能显影，而应 SPECT 检测，则坏死 1g 的心肌组织即可以被检出。SPECT 显像，对心内膜下梗死、小的梗死（无 Q 波）的检测也有一定意义。②梗死发作时间：心肌梗死后 12h 心肌可以显影，48～72h 内显影最浓，2 周后转阴性。③部位：前壁、下壁、侧壁的梗死易于诊断，而后壁、右室及心内膜下心肌梗死的判断要慎重。④有一些疾病可影响病灶的判断，如胸壁的疾病（乳房、肺、胸壁和皮肤疾病）、心绞痛、心肌炎、心肌病、电损伤、心包炎及血池放射性的延迟清除等均可影响心肌 ^{99m}Tc- PYP 的摄取。

第六节　双下肢深静脉显像

一、双下肢深静脉显像原理

从足背静脉注入放射性示踪剂，以大视野 γ 照相机进行即刻动态显像和延迟显像，观察放射性示踪剂从足背静脉至腓静脉、腘静脉、股静脉、盆腔静脉和下腔静脉的全过程，据此判断下肢深静脉的通畅与否及侧支循环的形成情况。显像剂一般应用 ^{99m}Tc 大颗粒聚合白蛋白（MAA），一次注射可同时进行下肢深静脉显像和肺灌注显像，更适用于急性肺栓塞患者的诊断需要。

二、双下肢深静脉显像剂

显像剂主要有 ^{99m}Tc-MAA、^{99m}Tc 标记红细胞、^{111}IN 标记自身血小板、核素标记抗血小板抗体、^{99m}Tc 标记 T2G1S 抗纤维蛋白抗体、纤维蛋白特异的单克隆抗体 ^{99m}Tc-SZ-51 及放射性核素标记的结合血栓多肽等。其中以 ^{99m}Tc-MAA 最常用。

三、显 像 方 法

（一）患者准备

患者无需特殊准备。

（二）图像采集

（1）患者取仰卧位，探头置于双下肢之上，探测距离以不妨碍探头移动至胸部为宜。用弹力绷带包扎加压于膝关节至踝关节之间，使下肢浅静脉回流受阻。

（2）^{99m}Tc-MAA 的用量为 185～370MBq（5～10mCi），稀释至 10ml，平均分装于两支相同的注射器，自双侧足背静脉同时等速缓慢推注等量显像剂，同时启动大视野 γ 照相机，以 40cm/min 的速度动态采集示踪剂在下肢深静脉的回流过程影像。

（3）嘱患者活动双下肢，5min 后再进行延迟显像，观察双下肢深静脉内有无放射性物质滞留。

（4）下肢静脉采集结束后，采集常规肺灌注影像，以了解有否肺栓塞情况。

四、图 像 分 析

（一）正常图像

双下肢注射显像剂后，动态显像可见腓静脉、腘静脉、股静脉、盆腔静脉和下腔静脉依次显影，分布对称而均匀，静脉形态连贯，髂静脉向上汇合成下腔静脉，血管壁边缘光滑、整齐，充盈良好，无侧支循环形成；松开止血带后的延迟相可见局部无显像剂滞留，肺灌注影像上无显像剂分布的稀疏和缺损（图 10-29）。

（二）异常图像

根据静脉病变程度及血栓形成时间不同，可出现深静脉不显影或呈放射性稀疏，侧支循环的出现，延迟显像可见局部放射性的"热点"等，如伴有肺栓塞时，可见肺灌注缺损的表现。

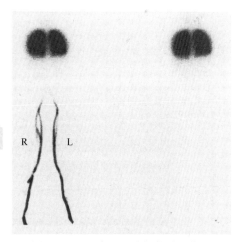

图 10-29　正常双下肢深静脉显像图

1. 下肢深静脉阻塞　阻塞部位静脉影像中断，阻塞部位远端血管形态扩张，可见侧支循环自远端绕过阻塞处。髂总静脉阻塞时，可见两侧髂内静脉的交通支。由于 ^{99m}Tc-MAA 可黏附于新鲜血栓，因此，血栓性静脉炎或其他原因引起的静脉血栓形成，延迟显像可见局部放射性滞留。

2. 静脉瓣膜功能不全　表现为静脉形态迂曲、扩张，粗细不均匀，呈串珠样改变，延迟显像可有放射性滞留。在排除止血带未能阻断浅静脉回流的可能性后，可对静脉瓣膜功能不全进行诊断。

五、临 床 应 用

1. 下肢深静脉血栓形成的诊断　双下肢深静脉显像可以对各种原因引起的下肢深静脉血栓形成进行定位诊断，鉴别新鲜血栓和陈旧血栓，并对溶栓治疗的效果进行监测。下肢静脉血栓表现为病侧深静脉中断或明显变细，一支或多支侧支循环血管出现，远端可有放射性物质的滞留，有时伴有静脉扩张，延迟显像可见局部放射性的"热点"出现；双下肢深静脉显像可对溶栓治疗效果进行监测，方法简便、无创，且可重复进行，为临床治疗提供客观依据。

2. 静脉瓣膜功能不全的辅助诊断。

3. 大隐静脉剥脱术前，了解深静脉是否通畅。

案例 10-6

　　患者，男性，76 岁。股骨颈骨折术后 10 日，突觉双下肢肿胀、疼痛，表面皮肤发热，下肢抬起困难。体检双下肢肿胀，足背按之凹陷，局部皮肤发热，双肺呼吸音清。X 线胸片检查示双肺正常。

　　双下肢深静脉显像（图 10-30）可见双下肢深静脉不显影，并可见有多个放射性浓聚点。诊断为双下肢深静脉血栓形成。肺灌注显像（图 10-31）可见明显的放射性分布稀疏、缺损。

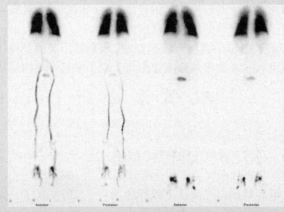

图 10-30　双下肢深静脉血栓显像图

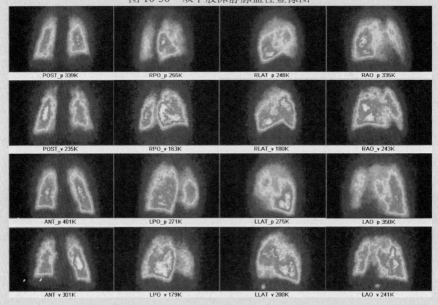

图 10-31　肺灌注显像前位、后位图

问题：

1. 双下肢深静脉显像的适应证是什么？
2. 双下肢深静脉显像对下肢深静脉血栓的诊断优势是什么？

分析：

1. 下肢深静脉显像的适应证　下肢血栓性静脉炎的诊断；其他原因引起的下肢深静脉血栓形成，如外伤、妊娠、长期卧床等；大隐静脉剥脱术前，了解深静脉是否通畅；下肢深静脉瓣功能不全的辅助诊断。

患者有长期的卧床病史，双下肢深静脉可见多个放射性浓聚点，符合深静脉血栓形成的图像特点。而且该患者肺灌注显像上有肺栓塞的表现，表明下肢的血栓来源于下肢深静脉。

2. 下肢深静脉显像优势　与下肢静脉造影属于创伤性检查，而核素下肢深静脉显像可与肺灌注显像一次完成，简便易行，同时对下肢深静脉血栓形成有较高的诊断准确性。国外报道：下肢深静脉显像诊断下肢静脉血栓形成的敏感性为88.2%，特异性为77.0%。国内的研究资料认为，下肢深静脉显像与下肢静脉造影的符合率为90%。

（王相成　王雪梅　武志芳　李思进）

思 考 题

简述心肌血流灌注显像的临床应用。

本 章 小 结

1. 心肌灌注显像和心肌葡萄糖代谢显像是判断心脏血流灌注和心肌细胞存活的功能性手段，在评价冠状动脉的储备功能、诊断心肌缺血和急性心肌梗死、判断心肌细胞活力等方面具有独特的临床价值。

2. 心血池显像可获得左右心室心功能参数、室壁运动情况，还可通过相位分析显示心肌收缩力、收缩顺序和协调性，直接提示缺血部位、范围及室壁瘤形成，是判断心肌缺血、准确评估心脏功能的重要方法。

第十一章 内分泌系统显像

学习要求

记忆：甲状腺摄 ^{131}I 试验的放射性药物、^{131}I 仪器、适应证及禁忌证、患者准备及注意事项等；甲状腺静态显像、甲状腺血流灌注显像、甲状旁腺显像、肾上腺皮质显像、肾上腺髓质显像的放射性药物、显像仪器及条件、适应证与禁忌证、患者准备与注意事项。

理解：甲状腺摄 ^{131}I 试验、过氯酸盐释放试验、甲状腺静态显像、甲状腺血流灌注显像、甲状旁腺显像、肾上腺皮质显像、肾上腺髓质显像的原理。

运用：甲状腺摄 ^{131}I 试验、过氯酸盐释放试验的方法、参考值及临床应用；甲状腺静态显像、甲状腺血流灌注显像、甲状旁腺显像、肾上腺皮质显像、肾上腺髓质显像的显像方法、图像分析及临床应用。

内分泌系统（endocrine system）由内分泌腺（包括垂体、甲状腺、甲状旁腺、肾上腺、性腺和胰岛等）和分布在体内其他器官中的内分泌组织和细胞组成。本章重点介绍与核医学的内分泌系统相关的检查方法在甲状腺、甲状旁腺、肾上腺功能测定和显像方面的原理、检测所见和临床意义。

甲状腺（thyroid）、甲状旁腺（parathyroid）及肾上腺（adrenal gland）等是人体重要的内分泌器官。当其功能发生异常时，可引起机体出现多种异常的临床表现。核医学脏器功能测定和显像等方法可以为内分泌系统的生理功能评价、病理生理机制研究及有关疾病的诊断和鉴别诊断提供有效的手段，对内分泌系统疾病的诊断和治疗提供重要依据。

第一节 甲状腺摄 ^{131}I 试验

甲状腺是人体内最大的内分泌腺，是合成、储存及分泌甲状腺激素（thyroid hormone）的器官。其合成甲状腺激素所使用的主要原料之一是碘。甲状腺具有很强的浓聚碘能力，甲状腺含碘量占全身碘量的 90%。

一、甲状腺摄 ^{131}I 原理

甲状腺能够选择性摄取和浓聚碘，甲状腺摄取碘的速率和数量能够反映甲状腺的功能。放射性核素 ^{131}I 与稳定碘 ^{127}I 具有相同的生物学特性和生化性质，并且具有放射性，能发射 γ 射线，经口服后可被甲状腺滤泡上皮细胞摄取并参与甲状腺激素的合成、储存和分泌过程。使用甲状腺功能测定仪在甲状腺部位测定 ^{131}I 放射性 γ 计数率，计算甲状腺摄 ^{131}I 率，通过甲状腺摄取、浓聚和释放 ^{131}I 的速度及数量，可评价甲状腺的动态功能状态以及碘在甲状腺内的代谢，常用甲状腺摄 ^{131}I（radioactive iodine uptake，RAIU）率表示。

二、放射性药物

取与患者等量的碘[^{131}I]化钠（Na^{131}I，以下简称 ^{131}I）溶液 74～148kBq，加入直径为 2.5cm、高 18cm 的圆柱形玻璃管内，加水至 25～30ml，然后将试管置于专用的石蜡制成的颈模型或源支架中，作为检测的标准源。加水不宜过多，标准源计数要求高于本底计数 10 倍以上，应配制 3 个标准源并测量，如 3 个标准源测量误差＞5%应重新配制。

三、甲状腺摄 ^{131}I 仪器

使用仪器前应事先调整好各项参数，包括单道分析器的甄别阈值、道宽、电压及放大倍数，使仪器处于最稳定的工作状态，探头晶体直径应＞2.5cm，准直器铅壁厚度＞4pb，并采用多角形，视野直径 10～12cm，以保证准直器视野包括全部甲状腺，随着甲状腺大小的改变而调节探头的视野以减少测量误差（图 11-1）。

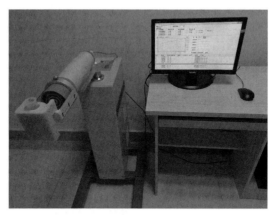

图 11-1　甲状腺功能测定仪

四、适应证与禁忌证

1. 适应证　甲状腺毒症、甲状腺瘤、甲状腺乳头状癌 ^{131}I 治疗前。

2. 禁忌证　由于 ^{131}I 能通过胎盘进入胎儿血液循环中，并且可由乳汁分泌，因此妊娠期、哺乳期女性禁用。

五、患者准备与注意事项

1. 检查前患者停用影响甲状腺摄 ^{131}I 的食物和药物

（1）含碘丰富的食物，如海带、紫菜、海蜇、海鱼虾等，因其可抑制摄 ^{131}I 率，根据食用量的多少，须停用 2～4 周。

（2）含碘药物，如碘化物、复方碘溶液、含碘片等，因其可抑制摄 ^{131}I 率，根据服用量的多少和时间长短，须停服 2～8 周。

（3）影响甲状腺功能药物，如甲状腺片、抗甲状腺药，因其可影响摄 ^{131}I 率，须停服 2～4 周。

（4）某些中草药，如海藻、昆布、贝母、牛蒡子、木通等也能抑制摄 ^{131}I 率，根据服用量的多少和时间的长短，须停服 2～6 周。

2. 检查当日早晨空腹

六、甲状腺摄 ^{131}I 测定

（一）检查方法

（1）测定室内自然放射性本底计数。

（2）测定标准源计数。

（3）受检者在空腹状态下口服与标准源同等活度的 ^{131}I 溶液，服药后 2h 内不得进食，分别于服药后 2h、4h、24h（或 3h、6h、24h）测量甲状腺部位的放射性计数。

因甲状腺功能仪测得摄 ^{131}I 率容易受到多种因素的干扰，为此需对多种干扰因素进行综合分析。摄 ^{131}I 率测量值计算需要有甲状腺部位计数、股骨部位本底计数、标准源计数以及室内本底计

数等参数，其计算公式为：

$$RAIU = \frac{甲状腺部位计数 - 体部本底计数}{标准源计数 - 室内本底计数} \times 100\%$$ （11-1）

以时间为横坐标，摄^{131}I率为纵坐标绘制甲状腺2h、4h、24h（或3h、6h、24h）摄^{131}I率曲线。

（二）参考值范围

RAIU随时间逐渐上升，24h达到高峰，一般2h为10%～25%，4h为15%～30%，24h为25%～50%。

七、结果判定与质量控制

（一）结果判定

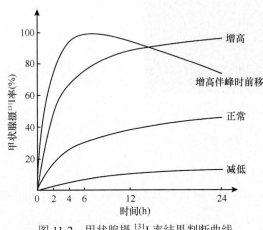

图11-2　甲状腺摄^{131}I率结果判断曲线

结果见甲状腺摄^{131}I率曲线示意图（图11-2）。

甲状腺摄^{131}I率正常值因地域不同，食物、饮水中含碘量以及测量设备和方法不同，不同地区各时相摄^{131}I率正常值也不相同，各地区、各单位应建立相应的正常值及其诊断标准。

正常青少年和儿童的甲状腺摄^{131}I率较成年人高，因此对青少年和儿童的甲状腺功能亢进症（甲亢）和甲状腺功能减退症（甲减）的诊断标准应结合年龄来考虑。男性低于女性，但无显著性差异。

各地区正常值在服用碘盐之后一般降低11%～28%。

（二）质量控制

1. 仪器

（1）测量时探头表面与颈部的距离称为工作距离，当距轴为1.2R时（R为视野半径），其计数不应大于在轴线时的50%；调节至1.4R时计数<5%。

（2）每月常规检测仪器能窗及灵敏度，以保证摄^{131}I率测定的准确性及稳定性。

（3）不可随意改变仪器使用条件。

（4）维修、保养探头时尽可能使光电倍增管避光，若发生裸露，使用时至少避光放置2h后方可通电。

（5）噪声计数越小越好（1/20本底计数）。

（6）工作电压的选择应在天然本底下测得坪区，更换光电倍增管后要重新测量坪电压。

2. 甲状腺测量

（1）每个时间点均测2min计数。

（2）测量时甲亢患者取坐位或仰位，注意规范化摆位，且患者在测量过程中不能移动。

（3）测量时患者的甲状腺中心应与标准源中心保持一致。

3. 标准源及本底测量

（1）配制标准源时加水不宜过多，否则标准源液体高度超出铅准直器直径，使得一部分放射性射线探测不到而导致计数低于实际计数，会使摄^{131}I率高于真实值。

（2）测量本底时应将所有放射源远离甲状腺功能仪，如本底水平过高，则提示周围有放射源或测量环境有放射性污染。

（3）^{131}I标准源用量通常为74~148kBq，标准源计数要求高于本底计数10倍以上，避免测量环境有强γ放射源干扰。

（4）若短期内同一患者重复测量摄^{131}I率，宜在口服^{131}I率前先测定甲状腺部位^{131}I残留本底，计算时予以扣除。

八、临 床 应 用

（一）^{131}I治疗甲状腺疾病前的评估

^{131}I治疗甲亢前应测定最高摄^{131}I率及^{131}I在甲状腺中的有效半衰期，可用于调整^{131}I服用量，同时对疗效预测也有一定价值；甲状腺摄^{131}I率也可在^{131}I治疗甲状腺癌（清甲治疗）之前评价颈部残存的甲状腺情况。

（二）甲状腺功能的评价

甲状腺摄^{131}I的速率、数量和^{131}I在甲状腺内的廓清时间与甲状腺功能状态密切相关。单纯性甲状腺肿（散发性甲状腺肿，如青春期、妊娠期或哺乳期的甲状腺肿多属机体碘需求量增加，造成碘相对不足。地方性甲状腺肿患者由于机体处于碘饥饿状态，两者都表现为甲状腺摄^{131}I率增高）与甲亢患者多表现为甲状腺摄^{131}I率较正常值增高，典型的甲亢患者可出现摄^{131}I率高峰前移的现象；甲减患者多表现为各个时相的摄^{131}I率均低于正常值，同时摄^{131}I率高峰延迟出现。甲状腺摄^{131}I率降低也可出现在临床表现为甲亢的部分患者中，如甲状腺炎伴甲亢、卵巢甲状腺肿伴甲亢、医源性甲亢的患者。这部分患者摄^{131}I率降低并非源于甲状腺本身的疾病，而是血中TSH水平的降低所致，或由于疾病（如甲状腺炎）造成甲状腺本身的破坏导致甲状腺摄^{131}I功能降低。因此，临床上甲状腺摄^{131}I试验有助于鉴别诊断甲状腺毒症（thyrotoxicosis）的病因。

摄^{131}I率的高低与甲亢病情的轻重并无明显的相关性，同时抗甲亢治疗后，摄^{131}I功能变化较慢，因此，摄^{131}I率试验也不宜作为治疗后短期内疗效判断的方法。

> **案例 11-1**
> 　　患者，女性，45岁，因颈部肿大、疼痛1周来诊。心悸、手抖，无消瘦、气短、发热症状。甲状腺左侧叶上极外侧触痛。促甲状腺激素（TSH）测定示：0.08mU/L（正常参考值0.27~4.20mU/L），游离甲状腺素（FT$_4$）测定示：38.18pmol/L（正常参考值12.00~22.00pmol/L），游离三碘甲状腺原氨酸（FT$_3$）测定示：12.36pmol/L（正常参考值3.10~6.80pmol/L）。血细胞沉降率（ESR）52mm/h（正常参考值0~15mm/h）。
> **问题：**
> 　　1. 首先考虑为何种疾病？
> 　　2. 需要做哪些检查？
> 　　3. 进行临床诊断及分析。
> **分析：**
> 　　1. 患者首先考虑为甲状腺炎。
> 　　2. 甲状腺摄^{131}I试验。结果为各个时间段摄^{131}I率均明显低于正常参考值下限。
> 　　3. 患者血清中甲状腺激素水平增高，而出现摄^{131}I率与甲状腺激素水平的分离现象，再加上短时间内出现的颈部肿大及疼痛，ESR升高，因此临床诊断为甲状腺炎。

第二节　过氯酸盐释放试验

一、过氯酸盐释放试验原理

正常情况下，碘被甲状腺细胞摄取后，在过氧化物酶的作用下，与酪氨酸结合成为碘化酪氨酸，且酪氨酸碘化的速度大于甲状腺摄碘的速度，因而甲状腺内无游离的碘离子存在。当甲状腺过氧化物酶缺陷时，酪氨酸不能与碘离子结合成碘化酪氨酸，碘离子积存于甲状腺内，致使甲状腺激素合成障碍。过氯酸盐和卤族元素一样，容易被甲状腺摄取，并能抑制甲状腺摄取碘离子，而且可促使甲状腺内的碘离子释放入血液循环中。因此，在碘有机化障碍的患者，服过氯酸盐后，甲状腺内的碘离子迅速被置换和排出，甲状腺内积存的碘离子减少，甲状腺也不再摄取血液循环中的无机碘。通过口服过氯酸盐前、后两次甲状腺摄 ^{131}I 率的变化，可辅助临床诊断甲状腺碘有机化障碍。

二、放射性药物

同本章第一节。

三、甲状腺摄 ^{131}I 仪器

同本章第一节。

四、适应证与禁忌证

（一）适应证

（1）家族性甲状腺过氧化物酶系统缺陷或酪氨酸碘化障碍的诊断。
（2）慢性淋巴细胞性甲状腺炎的辅助诊断。
（3）甲状腺功能减退症的鉴别诊断。
（4）疑有甲状腺碘代谢障碍的各种甲状腺疾病。

（二）禁忌证

由于 ^{131}I 能通过胎盘进入胎儿血液循环中，并且可由乳汁分泌，因此妊娠期、哺乳期女性禁用。

五、患者准备与注意事项

同本章第一节。

六、甲状腺摄 ^{131}I 测定方法

首先测量 2h 摄 ^{131}I 率，作为服过氯酸盐前摄 ^{131}I 率，然后口服过氯酸盐（如过氯酸钾）400～800mg（儿童按 10mg/kg 体重计算），并于 2h 后再次测量甲状腺摄 ^{131}I 率，作为服过氯酸盐后摄 ^{131}I 率，按式（11-2）计算释放率：

$$释放率（\%）=\frac{服过氯酸盐前摄^{131}I率（\%）-服过氯酸盐后摄^{131}I率（\%）}{服过氯酸盐前摄^{131}I率（\%）}\times100(\%) \qquad (11\text{-}2)$$

七、结果判定与质量控制

1. 结果判定　释放率<10%为正常；释放率>50%提示碘有机化重度障碍；释放率介于二者之间为碘有机化轻度障碍。

2. 质量控制　同本章第一节。

八、临床应用

（1）正常人摄 ^{131}I 率随时间的延长而逐渐增高，口服过氯酸钾后，已被甲状腺摄取的 ^{131}I 因迅速被有机化而仍存在于甲状腺内，不返回血液循环中，只是甲状腺不再摄取血中的 ^{131}I，故摄 ^{131}I 率受到抑制而不再提高。

（2）当患者血清甲状腺激素水平较低时，临床表现为甲减，且摄 ^{131}I 率升高，过氯酸盐释放试验

释放率＞10%时，应考虑碘有机化障碍的相关疾病，如慢性淋巴细胞性甲状腺炎、家族性酶缺乏克汀病、耳聋-甲状腺肿综合征（Pendred 综合征）等。本试验是诊断此类疾病的一个简单有效的方法。

案例 11-2

患者，男性，25 岁。发现颈部肿物半年。自幼耳聋。触诊甲状腺为Ⅲ度肿大，表面光滑，质地柔软有弹性，可随吞咽运动活动。

问题：

1. 患者临床选择哪些检查？
2. 进行临床诊断及分析。

分析：

1. 临床选择甲状腺功能检测及过氯酸盐释放试验。甲状腺功能检测结果：TSH 8.02mU/L，FT_4 4.8pmol/L，FT_3 2.36pmol/L。过氯酸盐释放试验示：释放率＞10%。

2. 过氯酸盐释放试验释放率＞10%，提示碘有机化部分障碍，考虑碘有机化障碍疾病，再加上该患者血清中甲状腺激素水平减低，甲状腺肿大，自幼耳聋，因此临床诊断为耳聋-甲状腺综合征。

第三节　甲状腺静态显像

一、甲状腺静态显像原理

^{131}I 进入人体后，大部分在 24h 内经尿排出体外，存留在体内的部分几乎全部聚集在有功能的甲状腺组织内，并参与激素的合成过程。口服 ^{131}I 后 24h 通过核医学显像装置即可获得有功能的甲状腺组织的影像，可显示甲状腺的位置、形态、大小、功能及放射性分布情况，从而帮助诊断某些甲状腺疾病。

^{131}I 不仅用于正常甲状腺的显像，还用于诊断异位甲状腺和有功能的甲状腺癌转移灶。锝与碘属同族元素，也可被甲状腺组织摄取和浓集，但不能有机化，不参与合成甲状腺激素，所以，锝也可使有功能的甲状腺组织显影。由于 ^{99m}Tc 的半衰期较短（6.02h），需在口服或静脉注射后 20～120min 进行显像，此时唾液腺、口腔、鼻咽腔和胃等的黏膜上皮细胞因摄取和分泌 ^{99m}Tc 而显影，故 ^{99m}Tc 显像的特异性不如 ^{131}I 高，在分析 ^{99m}Tc 影像时应注意这一特点。由于 ^{99m}Tc 的物理性质远优于 ^{131}I，现常规用于甲状腺的显像，当拟探测其他部位的甲状腺组织或甲状腺癌转移灶时宜用 ^{131}I。

二、放射性药物

国内外常用的甲状腺显像剂有 ^{123}I、^{131}I、^{99m}TcO$_4^-$，国内较常用的是 ^{99m}TcO$_4^-$ 和 ^{131}I。根据甲状腺静态显像的目的不同分为：

1. 碘[^{131}I]化钠（Na^{131}I）　物理半衰期为 8.04 日，主要 γ 射线能量为 364keV，服用剂量可先测甲状腺摄 ^{131}I 率，按下式计算放射性 ^{131}I 的口服量：

$$口服放射性^{131}I（MBq）= \frac{甲状腺清晰显像所需摄取量}{24h摄^{131}I率} \tag{11-3}$$

式中，甲状腺清晰显像所需摄取量应根据所用显像装置而定，也可按每克甲状腺组织为 111～185kBq（3～5μCi）计算服药。用 ^{131}I 作显像剂，其他组织摄碘少，图像对比度较清晰，尤其在诊断异位甲状腺时，根据患者空腹状况口服 ^{131}I 1.85～3.7MBq（50～100μCi），24h 后在拟检查的部位显像。在寻找甲状腺癌转移灶或甲状腺激素抑制显像时更为优越。甲状腺癌转移灶 ^{131}I 使用剂量可根据病情适当增至 74～185MBq（2～5mCi），48h 后进行前位和后位全身显像，但该显像剂易受患者食用含碘食物及药物的影响，使甲状腺显像质量变差，而且甲状腺本身受辐射剂量也比较大。

2. ^{99m}Tc 高锝酸盐（^{99m}TcO$_4^-$）　^{99m}Tc 的高锝酸根离子与无机碘离子很相似，属于同族元素，所以也能被甲状腺摄取。$^{99m}TcO_4^-$物理半衰期为 6.02h，主要 γ 射线能量为 140keV，应用剂量可参考 2h 摄 ^{131}I 率。一般按 74～296MBq（2～8mCi）静脉给药。用 $^{99m}TcO_4^-$ 作显像剂，给药后 0.5～1h 即可显像，且不受含碘药物、食物影响，$^{99m}TcO_4^-$ 可发射低能单一 γ 射线，甲状腺受辐射剂量较小，适合儿童及甲状腺功能低下者使用，儿童用量酌减。但因唾液腺，胃黏膜等能摄取 $^{99m}TcO_4^-$。使血液本底增高，不适合于异位甲状腺和甲状腺癌转移灶的寻找。用 $^{99m}TcO_4^-$ 作甲状腺显像检查，若显示出无功能的"冷结节"时，应再作一次 ^{131}I 显像检查，以了解结节有无合成甲状腺激素的能力。

3. ^{123}I　物理半衰期为 13.2 h，主要 γ 射线能量为 159keV，适合于 SPECT 探测。对甲状腺辐射剂量小、图像清晰。但由于 ^{123}I 需用回旋加速器生产，价格昂贵，半衰期又短，目前应用尚受一定限制。

三、显像仪器及图像采集

1. 甲状腺显像　平面显像时，静脉注射 74～185MBq $^{99m}TcO_4^-$ 20～30min 后或空腹口服 1～2h 后进行图像采集，显像时受检者取仰卧位，伸展颈部，暴露甲状腺部位，范围为上自颏部以下，下至胸骨上切迹，两侧为颈部外缘。检查结束时在显像图上标出相应的解剖部位，如颏部，两锁骨头内侧，胸骨上切迹以及颈部肿块的范围。对胸骨后甲状腺肿或寻找甲状腺癌转移灶时，可视要求扩大显像范围。用 $^{99m}TcO_4^-$ 时选用低能高分辨准直器，或针孔型准直器。显像距离尽可能接近甲状腺部位。图像矩阵 256×256，放大倍数 2（即 zoom=2）或矩阵 128×128，放大倍数 3，预置计数不少于 500k，一般摄取正位图像，必要时加摄左、右斜位或进行断层显像，断层显像采集矩阵 64×64，或 128×128，放大倍数 2，每 6° 采集一帧，旋转 360° 共采集 60 帧。采集结束后进行图像重建，获得横断面、矢状面和冠状面的断层影像。使用 ^{131}I 时，受检者检查前准备参考甲状腺摄 ^{131}I 率测定，空腹口服 ^{131}I 24h 后行颈部显像，选用高能准直器。

2. 寻找异位甲状腺　患者检查前准备同甲状腺摄 ^{131}I 率测定。空腹口服 ^{131}I 1.85～3.70MBq（50～100μCi），24h 后采用高能通用型平行孔准直器在正常甲状腺部位和怀疑为异位甲状腺的部位采集影像。

3. 寻找甲状腺癌转移灶　患者口服 ^{131}I 74～185MBq（2～5mCi），24～48h 后行全身显像或颈部显像，必要时加做 72h 显像。^{131}I 显像时，应注意有关药物和食物对甲状腺摄碘功能的影响。也可在服用治疗剂量 ^{131}I 2～10 日内行常规 ^{131}I 局部和全身显像。

4. 甲状腺激素抑制显像　是对甲状腺"热结节"是否为功能自主性腺瘤进行鉴别的方法。其方法与甲状腺激素抑制试验相似，不同的是，在甲状腺激素抑制前后要做 ^{131}I 显像，观察比较这两次显像的结果。

四、适应证与禁忌证

（一）适应证

（1）了解甲状腺的位置、大小、形态及功能。

（2）甲状腺结节的诊断与鉴别诊断。

（3）异位甲状腺的诊断。

（4）估算甲状腺重量。

（5）判断颈部肿块与甲状腺的关系。

（6）寻找甲状腺癌转移灶，协助选择治疗方案，评价 ^{131}I 治疗效果。

（7）甲状腺术后残余组织及其功能的评估。

（8）各种甲状腺炎的辅助诊断。

（二）禁忌证

妊娠、哺乳期女性禁用 ^{131}I 行甲状腺显像，但使用 $^{99m}TcO_4^-$ 则无特殊禁忌。

五、影 像 分 析

1. 正常图像 正常甲状腺影像位于颈部，分为左、右两叶，呈蝴蝶形或"H"形，居气管两侧，甲状腺双叶内显像剂分布基本均匀（图 11-3）。正常甲状腺的图像上双叶的边缘及峡部显像剂分布较周围腺体组织略稀疏，这是由于甲状腺双叶边缘和峡部组织较腺体中部薄。甲状腺双叶的形态可有多种变异，甚至出现单叶或峡部缺如，有时还可见锥体叶，如图 11-4 箭头所示。

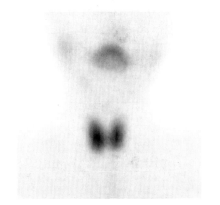

图 11-3　正常甲状腺图

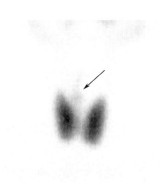

图 11-4　甲状腺锥体叶显影

2. 异常图像 主要表现为甲状腺位置、形态、大小和显像剂分布等几方面的异常。位置异常多见于异位甲状腺，形态异常多表现为甲状腺形态的不规则或不完整，大小异常可表现为甲状腺单叶或双叶的增大或减小，显像剂分布异常可表现为弥漫性和局灶性分布增浓或稀疏，甚至不显影。

六、临 床 应 用

（一）观察甲状腺形态、大小及功能状态

甲状腺静态显像能够显示甲状腺组织的位置、形态、大小和功能状态。

1. 单纯性甲状腺肿 本病患者影像上多表现为甲状腺腺体弥漫性增大，但显像剂的分布与正常甲状腺类似（图 11-5）。

2. 毒性弥漫性甲状腺肿 本病患者影像上也多表现为腺体形态增大，但显像剂摄取、分布呈弥漫性浓聚，甲状腺界线轮廓异常清晰、锐利，同时甲状腺以外的组织本底、唾液腺影像明显减淡或基本消失（图 11-6）。

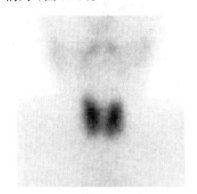

图 11-5　单纯性甲状腺肿

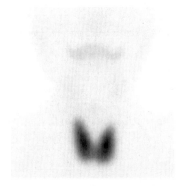

图 11-6　毒性弥漫性甲状腺肿

有时单纯性甲状腺肿与毒性弥漫性甲状腺肿患者影像上难以鉴别时，可采用甲状腺激素抑制显像加以鉴别。甲状腺激素抑制显像原理：当给予外源性甲状腺激素时，血中甲状腺激素水平升

高，会通过负反馈作用抑制 TSH 分泌，抑制或降低甲状腺摄 ^{131}I 或 ^{99m}TcO$_4^-$的功能。因此，甲状腺激素抑制显像通过服用甲状腺激素前后两次显像，如甲状腺功能被抑制则多考虑为单纯性甲状腺肿。

（二）诊断异位甲状腺

诊断异位甲状腺宜使用 ^{131}I 进行显像。异位甲状腺多为胚胎发育时甲状腺不能正常下降而停留所致。异位甲状腺的位置可上起舌根部（图 11-7、图 11-8），下达横膈，也有少数人可在卵巢区发现甲状腺组织。影像上多表现为正常甲状腺部位无甲状腺影，而异位甲状腺位置处可见显像剂分布增浓区，多为团块样显像剂分布增浓区。

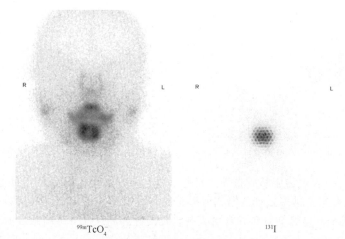

$$^{99m}TcO_4^- \qquad\qquad\qquad ^{131}I$$

图 11-7　舌根部异位甲状腺的 ^{99m}TcO$_4^-$ 和 ^{131}I 平面像

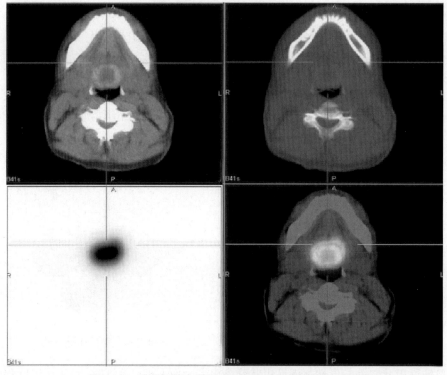

图 11-8　舌根部异位甲状腺 SPECT/CT 断层融合显像

（三）鉴别纵隔肿物

鉴别纵隔肿物宜使用 ^{131}I 进行显像。通过纵隔肿物是否摄取 ^{131}I 来判断肿物的来源是否与甲状腺有关。常见的摄取 ^{131}I 的纵隔肿物多为结节性甲状腺肿向下延伸（图 11-9）或胸骨后甲状腺肿（图 11-10）。肿物摄取 ^{131}I 功能的强弱会影响检查的阳性率，当肿物功能较弱时，可出现显影较淡或不显影。

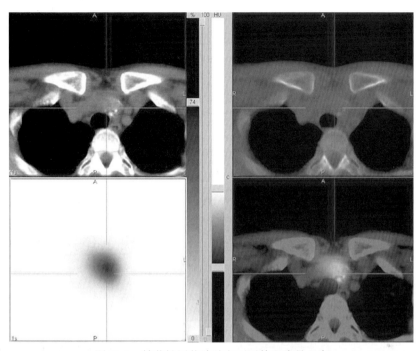

图 11-9　结节性甲状腺肿向下延伸至胸骨上窝

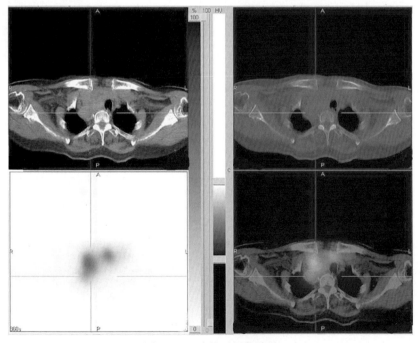

图 11-10　胸骨后甲状腺肿

（四）甲状腺结节的功能判断

当发现甲状腺结节时，应首先进行 TSH 检测，如 TSH 测定值降低，应首选甲状腺显像判断结节的功能状态。

由于甲状腺结节功能的不同，其在甲状腺静态显像中结节处显像剂的分布状态也可不同。依据结节在静态显像上的表现可将结节分为四种类型，即"热结节"（hot nodule）、"温结节"（warm nodule）、"凉结节"（cool nodule）和"冷结节"（cold nodule）。"热结节"（图 11-11）指结节部位显像剂分布较周围正常甲状腺组织增高。"温结节"（图 11-12）指结节部位显像剂分布等于或接近周围正常甲状腺组织。而"凉结节"（图 11-13）和"冷结节"（图 11-14）指结节部位显像剂分布较周围正常甲状腺组织降低或明显降低。

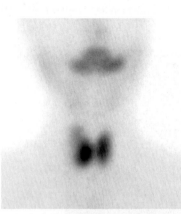

图 11-11　右叶下极"热结节"

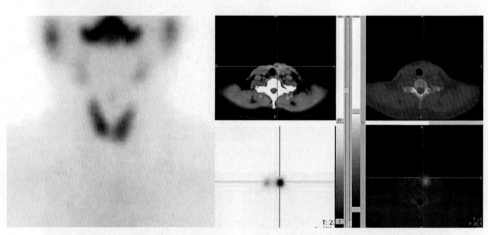

图 11-12　左侧叶"温结节"（断层融合显像）

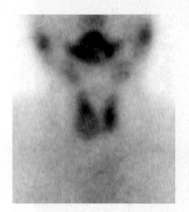

图 11-13　右叶中下极"凉结节"

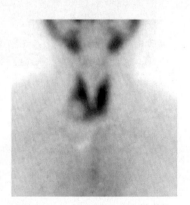

图 11-14　右叶下极"冷结节"

甲状腺静态显像判断结节病变的功能状态及临床意义见表 11-1。

表 11-1　甲状腺结节核素显像的表现和临床意义

结节类型	常见疾病	恶变概率
热结节	功能自主性甲状腺瘤、先天性一叶缺如的功能代偿	1%
温结节	功能正常的甲状腺瘤、结节性甲状腺肿、甲状腺炎	4%～5%
凉结节	甲状腺囊肿、甲状腺瘤囊性变、大多数甲状腺癌、慢性淋巴细胞性甲状腺炎、甲状腺结节内出血或钙化	10%
冷结节		20%（单发结节） 0～18%（多发结节）

1. 甲状腺结节良恶性的判断　甲状腺结节良性和恶性的预后、治疗方法完全不同。结节的良恶性与结节功能关系密切，甲状腺摄取显像剂的多少与局部功能成正比。"温结节"和"热结节"的恶性概率低，而"冷结节"和"凉结节"的恶性概率较高。

"冷结节"和"凉结节"表明局部组织分化不良，无功能或功能低下，可见于甲状腺囊肿、钙化、纤维化、腺瘤出血及甲状腺癌，甚至个别慢性淋巴细胞性甲状腺炎或亚急性甲状腺炎。这类结节恶性概率较高，尤其是单发的"冷结节"恶变率最高，可达 20%，"凉结节"的恶变率为 10% 左右，多发性"冷结节"的恶变率为 0～18.3%，因此，应从病理学首先考虑是否为恶性病变。

2. 进一步鉴别结节良恶性的方法

（1）甲状腺激素抑制显像：功能自主性甲状腺瘤或结节性甲状腺肿的自主功能性结节具有摄取 ^{131}I 或 ^{99m}TcO$_4^-$ 的功能而不受 TSH 的调节，口服甲状腺激素后行甲状腺激素抑制显像，腺瘤或结节部位仍有摄取能力，可见核素浓聚，其周围正常甲状腺组织因摄取功能被抑制而不显影或显影欠清。

（2）甲状腺动脉灌注显像：结节部位供血丰富表现者，提示恶性结节可能性大。

（3）肿瘤阳性显像（thyroid positive imaging）：鉴别方法有 ^{99m}Tc-MIBI 或 ^{201}Tl 甲状腺显像。原理是该显像剂可被甲状腺组织摄取，但摄取的程度与甲状腺细胞的碘代谢功能无关，也不受血液中 TSH 影响，即使甲状腺组织完全受抑制也可显影。常规甲状腺显像中若正常甲状腺组织功能完全受抑，可不显影，只能看到腺瘤的团状浓聚影像，行 ^{99m}Tc-MIBI 显像正常甲状腺可摄取 ^{99m}Tc-MIBI 而显影，故腺瘤的团状浓影以外可出现甲状腺影像；若为先天性一叶甲状腺缺如，则常规甲状腺显像和 ^{99m}Tc-MIBI 显像的影像相似。甲状腺结节若在甲状腺显像中表现为"冷结节"或"凉结节"，在肿瘤阳性显像中表现为浓聚区，高度提示为恶性肿物（图 11-15～图 11-17）。常用显像剂为 ^{99m}Tc-MIBI、^{201}TlCl。

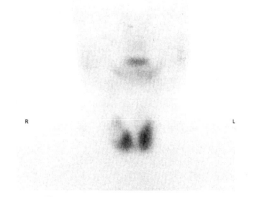

图 11-15　^{99m}TcO$_4^-$ 甲状腺显像右叶中上极"冷结节"

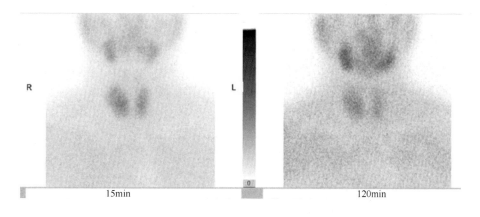

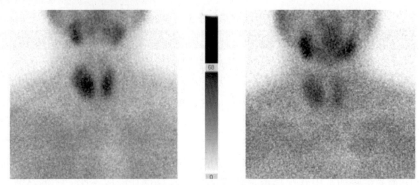

图 11-16　　^{99m}Tc-MIBI 显像

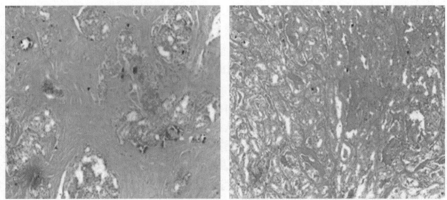

图 11-17　病理学检查提示"冷结节"为甲状腺乳头状癌

（五）分化型甲状腺癌转移灶的诊断

组织分化较好的甲状腺癌（如乳头状癌和滤泡状癌）及其转移灶能够摄取 ^{131}I 而显影，故可以利用 ^{131}I 来寻找甲状腺癌的转移灶。但分化不良的转移灶多不能显影，故阴性结果不能排除转移灶的存在。只有当手术切除或大剂量 ^{131}I 破坏全部甲状腺组织后，或者升高 TSH 水平以提高功能性转移灶的摄 ^{131}I 功能后，才能提高诊断的阳性率。用 ^{131}I 清除术后残留甲状腺组织后，^{131}I 显像可很好地监测分化型甲状腺癌的复发和转移（图 11-18）。TSH 可增强病灶摄取 ^{131}I 的量，有利于小病灶的检出。

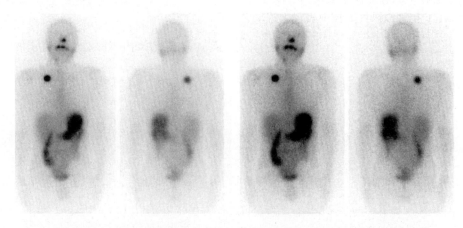

图 11-18　分化型甲状腺癌患者全身 ^{131}I 显像右颈部及锁骨上窝显影

（六）估算甲状腺、腺瘤重量

临床中，准确测算甲状腺重量是 ^{131}I 治疗甲亢的重要环节。甲状腺静态显像能够显示甲状腺有功能的组织（图 11-19），因此，与其他影像手段相比更利于 ^{131}I 治疗甲亢前对功能甲状腺组织重量的评估（图 11-20）。应用平面显像，使用以下公式可估算甲状腺重量：

甲状腺重量（g）=正面投影面积（cm^2）×左右叶平均高度（cm）×K （11-4）

式中，K 为常数，介于 0.23～0.32，因显像条件不同而有差异。

使用以下公式计算结节重量：

$$结节重量（g）=4/3\pi×X×Y^2 \quad （11-5）$$

式中，X=1/2 结节长径；Y=1/2 结节短径。

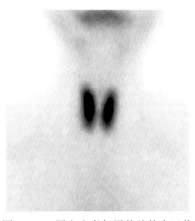

图 11-19 甲亢患者行甲状腺静态显像

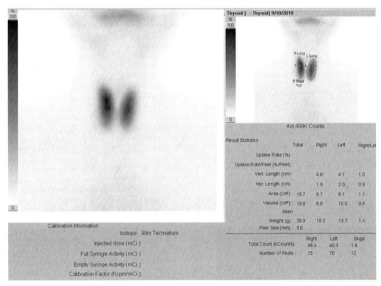

图 11-20 甲状腺静态显像估算甲状腺重量

静态平面显像方法测定甲状腺重量的准确性受多种因素影响，如甲状腺大小、厚度、腺体与周围本底核素摄取比值等。采用 SPECT 断层显像替代平面显像，使用衰减校正、散射校正等技术可提高核素显像在测定甲状腺重量中的准确性。

（七）甲状腺炎的辅助诊断

当甲状腺破坏及其所致的血中甲状腺激素水平升高、TSH 明显下降，可使甲状腺非炎性组织的显像剂摄取受到抑制，导致甲状腺多不显影或影像明显减淡。

急性甲状腺炎，由于甲状腺细胞被破坏，图像上显像剂分布弥漫性降低（图 11-21），血流灌注影像可见血池影像增浓。

在亚急性甲状腺炎病程的不同阶段，影像学表现亦不同。病程的初期，多表现为局限性的显像剂分布稀疏缺损区（图 11-22）；如病情进展，稀疏缺损区可

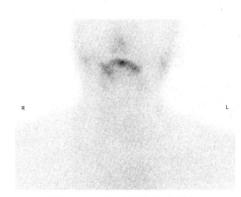

图 11-21 急性甲状腺炎显像

扩大或出现新的稀疏缺损区，甚至不显影；如病情恢复，显像剂分布稀疏缺损区可缩小或消失，甲状腺影像可恢复正常。

对慢性淋巴细胞性甲状腺炎，静态显像甲状腺显像剂分布可正常、稀疏，也可呈现出不规则的增高及稀疏区，呈虫蛀样或斑片状甚至为"冷结节"（图 11-23）。

由于存在碘的有机化障碍，可出现 $^{99m}TcO_4^-$ 和 ^{131}I 显像结果不一致，即 $^{99m}TcO_4^-$ 显像为"热结节"，而 ^{131}I 显像为"冷结节"。

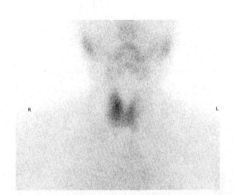
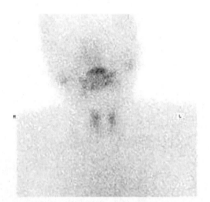

图 11-22　亚急性甲状腺炎显像　　　　　图 11-23　慢性淋巴细胞性甲状腺炎显像

（八）判断颈部肿物与甲状腺的关系

甲状腺显像有助于鉴别颈前肿块是否为有功能的甲状腺组织。甲状腺外肿物一般不摄取甲状腺显像剂，故肿物所在部位无明显放射性浓聚，同时甲状腺影像轮廓完整。少数无摄取 ^{131}I 和 $^{99m}TcO_4^-$ 功能的甲状腺"冷结节"远离甲状腺，此时肿块是否随吞咽移动对鉴别诊断有帮助；肿块能聚集 ^{131}I 是甲状腺功能性肿块的有力证据。若与肿物相邻的甲状腺区域轮廓不完整，无论肿物所在部位有无放射性聚集，都提示肿物与甲状腺关系密切（图 11-24）。

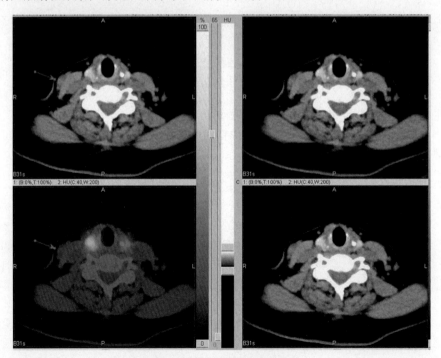

图 11-24　右颈部肿物未见显影

案例11-3

患者,男性,56岁,左颈部肿块伴咽部异物感半年。B超检查示:甲状腺左叶下极及囊实性结节,大小约2.7cm×2.1cm,边界清。甲状腺功能检测未见异常。左颈部触及随吞咽运动活动结节,质稍硬。甲状腺静态显像及SPECT/CT断层融合显像见图11-25。

问题:

1. 请对图像进行分析。
2. 进行临床诊断及分析。

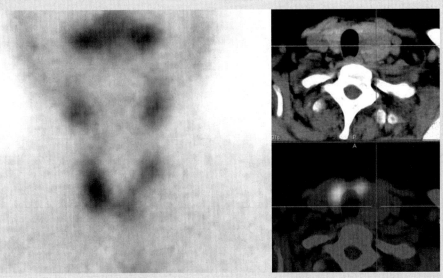

图11-25 甲状腺静态显像及SPECT/CT断层融合显像

分析:

1. 甲状腺静态显像提示,甲状腺左叶下极局限性放射性稀疏,余甲状腺放射性分布未见异常。SPECT/CT断层融合,甲状腺下极可见一大小约2.6cm×2.2cm低密度结节,边界清晰,放射性分布稀疏,邻近气管稍受压。故考虑为甲状腺下极"冷结节"。

2. 患者结节形态规整,边界清晰,囊性成分较多,更倾向为良性,但气管稍受压,患者自诉不适,行甲状腺结节剥离术。患者术后病理证实为结节性甲状腺肿伴乳头状增生。

第四节 甲状腺血流灌注显像

一、甲状腺血流灌注显像原理

甲状腺血流显像(thyroid blood flow imaging)又称甲状腺动态显像或放射性核素甲状腺血管造影。由静脉弹丸式注射放射性核素 $^{99m}TcO_4^-$ 后,$^{99m}TcO_4^-$ 将迅速通过心脏,进入甲状腺动脉系统灌注到甲状腺组织,其在甲状腺的流量和流速反映了甲状腺的血流及功能状况。应用 γ 照相机或 SPECT 快速连续记录显像剂随动脉血液流经甲状腺和被甲状腺摄取的动态变化影像,从而获得甲状腺及病灶部位的血流灌注和功能状况,结合甲状腺静态图像,判断甲状腺病变的血运情况。

二、方 法

受检者仰卧于检查床上,充分伸展颈部。采用低能高灵敏平行孔准直器或低能高分辨准直器,探头尽可能贴近患者颈部皮肤。经肘部静脉弹丸式注射 $^{99m}TcO_4^-$ 370～740MBq(体积0.5～1.0ml),

同时进行动态采集，矩阵 64×64，zoom 1.5～2.0，1～2s/帧，连续采集 16 帧。20～30min 后行甲状腺静态显像。如果一侧甲状腺有结节，则自对侧肘静脉注射，以避免静脉回流的放射性核素掩盖甲状腺结节。

弹丸式注射时，宜选择较大的静脉血管，显像剂的体积应<1ml，以保证弹丸式注射的质量。

借助软件，采用 ROI 分析技术，可获得颈部和甲状腺血流的时间-放射性曲线，由曲线可计算出甲状腺动脉和颈动脉血流的峰时和峰值。

三、适 应 证

（1）观察甲亢和甲减时的甲状腺血流灌注。

（2）了解甲状腺结节血运情况，帮助判断甲状腺结节性质等。

四、影 像 分 析

1. 正常图像　弹丸式静脉注射显像剂后，8～12s 可见双侧颈动脉对称显像，颈动脉显影后 2～6s 甲状腺开始显像，其放射性强度低于颈动脉影像，待动脉影消退后，随着时间延长，甲状腺影逐渐清晰，放射性分布均匀。正常颈动脉-甲状腺通过时间平均为 2.5～7.5s。

2. 异常图像　因甲状腺整体或局部血流灌注改变，在异常图像可表现为甲状腺提前清晰显影或者颈动脉-甲状腺通过时间延长，病灶区显像剂分布增高或灌注不良。

五、临 床 应 用

1. 毒性弥漫性甲状腺肿　毒性弥漫性甲状腺肿时，甲状腺内血管增生，甲状腺血流显像表现为甲状腺提前清晰显影，颈动脉-甲状腺通过时间缩短，时间为 0～2.5s，甲状腺与颈动脉几乎同时显影，其放射性强度明显高于颈动脉（图 11-26）。

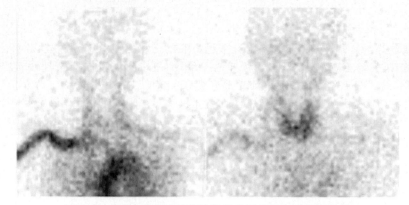

图 11-26　毒性弥漫性甲状腺肿患者甲状腺血流灌注显像

2. 甲状腺功能减退　由于甲状腺血供较差，甲状腺摄取 $^{99m}TcO_4^-$ 的功能减低，颈动脉-甲状腺通过时间延长，颈动脉显影后，不见甲状腺显影或显影不清晰。

3. 甲状腺结节良恶性的鉴别诊断　血流灌注显像有助于进一步判断结节性质。甲状腺静态显像表现为"冷结节"的病灶中，如血流影像上病灶部位显像剂分布稀疏，提示甲状腺结节部位血流灌注减少，且功能降低，多见于甲状腺囊肿、局限性炎性病灶、出血或其他良性结节；如血流影像上病灶部位显像剂分布增多，则甲状腺癌的可能性较大。如果甲状腺静态显像显示为"热结节"，而动态显像此结节处血流灌注增加，则可能为功能自主性甲状腺腺瘤（Plummer 病）。

案例 11-4

患者，女性，48 岁，发现右颈部肿物一年余。B 超检查示：甲状腺右叶下极囊实性混合结节，大小约 3.9cm×1.7cm，形态规则，边界清，CDFI 示血流稍丰富。

问题：

1. 临床选择哪些检查？
2. 进行临床诊断及分析。

分析：

1. 甲状腺功能检测提示：TgAb＞500.0ng/ml（正常范围 3.5～77.0ng/ml），余正常。甲状腺血管灌注显像示：2s/帧，动态采集 20s，注药后 10s 颈动脉显影，13s 颈静脉显影，18s 右颈包块显影，20s 双侧甲状腺显影，右颈部肿块放射性稍浓聚。延迟显像示：甲状腺右叶下极放射性局限性浓聚，考虑为"热结节"（图 11-27）。

2. 甲状腺右叶下极肿块边界清晰，CDFI 血流稍丰富，甲状腺血流灌注显像，血流稍增加，延迟显像呈"热结节"，功能自主性甲状腺瘤可能，但患者血清甲状腺激素水平正常，不除外其他良性结节。本患者术后病理为结节性甲状腺肿部分上皮样增生伴非典型。

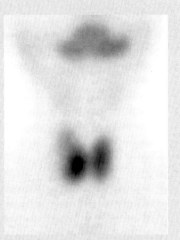

图 11-27　甲状腺血流灌注显像

第五节　甲状旁腺显像

正常成人的甲状旁腺（parathyroid）一般有 4 个，多附着于甲状腺两叶的上下两极背侧，长 5～6mm，宽 3～4mm，厚 1～2mm，重量 30～45mg。甲状旁腺的功能主要是合成、储存和分泌甲状旁腺激素，是维持血中钙、磷离子浓度稳定的关键物质。约 80%的原发性甲状旁腺功能亢进症由单发甲状旁腺腺瘤引起，约 20% 由多发甲状旁腺腺瘤或甲状旁腺增生引起，极少数由甲状旁腺腺癌引起。手术是治疗甲状旁腺功能亢进症的有效方法。甲状旁腺显像为甲状旁腺病变的术前定位提供了有效的手段。但正常甲状旁腺体积小、血流量少和细胞活性相对较低，所以能直接地、特异地、清晰地显示正常甲状旁腺的理想方法很少。

一、显 像 原 理

甲状腺组织可摄取 $^{99m}TcO_4^-$、^{201}Tl 及 $^{99m}Tc\text{-}MIBI$，但洗脱较快；甲状旁腺组织仅能摄取 ^{201}Tl 及 $^{99m}Tc\text{-}MIBI$，不能摄取 $^{99m}TcO_4^-$。目前，国内临床用于甲状旁腺显像（parathyroid imaging）的显像剂主要为 $^{99m}Tc\text{-}MIBI$。显像剂经静脉注射后，可被功能亢进的甲状旁腺病变组织摄取，目前其机制尚不清楚。利用甲状旁腺和甲状腺组织均可摄取 $^{99m}Tc\text{-}MIBI$，但甲状旁腺不摄取 $^{99m}TcO_4^-$ 的特点，通过应用计算机图像减影技术，将 $^{99m}Tc\text{-}MIBI$ 的影像减去 $^{99m}TcO_4^-$ 的影像，即可获得功能亢进的甲状旁腺病变影像。此外，利用功能亢进的甲状旁腺病变组织较正常甲状腺组织对 $^{99m}Tc\text{-}MIBI$ 清除速率低的特点，通过进行双时相显像，比较早期显像和延迟显像，可也显示出功能亢进的甲状旁腺病变。

二、显 像 方 法

1. 显像剂　甲状旁腺显像的主要方法有双核素减影法和单核素双时相法。减影法常用的显像剂为 $^{99m}Tc\text{-}MIBI/^{99m}TcO_4^-$，静脉注射 $^{99m}Tc\text{-}MIBI$ 剂量为 555～740MBq（15～20mCi），静脉注射 $^{99m}TcO_4^-$ 剂量为 74～185MBq（2～5mCi）。单核素双时相法常用的显像剂为 $^{99m}Tc\text{-}MIBI$。同

时，99mTc-MIBI 更适合进行 SPECT 断层显像，有利于纵隔及甲状腺深部病灶的显示。

2. 显像方法　常用的显像方法有两种：双时相法和减影法。目前临床上使用较多的是 99mTc-MIBI 双时相法。

（1）99mTc-MIBI 双时相法：99mTc -MIBI 可被甲状旁腺及甲状腺组织摄取，但正常甲状腺组织的清除速度快于功能亢进的甲状旁腺，因此进行早期显像和延迟显像，比较两次影像的变化可以得到甲状旁腺组织的影像。显像前患者无需特殊准备，取仰卧位，固定头部，静脉注射 99mTc-MIBI 后，于 15～30min 和 2～3h 时分别在甲状腺部位采集早期和延迟影像。其早期影像主要反映甲状腺组织，2～3h 的延迟影像可反映功能亢进的甲状旁腺组织。

（2）99mTc-MIBI/99mTcO$_4^-$ 减影法：静脉注射 99mTc-MIBI，10～15min 后行甲状腺显像，然后再注射 99mTcO$_4^-$，10～15min 后重复甲状腺显像，两次的采集条件应保持一致，SPECT 采集能峰均为 140keV。从 99mTc-MIBI 影像减去 99mTcO$_4^-$ 影像，即为甲状旁腺影像。

三、影 像 分 析

1. 正常图像　正常情况下，正常甲状旁腺由于体积较小，摄取的显像剂很少，一般不能显示。因此，减影法或双时相法得到的影像在甲状旁腺区均无局限性显像剂浓聚，或仅有较淡的甲状腺影像（图 11-28）。

2. 异常图像　当甲状旁腺功能亢进时，影像上可在病变位置出现核素浓聚区，形态可呈圆形、椭圆形、管形或不规则形，可呈单发亦可呈多发，可出现于甲状腺轮廓内或轮廓外，亦可在异位甲状旁腺的位置出现。

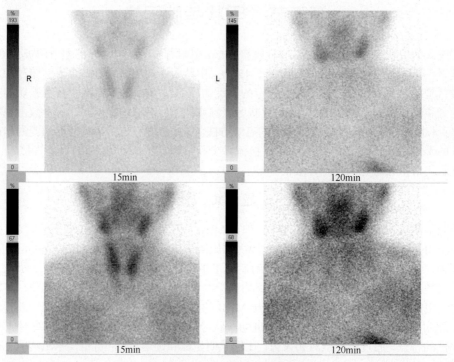

图 11-28　甲状旁腺显像正常图像

四、适 应 证 与 禁 忌 证

（一）适应证

（1）甲状旁腺功能亢进症的诊断和病灶的术前定位。

（2）异位甲状旁腺的诊断。

（二）禁忌证

无明确禁忌证。

五、临床应用

1. 功能亢进的甲状旁腺定位和诊断　原发性甲状旁腺功能亢进症是由于甲状旁腺本身病变引起甲状旁腺激素（parathyroid hormone，PTH）合成与分泌增多，通过其对骨和肾的作用，导致高钙血症和低磷血症的发生。其病因包括甲状旁腺腺瘤（占80%～90%）、甲状旁腺增生（占15%）和甲状旁腺癌（占1%～4%）。继发性甲状旁腺功能亢进症（常见于肾功能不全、骨软化症）是低钙血症，促使PTH合成和分泌增多，导致甲状旁腺体的肿大增生所致，腺体重量常在1.0g以上。手术切除是治疗原发性甲状旁腺功能亢进症的唯一有效方法，因甲状旁腺位置变异很大，但如能在术前对病灶定位，则可更准确地切除病灶，并可减少手术所需时间及手术牵连的范围，故术前定位极为重要。原发性甲状旁腺功能亢进症表现为在减影或延迟影像上，于甲状腺区、颈部或上纵隔区出现的局灶性放射性浓集，影像上甲状旁腺增生多表现为多个显像剂分布浓聚区，而甲状旁腺瘤和甲状旁腺癌则多表现为单个显像剂分布增浓区，病变可呈圆形、椭圆形、管形或不规则形（图11-29）。

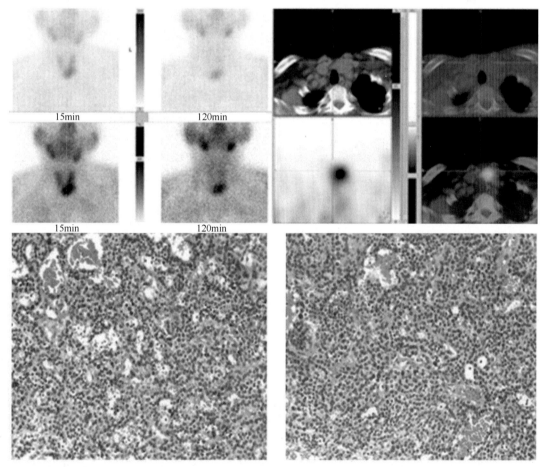

图11-29　甲状腺左叶下极后方亲 ^{99m}Tc-MIBI 肿块，病理提示甲状旁腺腺瘤

有多种影响因素可导致显像出现假阳性或假阴性结果。导致假阳性结果出现的因素有甲状腺结节、显像剂分布不均、甲状腺癌及转移的淋巴结等。假阴性的发生多由于病灶较小、部位较深或少

数甲状旁腺内 MIBI 清除快于或等同于甲状腺所致。对于腺瘤，腺瘤的重量越大，阳性率越高，当瘤体重量大于 1.0g 时，^{99m}Tc-MIBI 显像的阳性率可达 100%；对于增生，显像的阳性率相对较低。行断层显像及术中 γ 探测有助于小病灶的诊断和定位。

2. 异位甲状旁腺的定位　约有 10%的人有甲状旁腺异位，异位甲状旁腺的常见部位有纵隔、气管和食管间、颌下等。影像上多为单个显像剂分布浓聚区（图 11-30）。诊断纵隔部位的异位甲状旁腺时，应与肺部恶性肿瘤及其转移灶鉴别。必要时可以使用 SPECT/CT 断层融合显像，借助CT 提高定位的准确性，对疑有甲状旁腺异位者，应加做胸部前位和后位图像。

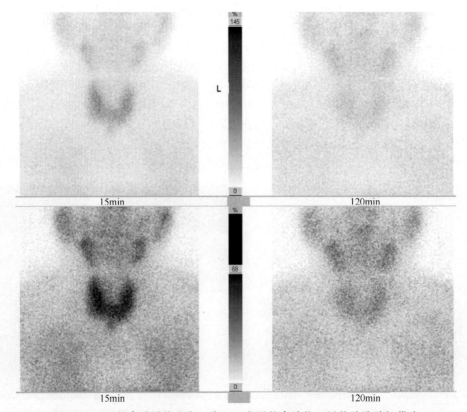

图 11-30　甲状旁腺异位患者，病理证实甲状旁腺位于甲状腺胸腺韧带内

案例 11-5

　　患者，女性，49 岁，因体检发现甲状腺右叶后方结节 1 周来诊。血清甲状旁腺激素为235.30pg/ml（正常范围 12.0～88.0pg/ml）。颈部 CT 检查提示：甲状腺右叶后方可见结节状略低密度影，大小约为 1.6cm×1.2cm，CT 值约为 37Hu，向后上方生长，增强扫描中度强化、密度略低于甲状腺，CT 值约为 150Hu，其内可见低密度未强化区；甲状腺右叶大小及形态、密度未见异常，轮廓光整，增强扫描未见异常强化灶。患者行甲状旁腺 ^{99m}Tc-MIBI 双时相显像，见图 11-31。

问题：

　　1. 分析甲状旁腺显像图像。

　　2. 进行临床诊断及分析。

分析：

　　1. 行甲状旁腺显像提示：注药后 30min 显像，甲状腺右叶下极见放射性分布增浓区，余放射性浅淡；120min 延迟显像甲状腺右叶下极可见放射性滞留，余部甲状腺影明显减淡。120min SPECT/CT 断层融合显像：甲状腺右叶下后方可见一软组织密度结节影，与甲状腺分界清晰，可见放射性浓聚。

2. 正常情况下，甲状旁腺显像时，甲状旁腺不显影。而在甲状旁腺瘤和甲状旁腺功能亢进时甲状旁腺区放射性异常增浓。患者甲状腺后方低密度结节，放射性摄取增高。结合甲状旁腺素升高，应考虑为甲状旁腺腺瘤。患者术后病理证实为甲状旁腺腺瘤。

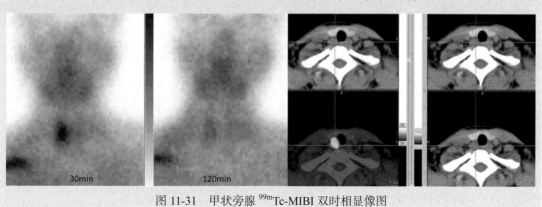

图 11-31　甲状旁腺 ^{99m}Tc-MIBI 双时相显像图

第六节　肾上腺皮质显像

人体有左、右两个肾上腺，分别位于两肾上极，相当于第 1 腰椎水平，右侧肾上腺稍高于左侧。肾上腺皮质位于肾上腺的外周，内中央为髓质。肾上腺皮质按其上皮细胞排列的形态，由外至内分为球状带、束状带及网状带。球状带分泌盐皮质激素，主要为醛固酮，束状带分泌糖皮质激素，主要为氢化可的松，网状带主要分泌少量雄激素及雌激素。上述激素的化学结构均与胆固醇相似，统称为类固醇激素。

肾上腺髓质位于肾上腺的内中央，主要分泌儿茶酚胺类激素（肾上腺素和去甲肾上腺素）。

一、肾上腺皮质显像原理

胆固醇可被肾上腺皮质细胞摄取作为原料合成皮质激素，静脉注射放射性核素标记的胆固醇类似物，通过肾上腺（adrenal）摄取和浓聚显像剂的速度和数量，来反映肾上腺皮质的功能和代谢状态。肾上腺皮质显像（adrenal cortex imaging）可以观察肾上腺皮质的位置、形态、大小，从而评价肾上腺皮质的功能状态。

地塞米松抑制试验（dexamethasone suppression test）：用于鉴别肾上腺皮质增生和腺瘤，可以观察垂体-肾上腺轴功能是否正常。肾上腺皮质的功能受垂体分泌的促肾上腺皮质激素（adrenocorticotropic hormone，ACTH）调节，同时血中糖皮质激素的水平对垂体有负反馈调节作用。口服地塞米松后，垂体分泌的 ACTH 量减少，正常和增生的肾上腺皮质功能随之降低；但肾上腺皮质腺瘤的功能多为自主性（不受 ACTH 影响），因而不受抑制。

二、显　像　剂

（1）^{131}I-6-碘甲基-19-去甲基胆固醇（NP-59）。

（2）^{131}I-19-碘代胆固醇（NM-145）。

（3）^{131}I-6β-碘代胆固醇。

常用为 ^{131}I-6β-碘代胆固醇，成人使用剂量为 74～111MBq（2～3mCi），或 37MBq（1mCi）/1.7m^2 体表面积，儿童酌减。

三、方 法

（一）患者准备

1. 封闭甲状腺 检查前 3～7 天开始服用复方碘溶液，5～10 滴/次，3 次/天，以封闭甲状腺，直至检查结束后 1 周，以减少甲状腺摄取游离 ^{131}I。

2. 停止服用可能影响肾上腺皮质摄取显像剂的药物，如普萘洛尔、ACTH、地塞米松、利尿剂、螺内酯、口服避孕药和某些降血脂药等，停药时间一般为 2～6 周。

3. 清洁肠道 高胆固醇血症也可减少肾上腺皮质对显像剂的摄取。因胆固醇的代谢产物会在肠道内聚集，因此显像的前一天晚上应服用缓泻剂，以清除肠内的放射性，排除其对图像分析的干扰。

（二）显像方法

1. 注意不良反应 显像剂静脉注射时，少数人可出现短暂的面部潮红、腰背酸胀、胸闷、心悸等反应，短期内可逐渐消失，一般无需特殊处理，故应缓慢静脉注射显像剂。

2. 显像方法 注射显像剂后第 3、5、7 和 9 天行肾上腺显像。使用配备高能平行孔准直器的 γ 照相机或 SPECT，探头以最小距离由患者背部肾区采集后前位像，必要时可采集左、右侧位及前后位像。矩阵 64×64，能峰 364keV，窗宽 15%，采集计数 100 k/帧或采集时间 300s。

3. 排除胆囊影响 肾上腺皮质显像时，胆囊有时显影，可于显像前 20min 口服脂餐（如油煎鸡蛋 2 只）以促进胆囊收缩，排除对右侧肾上腺病灶的干扰。

4. 地塞米松抑制试验 该试验至少要在常规肾上腺皮质显像 1 个月后进行。注射显像剂前 2 天开始口服地塞米松，每次 2mg，每 6h 一次，直到显像结束。显像方法及时间同常规显像。对比两次显像，皮质影像无明显变化者为不受抑制；服药后皮质影像较前次显像明显减淡者为受抑制。

四、适应证与禁忌证

（一）适应证

（1）肾上腺皮质腺瘤的诊断。
（2）异位肾上腺的定位。
（3）原发性醛固酮增多症的诊断。
（4）肾上腺皮质增生的诊断与鉴别。
（5）肾上腺皮质腺癌的辅助诊断。

（二）禁忌证

妊娠及哺乳期女性。

五、影 像 分 析

1. 正常图像 正常情况下，注药 5～9 天后双侧肾上腺皮质显影。多数人右侧位置高于左侧，少数人左、右侧在同一水平。多数人右侧影像浓于左侧，少数人两侧影像浓度相同。右侧肾上腺形状多呈三角形或椭圆形，左侧多呈卵圆形。

2. 异常图像 ①双侧影像增大，显像剂浓聚增强或提早显影；②双侧影像不对称，一侧明显浓于另一侧；③双侧不显影；④单侧显影；⑤异位显影。

六、临床应用

1. 肾上腺皮质增生和腺瘤的诊断与鉴别诊断 临床上，肾上腺皮质增生和肾上腺皮质腺瘤是库欣综合征（Cushing syndrome）、原发性醛固酮增多症等疾病的常见病因。对肾上腺皮质增生和肾上腺皮质腺瘤进行鉴别和定位对临床治疗方案的制订具有重要意义。肾上腺皮质增生多表现为双侧肾上腺均显影，肾上腺皮质腺瘤多为单侧肾上腺显影，两者均可出现肾上腺影增大、显像剂摄取增多或提前显影的表现。另外，应用地塞米松抑制试验可以对二者加以鉴别，原理类似于甲状腺激素抑制试验。肾上腺皮质腺瘤不受地塞米松抑制，服用地塞米松后影像仍清晰可见，而肾上腺增生常可被地塞米松抑制，再次显像时肾上腺不显影。

2. 肾上腺皮质腺癌的辅助诊断 肾上腺皮质腺癌表现为患侧肾上腺皮质不显影或显影不良，健侧显影不清或不显影。由于其本身可分泌大量皮质激素入血，通过反馈抑制了垂体 ACTH 的分泌，继而抑制了健侧皮质摄取胆固醇的功能，因此健侧显影不清或不显影。

3. 异位肾上腺的定位诊断 全身显像可用于异位肾上腺的定位诊断，多表现为在肾上腺以外的地方出现核素。

案例 11-6

患者，女性，38岁，一年来月经紊乱，脸部痤疮明显，血压升高，最高血压为 165/102mmHg，血中 ACTH 升高。

问题：
1. 首先考虑什么疾病？
2. 临床选择哪些检查？
3. 进行临床诊断及分析。

分析：
1. 患者首先考虑库欣综合征。
2. 肾上腺皮质显像及地塞米松抑制试验。肾上腺皮质显像示双侧肾上腺明显显影。显影结束后 1 个月行地塞米松抑制试验，双侧肾上腺呈浅淡显像。
3. 从临床症状、实验室检查及肾上腺皮质显像提示属于肾上腺功能亢进性病变，肾上腺瘤和肾上腺皮质增生待鉴别。地塞米松抑制试验显像剂摄取功能降低，说明该病变受 ACTH 影响，因此临床诊断为双侧肾上腺皮质增生。

第七节 肾上腺髓质显像

一、显像原理及方法

1. 原理 肾上腺髓质是体内合成和分泌去甲肾上腺素（NE）的场所。显像剂 ^{131}I-MIBG 为 NE 的类似物，经静脉注射后可被肾上腺髓质细胞摄取而储存于囊泡中，并浓聚于交感神经元内。在体外，应用 γ 照相机即可进行显像。因此，肾上腺髓质显像（adrenal medulla imaging）可了解肾上腺髓质形态和功能、辅助诊断富含交感神经元的多种神经内分泌肿瘤。

2. 检查方法

（1）受检者准备：封闭甲状腺，方法同肾上腺皮质显像。注药前 1～2 周停用可影响肾上腺摄取 ^{131}I-MIBG 的药物，如吩噻嗪、可卡因、三环抗抑郁药、伪麻黄素、利血平、安非他明、苯丙胺和钙通道阻断剂等。显像前一日晚上给予缓泻剂，清除肠道放射性；检查前排尿。

（2）显像剂：使用 ^{131}I-MIBG，使用剂量为 37～111MBq；^{123}I-MIBG 使用剂量为 185～370MBq。静脉缓慢注射，并密切观察受检者的反应。

（3）显像方法：静脉注射 ^{131}I-MIBG 显像剂，分别于 24h、48h 和 72h 进行肾上腺显像，采集前后位和后前位，视野包括胸、腹及盆腔。必要时行全身显像。γ 照相机或 SPECT 配备高能平行孔准直器，矩阵 64×64 或 128×128。

为了提高探测的敏感性，更好地确定病变或转移灶的准确位置，临床上常需进行脏器联合显像。如 ^{131}I-MIBG 显像最后一次采集结束后，常发现有局限性显像剂浓聚影时，再进行肾脏显像，可帮助判断嗜铬细胞瘤的位置；恶性嗜铬细胞瘤患者，显像结束时同时作全身骨显像或肝等器官显像，有助于发现和确定转移灶。

二、影像分析

1. 正常图像　在 ^{131}I-MIBG 显像上，正常肾上腺髓质常不显影，少数在 48～72h 显像时，影像多不清晰，两侧大致对称。交感神经分布丰富的组织如唾液腺、心肌等可出现显像剂分布。^{131}I-MIBG 代谢和排泄的途径，如肝脏、肠道、膀胱也可出现显像剂分布。另外，鼻咽部、脾脏也可显影。

2. 异常图像　①双侧肾上腺显影：注射 ^{131}I-MIBG 后 48～72h 双侧肾上腺显影明显，或影像提前在注射后 24h 清晰显示，提示双侧肾上腺髓质增生。②单侧肾上腺显影：注射 ^{131}I-MIBG 后 24h 单侧肾上腺清晰显影，或 48～72h 显影明显增强，提示显影侧为嗜铬细胞瘤，不显影侧则为正常肾上腺髓质；当病变组织摄取 ^{131}I-MIBG 较强时，可使心肌不显影，这一征象可作为诊断嗜铬细胞瘤等疾病的间接依据。③肾上腺以外异常浓聚影像：如患者有相应临床表现，且在肾上腺以外的其他部位出现异常浓聚影像，在排除其他干扰因素后，应考虑为异位嗜铬细胞瘤、恶性嗜铬细胞瘤的转移灶或神经母细胞瘤。

三、临床应用

1. 嗜铬细胞瘤的诊断和定位　位于肾上腺的嗜铬细胞瘤多为单侧，但也可出现双侧或一侧在肾上腺，一侧在肾上腺外。^{131}I-MIBG 显像时，病变肿瘤多可在 24h 内出现明显的显像剂浓聚。成人嗜铬细胞瘤 10%～20% 位于肾上腺外，儿童约 30% 位于肾上腺外。肾上腺外嗜铬细胞瘤多位于腹膜外或腹主动脉旁。^{131}I-MIBG 局部和全身显像在嗜铬细胞瘤的定性和定位诊断中具有重要价值。

2. 恶性嗜铬细胞瘤转移灶的诊断　恶性嗜铬细胞瘤早期即可出现全身转移。其转移灶在 ^{131}I-MIBG 显像上多表现为显像剂异常浓聚，因此 ^{131}I-MIBG 显像可用于定位、诊断转移灶。

3. 神经母细胞瘤、副神经节细胞瘤、甲状腺髓样癌、Sipple 综合征等的诊断　对于富含肾上腺素能受体的肿瘤及其转移灶，^{131}I-MIBG 显像上多表现为显像剂异常浓聚，因此 ^{131}I-MIBG 显像不仅可用于原发灶的诊断，而且有助于寻找转移灶。

4. 由于恶性嗜铬细胞瘤及其转移灶和其他富含肾上腺素能受体的神经瘤具有选择摄取 ^{131}I-MIBG 的作用，故利用 ^{131}I 发射的 β 放射线可以达到有效的内照射治疗的目的。通过显像可判断病灶摄取 ^{131}I-MIBG 的能力，并观察治疗疗效。

案例 11-7

患者，男性，25 岁，近 1 年来间断出现头痛、心悸、多汗和皮肤苍白，发作数分钟后症状自行缓解，近半个月发现血压升高，最高可达 200/140mmHg。实验室检查提示血钾降低，尿儿茶酚胺明显增高。腹部 B 超示左侧腹膜后不均质包块。

问题：

1. 首先考虑为何种疾病？

2. 此时患者可行何种核医学检查？

3. 进行临床诊断及分析。

分析：

1. 患者属青年男性，血压升高，应首先考虑继发性高血压，尿儿茶酚胺升高，应首先考虑嗜铬细胞瘤。因为嗜铬细胞瘤主要合成升压物质儿茶酚胺及去甲肾上腺素等。

2. 肾上腺髓质显像示：左侧中腹部放射性异常浓聚。

3. 肾上腺髓质显像左侧中腹部阳性，超声提示左侧腹膜后占位性病变，结合临床症状考虑为左侧嗜铬细胞瘤。

（朱高红　冯成涛）

思 考 题

1. 临床上鉴别引起甲状腺毒症的核医学方法有哪些？

2. 核医学甲状腺静态显像与其他非核医学显像有何本质区别？

3. 在行 ^{131}I 判定胸骨后甲状腺肿时，有一种说法：如果胸骨后肿物显影，那么该肿物一定是胸骨后甲状腺肿；如果不显影，也不能排出不是甲状腺肿。这种说法对吗？

本 章 小 结

核医学检查在内分泌系统疾病中具有十分重要的地位，放射性核素检查不仅可以反映内分泌器官的形态学变化，而且可以提供有关功能的信息，为内分泌系统疾病诊断和治疗提供依据。

甲状腺摄碘率及甲状腺显像在评价甲状腺功能及 ^{131}I治疗甲状腺疾病前评估具有重要的临床价值。甲状旁腺显像主要用于功能亢进的甲状旁腺腺瘤、异位甲状旁腺瘤的定位诊断。对甲状旁腺瘤术后复发检测方面也具临床应用价值。肾上腺皮质显像可了解肾上腺皮质的功能状态，发现肾上腺皮质腺瘤和增生，地塞米松抑制试验有助于两者的鉴别。肾上腺髓质显像可用于肾上腺素能肿瘤的诊断，用于基于临床特征和生化异常而疑诊嗜铬细胞瘤的定位诊断。

第十二章　神经系统显像

学习要求

记忆：脑血流灌注显像的显像原理、显像剂类型；癫痫、痴呆的发病机制。

理解：多巴胺受体、转运体和神经递质显像的显像原理，帕金森显像特点。

运用：癫痫脑血流灌注显像和 ^{18}F-FDG 脑代谢显像特点癫痫、老年痴呆损伤的功能定位和程度。

神经系统（nervous system）是人体最精细、结构和功能最复杂的系统。核医学分子影像学诊断设备 SPECT/ CT、PET/ CT 及 PET/MRI 和多种新型分子显像剂在神经系统疾病诊断和研究中，发挥着重要的作用。在分子水平上，核医学神经系统显像应用 ^{99m}Tc、^{18}F、^{15}O、^{11}C、^{13}N、^{123}I 等多种放射性核素，标记神经细胞的功能性基因、受体、蛋白质、细胞内外信号传导递质及脂溶性小分子等关键化合物，通过 SPECT 单光子、PET 正电子的功能成像，结合 CT、MRI 结构成像，定量、定性、直观地对神经功能性损伤、早期功能性改变、退行性病变、肿瘤等异常疾病，进行更精确的研究和早期诊断。本章主要介绍脑血流灌注显像、脑代谢显像、脑受体显像、脑脊液间隙显像及其临床应用。

第一节　神经系统显像原理和方法

一、脑血流灌注显像

（一）显像原理

脑血流灌注显像剂能通过正常的血脑屏障，具有分子量小、不带电荷、脂溶性高的共同特点；被脑细胞摄取的量与局部脑血流量（regional cerebral blood flow，rCBF）成正比；进入脑细胞后经水解酶或脱脂酶的作用由脂溶性变成水溶性，或经还原型谷胱甘肽作用分解成带电荷的次级产物，不能反扩散出脑细胞而停留在细胞内。在体外通过 SPECT 和 PET 进行断层显像，即可获得 rCBF 图像。

（二）脑血流灌注显像剂

脑血流灌注显像剂分类见表 12-1。

表 12-1　脑血流灌注显像剂分类

分类	名称	特征
单光子类	^{99m}Tc-ECD（双半胱乙酯）、^{99m}Tc-HMPAO（六甲基丙烯胺肟）	^{99m}Tc-ECD：体内外稳定性好，体内清除快，脑组织/非脑组织比值较高，图像质量好。但脑内分布随时间有轻微变化
		^{99m}Tc-HMPAO：脑内分布相对稳定，但体外稳定性差，必须在标记后 30min 内注入体内最常用的脑血流灌注显像剂。放化纯 ^{99m}Tc-ECD>90%，^{99m}Tc-HMPAO>80%
	^{123}I-IMP（安非他明）	脑细胞摄取率最高，肺组织摄取 ^{123}I-IMP，不断释放入血使脑组织在摄取，出现再分布现象。加速器生产，价格昂贵，国内应用少
	^{133}Xe（氙脂溶性惰性气体）	进入血液循环后自由穿越血脑屏障，通过弥散方式被脑细胞摄取，迅速从脑组织清除，最后经肺排出。脑内滞留时间短，图像质量不高，临床应用受限
正电子类	^{15}O-H$_2$O、^{13}N-NH$_3$H$_2$O	^{15}O-H$_2$O 脑组织摄取与血流量呈线性关系，定量测定 CBF 或 rCBF 的金标准，操作严格，国内几乎不用。^{13}N-NH$_3$H$_2$O 血浆清除率快，摄取迅速，在脑内滞留时间较长，为性能/价格比较高的 PET 脑血流显像剂。回旋加速器生产

（三）显像方法

1. 受检者准备

（1）使用 ^{99m}Tc-ECD、^{99m}Tc-HMPAO 时，剂量为 740～1100MBq（20～30mCi），注射前 30min～1h 受检者口服过氯酸钾 400mg，以封闭甲状腺、脉络丛和鼻黏膜，减少 ^{99m}TcO$_4^-$ 的吸收和分泌。使用 ^{123}I-IMP 时，剂量为 111～222MBq（3～6mCi），需用复方碘溶液封闭甲状腺，一般在检查前 2～3 天开始服用，检查后仍需服用 2～3 天。^{133}Xe 为脂溶性惰性气体，剂量为 555～1110MBq（常规 740MBq）。

（2）视听封闭，受检者闭目戴黑色眼罩，用耳塞塞住外耳道，5min 后由静脉注射显像剂。

（3）调节探头的旋转半径和检查床的高度，使其适于脑显像的要求。受检者仰卧于检查床上，头部枕于头托中，固定体位。调节头部位置使眼外眦和外耳道的连线（OM 线）与地面垂直。显像期间把检查房内的灯光调暗，保持室内安静，尽量避免声、光等刺激对大脑摄取显像剂的影响。

2. 图像采集条件 使用 ^{99m}Tc 和 ^{123}I 标记物时，一般配低能高分辨或通用型准直器，探头旋转半径为 12～14cm，采集矩阵 128×128，旋转 360°，6°/帧，共采集 64 帧影像。采集时间 ^{99m}Tc 标记物为 15～20s/帧，^{123}I 标记物为 40～60s/帧。放大倍数：圆形探头 zoom 1.00，矩形探头 zoom 1.60～1.78。能峰 140keV，窗宽 20%。脑组织的净计数率 40～80k/帧或者 3～5k/s。

^{133}Xe 动态 SPECT 显像探头配置扇束准直器，能峰 80keV，窗宽 20%，其他条件同上述。

3. 重建条件 前滤波，先用 Butterworth 低通滤波器滤波，^{99m}Tc 标记物推荐使用截止频率 $f(c)=0.35～4.00$，陡度因子（n）=12～20。^{123}I 标记物推荐使用 $f(c)=0.5$，$n=12$。反向投影重建，用 Ramp 函数滤波反投影重建原始横断层影像，推荐层厚为 2～6mm。衰减校正，Sorenson 法和 Chang 法是常用的衰减校正法，使用 ^{99m}Tc 标记物时，推荐 $u=0.12cm^{-1}$；使用 ^{123}I 标记物时，推荐 $u=0.11cm^{-1}$。冠状和矢状断层影像制作，层厚为 2～6mm。三维表面影像（3DSD）重建，阈值 30%～40%。

4. 脑血流灌注显像介入试验（interventional test） 指利用介入因素，包括药物干预、器材干预、物理干预、生理负荷（冷、热、声、光）和各种治疗等，使脑的血流灌注和功能发生改变的诊断和方法。介入试验主要有五大类：

（1）药物介入试验：腺苷、乙酰唑胺、双嘧达莫等药物介入试验。

（2）人为干预介入试验：过度换气诱发试验、剥夺睡眠诱发试验、颈动脉压迫试验（Matas 试验）。

（3）生理刺激介入试验：包括肢体运动及视觉、听觉刺激试验等。

（4）认知作业介入试验：记忆试验、听觉语言学习试验、计算试验、思索试验等。

（5）物理性干预试验：磁场干预试验、低能激光照射试验、针刺激发试验等。

扩血管药物介入试验常用于脑血管病诊断，临床应用最为普遍，特别是用于功能性缺血区域和梗死区域的鉴别，有利于判断血管的储备和反应能力，对选择恰当的治疗和疗效预估以及治疗后评价是一种有价值的手段和方法。

腺苷具有强有力的小动脉扩张作用，腺苷介入试验受检者一般取仰卧位，测定基础血压、脉搏及 12 导联心电图，按 140mg/（kg·min）剂量静脉注，一般需 6min。副作用及处理：约有 80% 患者可出现副作用，最常见的副作用为面红、胸痛、呼吸困难、咽后或颈部紧束感，以及头晕，可诱发支气管哮喘。停用后，症状即刻缓解。

乙酰唑胺介入试验（acetazolamide）、双嘧达莫介入试验是临床常用的药物介入试验方法。其基本原理是：乙酰唑胺能抑制脑内碳酸酐酶的活性，使碳酸脱氢氧化过程受到抑制，导致脑内 pH 急剧下降，正常条件下反射性地引起脑血管扩张，导致 rCBF 增加 20%～30%，而病变部位血管的反应性扩张较弱甚至没有反应，应用乙酰唑胺后潜在缺血区和缺血区的 rCBF 增高不明显，在影像上出现相对放射性减低或缺损区。检查方法类同于腺苷介入显像，需行两次显像，首先行常规脑血流灌注显像，随后进行乙酰唑胺介入试验，方法是静脉推注乙酰唑胺 1g，10min 后行第二次显像，将两次显像所得的影像进行对比分析。

（四）图像分析

1. 图像分析方法

（1）目测法：至少连续两个断面有一处或多处放射性摄取减低区或异常浓聚区，脑室及白质区域扩大或尾状核间距增宽，两侧丘脑、基底节及小脑明显不对称等均视为异常。

（2）半定量分析法

1）在断层影像某区域和对侧的镜像部位提取计数，计算 ROI 比值。

2）利用扇形区分割法提取某扇面区域和镜像扇面均数，计算比值。

（3）定量分析法：局部脑血流量定量分析的理论基础是 Fick 的物质守恒原理，即单位时间内显像剂被脑组织摄取并滞留的量等于动脉血带入脑组织的量减去脑静脉血中带走的量。由于定量测定需要抽取动脉血样，在实际操作中多有不便。目前也可采用 Lassen Correction 公式和其他方式计算 rCBF，评估局部血流量和脑血管储备功能。

（4）统计参数图（statistical parametric mapping，SPM）分析：是目前脑功能影像学研究的精确数字化的分析方法，是像素水平的图像统计分析方法，以整个三维图像中的所有像素作为分析对象，获得每个像素所包含的信息大小，然后对每个像素的数值大小进行统计检验，将统计学上有意义的像素提取出来得到统计参数图。

需要建立一个 99mTc-ECD 的标准模板（日本科学家已推出了各种标准模板），这个模版是基于足够数量的正常人群 99mTc-ECD 脑显像所得到的标准图像，每种放射性药物 SPM 必须以足够多的正常人群参照 MRI 得到该药物的 SPM，需要建立多种药物不同地区和人群的标准模板库，并随时更新。标准图像可以和 CT、MRI 叠加成融合图像，并可以采取扩充缺损状态评分（expanded disability status scale score，EDSS）以及 3D 立体图像分析，较半定量分析、定量分析、CT、MRI 等更易发现微小功能性病灶并进行精确数字化的分级和随访观察的比对。

2. 正常脑血流灌注断层影像学表现

左右两侧大脑皮质、基底节、丘脑、小脑和脑干等灰质结构血流量高于白质，表现为对称性分布的放射性浓聚区，白质和脑室部位放射性摄取明显减低，脑灰质、白质对比度好（图 12-1）。正常情况下左右大脑半球相应部位放射性比值差异小于 10%，大于 10% 为异常。脑内影像同脑解剖结构。

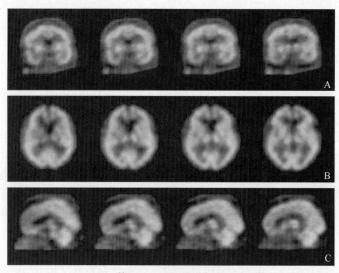

图 12-1　99mTc-ECD SPECT 影像学表现

A. 横断面；B. 冠状面；C. 矢状面

3. 异常影像 在两个或两个以上断面的同一部位出现放射性分布异常；可表现为局限性放射性分布减低或缺损、局限性放射性浓集或增高、大小脑失联络现象、白质区扩大、脑结构紊乱、异位放射性浓集、脑萎缩、脑内放射性分布不对称等（图 12-2）。

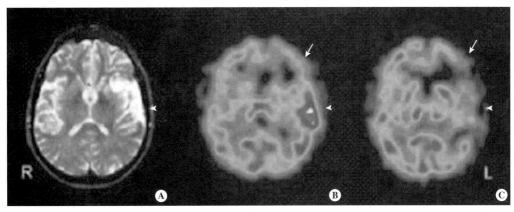

图 12-2　左侧颞叶梗死灶周围放射性过度摄取

A. 磁共振显示左侧颞叶高信号；B. 左侧额叶放射性减低，颞叶呈放射性增高，表现为过度灌注；C. 左侧额、颞、顶叶放射性减低区

大小脑失联络现象：一侧大脑皮质有局限性放射性分布减低或缺损，同时对侧小脑放射性分布亦见明显减低，这种现象称为大小脑交叉失联络（crossed cerebellar diaschisis）（图 12-3）。多见于慢性脑血管病。

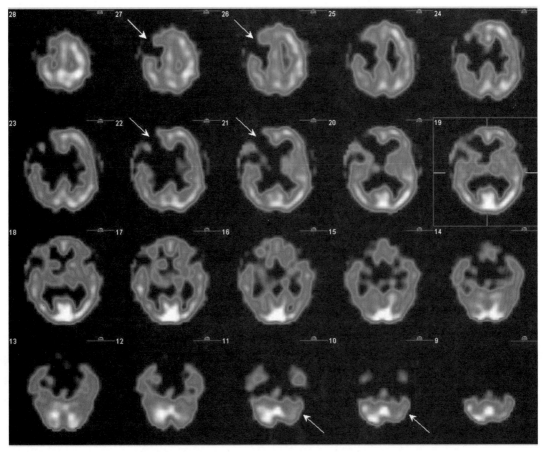

图 12-3　右侧额叶脑梗死灶放射性缺损，左侧小脑同样有放射性摄取减少

二、脑代谢显像

（一）脑代谢显像原理

1. 葡萄糖脑代谢显像　脑的代谢非常旺盛，其能量绝大部分（90%以上）来自糖的有氧代谢。由于脑组织本身并不能储存能量，所以需要连续不断地供应氧气和葡萄糖。脑的重量占体重的 2%，而其消耗的葡萄糖占全身的 20%。葡萄糖通过有氧代谢提供能量，只有当氧分压下降至 6.67kPa（50mmHg）时才通过无氧酵解供应能量。葡萄糖几乎是脑细胞能量代谢的唯一来源。氟-18-2-脱氧葡萄糖（^{18}F-FDG）为葡萄糖的类似物，静脉注入人体后进入脑组织，在己糖激酶的作用下磷酸化生成 6-磷酸-FDG，后者不能参与葡萄糖的进一步代谢而滞留于脑细胞内。通过显像，可以反映大脑生理和病理情况下葡萄糖代谢情况，了解脑局部葡萄糖的代谢状态。应用动态采集还可获得有关糖代谢的各种速率常数、脑组织葡萄糖代谢率等定量参数。另外，正电子脑代谢显像可以借助各种生理性刺激或药物介入观察神经活动状态，以助临床诊断和治疗。

2. 氨基酸代谢显像　蛋白质代谢中两个主要步骤是氨基酸摄取和蛋白质合成，细胞恶变后，氨基酸转运率的增加可能比蛋白质合成增加更明显，因为不少过程是作用于氨基酸转运而不是蛋白质合成的，包括转氨基和甲基化作用。脑氨基酸代谢显像主要显像剂有：^{11}C-MET（^{11}C-甲基-L-蛋氨酸）、^{11}C-TYR（^{11}C-酪氨酸）、^{18}F-FET（^{18}F-氟代乙基酪氨酸）、^{123}I-IMT（^{123}I-碘代甲基酪氨酸）等。其中 ^{11}C-MET 是较为常用的氨基酸代谢显像剂。通过 PET 显像可获得显像剂在脑内分布的断层图像，利用生理数学模型得到脑内氨基酸摄取和蛋白质合成的功能及代谢参数。

3. 氧代谢显像　脑耗氧量是反映脑功能代谢的重要指标之一。^{15}O-CO$_2$ 被受检者吸入后，或受检者被受注入 ^{15}O-H$_2$O 后，用 PET 进行动态显像，可得到脑氧代谢率（CMRO$_2$）。结合 CBF 测定结果，还可计算出人脑的氧吸收分数（OEF），CMRO$_2$ 和 OEF 是反映氧代谢活动的较好指标。

目前国内 PET/CT 在临床应用最广的是 ^{18}F-FDG 代谢显像，以下详细介绍 ^{18}F-FDG 脑代谢显像。

（二）显像方法

患者 PET 检查前禁食 4~6h。检查者保持安静，戴黑眼罩和耳塞，避免声光刺激。建立静脉通道，3D 模式采集时，^{18}F-FDG 注射剂量范围在 1.9~3.7MBq/kg，然后用生理盐水冲洗通道。常规显像宜在注射后 30min 进行。患者定位于检查床上，先行发射（emission，E）扫描或先行透射（transmission，T）扫描依具体情况而定，PET/CT 因为应用 CT 数据进行 PET 的衰减校正，透射扫描时间明显减少。视机型不同，选择其适当的重建参数（重建方式、滤波函数、矩阵大小、放大因子、截止频率、陡度因子等）进行图像的重建。

（三）图像分析

正常人脑代谢显像与局部脑血流灌注显像近似，PET 分辨力高，应用 PET 所得到的图像明显优于 SPECT 的图像。同样采取横断面、冠状面和矢状面图像显示。图像分析包括目测分析法、半定量分析法和统计参数图进行图像分析。

1. 正常图像表现　大脑左右两侧半球放射性分布基本对称，大脑皮质、基底节、丘脑、脑干及小脑摄取 ^{18}F-FDG 很高，而脑白质放射性分布明显低于皮质（图 12-4）。由于正常成人大脑内的神经元细胞多为成熟的细胞，无明显的蛋白质合成代谢和胆碱代谢。

2. 异常图像表现　局部放射性增高或减低、大脑皮质摄取率减低、脑室扩大、脑外形失常、中线结构移位、大小脑失联络现象等。

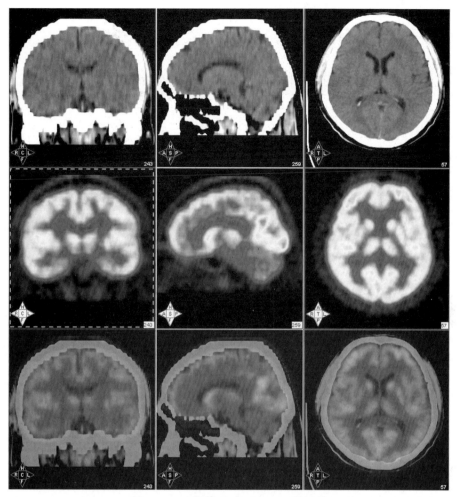

图 12-4 正常 ^{18}F-FDG PET/CT 脑显像

三、神经受体和递质显像

中枢神经受体和递质显像（central neuroreceptor-neurotransmitter imaging）是根据受体-配体特异性结合性能，用放射性核素标记特定的配体或神经递质，通过显像来获得受体的分布、密度和功能的信息。脑受体显像可以显示脑内各种神经受体的分布状态，并可观察其在病理情况下的改变，对疾病的诊断和鉴别诊断、发病机制的探讨、治疗方案的选择及治疗效果评价、预后判断等具有重要价值。

（一）多巴胺受体-转运体-递质显像

多巴胺能神经递质系统在运动功能失调方面起着重要的作用，特别是对于帕金森病、阿尔茨海默病、路易体的诊断。分析突触前和突触后膜多巴胺能神经递质的释放、吸收和作用于 D_1、D_2 受体，可用以分析黑质-纹状体多巴胺能神经通路在纹状体神经调节的作用。突触前后膜、间隙的多巴胺转运体、递质和受体的表达用放射性示踪剂标记后显像。核医学影像对多巴胺能系统的诊断和评价分为三个方面：多巴胺受体显像（dopamine receptor imaging），主要是突触后膜的多巴胺 D_2 受体；突触前膜的多巴胺转运体显像；多巴胺能神经递质显像（dopamine neurotransmitter imaging）。SPECT/CT 和 PET/CT 在神经系统疾病的诊断中有着重要的临床价值（表 12-2、表 12-3）。

表 12-2　多巴胺受体-转运体-递质的主要放射性配体

多巴胺	单光子配体	正电子配体	特征
多巴胺受体	^{123}I-IBZP、^{123}I-SCH23982、^{123}I-FISCH、^{123}I-TISCH	^{11}C-SCH23390、^{11}C-NNC756	D_1 受体配基
	^{123}I-IBZM、^{123}I-epidepride	^{11}C-raclopride、^{11}C-NMSP、^{18}F-DMFP	D_2 受体配基
多巴胺转运体	^{99m}Tc-TRODAT$_1$、^{123}I-β-CIT 和 ^{123}I-FP-CIT	^{11}C-β-CIT、^{18}F-β-CIT-FP、^{11}CGBR13119、^{18}F-β-FECNT、^{11}C-可卡因和 ^{18}F-氟甲基-BTCP	DAT 配体（可卡因衍生物）
多巴胺神经递质		^{18}F-DOPA	L-多巴的类似物

表 12-3　多巴胺受体-转运体-递质显像

显像类型	显像原理	临床应用
多巴胺递质（^{18}F-DOPA 是 L-多巴的类似物）	^{18}F-DOPA 是多巴胺神经递质的合成前体，通过血脑屏障进入脑内被多巴胺脱羧酶脱成 6-^{18}F-L-氟代多巴胺，经摄取、储存、释放及代谢而发挥生理作用。^{18}F-DOPA 在纹状体内的摄取和清除及其代谢的改变，可反映纹状体 DADA 能神经元末梢的密度和多巴脱羧酶（AADC）的活性	主要用于帕金森病诊断、鉴别诊断和疗效评估，以及对肿瘤复发转移的诊断
多巴胺转运体蛋白[^{18}F、^{11}C、^{123}I 标记芳香氨基酸脱羧酶、单胺囊泡转运体（VMAT-2）及 DAT]	多巴胺转运体是一种位于多巴胺神经元突触前膜的膜蛋白，主要功能是再摄取突触间隙内的多巴胺，是控制脑内多巴胺水平的关键因素。多巴胺转运体（DAT）仅见于多巴胺能神经元的树突和轴突末梢，反映黑质纹状体神经投射的完整性	可用于帕金森病的早期诊断、分期分级、鉴别突触前类型帕金森病和其他类型帕金森病，以及多系统萎缩、核上性麻痹、路易体与其他痴呆的鉴别
多巴胺受体：^{18}F、^{11}C、^{123}I 标记芳香氨基酸脱羧酶、VMAT-2 及 DAT 配体(可卡因衍生物)	多巴胺受体分为 D_1、D_2、D_3、D_4 和 D_5 五种亚型，因 D_1、D_5 受体亚型结构的同源性，统称为 D_1 样受体，而 D_2、D_3、D_4 受体三种亚型性质相近，统称为 D_2 样受体	多巴胺受体显像主要用于帕金森病诊断和鉴别诊断、治疗帕金森病药物的疗效观察、亨廷顿病、Wilson 病、垂体瘤的诊断等

（二）其他神经递质受体显像

其他神经递质受体显像主要包括乙酰胆碱受体显像（acetylcholine receptor imaging）、苯二氮䓬受体显像（benzodiazepine receptor imaging）、5-羟色胺受体（5-serotonin receptor，5-HT）显像、阿片受体（opiate receptor）显像、生长抑素受体（somatostatin receptor）显像，显像原理和主要的临床应用见表 12-4。

表 12-4　其他神经递质受体显像

显像类型	显像原理	临床应用和疾病的影像学表现
乙酰胆碱受体显像（^{123}I-IQNB、^{123}I-IBVM、^{11}C-尼古丁、^{11}C-QNB）	包括 M（毒蕈碱）和 N（烟碱）两种受体，^{11}C-或 ^{123}I-奎宁环酯苯甲酸（^{11}C-或 ^{123}I-QNB）作为 M 受体显像剂和 ^{11}C-尼古丁作为 N 受体显像剂，用于人体乙酰胆碱受体显像	阿尔茨海默病患者的大脑皮质和海马 M 受体密度明显减低，脑皮质摄取 ^{11}C-尼古丁亦显著降低
苯二氮䓬受体显像（^{123}I-碘西尼、^{11}C-氟马西尼）	苯二氮䓬受体是脑内主要的抑制性受体。^{11}C-Ro-15-1788（苯氮杂类药物中毒的解毒剂）和 ^{123}I-Ro-16-0154（Ro-15-1788 类似物）为较理想的苯二氮䓬受体显像剂，已用于活体显像	亨廷顿病、阿尔茨海默病、躁狂症和原发性癫痫等均与苯二氮䓬受体的活性减低有关
5-HT 显像（^{123}I-2-酮舍林、^{123}I-β-CIT、^{76}Br-2-酮舍林、^{11}C-β-CIT）	5-羟色胺受体分为 5-HT$_{1A}$、5-HT$_{1B}$、5-HT$_{1C}$ 和 5-HT$_2$、5-HT$_3$ 亚型，5-HT 受体与躁狂/抑郁型精神病有关。用 ^{123}I-2-酮舍林、^{123}I-b-CIT 进行脑 5-HT 受体显像	单纯或轻度抑郁症患者顶叶皮层放射性摄取增高，额叶下部右侧较左侧增高，重度抑郁症或躁狂/抑郁型精神病患者脑 5-HT 受体密度和亲和力降低，西酞普兰抗抑郁症治疗后脑内 5-HT 摄取增加

续表

显像类型	显像原理	临床应用和疾病的影像学表现
阿片受体显像（^{123}I-吗啡，^{123}I-O-IA-DPN，^{131}I-DPN，^{11}C-DPN，^{11}C-CFN）	阿片受体生理作用极为广泛，与麻醉药物成瘾密切相关。国外已用 ^{11}C-DPN（^{11}C-特培洛啡）、^{11}C-CFN（^{11}C-4-碳-甲氧基-芬太尼）和 ^{123}I-DPN 或 ^{123}I-O-IA-DPN（^{123}I-O-碘烷-特培洛啡）进行人脑阿片受体显像	发现颞叶癫痫灶阿片受体密度增加，呈现明显异常放射性浓聚灶。可用于吗啡类药物成瘾与依赖性以及药物戒断治疗的临床研究
生长抑素受体显像（常见是 ^{99m}Tc、^{111}In、^{68}Ga 标记的 SSTR 类似物 DOTATOC）	生长抑素是由多个等器官组织分泌的多肽类激素，其生物活性极其广泛，能抑制神经传导和多种激素的释放。SST 具有多肽类的特点，遇酶易分解，难以保持生物活性，经修饰后的 SST 类似物更稳定、生物活性更持久	SSTR 广泛分布于正常组织、多种肿瘤组织中，不同类型的肿瘤组织 SSTR 的表达水平有极大的差异，如脑膜瘤和髓母细胞瘤过度表达 SSTR，SSTR 均质性越高，靶向性越好。生长抑素受体显像常用于脑膜瘤、神经瘤、神经纤维瘤、神经母细胞瘤等的诊断、疗效评估等

四、脑脊液间隙显像

脑脊液间隙显像（cerebrospinal fluid imaging）可以反映脑脊液（cerebrospinal fluid）生成、吸收和循环的动力学改变，包括脑池、脑室和蛛网膜下腔显像，其中以脑池显像最为常用。

（一）显像方法、显像剂

显像剂为 ^{99m}Tc-DTPA，74～185MBq（2～5mCi），注射体积为 1ml。

1. 脑池显像（cisternography）　在无菌操作下进行腰椎穿刺，以缓慢流出的脑脊液将显像剂稀释至 2～3ml，再缓慢推注到蛛网膜下腔。于注射显像剂后 1h、3h、6h、24h 分别行头部前、后、侧位 SPECT 平面显像。疑有脑脊液漏者，在检查前用棉球堵塞双侧鼻孔和外耳道，检查后测定棉球是否有放射性可以帮助判断。

2. 脑室显像（ventriculography）　在无菌条件下，通过侧脑室穿刺注入显像剂，10min 后显像。观察脑室大小、形态及脑脊液的流动情况。

3. 蛛网膜下腔显像（subarachnoid space imaging）　显像方法基本同脑池显像，于注药后不同时间连续观察脑脊液流动状况，以了解蛛网膜下腔是否通畅。

（二）影像分析

1. 脑池显像　注射显像剂后 1h，脊髓蛛网膜下腔充盈，放射性分布均匀，小脑延髓池开始显影；3h 后各基底池显影；6h 后各基底池、四叠体池、胼胝体池和半球间池均显示，在前位呈三叉影像；24h 后上矢状窦显影，两侧大脑凸面出现放射性并呈对称分布；脑室始终不显影（图 12-5）。若鼻腔或外耳道显示放射性分布，堵塞鼻孔或外耳道的棉球也证实有放射性，可以定位诊断脑脊液漏（图 12-6）；显像剂可随脑脊液反流进入侧脑室，使侧脑室持续显影，若 3～6h 前、后位影像为"豆芽状"，而上矢状窦不显影，则可以诊断交通性脑积水（communicating hydrocephalus）。

2. 脑室显像　侧脑室显影，脑脊液按正常途径流动，第三脑室、第四脑室、小脑延髓池、基底池相继显影；脑实质内无放射性分布。临床上常用于脑室-脑池导管分流术后的随访。

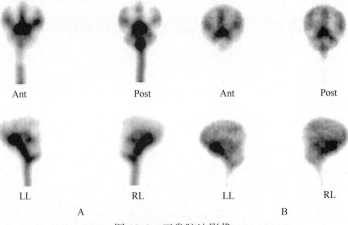

图 12-5　正常脑池影像
A. 3h 影像；B. 24h 影像

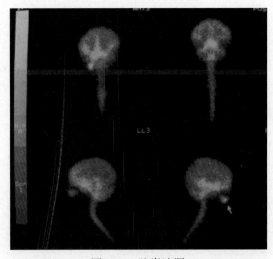

图 12-6　脑脊液漏

第二节　临床应用

一、癫　痫

案例 12-1

　　患者，男性，25 岁，发作性四肢抽搐 13 年。患者于 12 岁开始出现反复发作性意识不清，四肢抽搐，口吐白沫，尿失禁，每次发作持续 15～20s，抽搐后昏睡 1～2h。每月发作 2～3 次，劳累或情绪紧张后发作次数增多。

　　症状和体征：神清，言语含糊，双眼向两侧注视时出现水平眼球震颤，伸舌居中。四肢肌力正常，腱反射（++），步态不稳，病理反射未引出。临床怀疑癫痫，行 ^{99m}Tc-ECD SPECT 脑血流灌注显像发作期和发作间歇期如图 12-7。

问题：

1. SPECT 脑血流灌注显像图像有何异常？

2. SPECT 如何修正临床诊断？

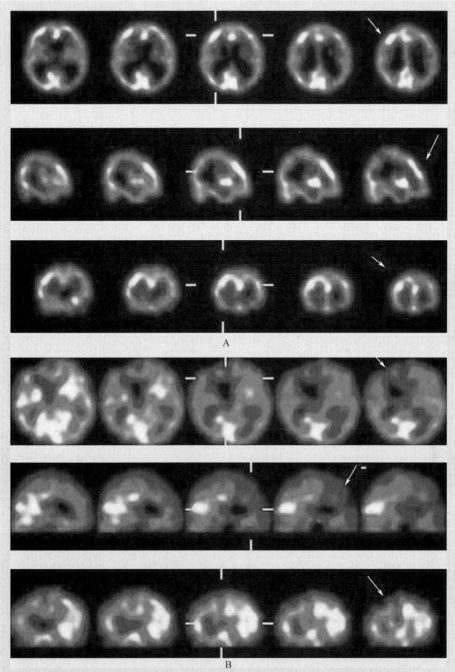

图 12-7 脑血流灌注显像

A. 发作期；B. 发作间歇期

分析：

1. SPECT 所见：发作期显示右侧额叶异常放射性浓聚（图 12-7A）；发作间歇期显示右侧额叶异常放射性稀疏、缺损（图 12-7B）。

SPECT 脑血流灌注显像诊断：发作期右侧额叶异常放射性浓聚；发作间期右侧额叶异常放射性稀疏，右侧额叶癫痫灶。

2. 修正后临床诊断为右侧额叶癫痫。

癫痫（epilepsy）是由脑细胞异常的超同步放电引起的发作性的、突然性的及暂时性的脑功能紊乱，癫痫可分为原发性、继发性，原发性癫痫又称隐源性癫痫。起病年龄多在儿童期和青春期（5～20岁），发病原因不明，可能与生理或环境改变及遗传因素有关。继发性癫痫是脑部多种器质性病变或全身代谢紊乱所致，首次发病年龄常始于20岁以后。临床表现为抽搐、感觉、意识、行为或自主神经方面的异常。

诊断：普遍认为在发作期 SPECT 脑血流灌注显像优于 ^{18}F-FDG PET 显像，在发作间歇期 ^{18}F-FDG PET 显像优于 SPECT 脑血流灌注显像。发作期，脑组织生理和生化改变快，脑血流增加，病灶呈高灌注高代谢；癫痫发作间歇期 rCBF 降低，病灶呈低灌注低代谢。rCBF 显像对癫痫灶的检出率可达 70%～80%，借助诱发试验可进一步提高癫痫灶的检出率。苯二氮䓬受体显像对癫痫病灶定位诊断的灵敏性和准确性更高，尤以 ^{11}C-Ro-15-1788 PET 显像的应用前景为好，适用于一些临床诊断或定位有疑难的患者。^{123}I-Ro-16-0154 脑 SPECT 受体显像也可以用于癫痫病灶的定位，但临床应用的结果不如苯二氮䓬受体。

对于仅有脑功能和代谢改变而无形态学改变的病灶，CT 和 MRI 常无异常；MRI 的颞叶硬化常表现为脑萎缩，但脑萎缩不一定是颞叶内侧硬化。CT 主要反映与癫痫有关的形态学变化。MRI 较 CT 有更高的软组织分辨力，在海马硬化、脑皮质发育异常与癫痫关系上，具有很高的临床价值，但 CT、MRI 都可能误判癫痫病灶。

脑磁图（magentoencephalogram，MEG）在临床上已开始用于癫痫灶的定位，在癫痫诊断中明显优于动态脑电图（electroencephalogram，EEG）。

案例 12-2

　　患者，女性，44 岁，反复癫痫发作 40 年。

　　症状和体征：神清，言语清晰，无眼球震颤，伸舌居中。四肢肌力正常，腱反射（++），行走自如，病理反射未引出。

　　辅助检查：

　　（1）平扫 MRI，未见明显异常（图 12-8B）。

　　（2）^{18}F-FDG PET 脑代谢图（图 12-8A）。

　　患者手术切除癫痫灶后癫痫发作次数明显减少。

问题： ^{18}F-FDG PET 脑代谢图诊断是什么？

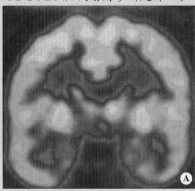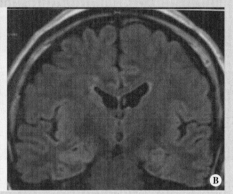

图 12-8　^{18}F-FDG PET 和 MRI 显像
A. ^{18}F-FDG PET；B. MRI

分析： ^{18}F-FDG PET 所见左侧颞叶低代谢灶，对应的 MRI 图像未见异常信号。PET/CT 影像学诊断：左侧颞叶癫痫。癫痫病变在发作期脑组织生理和生化改变快，脑血流增加，病灶呈高灌注高代谢；癫痫发作间歇期 rCBF 降低，病灶呈低灌注低代谢，此病例 ^{18}F-FDG PET 显像明确了诊断，术后效果较好。

二、痴　呆

痴呆（dementia）是一种以痴呆为主要临床表现的进行性脑神经变性疾病，主要发生于老年及老年前期。痴呆按照发病的原因分为原发性神经变性痴呆、血管性痴呆（vascular dementia，VD）和继发性痴呆。原发性痴呆又分为以颞顶叶症状为主的痴呆如阿尔茨海默病（Alzheimer's disease，AD）、以额颞症状为主的痴呆如皮克病（Pick's disease）和以皮质下症状为主的痴呆如亨廷顿病（Huntington's disease，HD）；血管性痴呆主要是多发性脑梗死性痴呆（multi-infarct dementia，MID）；继发性痴呆可以由脑积水（hydrocephalus）、颅内感染和中毒性疾病等引起。AD 是痴呆最常见的病因。本病临床起病较隐匿，表现为进行性智能衰退，多伴有人格改变。其原因尚不明确，特征性病理改变是老年斑（senile plaques）或淀粉样斑块、神经原纤维缠结（neurofibrillary tangles）和神经元较少。

1. 临床表现　为智力减退、痴呆、语言功能障碍、人格和行为改变为特征，目前临床上缺乏根本有效的治疗方法，早期诊断和治疗尤为重要。

2. 诊断　脑血流灌注 SPECT 断层显像的典型表现是以双侧顶叶和颞叶为主的大脑皮质放射性对称性减低，但也有部分患者左右半球不对称，甚至是单侧的。利用高分辨 SPECT 可以发现海马血流灌注降低明显，这对于 AD 诊断更为灵敏。局部脑血流减低的程度和范围与 AD 的病情严重程度相关。其他类型的痴呆在 SPECT 断层显像图中的影像学表现各有特点，如 MID 表现为大脑皮质多发性散在分布的放射性减低区，基底节和小脑常常受累。帕金森病（PD）、血管性痴呆则主要是基底节部位放射性分布减低。皮克病主要表现是额叶放射性分布减低或缺损。

PET 有助于 AD 的早期诊断与其他类型痴呆及与正常老化做鉴别诊断、病程生物学分期及治疗的生物学反应评价。在 ^{18}F-FDG PET 显像上，AD 的早期典型表现为双侧顶叶对称性放射性减低，晚期双侧颞叶放射性减低，常累及额叶，最后导致全脑的代谢减低。MID 典型图像表现为脑内散在的、多发和不规则的代谢减低区，往往和脑血流灌注显像所示的放射性减低、缺损区相吻合。Wilson 病表现为豆状核葡萄糖代谢明显下降，也可伴有全脑的葡萄糖代谢减低。而 HD 痴呆无论早、晚期尾状核代谢始终减低。PD 伴痴呆除颞顶叶代谢减低外，还表现为纹状体糖代谢异常，特别是初级视觉皮质代谢明显减低，侧枕叶中度减低，而中颞叶相对保留。靶向于淀粉样 Aβ 蛋白斑块的 ^{11}C 标记的荧光分子显像探针：^{11}C-OH-BTA- 1（^{11}C-PIB），可特异性与 Aβ 蛋白结合，PET 利用 ^{11}C-PIB 和 ^{18}F-FDG 在体显像，可以评价 AD 脑内 Aβ 蛋白分布及葡萄糖代谢，AD 脑内神经元减少可引起葡萄糖代谢减低情况，进行 AD 临床诊断和疗效监测研究。

3. CT 影像学表现　早期 CT 不能直接诊断本病，中晚期 CT 表现为脑室系统和蛛网膜下腔扩大，弥漫性脑萎缩，以颞叶前部和海马最为显著。

案例 12-3

患者，女性，65 岁，记忆力下降 3 年余，2 年前有时外出后找不到家，现在在家里经常找不到自己的房间和卫生间。有时半夜起来把桌椅搬来搬去。既往史：无。

症状和体征：内科系统检查正常。表情略显呆滞，无明显构音障碍，语言流利，但明显找词困难，问他怎么来医院的，他回答"我是那个，用那个，有那个圆的什么的东西来的，对，是一个这样的，箱子，箱子，大大的箱子"。有错语（把皮尺叫作"绷带"）和新语（把叩诊锤叫"打棒"）。计算力下降。脑神经检查未见异常。四肢肌力正常，肌张力增高。掌颌反射阳性，双侧 Babinski 征阴性。行 ^{99m}Tc-ECD SPECT 脑血流灌注显像如图 12-9 所示。

辅助检查：

（1）MRI：脑萎缩。

（2）腰穿检查：脑脊液压力、常规及生化正常。

（3）脑电图：慢波明显增多。

（4）简易精神状态检查量表（MMSE）得分：13 分。

问题： ^{99m}Tc-ECD SPECT 脑血流灌注显像（图 12-9）影像学表现和诊断是什么？

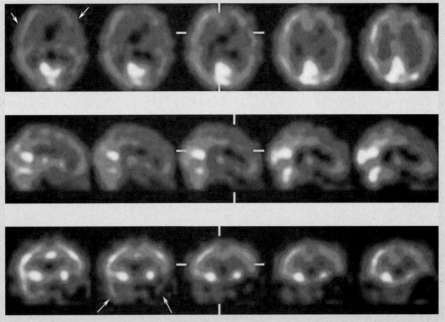

图 12-9 脑血流灌注 SPECT 显像

分析： SPECT 可见两侧额、颞、顶叶异常放射性稀疏，尤以颞叶更为明显；脑萎缩改变。影像学诊断：两侧额、颞、顶叶异常放射性稀疏，考虑阿尔茨海默病。

案例 12-4

患者，男性，67 岁，记忆力减退 2 年。患者于 2 年前被发现经常丢三落四，找不到自己摆放的东西，同一个问题会反复询问多遍；计算能力下降，买菜时不会算账；出门不知关好门窗；与人交流减少。上述症状呈进行性加重趋势，严重影响患者的生活自理能力和社会交往功能。否认特殊既往史。母亲有记忆力减退病史。

症状和体征：神清，较为淡漠；肢体运动功能未见异常。

辅助检查：

（1）头部 MRI：显示脑萎缩，双侧海马萎缩。

（2）认知功能测验：显示患者认知功能明显下降。

（3）实验室检查：本次血糖为 5.5mmol/L。

行 ^{18}F-FDG PET、^{11}C-PIB PET 显像如图 12-10、图 12-11 所示。

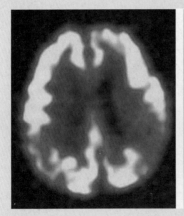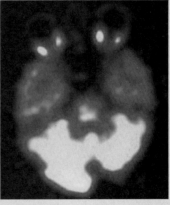

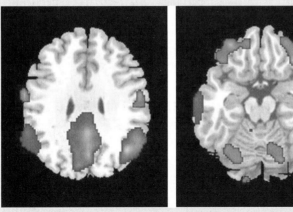

图 12-10 ^{18}F-FDG PET

上排为重建后的原始图像；下排为 SPM 分析后图像重合到 MRI 标准模板

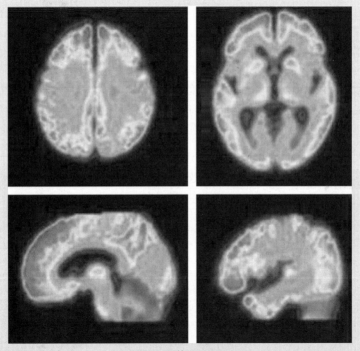

图 12-11 ^{11}C-PIB PET

问题：^{18}F-FDG PET、^{11}C-PIB PET 图像影像学表现和影像学诊断，能够为临床提供何种信息？

分析：PET 示双侧颞叶、顶叶和后扣带回葡萄糖代谢减低（图 12-10），双侧颞叶、顶叶和后扣带回 ^{11}C-PIB 代谢增高（图 12-11）。

PET/CT 影像学诊断：阿尔茨海默病。

修正后临床诊断：阿尔茨海默病。

阿尔茨海默病早期典型表现为双侧顶叶、双侧颞叶放射性减低，因 β-淀粉样蛋白增加而导致 ^{11}C-PIB 代谢增高。

三、帕金森病

帕金森病（Parkinson's disease，PD）是以静止性震颤、肌肉强直和运动功能障碍为特征的一种进行性的慢性神经失调性疾病。

原发性 PD 的原因不明，继发性 PD 由多种原因引起，常见的有感染、肿瘤、脑血管病、中毒、外伤及药物或毒物等。PD 机制是黑质体部分密度改变致黑质纹状体束去神经化的多巴胺能神经元的损伤以及纹状体的多巴的减少，其过程是纹状体-苍白球和苍白球-丘脑通道的失衡，引起主要运动的缺陷。多巴胺神经元的路易体（细胞质内物质）被认为是 PD 的标志物。原发性帕金森病（IPD）患者有黑质和豆状核的多巴胺 D_1 受体密度减低。PD 约占帕金森综合征的 75%，其他常见不典型帕金森综合征包括多系统萎缩（multiple system atrophy，MSA）、进行性核上性麻痹（progressive supranuclear palsy，PSP）和皮质基底节变性（corticobasal degeneration，CBD）等，临床表现与 PD 多有类似，早期鉴别诊断困难。特发性震颤（essential tremor，ET）与早期 PD 在临床表现上也非常容易混淆，而两者的治疗与预后截然不同。

1. 临床表现　静止性震颤、肌强直和运动障碍为主要症状。震颤从上肢远端开始，逐渐向对侧和下肢发展，手指呈搓丸样动作；面颈、躯干和四肢肌张力增高，呈铅管样强直，出现前屈姿势和紧张步态，动作缓慢，做精细动作能力丧失，面部表情缺失，呈面具脸。

2. 诊断　脑血流灌注显像可见 PD 患者基底节和皮层摄取减低。^{18}F-FDG 脑代谢显像的研究结果显示，PD 患者的基底节和丘脑代谢增高，且与疾病的严重程度有关。这是由于黑质纹状体多巴胺功能异常，投射抑制减少而导致壳核功能过度以及中部苍白球抑制性投射到丘脑增加的结果。偏侧 PD 患者，受累肢体对侧的壳核首先表现为高代谢，随着黑质变性的发展，导致双侧基底节代谢增加。CT、MRI 对 PD 的诊断价值不大，多巴胺受体-转运体-递质显像在 PD 中的显像特点见表 12-5。

表 12-5　多巴胺受体-转运体-递质显像在 PD 中的显像特点

显像类型	诊断标准
多巴胺递质（^{18}F-DOPA PET）	主要反映纹状体多巴胺能神经元末梢的密度和多巴脱羧酶的活性，在 PD 患者表现为纹状体摄取减低，其摄取水平反映了黑质残存多巴胺能神经元的数量，但在病程早期，可能会因为多巴脱羧酶活性的代偿性上调而低估神经变性的严重程度
多巴胺转运体蛋白（^{18}F-FPCIT 和 ^{11}C-CFT）	反映的多巴胺转运体仅见于多巴胺能神经元的树突和轴突末梢，因此也反映了黑质纹状体神经投射的完整性。多巴胺转运体 PET 图像的表现与 ^{18}F-DOPA 相似，早期诊断 PD 的敏感度约为 90%。但与 ^{18}F-DOPA 相反，在病程早期，多巴胺转运体水平的代偿性下调可以造成高估神经变性的严重程度。ET 患者多巴胺转运体显像结果正常，可以与 PD 相鉴别；而 MSA、PSP 和 CBD 等帕金森综合征均可出现多巴胺转运体显像异常，难以与 PD 相鉴别
多巴胺受体（VMAT$_2$ PET）	显像剂在 PD 早期摄取增高，然后恢复到正常水平，而在 MSA 和 PSP 摄取减低，这一点被推荐用于鉴别 PD 和不典型帕金森综合征，但准确性差，且不能进一步区分 MSA 和 PSP

案例 12-5

患者，男性，58 岁，动作减慢半年。患者于半年前出现四肢无力，行走减慢，动作笨拙，有肢体僵硬感，呈进行性加重趋势，但无头部及肢体震颤、无前冲及走路不稳。糖尿病史 3 年，目前服药控制良好。

症状和体征：面具脸；四肢肌力正常，肌张力增高，以左上肢为著；双侧动作灵活性差，左侧为著；行走缓慢，左上肢摆动减少。帕金森综合评分量表（UPDRS）运动功能评分=27，HY 分期=2。

辅助检查：

（1）头部 MRI：未见明显异常。

（2）脑认知功能测试：认知功能测验正常。

（3）实验室检查：血糖为 5.2mmol/L。

临床诊断：原发性帕金森病。

问题：

 1. ^{18}F-FPCIT PET 显像异常影像学表现是什么？

 2. ^{18}F-FDG PET 显像异常影像学表现是什么？

 3. 能为临床提供何种诊断信息？

分析：

 1. ^{18}F-FPCIT PET 巴胺转运体显像见图 12-12，多显示双侧壳核后部多巴胺转运体分布减少，右侧较左侧明显。

 2. ^{18}F-FDG PET 葡萄糖代谢显像见图 12-13，双侧壳核/苍白球、丘脑与小脑葡萄糖代谢增高。

 3. PET/CT 影像学诊断：帕金森病。

 此病例表现较典型，基底节核团在多巴胺转运体显像中放射性摄取减低，黑质纹状体多巴胺功能异常，投射抑制减少而导致壳核功能过度，导致基底节、丘脑与小脑葡萄糖代谢增高。

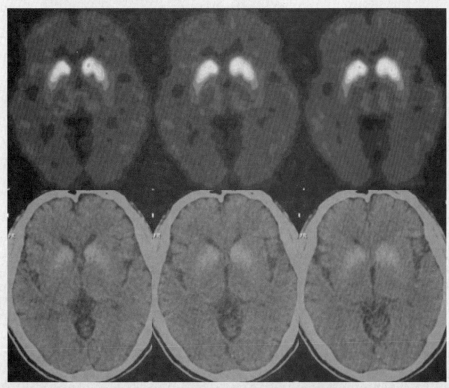

图 12-12 ^{18}F-FPCIT PET（多巴胺转运体显像）

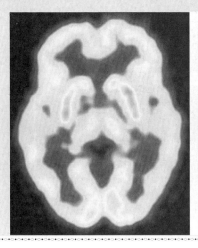
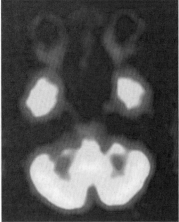

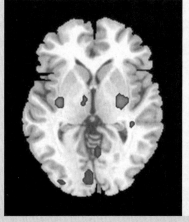
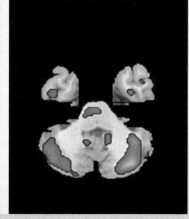

图 12-13　^{18}F-FDG PET（脑葡萄糖代谢显像）

上排为重建后的原始图像，下排为 SPM 分析后图像重合到 MRI 标准模板

案例 12-6

患者，女性，74 岁。因四肢不自主抖动伴运动不灵活 5 年入院。5 年前无明显诱因出现左上肢疼痛及轻微震颤。2 年后左下肢亦出现震颤，特别是在静止时明显，伴有左膝关节疼痛，左侧肢体活动欠灵活，动作迟缓。入院前 3 年患者右侧上、下肢亦相继出现震颤，并逐渐加重，以致终日震颤不止，情绪紧张时加剧，入睡后消失。与此同时，患者感到四肢僵硬，步距小而蹒跚，生活不能自理。既往史无特殊。

症状和体征：神志清楚，面具脸，讲话语音低微，吐字不清，口角时有流涎。脑神经检查未见异常，四肢肌力正常，肌张力呈齿轮样增高，深、浅反射及感觉系统正常，无病理反射。全身震颤，双手呈搓丸样动作，患者保持头部与躯干向前倾的特殊姿态。动作迟缓，起步艰难，有典型的慌张步态。

辅助检查：

（1）CT 扫描：示脑室对称性轻度扩大。

（2）血常规检查：正常。类风湿因子阴性。肝功能、血脂及血清铜、铜蓝蛋白检查无异常发现。

（3）脑脊液细胞学及生化检查：正常。

临床诊断：帕金森病。

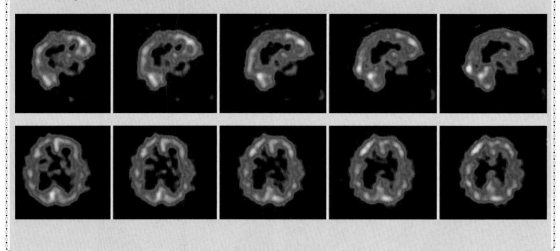

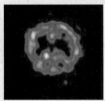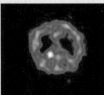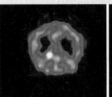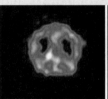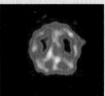

图 12-14　^{99m}Tc-ECD SPECT 显像

问题：

1. ^{99m}Tc-ECD 脑血流灌注显像异常影像学（图 12-14）表现是什么？

2. ^{99m}Tc-ECD 脑血流灌注显像影像学诊断是什么，并进行原因分析。

分析：

1. ^{99m}Tc-ECD SPECT 影像学表现：各断面大脑内放射性分布明显稀疏，脑皮质变薄、脑沟回增宽，双侧基底节区呈异常放射性明显稀疏。

2. ^{99m}Tc-ECD SPECT 影像学诊断：帕金森病。

在帕金森病早期，可见累及肢体对侧基底节血流灌注和葡萄糖代谢正常或轻度增加，但大脑皮质可见示踪剂摄取减少，随病情进展，基底节的血流灌注和代谢亦明显降低，伴有大脑皮质的广泛受损。本例病例患者基底节区及大脑皮质放射性广泛减低。

四、缺血性脑血管病

（一）短暂性脑缺血发作和可逆性缺血性脑病

短暂性脑缺血发作（transient ischemic attack，TIA）和可逆性缺血性脑病（reversible ischemic neurologic deficit，RIND）是颈动脉或椎-基底动脉系统的短暂性血液供应不足而引起的局限性脑功能障碍。脑动脉一过性或短暂性供血障碍，可导致相应供血区局灶性神经功能缺损或视网膜功能障碍。症状持续数分钟到数小时，可在 24h 内完全恢复，可反复发作，但局部血流量处于慢性低灌注状态，若该状态持续存在可导致不可逆性改变，最终发展成为脑梗死。

1. 脑血流灌注显像表现　受累部位脑血流灌注会有不同程度的放射性减低，但诊断的灵敏度随显像时间的推迟而明显下降，若在 TIA 发作后 24h 内显像，诊断灵敏度为 60%，而一周后显像，则灵敏度下降为 40%。应用腺苷、乙酰唑胺、双嘧达莫等介入试验可显著提高敏感性，有助于慢性低灌注状态病灶的检出。SPECT 断层显像在 TIA 和 RIND 的早期诊断、治疗决策、疗效评价和预后判断方面具有重要的临床实用价值。

脑代谢显像也可以发现病变部位脑代谢降低，PET 显像的分辨力较 SPECT 更高，通常 SPECT 已可以满足临床的需要，故应用更为广泛。

2. CT 和 MRI 影像学表现　患者临床症状消失后 rCBF 可能仍未恢复到正常范围，而处于慢性低灌注状态，CT 和 MRI 检查及神经系统检查结果多为阴性。

案例 12-7

患者，男性，45 岁，平素体健，自述 2 周前出差途中曾突发晕厥一次，1～2min 后自行恢复正常，无大小便失禁。既往有高血脂病史，未服用降脂类药物。

症状和体征：血压 140/80mmHg；神经系统检查未见阳性体征。

辅助检查：

（1）头颅 CT：未见明显异常。

（2）心电图：示左室高电压。

（3）经颅多普勒超声（TCD）检查：提示左侧血管痉挛。

（4）实验室检查：血脂低密度脂蛋白胆固醇 3.58mmol/L，空腹血糖 9.8mmol/L。

临床怀疑短暂性脑缺血发作？2 型糖尿病。

问题： ^{99m}Tc-ECD SPECT 脑血流灌注显像图像异常影像学表现及影像学诊断是什么。

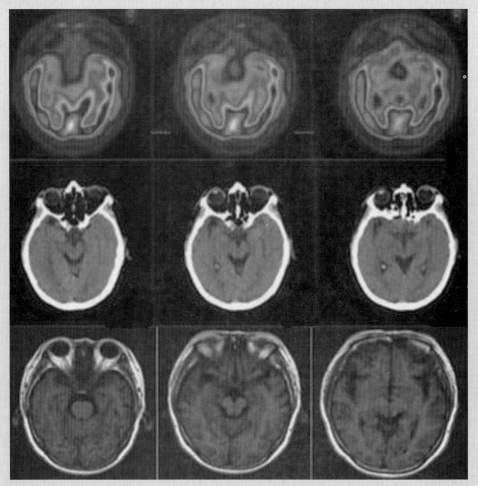

图 12-15　上排为 ^{99m}Tc-ECD SPECT 脑血流灌注显像图像，中排为 CT 平扫，下排为 MRI

分析： SPECT 脑血流灌注显像（图 12-15）可见左侧颞叶异常放射性稀疏；CT、MRI 未见明显异常。

影像学诊断：短暂性脑缺血发作。

修正后临床诊断：短暂性脑缺血发作，2 型糖尿病。

案例 12-8

患者，男性，59 岁，平素体健，既往多次出现重体力活动中头晕，持续 2~10min 后缓解，此次再次发生类似症状。既往血脂升高，无高血压和糖尿病。

症状和体征：神经系统检查未见阳性体征。

辅助检查：

（1）头颅 MRI：未见明显异常。

（2）心电图：示窦性心率。

（3）经颅多普勒超声（TCD）检查：提示右侧血管痉挛。

行静息脑血流灌注显像和乙酰唑胺负荷脑血流灌注显像如图 12-16。

问题：脑血流灌注显像的影像学表现和影像学诊断是什么？

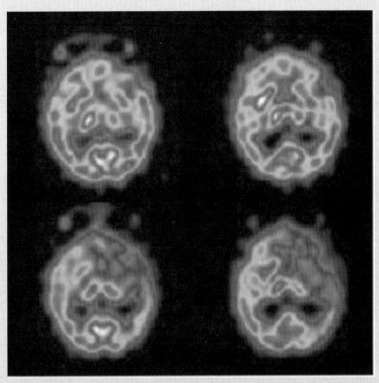

图 12-16　脑血流灌注显像

上排为静息脑血流灌注显像，下排为乙酰唑胺负荷脑血流灌注显像

分析：SPECT 脑血流灌注显像示上排图像仅显示左侧外侧裂增宽，未见有明显放射性减少；下排图像显示左侧大脑半球放射性摄取明显减少。

影像学诊断：左侧额颞叶大面积短暂性脑缺血发作。

短暂性脑缺血发作，提示该患者脑血管储备代偿功能差。病情易进展，易导致脑缺血和梗死，可考虑支架等手术治疗。

（二）脑梗死

脑梗死（cerebral infarction）是脑血管阻塞引起的脑组织局部缺血性坏死或软化，常见于高血压和脑动脉硬化引起的脑血栓形成，也可见于气体、脂肪栓子、感染性疾病、糖尿病等。

脑血管闭塞好发于大脑中动脉，其次是大脑后动脉、大脑前动脉及小脑的主要动脉。闭塞动脉的供血区侧支循环的程度不同，发生脑梗死的面积不同。脑梗死最初 4～6h 脑组织发生缺血与水肿，继而脑组织出现坏死、水肿加重。1～2 周后脑水肿逐渐减轻，脑组织坏死和液化加重。2～3 周梗死区出现吞噬细胞清除坏死组织，同时周围胶质细胞和肉芽组织形成。1～2 个月形成软化灶。按发病原因和面积大小不同分为缺血性、出血性、腔隙性和多发性脑梗死。

临床表现因梗死的区域及范围不同而有所差异，主要症状有头晕、头痛、意识障碍、偏瘫、感觉障碍、抽搐、失语、共济失调等症状。

诊断脑血流灌注显像表现为梗死部位放射性分布稀疏、缺损，该放射性减低区包括周围的水肿和缺血区，显示病变范围大于 CT 或 MRI 所见，且这种功能性的改变较解剖结构的变化大约早 72h。脑血流灌注显像用于脑梗死的早期诊断、预后评估、临床观察和疗效监测。SPECT 断层显像对腔隙性梗死检出率低，MRI 可早期发现。脑血流灌注显像可检出难以被 CT 和 MRI 发现的交叉性小脑失联络征象、过度灌注现象等。脑血流灌注显像在脑梗死的早期诊断、疗效和预后评价等方面仍有较高应用价值。

^{18}F-FDG PET 比 CT 更能够早期发现病灶，显示病灶的范围超过 CT 显示的范围。脑梗死后即刻局部氧摄取分数（rOEF）增加而局部脑血流量（rCBF）明显下降，局部葡萄糖代谢率（rCMRglc）轻度下降，血流和代谢的这种不一致的表现为灌注减低后代谢代偿性转变，称为贫乏灌注（misery perfusion）。1 周后梗死的脑区倾向于 rCBF 增加而 rCMRglc 仍降低，这种现象称为过度灌注，往往提示预后良好。1 个月后，rCBF 与 rCMRglc 在较对侧正常脑组织低的水平（可能比梗死前低）再次匹配。

CT 和 MRI 影像学表现：在发病的 24h 内，多数病例 CT 扫描无明显变化，仅少数见到边界不清的低密度区。MRI 对脑梗死发现早、敏感性高，发病后 1h 可见局部脑肿胀，脑沟变窄，出现长 T_1 和长 T_2 信号，MRI 对腔隙性脑梗死较敏感。

案例 12-9

患者，男性，51 岁。于入院前 3 天工作疲劳后出现右颞部持续胀痛，当时未予诊治，入院前一天夜间起床上厕所时觉左侧肢体活动不利，不能站立，伴恶心、呕吐及头痛。但无意识障碍，无头昏，无肢体抽搐，BP 105/75mmHg，心肺检查（−）。

既往史：10 年前发现心脏病（具体不详），ECG 示期前收缩。

症状和体征：神志清楚，言语含糊，两眼向右侧凝视，左鼻唇沟浅，伸舌左偏，两眼闭合好，皱额好，左侧肢体肌张力下降，左侧肢体肌力 0，左侧 Babinski（+），左偏身针刺觉减退。视野检查不合作。

辅助检查：

（1）头颅 CT：示右侧大脑颞顶区大面积低密度灶。

（2）头颅 MRI：示右侧大脑颞顶区部 T_1W 低信号，T_2W 高信号。

（3）双侧颈动脉超声：示双侧颈动脉供血未见异常。

（4）EEG：示边缘性异常 EEG。

行脑血流灌注显像见图 12-17。

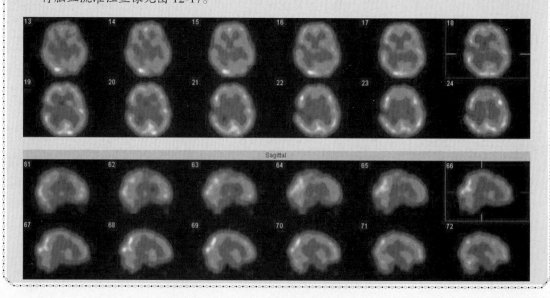

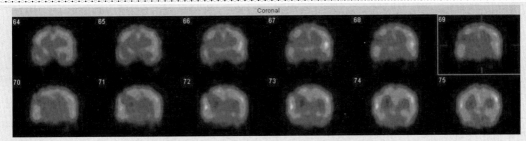

图 12-17　^{99m}Tc-ECD SPECT 脑血流灌注显像

问题： 脑血流灌注显像的异常影像学表现和影像学诊断是什么。

分析： 影像学表现示右侧颞、顶叶异常放射性缺损。影像学诊断为右侧颞叶脑梗死。修正后临床诊断为右侧颞、顶叶脑梗死。

五、精神疾病和脑功能性研究

　　脑血流量与脑的功能活动之间存在着密切关系，^{18}F-FDG PET 可评价精神疾病的诊断和治疗效果。^{18}F-FDG PET 还可用于新生儿缺血缺氧性脑病、酒精滥用或可卡因等药物成瘾脑功能的改变或机制的研究、获得性免疫缺陷综合征（AIDS）脑代谢的变化、针刺机制研究、脑功能重塑研究等。放射性示踪剂在活体可以直观脑的分子功能性变化。目前多通过两个方面进行研究，分别是 5-HT 系统和 DA 系统。

　　1. 偏头痛　脑血流量与脑的功能活动之间存在着密切关系，应用 rCBF 显像结合各种生理负荷试验有助于研究脑局部功能活动与各种生理刺激的应答关系。

案例 12-10

　　患者，女性，25 岁。发作性头痛 4 年。多在疲劳、生气后或月经前发作。发作前先有嗜睡、不安、畏光、畏声，注意力不集中，眼前出现暗点、黑矇或闪光，症状持续 5~15min，然后出现左侧搏动性头痛，时有双侧呈全头痛，发作多伴厌食、恶心、呕吐，面色苍白或出汗，头痛逐渐加重后缓解。平均每月发作 2~3 次不等。

　　症状和体征：神经系统检查未见异常。

　　辅助检查：

　　（1）头部 CT 检查：正常。

　　（2）腰穿检查：脑脊液压力、常规、生化均正常。

　　临床诊断：偏头痛？

　　行 ^{99m}Tc-ECD SPECT 脑血流灌注显像见图 12-18。

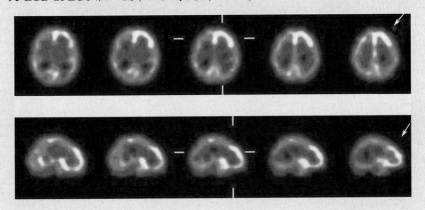

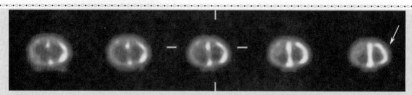

图 12-18　^{99m}Tc-ECD SPECT（箭头示放射性增高影）

问题： 脑血流灌注显像的影像学表现和影像学诊断是什么？

分析： 影像学表现示左侧额叶异常放射性增高影。影像学诊断考虑为左侧偏头痛。修正后临床诊断为左侧偏头痛。

2. 精神分裂症　是一组重性精神病，病因未明且表现形式多种多样，可涉及感知觉、思维、情感、意志行为及认知功能等方面，个体之间症状差异很大，即使同一患者在不同阶段或病期也可能表现出不同症状。

^{18}F-FDG PET/CT 可用于精神疾病的诊断、治疗效果的评价。精神分裂症患者葡萄糖代谢显像最常表现为额叶葡萄糖代谢减低，其次是颞叶葡萄糖代谢减低，也可能表现为左侧颞叶葡萄糖代谢增加伴左侧基底节代谢减低（案例 12-11）。

案例 12-11

患者，男性，34 岁，已婚，工程师，因怀疑被毒害半年入院。病前个性：孤僻、多疑、沉默、敏感。平素健康，无重病史。其母患精神病已 20 年。

症状和体征：查体和神经系统检查未发现异常，精神检查，仪态端正，意识清楚，智力正常，言答切题，表情紧张，所谈多为上述内容，但进一步追问却说不出道理，否认有病。

临床诊断：精神分裂症偏执型？行 ^{18}F-FDG PET 脑显像见图 12-19。

问题： 对 ^{18}F-FDG PET 脑显像的主要异常表现进行描述，并给出最有可能的影像学诊断。

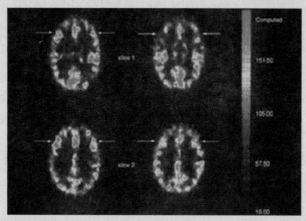

图 12-19　^{18}F-FDG PET

分析： PET 影像学表现示双侧额叶对称性异常放射性稀疏、缺损。PET 影像学诊断为双侧额叶对称性 FDG 摄取减低，考虑精神分裂症。修正后临床诊断为精神分裂症。

患者有典型的精神分裂症的症状，同时双侧额叶对称性的放射性分布稀疏，部分区域缺损，符合精神分裂症的影像学表现。

3. 强迫症 是一种以周期性反复出现强迫意识和强迫行为为主要临床表现，以有意识的自我强迫和反强迫同时存在为特征的神经症。患者虽体验到这些意识是来源于自身，极力抵抗，但始终无法控制，二者强烈的冲突使其感到巨大的焦虑和痛苦，影响患者学习工作、人际交往甚至生活起居。

^{18}F-FDG PET 脑代谢显像发现强迫症患者脑的扣带回、眶额叶、尾状核头呈高代谢，药物治疗后 ^{18}F-FDG 代谢减低的程度与强迫症疗效具有相关性。

在生理静息状态下，正常人左右两侧大脑半球葡萄糖代谢放射性基本对称，接受外界刺激或运动肢体时，由于支配感觉或运动中枢的能量需求和代谢活动加强，对应的特定区域的葡萄糖代谢可出现相应的变化，显示该中枢所在部位的放射性增强。如给予单纯语言刺激时，左侧颞叶代谢增高；用灯光给予视觉刺激时视觉皮质代谢增高；单侧手指运动时，对侧中央前回及辅助运动皮质区代谢增高；给予音乐刺激时，右侧颞叶代谢增高。

^{18}F-FDG PET 还可用于：辅助诊断新生儿缺血缺氧性脑病、酒精滥用或可卡因等药物成瘾脑功能的改变或机制的研究、获得性免疫缺陷综合征脑代谢的变化、针刺机制研究、脑功能重塑研究等。

六、脑 肿 瘤

脑肿瘤是中枢神经系统的常见病，包括原发性与继发性两大类。原发性肿瘤来源于颅内各种组织结构如脑、脑膜、脑血管和脑神经及胚胎残余组织等；继发性脑肿瘤包括转移瘤和侵入瘤。颅内肿瘤占全身肿瘤的 2%，可发生于任何年龄。肿瘤的病理性质与好发部位、发病年龄等有关。CT 和 MRI 是颅内肿瘤的主要检查方法。而神经核医学在脑肿瘤方面的应用主要在于肿瘤的良恶性判断与恶性程度分级、鉴别术后瘢痕和坏死组织、鉴别术后残留与复发、肿瘤治疗后疗效评价和预后判断等。

PET/CT 在脑肿瘤的诊疗中发挥重要作用。^{18}F-FDG PET 脑代谢显像结果表明，高度恶性肿瘤常表现为高代谢，而低度恶性肿瘤表现为低代谢。为鉴别 Ⅰ～Ⅱ 级低度恶性肿瘤与感染性、脱髓鞘等良性疾病，通常需要 ^{18}F-FDG 与 ^{11}C-胆碱、^{11}C-蛋氨酸联合显像。

恶性脑肿瘤的血供丰富，复发灶的局部血流量常增高，影像学表现为放射性增浓区；而坏死区基本上没有血供，影像上呈放射性减淡或缺损区。必要时可进一步进行肿瘤显像。CT 和 MRI 对脑肿瘤的诊断价值很高，但在检测复发和判断预后等方面存在一定的局限性，而 SPECT 显像对此具有优势，可以弥补 CT 和 MRI 的不足。PET 有助于鉴别肿瘤的复发与坏死，脑放射损伤是脑肿瘤放疗的主要并发症，其症状也为颅内高压的表现，与肿瘤复发相似；由于两者都有占位效应，并且皆有血脑屏障破坏，两者鉴别诊断困难，但两者预后和治疗方案完全不同。脑肿瘤病变治疗后病变区出现明显的团块样、环状或半环状 ^{18}F-FDG 增高影时，诊断脑肿瘤复发无困难（图 12-20），但当出现不典型的轻度增高时，诊断就有困难，如术后的胶质增生也可引起 ^{18}F-FDG 的轻度摄取。近期放疗、大剂量激素的应用、恶性程度较低、肿瘤细胞数较少等均可造成 PET 对复发评价的假阴性结果，非肿瘤的炎症（包括放疗后的放射性炎症）、难治性癫痫的亚临床发作、脑脓肿等可造成 ^{18}F-FDG PET 出现假阳性结果。故一般认为放射治疗后 3～6 个月的结果较为可靠。对低恶性脑肿瘤，治疗前基础的 ^{18}F-FDG PET 显像也具有重要意义，其复发灶的葡萄糖代谢可以不增高，结合 ^{11}C-胆碱或 ^{11}C-蛋氨酸显像更有价值。

脑转移瘤的 ^{18}F-FDG PET 显像可表现为高代谢、等代谢或低代谢，病灶周围的水肿或中心区的坏死表现为低代谢或摄取缺损（图 12-21）。格里菲斯（Griffeth）等报道未经治疗的不同类型肿瘤的脑转移瘤，^{18}F-FDG PET 显像约有 1/3 患者脑转移灶不能清晰显示，特别是当小的转移灶位于脑灰质时。^{11}C-胆碱由于正常脑皮质摄取低，对脑转移瘤的检出较 ^{18}F-FDG 有一定的优势。PET 对脑转移瘤的价值在于判断转移瘤的活力以及原发灶或其他部位的转移灶。

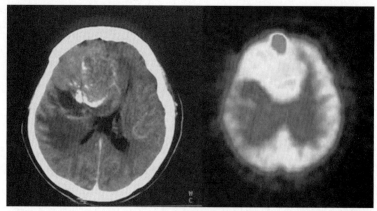

图 12-20 CT、^{18}F-FDG PET 图像

I 期星形神经胶质瘤左侧额叶肿瘤病灶切除后，^{18}F-FDG 摄取增加，提示肿瘤复发

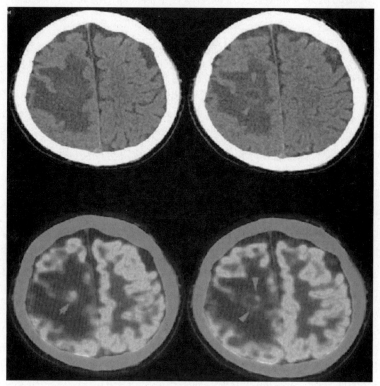

图 12-21 ^{18}F-FDG PET/CT 脑显像

肺癌患者脑显像提示右侧顶叶结节状代谢增高，中心区域坏死呈低代谢，瘤周见大片的低密度水肿带

案例 12-12

　　患者，女性，66 岁，右颞叶星形胶质细胞瘤术后放疗 12 年余。

　　症状和体征：无明显症状、体征。

　　辅助检查：CT 示原肿瘤部位密度增高影。

问题：行脑血流灌注显像如图 12-22，请对图像的异常表现进行描述，并提出可能的影像学诊断。

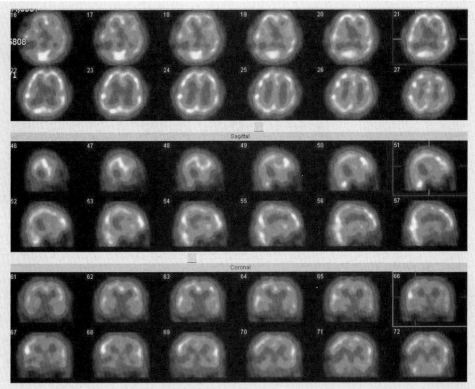

图 12-22 ^{99m}Tc-ECD SPECT

分析：影像学表现示横断层各断面可见大脑右颞叶局部异常放射性缺损。影像学诊断为右侧颞叶异常放射性缺损影，考虑术后改变。

该案例患者右颞叶星形胶质细胞瘤术后放疗 12 年余，行 CT 和脑血流灌注检查的目前是为了鉴别是否有复发，脑恶性肿瘤血供丰富，常表现为高血流灌注和高代谢，复发灶的局部血流量常增高，影像学表现为放射性增浓区，该病例 CT 对应的高密度区呈明显放射性缺损，因此考虑为术后改变。

案例 12-13

患者，女性，33 岁，额叶 II 期星形神经胶质瘤术后。

症状和体征：无明显症状、体征。

辅助检查：^{18}F-FDG 和 ^{11}C-胆碱 PET/CT 脑显像如图 12-23。

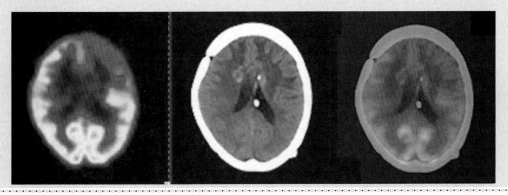

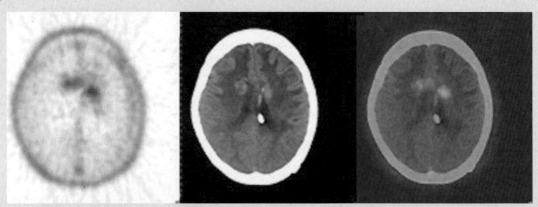

图 12-23 脑显像

第一排为 ^{18}F-FDG；第二排为 ^{11}C-胆碱

问题：^{18}F-FDG 和 ^{11}C-胆碱 PET/CT 异常影像进行描述，并提出最可能的诊断意见。

分析：影像学表现示脑 PET 显示侧脑室前角旁多个结节状异常密度影，^{18}F-FDG 低摄取、^{11}C-胆碱高摄取，中线结构稍向左侧移位。影像学诊断：考虑胶质瘤术后复发。

该案例患者为胶质瘤术后，低度恶性肿瘤复发灶的葡萄糖代谢不高，但 ^{11}C-胆碱显像代谢明显增高，^{11}C-胆碱反映脑肿瘤的物质代谢、细胞增殖等信息，更有助于脑肿瘤的诊断与分级，^{18}F-FDG PET 与 ^{11}C-CHO PET 比较，^{11}C-CHO 具有本底计数低的特点，正常脑组织与肿瘤病灶对比明显，而且对肿瘤组织有更好的特异性。

七、脑 外 伤

脑血流量与脑的功能活动之间存在着密切关系，应用脑血流灌注显像结合各种生理负荷试验有助于研究脑局部功能活动与各种生理刺激的应答关系。对轻、中度闭合性脑外伤患者，脑血流灌注显像较 CT、MRI 更为敏感，所显示的病灶范围亦大于后者，在脑外伤后的随访和预后评估中有着更重要的临床价值。对于较严重的外伤性脑损伤患者，脑 PET 葡萄糖代谢显像对于病变部位和临床症状关系的研究有较大帮助。脑外伤患者可以出现交叉性小脑失联络或同侧小脑的代谢减低的表现。

案例 12-14

患者，男性，35 岁，车祸伤 1h，头痛、头昏伴恶心、呕吐，无晕厥、目眩、发热、大汗淋漓、休克症状，可见软组织肿胀，遂行简单包扎处理，30min 后头痛加重。无高血压、糖尿病史。

症状和体征：无明显症状和体征。

辅助检查：

（1）头颅 CT：未见明显异常。

（2）头颅 MRI：未见明显异常。行脑血流灌注显像如图 12-24 所示。

临床诊断：脑外伤？脑水肿？

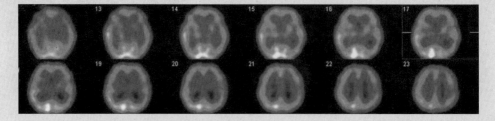

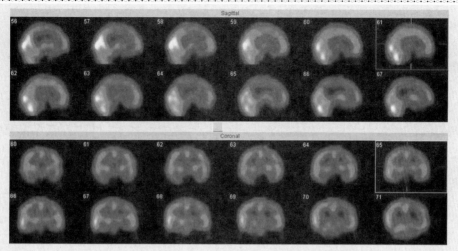

图 12-24 ^{99m}Tc-ECD SPECT

问题： 对脑血流灌注显像进行影像描述，结合临床特点提出可能的影像学诊断。

分析： 影像检查可见左侧额、顶叶异常放射性稀疏。余部各断面大脑内放射性分布未见明显稀疏、缺损，脑室呈放射性缺损影，无扩大征象；尾状核头、丘脑清晰显示且左右对称。小脑两侧放射性分布对称，小脑皮质呈较高的放射性浓聚影。

影像学诊断：左额、顶叶脑血流灌注减低，左额、顶叶脑外伤。

该案例脑血流灌注敏感地发现了 CT 和 MRI 未发现的局部脑血流灌注的减低，对于轻度颅脑损伤脑血流灌注或代谢显像也会更敏感地发现病变。

八、生长抑素显像在垂体瘤中的临床应用

生长抑素受体显像可以对垂体瘤进行诊断和疗效随访。生长抑素（somatostatin，SST），是由下丘脑、垂体、脑干、胃肠道、胰腺以及甲状腺、颌下腺、肾上腺、前列腺、胎盘、肝脏、胆囊等器官组织分泌的多肽类激素，其生物活性极其广泛，能抑制神经传导和多种激素的释放。SST 具有多肽类的特点，遇酶易分解，难以保持生物活性，经修饰后的生长抑素类似物更稳定、生物活性更持久。生长抑素受体除了广泛分布于正常组织外，也分布于多种肿瘤组织中，但是不同类型的肿瘤组织生长抑素受体的表达水平有极大的差异，如脑膜瘤和髓母细胞瘤过度表达生长抑素受体，且生长抑素受体的均质性越高，其靶向性越好。

案例 12-15

患者，女性，38 岁，近期无明显诱因出现持续性头痛，伴左侧视力减弱。

症状和体征：无明显症状、体征。

辅助检查：手术前和手术后均行 MRI 检查、^{111}In-DTPA-octreoscan SPECT 显像，见图 12-25。

临床诊断：垂体瘤。

问题： 图 12-25 在垂体瘤患者中术术前后有变化有何指导意义？

分析： 图 12-25A、B MRI 显示垂体腺瘤，图 12-25C、D MRI 显示垂体腺瘤术后，垂体腺瘤明显缩小。图 12-25E ^{111}In-DTPA-octreoscan 显示蝶窦区有一明显放射性摄取。图 12-25F ^{111}In-DTPA-octreoscan 显示经治疗后蝶窦区放射性摄取明显减低。

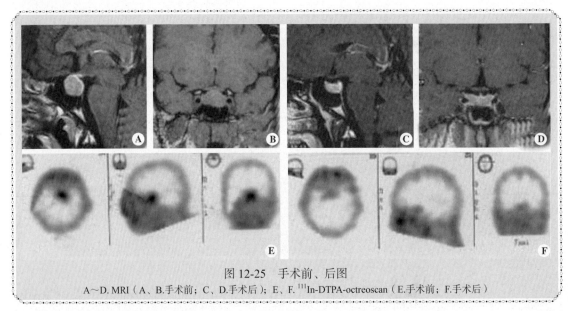

图 12-25　手术前、后图

A~D. MRI（A、B.手术前；C、D.手术后）；E、F. ^{111}In-DTPA-octreoscan（E.手术前；F.手术后）

临床与病理：垂体瘤的发病率仅次于胶质瘤和脑膜瘤，垂体癌少见，多见于成年人，男女无明显性别差异，但泌乳素腺瘤多见于女性。

垂体瘤根据是否有激素分泌，可分为有功能性和无功能性两大类。前者包括分泌生长激素的嗜酸性细胞腺瘤、分泌促肾上腺皮质激素的嗜碱性细胞腺瘤、分泌催乳素的泌乳素腺瘤。根据肿瘤的大小把直径小于 1cm 的称为垂体微腺瘤；大于 1cm 的称为垂体大腺瘤。

临床表现：功能性腺瘤的临床表现称为内分泌症状，如泌乳素腺瘤出现泌乳素闭经，嗜酸性细胞腺瘤出现肢端肥大症和巨人症，嗜碱性细胞腺瘤出现 Cushing 综合征；非功能性腺瘤可出现压迫症状，如垂体功能低下、视力障碍、疼痛及月经不调等。

诊断：垂体瘤 CT 上表现为等密度或略高密度的占位病变，部分病变没有密度的差异，病变较小时容易漏诊，MRI 常表现为肿瘤在 T_1 加权像呈低或等信号，T_2 呈高或较高信号，Gd-DTPA 增强扫描可见肿瘤明显强化。

垂体分泌生长抑素是一种多肽类激素，^{111}In 或 ^{99m}Tc 或 ^{68}Ga 标记的生长抑素受体类似物 DTPAOC 显像表现为垂体异常高放射性摄取。

九、脑积水、脑脊液漏、脑脊液分流术后疗效观察

（一）脑积水

脑室系统或蛛网膜下腔脑脊液（cerebrospinal fluid，CSF）病理性增加伴脑室扩大一般分为两类：分别为脑室系统阻塞引起的梗阻性脑积水；CSF 形成过多或吸收循环障碍，以及颅内蛛网膜下腔本身阻塞所致的交通性脑积水。

梗阻性脑积水可以通过脑室显像来了解梗阻的部位、程度和脑室扩大的程度。中脑导水管阻塞，显像剂从一侧侧脑室注入后，对侧脑室立即显影，第三脑室以下 CSF 间隙持续不显影。室间孔阻塞，若从阻塞侧的侧脑室注入显像剂，则显像剂在该侧侧脑室滞留，第三脑室以下 CSF 间隙和对侧侧脑室不显影或显影延迟；而若从阻塞对侧的侧脑室注入显像剂，则表现为阻塞侧侧脑室不显影或显影延迟，第三脑室以下 CSF 间隙显影正常。若第四脑室出口阻塞，则整个脑室系统显影并且明显扩大，基底池和小脑延髓池持续不显影。

交通性脑积水通常进行脑池显像，根据蛛网膜下腔阻塞部位和程度不同，显像的表现也各不相同，典型表现是侧脑室显影并伴脑室内放射性滞留，脑脊液循环或清除缓慢，24h 大脑凸面和上矢

状窦区的放射性分布极少（图 12-26）。而非交通性脑积水脑室内无放射性浓聚，所以该显像可用于交通性脑积水的临床诊断和鉴别诊断。

（二）脑脊液漏

脑脊液鼻漏或耳漏常发生于头部外伤后，也可以由于肿瘤或炎症破坏而引起。脑脊液漏多来自基底池，一般行脑池显像，在漏口及漏管部位可出现异常放射性浓聚（图 12-27）或在鼻道或耳道的棉拭子上检测出有放射性。对少数来自脑室的脑脊液漏（如蝶鞍先天性裂缝），则只能以脑室显像进行诊断。

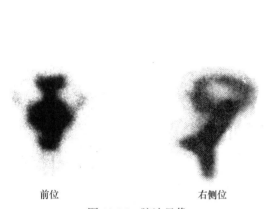

前位	右侧位

图 12-26　脑池显像

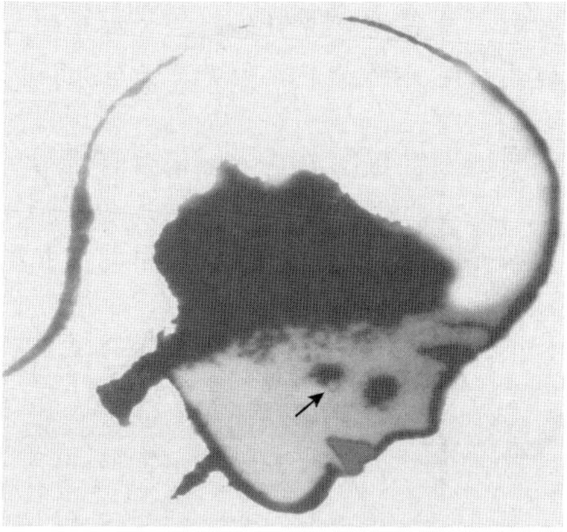

图 12-27　脑脊液显像

（三）脑脊液分流术后疗效观察

脑脊液改道分流被广泛地应用于临床治疗各种脑积水。根据手术形式的不同，采用不同的方式注入显像剂，以了解分流导管是否通畅、梗阻部位，评价分流术的疗效。该检查安全、可靠，简便易行，不仅可以定性，而且可以定量，优于超声、放射等其他影像学方法，是评价脑脊液改道分流术最有实用价值的检查方法。

（袁耿彪　饶茂华）

思 考 题

1. 脑血流灌注显像的原理是什么？常用的显像剂有哪些？
2. 癫痫的发病机制是什么？癫痫的脑血流灌注显像和脑代谢显像的特点是什么？
3. 痴呆的分型有哪些？阿尔茨海默病脑血流灌注显像和脑代谢显像的特点是什么？

本 章 小 结

本章对脑血管病、神经功能性退化性疾病等，采用 PET/CT、PET/MRI、SPECT/CT 分子多模态显像技术，从多视觉（3D 技术）、多方位（全身/断层/融合）、多表现（功能/形态）、多技术（SPECT、PET、CT、MRI）等介绍了功能性成像的优势，特别是各种新型放射性分子显像剂，在基因、受体、蛋白质、葡萄糖、氨基酸等代谢水平的临床应用，显示了对神经系统疾病的功能性损伤所引起的人体思维、视觉、语言、感觉、运动、行为等异常和障碍。在病因、发病机制、病理生理、诊断、治疗、疗效评估、随访等方面进行了深入的阐述，结合典型案例分析，有助于更加直观地认识机体与神经核团的反射区域定位，并将这种认识用于临床诊断。

相信随着新的放射性药物的不断问世，新的特异性的靶向功能性显像剂将更加有利于推动人类对自身神经精神疾病的认识和了解。

第十三章　呼吸系统显像

学习要求

记忆：肺灌注与通气显像的原理与操作方法。
理解：肺灌注与通气显像正常与异常的影像学表现。
运用：对肺栓塞等常见疾病进行分析，给出诊断与鉴别诊断依据。

通过放射性核素及其标记化合物进行的肺灌注显像与肺通气显像是呼吸系统核医学常用的显像方式，可为肺部多种疾病的诊断与鉴别诊断、寻找病因等方面提供有力依据，尤其对肺栓塞的诊断与鉴别诊断，以及疗效评价方面具有重要的临床应用价值。

第一节　肺灌注显像

一、显像原理

经静脉注入略大于肺泡毛细血管直径（约 8μm）的放射性颗粒显像剂后，随血流通过右心到达肺动脉、末梢小动脉，暂时一过性嵌顿在肺毛细血管床，形成肺血流灌注影像。局部嵌顿的颗粒数量与肺灌注血流量成正比，故常用于评价肺血流灌注情况。

二、显像剂与显像方法

（一）显像剂及质量控制

常用显像剂是 ^{99m}Tc-大颗粒聚合人血清白蛋白（^{99m}Tc-macroaggregated albumin，^{99m}Tc-MAA），严格按照说明书的要求和步骤完成标记，新标记的注射液一般用光学显微镜测定，粒子直径为 10～100μm，放射化学纯度必须大于 95%。肉眼观察色泽与澄清度，若有颗粒分散不均、出现结块、絮状等现象，应停止使用。配制成功后需在 4h 内使用。

单独行肺灌注扫描时，成人用量为 111～185MBq（3～5mCi），体积≥1ml。一日法肺通气-灌注显像时，原则上保证肺灌注的计数率大于 5 倍以上肺通气计数率。

（二）患者准备

检查前询问患者病史与过敏史，如有过敏史可根据病情需要作皮试。取 ^{99m}Tc-MAA 溶液 0.1ml，加至 10ml 生理盐水中混匀，皮试针用 0.1ml 前臂皮内做皮试注射，观察 15min 如患者无阳性反应，可行肺灌注显像，且严密观察并备有急救药品。

检查前常规吸氧 10～15min，以减少肺血管痉挛造成显像剂摄取减低导致的假阳性结果。

（三）给药方法

常规床旁注射显像剂，患者常规取仰卧位，将配制好的混悬液轻轻摇匀，自肘静脉缓慢注射，切勿回血再注入，以免形成血凝块。给药后 1min 内嘱患者缓慢深呼吸，使显像剂在肺内均匀分布。

如同时行下肢深静脉显像检查，可采用双足背浅静脉结扎注射法给药；如检查肺动脉高压血流分布时，可采用坐位注射给药；对于上腔静脉闭塞患者，可采用下肢或足背给药的方式注射给药；对一侧肺缺如、肺叶切除或已知肺血管床明显受损的患者，注射剂量应相应减少。

（四）采集与成像

常规采集 8 个体位平面显像（前位、后位、左侧位、右侧位、左后斜位和右后斜位、左前斜位和右前斜位），取平卧位或坐位采集，矩阵 128×128，zoom 1.1~1.6，采集计数 100~200k/帧；断层显像取仰卧位采集，双臂抱头，旋转 360°，每 6° 采集一帧，20~30s/帧，矩阵 64×64，采集计数 500~700k/帧；必要时行 SPECT/CT 融合成像，CT 扫描球管电压 110kV，层厚 3~6mm，螺距 1.8，整个采集过程嘱患者保持平稳浅呼吸。

三、影 像 分 析

（一）正常影像

1. 平面影像 8 个体位平面影像可见双肺影像清晰，轮廓完整，右肺影像略大于左肺，双肺间放射性稀疏缺损影为纵隔、心脏影，左肺下野可见与左心形态一致的放射性减低分布影，肺底呈弧形与膈肌水平一致，各体位显像剂分布均匀，肺尖、肺边缘显像剂分布略稀疏（图 13-1）。

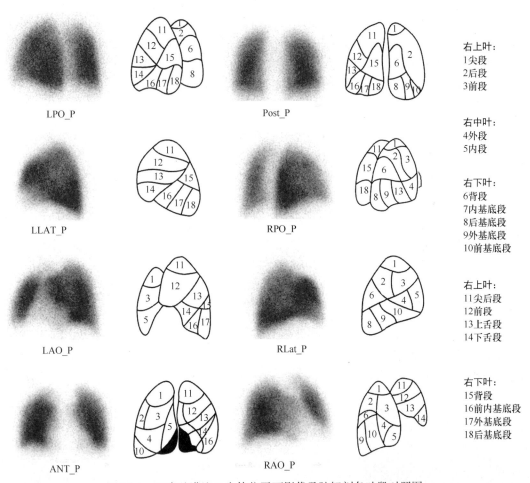

右上叶：
1 尖段
2 后段
3 前段

右中叶：
4 外段
5 内段

右下叶：
6 背段
7 内基底段
8 后基底段
9 外基底段
10 前基底段

右上叶：
11 尖后段
12 前段
13 上舌段
14 下舌段

右下叶：
15 背段
16 前内基底段
17 外基底段
18 后基底段

图 13-1 正常肺灌注 8 个体位平面影像及肺解剖各叶段对照图

2. 断层影像 肺灌注 SPECT/CT 断层显像以人体纵轴为长轴，分为横断、冠状、矢状三个断面显示，避免了因组织重叠对深部病灶和（或）较小病灶的掩盖，从而能够准确评价放射性分布异常肺段的病变范围和程度。SPECT/CT 断层成像时，整个扫描过程中患者体位应保持不动，以达到功能与解剖结构的精确融合（图 13-2）。

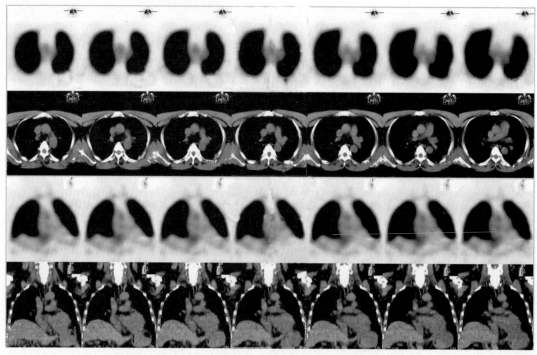

图 13-2 正常肺灌注 SPECT/CT 断层影像（横断面、冠状面）

横断位由颈根部开始，向下至肺底依次断层，自两肺尖沿纵隔脊柱下行，肺影逐渐增大，肺门、心影空白区相继出现，在肺门以下心影增大后，肺底显露外缘轮廓；冠状位由前向后依次断层，先是肺影由窄变宽，心影由大变小；矢状位从右向左依次断层，首先是肺右下角开始显影，肺影逐渐增大，继之肺门、纵隔、心影依次出现，使肺影中心出现空白区，且逐渐扩大，肺影只见淡薄的完整周边轮廓，其后肺影增大，心影明确且由大变小，随之肺影增大至与左侧位影像相似，其后肺影再次逐渐变小至左肺下叶外侧段消失。

（二）异常影像

双肺显像剂分布异常，呈局限性或弥漫性稀疏或缺损表现，前者包括一侧肺、肺叶性、肺段性及亚段性异常；后者表现为显像剂分布不均匀、多发、散在等特点，均提示肺血流灌注减少或无血流灌注（图 13-3）。

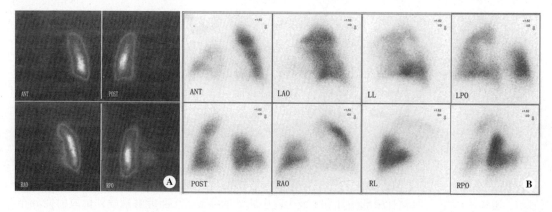

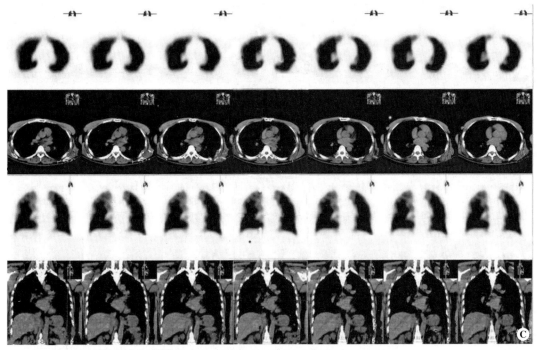

图 13-3　肺灌注异常影像

右肺未显影。左肺尖后段、前段核素分布明显稀疏，背段核素分布缺损。右肺内段、外段、前基底段核素分布明显稀疏，前段、尖段、后段核素分布缺损。左肺尖后段以及右肺尖段、后段、背段均呈核素分布稀疏或缺损，CT 未见异常

（三）常见伪影

肺灌注显像可能引起伪影的常见因素包括：新配制的显像剂放化纯度不够，游离的放射性锝增加，可见甲状腺和胃显影；注射显像剂时因抽回血再注入，使 MAA 凝聚成更大颗粒造成肺内较大浓聚点持续不退；患者体位的移动可使肺影边界不清，断层显像可产生局限性浓聚或缺损区；因呼吸运动致肺移动幅度较大，使肺边界显影稀疏，建议患者平稳呼吸以减少伪影；受肩胛骨及其附近肌群的屏蔽影响，平面后位像肺上野可呈稀疏区改变，可结合断层显像予以排除。同时探头均匀性不良、旋转中心漂移，以及采集和处理参数选择不当均可造成伪影。

四、临　床　应　用

（一）肺栓塞的诊断与疗效评价

肺栓塞（pulmonary embolism，PE）为内源性或外源性栓子堵塞肺动脉及其分支，引起肺循环障碍的临床和病理生理综合征。其典型的肺灌注显像表现为多发肺段性显像剂分布减低或缺损区，而同期肺通气显像和同一部位 X 线胸片检查正常。通过多中心前瞻性研究，并与多种影像学对比，2006 年建立了 PIOPED Ⅱ 诊断标准（表 13-1）。

表 13-1　PIOPED Ⅱ诊断标准（2006）

高度可能性
两个或更多节段性的灌注稀疏、缺损区，同一部位 X 线胸片检查正常，呈不匹配改变
正常灌注或极低度可能性
1. 非节段性病变，如 X 线胸片中增大的肺门、扩大的心影、膈肌抬高、线性肺不张或者肋膈角积液等表现为灌注显像中的缺损改变；X 线胸片中的病灶在灌注显像上未见异常
2. 灌注缺损的面积小于胸片的病变

正常灌注或极低度可能性
3. 1～3 个小的节段性缺损
4. 出现在肺中野或上野的孤立性灌注缺损区，同一部位 X 线胸片检查呈匹配的改变
5. 灌注稀疏、周围缺损区周围呈条索状（在切视图上）
6. 胸腔积液占肺容积的 1/3 以上，并不伴其他的灌注缺损区
中度可能性或低度可能性
所有其他影像学表现

为便于诊断标准的临床实用性，可将图像评价标准改为三级，即正常（原标准中"正常灌注或极低度可能性"）、确诊肺栓塞（原标准中"高度可能性"）、不能诊断（原标准中"中度可能性或低度可能性"），这样可明显提高肺栓塞诊断的灵敏度与特异性，更有利于给予肯定或否定的诊断结论（图 13-4）。

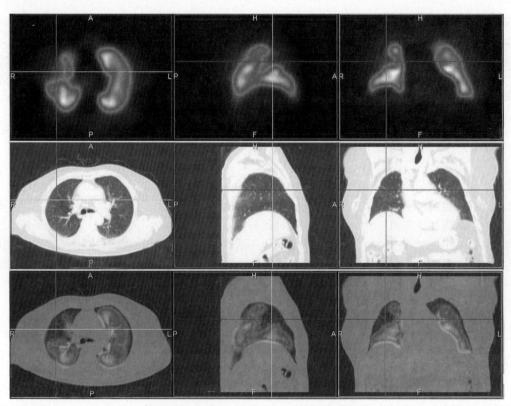

图 13-4　肺栓塞肺灌注 SPECT/CT 融合影像

肺灌注显像显示左肺尖后段、前段，以及右肺尖段、前段、后段均呈核素分布稀疏或缺损区，而 X 线/CT 检查相应部位未见异常

溶栓疗法是治疗肺栓塞临床常用的有效方法，可通过肺灌注显像对肺栓塞患者溶栓治疗前后肺灌注显像的比较，进行疗效评价（图 13-5），因此肺灌注显像为其提供了简便、无创、客观准确的评价手段。

（二）肺功能评价与预测

肺癌患者术前通过肺灌注显像评估肿瘤浸润范围、肺血管受累情况、手术可行性等，同时预测术后残余肺功能对于手术疗效及预后预测有重要意义。应用感兴趣技术计算患侧肺灌注残余量占健侧肺灌注量的百分数（L），当 L 值>40%时，可通过肺叶切除术将肿瘤切除，L 值越小表明肿块浸润范围和肺血管受累程度越大，术后效果越差（图 13-6）；术前还可以采用肺灌注显像计算出拟保留肺组织的放射性计数占全肺总计数的百分数，再与术前肺活量 [如 1 秒用力呼气量（FEV$_1$）]相乘，可定量预测术后残留肺功能，以判定患者能否接受手术治疗。当 FEV$_1 \geq$ 800ml 时，提示患者可耐受手术。

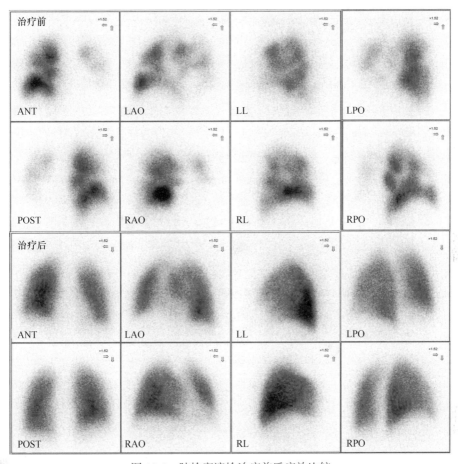

图 13-5　肺栓塞溶栓治疗前后疗效比较

治疗前：左肺各肺段，右肺尖段、前段、后段、背段、基底段均呈明显的核素分布稀疏或缺损区；治疗后：以上相应各肺段核素填充且分布均匀，未见放射性稀疏或缺损区

肺癌放疗前可根据肺灌注损伤范围等信息优化放疗计划，以减少放射性肺损伤的发生。肺癌化疗前，了解病变区域血流灌注情况，对判断能否达到预期疗效有重要意义。

（三）慢性阻塞性肺疾病的诊断与评价

肺灌注显像对慢性阻塞性肺疾病（chronic obstructive pulmonary disease，COPD）肺血管床损伤的部位、范围、程度疗效评价均有一定价值。其肺灌注显像的典型表现呈弥漫性散在的稀疏或缺损区，与通气显像基本匹配。

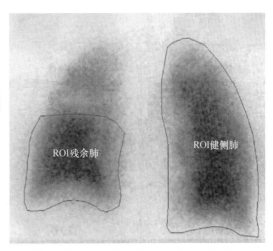

图 13-6　肺灌注影像评估肺术后残余功能

（四）肺动脉高压的评估

肺动脉高压（pulmonary hypertension）时肺血流发生重新分布，严重者可出现肺尖部血流灌注增高，肺底部血流灌注减低的影像（图 13-7）。

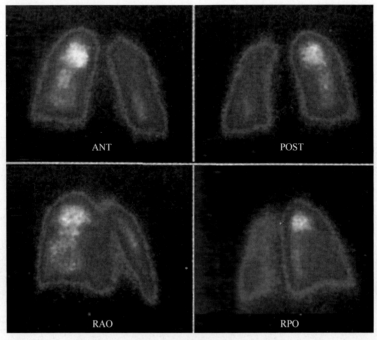

图 13-7　右肺上部放射性分布高于下部

第二节　肺通气显像

一、显　像　原　理

受检者经呼吸道吸入一定量的放射性气溶胶或者锝气体之后，由气道逐步进入肺泡使双肺显影，而局部显像剂分布与肺通气量成正比。放射性气溶胶肺显像反映的是进入气道气溶胶的分布状态，与锝气体显像的不同之处在于它无法呼出体外，不能判断气道的清除功能状态。此显像常用来反映双肺通气功能、气道通畅程度等。

二、显像剂与显像方法

（一）显像剂

常用放射性 ^{99m}Tc-二乙三胺五乙酸（^{99m}Tc-diethylenetriamine-pentaacetic acid，^{99m}Tc-DTPA）气溶胶作为显像剂，剂量为 740～1480MBq（20～40mCi）；锝气体是将高比活度（大于 370MBq/0.1ml）的 ^{99m}TcO$_4^-$ 注入锝气体发生器——石墨坩埚内，在充满氩气的密闭装置内通电加热，在 2500℃条件下，通过"徐沸"和"燃烧"过程得到锝气体。

（二）给药方法

气溶胶显像剂采用雾化吸入法给药，显像前向患者解释整个检查流程，并训练鼻深吸气、憋气至从嘴缓慢呼出。患者取坐位，戴上面罩，试吸氧气（流量 4～10L/min），待患者适应通过雾化器回路进行呼吸后，注入显像剂，反复吸入 5～8min 后关闭通气装置，嘱患者戴口罩准备检查。如使用锝气体，患者通过连接管及口罩吸入 3～5 口即可。

（三）采集与成像

患者取仰卧位，双臂抱头，使探头尽量贴近胸部，一般先行多体位平面显像，根据需要加做断层显像。探头均配置低能高分辨率准直器或低能通用型准直器，能峰 140keV，窗宽 20%，矩阵 128×128，zoom 1.1～1.6，采集计数 100～200k/帧；断层显像探头旋转 360°，每 6°采集一帧，20～30s/帧，矩阵 64×64。整个采集过程嘱患者平稳浅呼吸。

若采用同日行肺通气/灌注显像，应按先通气后灌注顺序进行，且灌注显像计数率应是通气采集计数率的 5 倍以上；若采用隔日法显像，最好以先灌注后通气顺序进行。

三、影 像 分 析

（一）正常影像

肺通气正常图像表现为各体位平面影像及断层影像基本上与肺灌注影像相似（图 13-8）。放射性气溶胶的不同之处是由于吸入较大颗粒受气道内气流影响，在大气道内沉积较多，可使喉头和大气道显影，以及患者吞咽气溶胶可致食管、胃显影。

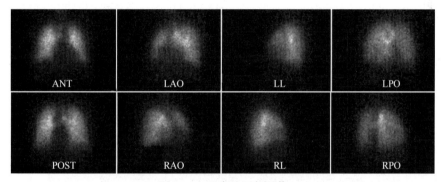

图 13-8 正常肺通气显像

（二）异常影像

当患者气道狭窄不畅时，气溶胶雾化颗粒流经狭窄部位形成涡流而沉降，狭窄部位近端呈放射性浓聚的"热点"，而远端的气溶胶雾粒分布正常或下降，如气道完全性阻塞，则阻塞部位以下肺区呈放射性缺损区（图 13-9）；当气道和肺泡内如有炎性物或充盈液体时，由于气流减低，致使气溶胶雾粒难以进入，呈放射性减低区；当肺叶、肺段或肺段以下由于血栓等致血供丧失则表现为早期肺泡内无有效通气，放射性分布不受影响或减低不明显，后期由于出现肺梗死，肺泡萎缩，可见放射性分布稀疏缺损改变。

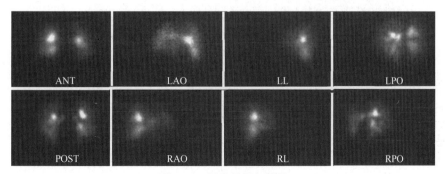

图 13-9 异常肺通气影像

（三）常见伪影

肺通气显像常见的可能引起伪影的因素包括：DTPA 安瓿破损，其冻干品中 Sn^{2+} 失去还原能力，使 $^{99m}TcO_4^-$ 在显像剂中含量增多，甲状腺和胃显影；如 Sn^{2+} 含量过高，会结合成锝胶体，使肝、脾等网状内皮系统显影；如患者体位变动、异物、核素污染以及前次检查体内放射性残留均可产生伪影；如能窗设定不当、采集计数不足、图像处理不当均可造成图像质量下降。

四、临床应用

可利用肺通气显像来评价肺的通气功能、肺泡上皮通透性，也可评价黏膜纤毛的清除功能。通过联合肺通气显像与肺灌注显像可诊断肺栓塞和慢性阻塞性肺疾病，同时通过测定通气/灌注比例可预测肺减容术、肺癌切除术等术后的肺功能。

案例 13-1

患者，男性，56 岁，乘高铁长途旅程近 10h，途中无明显诱因突发左下肢疼痛、喘憋、胸闷伴气促且进行性加重，不伴咳嗽、咳痰，无发热、胸痛、咯血。来诊体格检查示口唇轻度发绀，双肺呼吸音低，未闻及干、湿啰音，心率 78 次/分，未闻及病理性杂音。血气分析（未吸氧）：pH 7.50，PaO_2 64.1mmHg，$PaCO_2$ 37.8mmHg，D-二聚体 0.89mg/dl。下肢静脉超声提示左侧腓静脉明显增宽且血流缓慢。心电图示 I 导联出现 S 波，III 导联出现 Q 波。为明确肺栓塞行核医学肺灌注/通气显像以及肺灌注 SPECT/CT 显像，见图 13-10、图 13-11。

问题：

1. 请描述核医学检查影像学表现。
2. 请给出明确诊断，并说明诊断要点是什么？
3. 相应的鉴别诊断有哪些？

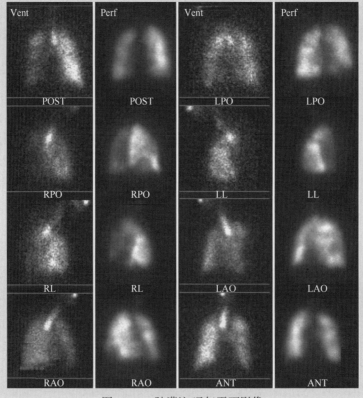

图 13-10　肺灌注/通气平面影像

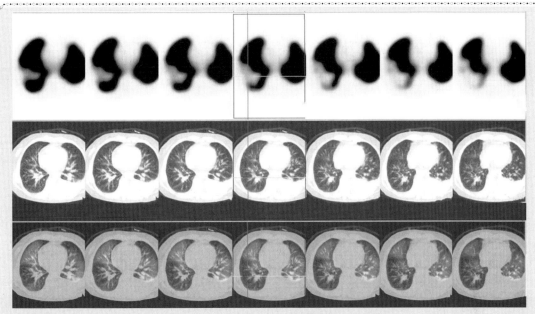

图 13-11　肺灌注 SPECT/CT 断层影像（横状面）

分析：

1. 患者肺灌注显像示双肺位置正常，形态不规整，肺内放射性分布不均匀，于左肺前段、舌段、背段，右肺前基底段、外基底段、后基底段、背段等呈多段性放射性分布稀疏或缺损区。而肺通气显像基本正常，肺 V/Q 显像不匹配。肺灌注 SPECT/CT 断层影像显示右肺下叶外基底段显像剂局限性缺损，CT 左侧近后胸壁可见新月形液体密度影。

2. 临床诊断为大面积肺栓塞，且累及多个肺段。诊断要点为肺灌注显像呈多发性肺段样分布的放射性稀疏并缺损，而肺通气显像未见异常，符合肺栓塞高度可能性的诊断标准；血清 D-二聚体增高，低氧血症；同时伴有长期久坐、运动减少的病史，以及左下肢疼痛、喘憋、胸闷伴气促且进行性加重、口唇轻度发绀、双肺呼吸音低等症状与体征。

3. 患者肺栓塞诊断应与慢性阻塞性肺疾病以及肺部占位性疾病相鉴别。慢性阻塞性肺疾病肺 V/Q 显像大致匹配，且肺通气显像的放射性减低区常比肺灌注显像更为明显；部分较大的肺部肿块在肺灌注显像可被观察到，小的肺占位病变应用 X 线或 CT 扫描常能准确发现其在肺野的位置、形态，易于鉴别。

（金龙云　李芳巍）

思　考　题

1. 描述肺灌注平面显像的正常影像是什么？
2. 肺栓塞的诊断标准及影像学表现是什么？

本　章　小　结

肺灌注显像是诊断肺栓塞的重要手段之一，此技术除了具有方法简便、无创、安全等优点外，在对亚肺段支以及远小分支的小栓塞方面具有独特的诊断价值，优于 CTPA，同时也有利于疗效观察和预后评估，与肺通气显像联合诊断率更高。肺灌注显像能评价肺癌患者治疗前肺功能和预测术后残留肺功能，是手术决策的重要依据之一。

第十四章　消化系统显像

学习要求

记忆：唾液腺显像、肝胆动态显像、异位胃黏膜显像的原理。

理解：肝血流、血池及胶体显像、消化系统动力学及功能测定、尿素呼气试验。

运用：唾液腺显像、肝胆动态显像、胃肠出血显像的临床应用；异位胃黏膜显像的原理、影像特征及临床意义。

第一节　唾液腺显像

（一）显像原理、显像剂与方法

1. 显像原理　腮腺、颌下腺的小叶内导管上皮细胞具有从血液中摄取和积聚 $^{99m}TcO_4^-$ 的功能。静脉注射显像剂 $^{99m}TcO_4^-$ 后，其随血流到达唾液腺，被小叶内导管上皮细胞从周围毛细血管中摄取，在腺体内积聚，并在一定的刺激下分泌至口腔。唾液腺显像是了解唾液腺摄取、分泌、排泄功能及有无占位性病变的常用方法。

2. 显像剂与方法

（1）显像剂：$^{99m}TcO_4^-$ 洗脱液 185～370MBq（5～10mCi）。

（2）方法：检查前患者无须特殊准备，检查当日勿服用过氯酸钾或进行腮腺 X 造影。

1）血流灌注显像：采用弹丸式静脉注射显像剂进行（2s/帧，共 30 帧），以了解唾液腺的血流灌注情况。

2）静态显像：于 5min、10min、20min、40min 时分别行前位和左右侧位显像，视野中应包括整个唾液腺和部分甲状腺。40min 后舌下含服维生素 C 300～500mg 促使唾液腺分泌后，嘱患者漱口清洗口腔，并于清洗口腔前后分别显像。

3）动态显像：必要时采用连续动态采集图像方式来动态观察唾液腺功能（60s/帧，共 40 帧），40min 后保持体位不动，进行维生素 C 酸刺激试验，勾画唾液腺 ROI，获得时间-放射性曲线。

（二）图像分析

1. 正常图像　正常情况下，唾液腺在静脉注射显像剂后 20～30min 时达到高峰，其中以腮腺最清晰，颌下腺显影较淡，舌下腺一般难以显示；维生素 C 酸刺激可引起唾液分泌量明显增加，腮腺显影明显变淡，排泌到口腔中的显像剂逐渐增加，借此可判断腮腺的分泌功能和导管通畅情况。

唾液腺和甲状腺摄取 $^{99m}TcO_4^-$ 的速率相同，5～10min 时腮腺聚集的显像剂与甲状腺相似，可参照甲状腺判断其摄取功能（图 14-1）。

2. 异常图像　唾液腺摄取弥漫性减低或不显影；唾液腺摄取增加等。唾液腺占位性病变可表现为局部"冷结节""热结节""温结节"等。

（三）适应证及临床应用

1. 唾液腺炎症　急性唾液腺炎症，如病毒、细菌感染、酒精中毒、放疗等引起的唾液腺炎性反应，唾液腺可表现为弥漫性摄取增加。慢性唾液腺炎症常表现为单侧或双侧唾液腺摄取减低或不显影，酸刺激后口腔不显影或延迟，常见于干燥综合征，又称 Sjögren 综合征，是主要累及外分泌腺体的慢性炎症性自身免疫病，临床可因唾液腺和泪腺受损功能下降而出现口干、眼干症状，并可出现关节炎等其他器官受损症状。

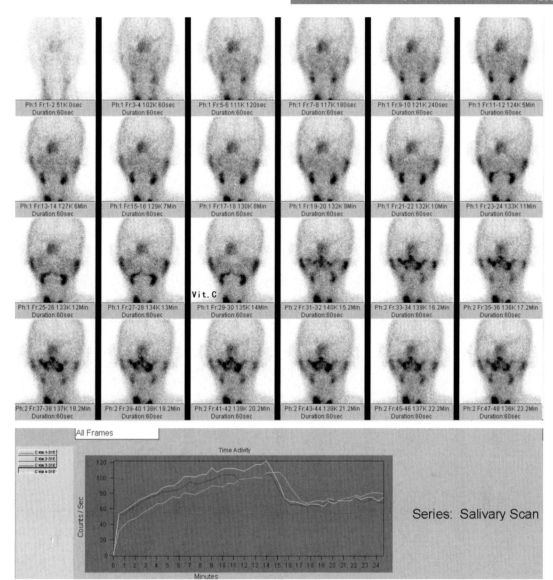

图 14-1 正常唾液腺显像（前位）

上图为显像剂 $^{99m}TcO_4^-$ 后唾液腺动态显像，1min/帧，两侧唾液腺显影逐渐清晰，口腔内出现显像剂浓聚（口腔下方为甲状腺影）。患者于 14min 舌下含服维生素 C 300mg 后，两侧腮腺和颌下腺显像逐渐变淡，口腔内显像剂浓聚逐渐增多；下图为上述唾液腺显像时双侧唾液腺半定量曲线图，图中可见左、右唾液腺 ROI 曲线逐渐上升，患者于 14min 时舌下含服维生素 C 300mg 后，双侧曲线迅速下降

2. 唾液腺占位性病变 根据唾液腺占位性病变摄取 $^{99m}TcO_4^-$ 能力的不同，可在图像上分为 "冷结节" "温结节" "热结节"。"冷结节" 多见于良性唾液腺混合瘤，亦可见于唾液腺囊肿、脓肿和唾液腺瘤。"温结节" 多为腮腺混合瘤。"热结节" 多见于淋巴乳头状囊腺瘤（沃辛瘤或腺淋巴瘤）。

3. 其他 有助于对唾液腺导管阻塞、异位唾液腺、移植唾液腺等的诊断和疗效观察。

（四）典型病例案例分析

案例 14-1

　　患者，女性，55岁，既往患有类风湿关节炎10年余，2年前发现口干、眼干，少泪，伴有眼部痒感，鼻咽部、耳部、口腔内干裂痛，面部瘙痒。予以眼药水治疗，症状无明显改善。

抗 SSA（+）；抗 SSB（+）；类风湿因子 IgM 232.28kU/L，IgG 112.36kU/L，IgA 326.11kU/L。
行唾液腺动态显像，如图 14-2 所示。

问题：

1. 患者有何特殊临床症状？
2. 图 14-2 所示图像有哪些异常改变？
3. 患者应诊断为何种疾病？

分析：

1. 临床特点：女性，有口干、眼干、少泪，伴有眼部及面部瘙痒症状。既往有自身免疫性疾病病史，抗 SSA（+）；抗 SSB（+）。

2. 影像改变：静脉注射显像剂后，双侧腮腺、颌下腺始终未见明显放射性聚集，而甲状腺显影清晰。口腔未见明显放射性聚集。14min 给予维生素 C 片后，唾液腺及口腔仍未见明显放射性聚集。

3. 诊断：干燥综合征（继发性）。

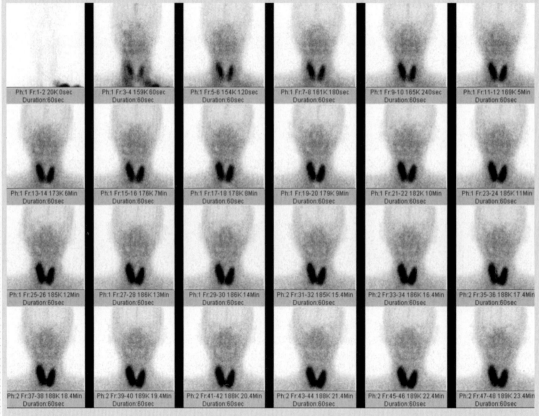

图 14-2　唾液腺显像（前位，动态显像，1min/帧）

第二节　肝脏及肝胆动态显像

（一）肝胆动态显像

1. 显像原理　肝细胞具有分泌胆汁的功能，肝细胞可从血浆中摄取胆红素，然后与葡萄糖醛酸或硫酸结合形成结合胆红素，继而经胆道系统排入胆道及肠腔。

　　静脉注射能被肝细胞摄取并经胆道进行排泄的放射性药物,通过近似于处理胆红素的过程,将其分泌入胆汁,继而经由胆道系统排泄至肠道。以动态采集图像的方式来观察药物被肝脏摄取、分泌、排出至胆道和肠道的过程,了解肝胆系功能及通畅情况。

　　肝细胞功能正常是肝胆显影的前提,胆道通畅是放射性药物积聚于胆囊和肠道的条件。

2. 显像剂与方法

　　(1)显像剂:^{99m}Tc-EHIDA、^{99m}Tc-Mebrofenin、^{99m}Tc-DISIDA 和 ^{99m}Tc-PMT 等,给药途径为静脉注射。

　　(2)方法:患者检查前至少禁食 4h。静脉注射显像剂后,于 5min、10min、20min、30min、45min、60min 时分别显像或以 60s/帧动态显像至 60min。必要时采集其他体位或进行 SPECT/CT 断层融合显像,如为观察胆囊可加摄右侧位像或右前斜位像有助于诊断。

　　3. 图像分析　　注射显像剂后 3~5min 肝脏开始显影,10~15min 肝显影清晰,左右肝胆管显影,此时心影消失,随后胆总管、胆囊及肠道相继显影;正常情况下,胆囊和肠道显影均不迟于 60min(图 14-3)。但检查前若禁食时间过短或静脉注射高营养液可使胆囊显影延迟或不显影。

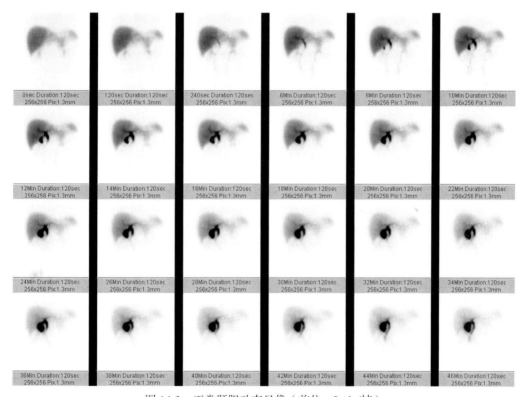

图 14-3　正常肝胆动态显像(前位,2min/帧)

　　常见的异常影像为早期肝脏显影差,心影清除减慢,肝脏持续显影不消退,胆囊或肠道不显影或显影时间延迟等。

4. 临床应用

　　(1)黄疸的鉴别诊断

　　1)肝外梗阻黄疸:当出现完全性梗阻时,肝脏显影清晰但清除减慢,肝内胆管及胆囊扩大,而肠道内始终不见显影。肝外不完全性梗阻时,肝内胆管可有不同程度的扩张,肠腔显影时间延迟,可达24h以上。

　　2)肝细胞性黄疸:肝脏摄取功能减低,影像模糊不清,心影消退缓慢,甚至可持续显影,但胆囊和肠道仍有放射性浓聚出现。

　　此技术主要用于新生儿先天性胆管闭锁与肝炎的鉴别诊断，如果肠道不出现放射性浓聚（至少观察 24h），经用胆汁促排药（如苯巴比妥）后肠道也不显影，则可诊断为胆道闭锁，其正确率为95%左右。如肠道内有放射性浓聚，则可以排除本病，诊断可能为新生儿肝炎（图 14-4）。

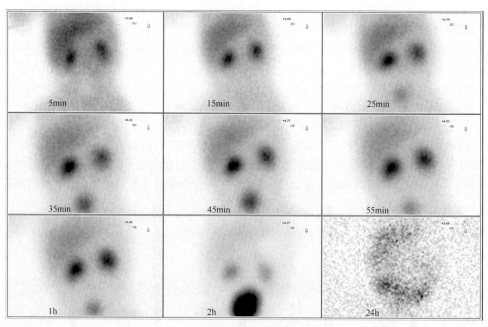

图 14-4　胆汁淤积性肝炎的肝胆动态显像

　　（2）胆囊收缩功能分析：急性胆囊炎表现为胆囊持续不显影，胆道排泄正常。但若 45～60min后胆囊持续不显影者，可缓慢静脉注射（大于 4min）八肽胆囊收缩素（sincalide）0.01～0.02μg/kg，以促进胆囊排泄，进行 2～4h 甚至 24h 延迟显像。慢性胆囊炎、部分梗阻或功能损伤的情况下，为评价胆囊运动功能，可用胆囊收缩素计算胆囊排胆分数（GBEF），以决定是否进行胆囊切除手术。

　　（3）胆系疾病手术后观察胆道通畅情况：以此了解有无胆汁漏、胆汁-胃食管反流等。

（二）肝血流、血池与胶体显像

　　1. 肝血流、血池显像　肝脏是一个双重血供的器官，其血液供应约 75%来自门静脉，约 25%来自肝动脉。当弹丸式静脉注入 ^{99m}Tc-红细胞后，即刻应用 SPECT 进行早期快速动态显像及注射后 30min 的静态显像，可分别获得肝动脉血流灌注和血池影像。

　　（1）显像剂：最常用的显像剂为 ^{99m}Tc 标记红细胞，标记方法多用体内法，即：先静脉注射无放射性的亚锡焦磷酸盐冻干品 1 支（内含氯化亚锡 1mg，2ml 生理盐水溶解）。30min 后再静脉注射 ^{99m}TcO$_4^-$淋洗液 370MBq（10mCi）。

　　（2）显像方法：患者无需特殊准备。受检者取仰卧位，探头视野包括部分心室、腹主动脉、肝脏、脾脏和肾脏。弹丸式静脉注射 ^{99m}Tc-红细胞后，立即用 SPECT 进行前位动态采集，2s/帧，共30 帧，为肝血流（动脉）灌注影像；30min 后采集前位、右侧位和后位平面影像（血池相），延迟相于注药后 1.5～2h 进行，必要时延至 4～6h；病灶较小时可加做断层显像，探头旋转 360°，每 6°采集 1 帧，每帧采集时间为 30s。

　　（3）图像分析：①血流灌注相：腹主动脉显影 2～4s，双肾及脾显影，肝区无明显放射性分布（动脉期）；肾脏显影后 12～18s，肝区放射性持续增加，并逐步超过肾脏（静脉期）。②肝血池相：心脏、大血管及肝脾血池显影，肝区放射性分布均匀，强度一般低于心血池和脾脏。

　　（4）临床应用：①肝脏海绵状血管瘤。表现为血流灌注相正常或略降低，血池显像呈过度填充，是肝血管瘤的典型表现。②原发性肝细胞癌。肝癌病灶的供血来自肝动脉，在动脉期即可见到病灶区呈提前灌注,而在血池期,病变部位呈放射性填充,其分布与正常肝组织相似。

2. 肝脏胶体显像 肝脏细胞主要由网状内皮细胞和多角细胞组成,自静脉注射放射性核素标记的胶体颗粒后,90%以上将迅速被网状内皮细胞吞噬而浓聚于肝脏,并滞留较长时间。应用 SPECT 即可在体外进行肝脏胶体显像,借以了解肝脏的位置、大小、形态及功能情况。

(1)显像剂:^{99m}Tc-植酸钠,平面显像剂量为 74~148MBq(2~4mCi),断层显像时为 296~444MBq(8~12mCi)。

(2)显像方法:受检者取仰卧位。矩阵 128×128 或 256×256。常规采集前后位、右侧位、后前位影像,必要时加摄右前斜、左前斜、左侧位。预置计数 500~1000k 前后位影像。小病灶进行断层显像。

(3)图像分析:肝脏影像大小、位置及形态与正常解剖所见相似。除胆囊窝、肾窝、肝门及脊柱重叠部位放射性分布稀疏外,其他部位一般分布均匀(图 14-5)。

(4)临床应用:肝胶体显像被用于证实"肝占位性病变"的存在,可提供对肿瘤大小、位置、手术切除范围的估计以及确定经皮穿刺活检的最适位置。但其常难以对病变进行定性,分辨限制亦决定了不能发现小于 2cm 的肝内病灶。随着 B 超和 CT 的广泛应用,肝胶体显像在临床上的应用已明显减少。

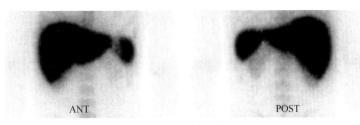

ANT　　　　　POST

图 14-5　正常肝胶体显像

(三)典型病例案例分析

案例 14-2

患儿,男性,出生 3 周后发现黄疸不退,大便呈陶土样灰白色,空腹彩超胆囊未见充盈,餐后未见明显胆囊回声。行 ^{99m}Tc-EHIDA 肝胆动态显像,如图 14-6 所示。

问题:

1. 患者有何特殊临床症状?

2. 图 14-6 所示图像有哪些异常改变?

3. 患者应诊断何种疾病?

分析:

1. 临床特点:黄疸不褪,大便白色,胆囊无胆汁充盈。

2. 影像改变:静脉注射显像剂 ^{99m}Tc-EHIDA,5min 开始肝脏显影清晰,但胆道及肠道始终未见显影,24h 肠道仍未见放射性分布。

3. 诊断:先天性胆道闭锁(手术证实)。

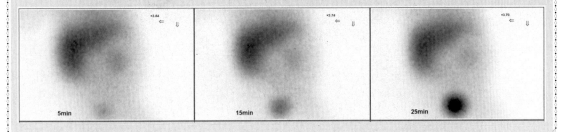

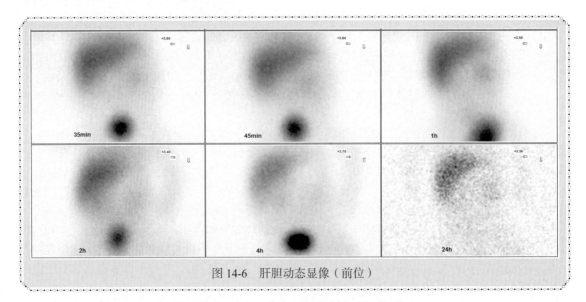

图 14-6　肝胆动态显像（前位）

第三节　消化道出血显像

（一）显像原理、显像剂与方法

人体红细胞被 ^{99m}Tc 标记后或静脉注射 ^{99m}Tc 标记胶体后，正常时胃肠壁含血量少，基本不显影，如果肠壁有出血灶，显像剂从肠壁黏膜处逸出进入肠腔，形成该部位放射性浓聚，从而对胃肠道出血做出诊断并大致定位。

显像剂采用 ^{99m}Tc-红细胞或胶体：^{99m}Tc-红细胞采用体内标记法，注射剂量为 370MBq（10mCi）。^{99m}Tc 标记胶体采用 ^{99m}Tc-硫胶体或 ^{99m}Tc-植酸钠，185～370MBq（5～10mCi）。

患者取仰卧位，视野包括剑突至趾骨联合之间的腹部，注射标记红细胞后以 5min 为一帧动态采集，或间隔 5～10min 进行静态采集，采集 60min。如仍为阴性，则怀疑慢性间歇性出血，可于 24h 内多次延迟显像，以提高检出阳性率。如为胶体显像法，则静脉注射后立即开始动态采集，先以 2s/帧连续采集 60s，随后以 2min/帧，共采集 16 帧。显像观察延迟至 60min 即可，必要时重复注射。

怀疑出血点与大血管或脏器重叠时，为避免假阴性结果出现，可加做断层显像或 SPECT/CT 显像。

（二）正常图像分析

^{99m}Tc-红细胞显像，腹部大血管、肝、脾、肾等血池均显影，膀胱在尿液未排尽时也会清晰显影，而胃肠壁基本不显影；^{99m}Tc-胶体显像，肝、脾、骨盆和脊柱等网状内皮系统显影，而腹部及大血管均不显影（图 14-7）。

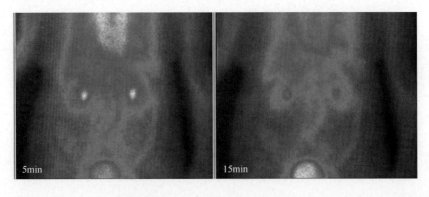

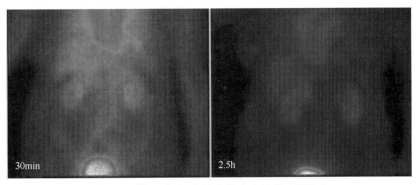

图 14-7　^{99m}Tc-红细胞消化道出血显像（阴性）

（三）临床价值

急性活动性出血常用 ^{99m}Tc-胶体显像，慢性间歇性出血则常用 ^{99m}Tc-红细胞显像。两种方法诊断胃肠道出血的灵敏度可达 85%～90%，能探测出大于 0.1ml/min 的消化道出血。与内镜和选择性血管造影相比，本法有灵敏、无创、简便、准确等优点，但特异性较差，不能做出病因诊断。

（四）典型病例案例分析

案例 14-3

患者，女性，16 岁，间歇性便血 2 个月，多为鲜红色，贫血，多次检查胃镜及结肠未见异常，小肠镜未查。行 ^{99m}Tc-红细胞消化道出血显像，如图 14-8 所示。

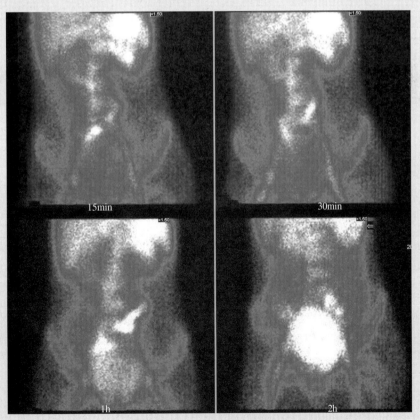

图 14-8　^{99m}Tc-红细胞消化道出血显像

问题:
1. 患者有何特殊临床症状?
2. 图 14-8 所示图像有哪些异常改变?
3. 患者应诊断何种疾病?

分析:
1. 临床特点:便血,间歇性,贫血,常规消化镜未见异常。
2. 影像改变:静脉注射显像剂 ^{99m}Tc-红细胞后,15min 开始于中腹部偏左侧出现放射性聚集,随时间延长而呈条状分布。
3. 诊断:间歇性消化道出血(小肠可能)。

第四节　异位胃黏膜显像

正常胃黏膜具有快速摄取 ^{99m}TcO$_4^-$ 的特性,异位胃黏膜(如部分 Meckel 憩室、Barret 食管和小肠重复畸形等)同样具有分泌胃酸和胃蛋白酶的特性,可引起邻近食管或胃黏膜炎症、溃疡和出血,异位胃黏膜可摄取 ^{99m}TcO$_4^-$,从而形成放射性浓聚灶而被探测到,具有定位和提示病因的意义。

(一)Meckel 憩室显像

显像剂采用静脉注射新鲜 ^{99m}TcO$_4^-$ 淋洗液 370MBq(10mCi),小儿酌减。受检者检查当日晨禁水、禁食 4h 以上,检查前需排空大小便。常规取前后位采集,在病灶显示最清晰时,可根据需要加作左或右侧位。检查肠道病变时,视野范围从剑突到耻骨联合,包括整个腹部。分别于注射后 0min、5min、10min、30min、1h 和 2h 显像,每帧 500～1000k;或以 64×64 矩阵、5min 每帧动态采集,30min、60min 再采集一帧。

正常仅见胃显影,食管不显影,肠道可因胃黏膜细胞分泌的显像剂的排泄而呈一过性显影,尤其是十二指肠球部较为明显。结肠脾区及肾脏有时显影。腹部无异常浓聚灶,晚期图像上,膀胱影像渐浓。在胃与膀胱影之间,腹部无其他异常浓聚灶(图 14-9)。

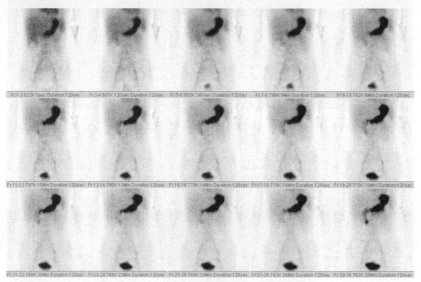

图 14-9　正常异位胃黏膜显像(2min/帧)

Meckel 憩室为最常见的消化道先天性异常,是由胚胎期脐肠瘘(卵黄管未闭)所致,多位于回肠，为一种持续存在的脐系膜管。显像通常在右下腹出现固定的灶状浓聚影，与胃同步显影，随着时间延长影像渐浓。侧位显像时浓聚灶靠近腹侧是诊断要点。45～60min 后，个别病灶因分泌物排出或出血，浓聚范围可有扩大、变形现象。

（二）Barrett 食管显像

Barrett 食管好发于食管下端，男性多发，且具有随着年龄增长而增加的趋势。多由于长期的胃食管反流，刺激食管上皮化生，导致胃黏膜的壁细胞取代了食管下端的正常鳞状上皮细胞所致，是严重的反流性食管炎并发症及发生食管腺癌的危险因子。具有 2～3cm 及以上上皮化生的患者发生食管癌的危险性是普通人群的 30～125 倍。当食管病变为重度异型增生时，应手术切除。

显像特征为：在胃影上方可见食管下端有异常显像剂浓聚影，与胃同步显影，且随时间延长，局部浓聚影渐浓。饮水后局部影像无明显变化。

（三）典型病例案例分析

案例 14-4

患儿，男性，1 岁，恶心、呕吐、腹痛及间歇性黑便数月。行 $^{99m}TcO_4^-$ 异位胃黏膜显像，如图 14-10 所示。

问题：

1. 患者有何特殊临床症状？
2. 图 14-10 所示图像有哪些异常改变？
3. 患者应诊断何种疾病？

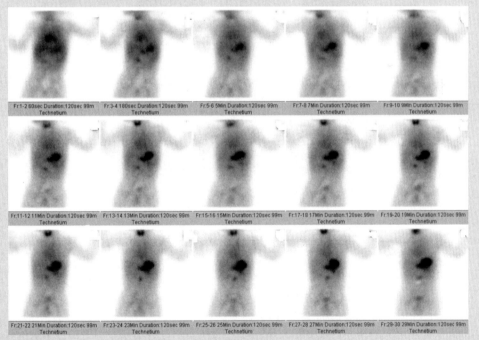

图 14-10　异位胃黏膜显像（动态显像）

分析：

1. 临床特点：腹痛及间歇性黑便。
2. 影像改变：中上腹部可见团状放射性异常浓聚影，与胃影同时出现，位置相对固定。
3. 诊断：Meckel 憩室。

第五节　消化道动力学及功能测定

当含有放射性显像剂的食物被吞食后，随着食管的蠕动，食物通过食管并进入胃，然后经过胃的蠕动排入小肠及结肠。连续采集各个过程，即可获得食团通过食管、胃及小肠时的影像变化和相应参数，如食管通过时间、胃排空时间及小肠通过时间、残留率等，以反映消化道动力学和功能。本法可用于研究消化道的运动功能、诊断及鉴别诊断，是合乎生理、客观、简便、准确、定量、非创伤性、辐射剂量小、快速的检查方法，较单独的压力试验或 X 线片更灵敏。

通常采用固体食物试餐，以 37～74MBq（1～2mCi）^{99m}Tc-DTPA，加入到 120g 鸡蛋中搅匀，在油中煎炒或微波炉加热至固体状，夹入两片面包中备用。

患者检查前禁食至少 8h。采用低能通用型准直器，能峰 140keV，窗宽 20%，矩阵 128×128 或 256×256，根据检查目的，将食管或胃、小肠和结肠均暴露在探头视野中。患者在预先统一的时间空腹服用试餐，要求在 5min 内吃完。显像时，患者仰卧于探头下，从进食开始计时，在第 1h 内每 15min 采集 1 帧，每帧采集 60s；在第 2～4h 每 30min 采集 1 帧，直到 80% 的试餐进入结肠。采用 ROI 方法画出食管、胃区和结肠区 ROI，画出时间-放射性曲线，计算食管通过时间、胃排空时间、平均小肠通过时间（图 14-11）。

该技术临床应用于：消化道正常生理功能研究、运动排空障碍原因的探讨、药物及手术治疗的疗效观察和随访。

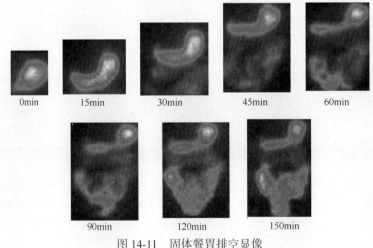

图 14-11　固体餐胃排空显像

第六节　^{13}C-尿素呼气试验

幽门螺杆菌是急性与慢性胃炎、消化性溃疡的重要致病因素，并与胃癌的发生和发展有密切关系。由于幽门螺杆菌能产生活性较强的尿素酶，口服 ^{13}C 或 ^{14}C 标记的尿素被其产生的尿素酶分解，以 CO_2 形式经肺呼出，从而确定幽门螺杆菌的存在。

检查前患者至少禁食 6h，检查前用 0.1mol/L 柠檬酸漱口，采集未服用示踪尿素前的呼气作为本底计数。将 75mg 的 ^{13}C-尿素伴 150ml 的橘子水服下，静坐 30min 后收集气体样本，采用 ^{13}C 质谱分析仪或红外测定仪，测量 CO_2 中 $^{13}CO_2$ 的含量。检查过程中患者可自由活动，取样时一般采用坐位。

当试验后呼气计数与试验前空腹本底计数比值大于 3～5 倍时提示为阳性，或按以下公式计算，当 ^{13}C-UBT≥100dpm/mmol CO_2 时可诊断为幽门螺杆菌感染阳性。

计算公式：

$$^{13}\text{C-UBT}（\text{dpm/mmol CO}_2）= \frac{\text{试验后}-\text{试验前}}{2}$$

尿素呼气试验主要用于幽门螺杆菌感染的诊断，特别适用于临床上对幽门螺杆菌感染治疗效果的复查和评价，是一种简便、无创伤、无痛苦、敏感而可靠的诊断幽门螺杆菌感染的方法。

（何 勇）

思 考 题

1. 唾液腺显像的临床应用及影像特征是什么？
2. 如何用核医学鉴别胆汁淤积型肝炎与先天性胆道闭锁？各自影像特征是什么？
3. 急性及间歇性消化道出血各用什么显像剂？各自影像特征是什么？
4. Meckel 憩室显像的原理及其临床应用价值是什么？

本 章 小 结

消化系统包括消化腺体、食管、胃肠等消化管道和肝、胆、胰、脾等消化器官，核医学检查在消化系统疾病诊断中具有十分重要的作用。唾液腺显像可了解唾液腺位置、大小、形态和功能情况，包括摄取功能、分泌功能和导管通畅情况，为干燥综合征等疾病的诊断和疗效评估提供了一种客观、可定量的分析方法。肝血流及血池显像、肝胶体显像曾经作为唯一无创性的肝脏显像被临床应用30多年，但目前被 CT、MRI 等空间高分辨力的影像所代替，应用价值有限。肝胆动态显像可动态反映肝胆系统的功能状态，可用于急性胆囊炎、先天性胆道闭锁及肝炎综合征鉴别诊断、胆汁漏的评估。消化道出血显像对下消化道出血定位诊断有明显优势，具有灵敏、无创、简便及可长时间观察等优点，特别适合于慢性间歇性出血的定位诊断。异位胃黏膜显像可对胃黏膜异位症做出病因诊断，具有特异性强、准确性高、安全、操作简便及无痛苦优点。消化动力学显像，包括胃排空显像是合乎生理状况的评价食管、胃肠动力学的"金标准"。

第十五章 泌尿系统显像

学习要求

记忆：正常肾动态显像的表现；常用的肾动态、静态显像剂；卡托普利介入试验及利尿剂介入试验原理。

理解：肾图各段意义及异常肾图类型。

运用：肾动态显像的临床应用。

第一节 肾动态显像

肾动态显像（dynamic renography）包括肾血流灌注显像和肾实质动态功能显像两部分，具有无创、安全、操作简便和提供信息全面等优点。该检查既可显示双肾位置、大小及功能性肾组织形态，也能对肾血流、功能与上尿路通畅性进行定性评价和定量分析，特别在判断肾实质功能方面具有敏感性高、准确性好的优点，是泌尿系统主要的核医学检查方法，也是临床常用的检查项目之一。

根据肾动态显像可以获得肾图结果，可测定肾小球滤过率（glomerular filtration rate，GFR）和肾有效血浆流量。另外，结合临床鉴别诊断的需要可以进行利尿剂、血管紧张素转化酶抑制剂等介入试验，临床应用中肾动态显像还可用于进行间接法膀胱输尿管反流显像。

一、肾动态显像

（一）原理

经肘部静脉弹丸式注射，经肾小球滤过或肾小管上皮细胞摄取、分泌，而不被再吸收的显像剂后，启动 γ 照相机或 SPECT 进行连续动态采集，可获得显像剂经腹主动脉、肾动脉灌注后浓聚于肾实质，然后随尿液流经肾盏、肾盂、输尿管并进入膀胱的全过程的系列影像。通过对系列影像分析，可为临床提供有关双肾血供、实质功能和上尿路通畅性等方面的信息。

（二）方法

临床常用肾动态显像剂及剂量见表 15-1。

表 15-1 常用肾动态显像剂及剂量

显像剂类型	肾动态显像剂		剂量	
	英文缩写	中、英文全称	成人	儿童
肾小球滤过型	^{99m}Tc-DTPA	^{99m}Tc-二乙撑三胺五乙酸 ^{99m}Tc-diethylenetriaminepentaacetic acid	185～740MBq	74～370MBq 或 7.4 MBq /kg 体重
肾小管分泌型	^{99m}Tc-MAG$_3$	^{99m}Tc-巯基乙酰基三甘氨酸 ^{99m}Tc-mercaptoacetyltriglycine	296～370 MBq	37～185 MBq 或 3.7 MBq /kg 体重
	^{99m}Tc-EC	^{99m}Tc-双半胱氨酸 ^{99m}Tc-ethulenedicysteine	296～370 MBq	37～185 MBq 或 3.7 MBq /kg 体重
	^{131}I-OIH	^{131}I-邻碘马尿酸钠 ^{131}I-orthoiodohippurate	11.1 MBq	—
	^{123}I-OIH	^{123}I-邻碘马尿酸钠 ^{123}I-orthoiodohippurate	37 MBq	—

受检者取坐位或仰卧位，γ照相机探头后置，视野包括双肾和膀胱；肾移植者取仰卧位，探头前置以移植肾为中心。采用低能通用型准直器（显像剂为 ^{99m}Tc 标记物）或高能准直器（显像剂为 ^{131}I-OIH）。经肘部静脉弹丸式注射显像剂（体积小于 1.0ml），同时启动采集程序，以 1～2s/帧速度采集 60s，为肾血流灌注相；随后以 30～60s/帧速度采集 20～30min，为肾动态功能相。必要时可采集延迟影像。通过感兴趣区（ROI）技术从上述动态系列影像中分别获取双肾血流灌注和实质功能的时间-放射性曲线（TAC），并得到分肾高峰时间、半排时间等肾功能参数。

（三）图像分析

1. 正常影像

（1）血流灌注相（blood flow phase）：腹主动脉上段显影后 2s 双肾显影，4～6s 肾影轮廓清晰，主动脉影开始淡化。此时反映肾内小动脉和毛细血管床的血流灌注，双肾影出现的时间差＜1～2s。双肾影大小基本一致，形态完整，放射性分布均匀且对称，双肾峰时差＜1～2s，峰值差＜25%（图 15-1）。

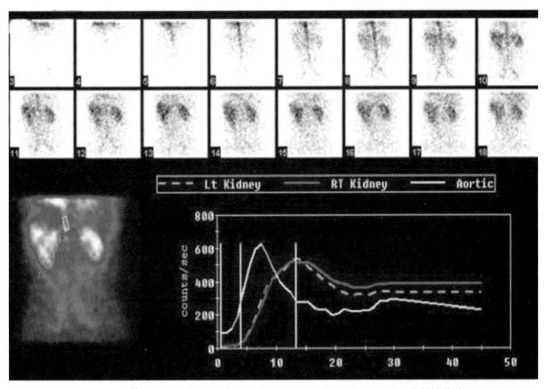

图 15-1　^{99m}Tc-DTPA 肾血流灌注正常影像（后位）及双肾时间-放射性曲线

（2）动态功能相（dynamic function phase）：2～4min 时肾实质内显像剂分布达到高峰，两侧肾脏影像最清楚，形态完整，呈蚕豆形，显像剂分布均匀且对称，此期为皮质功能相（cortical function phase）。随着放射性尿液离开肾实质，肾盏、肾盂处显像剂聚集逐渐增高，肾皮质影像开始减弱，随后膀胱逐渐显影、增浓。20～25min 时双肾影基本消退，大部分显像剂清除入膀胱。输尿管一般不显影（图 15-2）。

2. 异常影像

（1）血流灌注影像异常：主要表现为肾区无灌注影像；肾灌注显影时间延迟，影像缩小，放射性分布减低；肾内局限性灌注缺损、减低或增强。

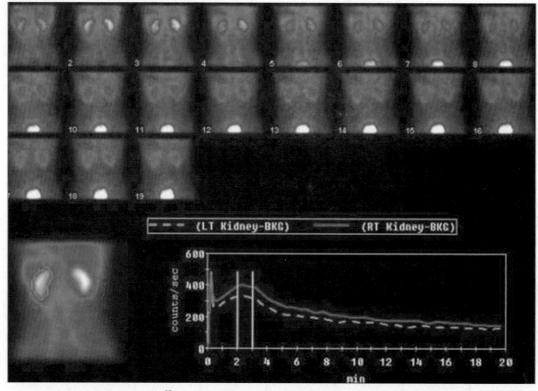

图 15-2　正常 ^{99m}Tc-DTPA 肾动态功能影像（后位）及双肾时间-放射性曲线

（2）动态功能影像异常：包括患侧肾实质不显影；患侧肾皮质影变淡，肾实质高峰摄取、清除时间延迟；肾实质持续显影，集合系统及膀胱无放射性浓聚；皮质功能相可见肾盂放射性减低区扩大，皮质影变薄，实质清除相肾盂影持续浓聚，或延迟显像肾盂影示明显放射性滞留，可伴输尿管清晰显影和增粗。

二、介　入　试　验

泌尿系统介入试验主要包括利尿剂介入试验（diuresis intervention test）及卡托普利介入试验（captopril intervention test）。

（一）利尿剂介入试验

上尿路机械性梗阻（mechanical obstruction）与非梗阻性尿路扩张（nonobstructive dilatation）引起的肾盂或肾盂输尿管积液通常较难以鉴别。然而，通过利尿剂介入试验能有效鉴别机械性梗阻与非梗阻性尿路扩张，尿流量足够大时诊断准确率可达 90%。以下简要介绍利尿剂介入试验。

1. 原理　当肾盂、输尿管肌肉松弛、结构异常或尿路感染等非梗阻性因素引起上尿路扩张时，尿流动力学发生改变，尿流速率减慢，尿液潴留于扩张尿路的时间延长。动态显像及肾图显示上尿路有放射性持续滞留的假性梗阻征象。应用利尿剂后，短时间内由于尿量明显增多，尿流速率加快，可迅速排出滞留在扩张尿路中的示踪剂。而机械性梗阻所致的尿路扩张，应用利尿剂后虽然尿流速率增加，但由于梗阻未解除，示踪剂仍不能有效排出。

2. 方法　目前利尿剂介入试验大多采用单次法：常规肾图检查表现为持续上升型曲线或肾动态显像。15～20min 肾盂有明显放射性滞留且影像增大即梗阻时，嘱受检者保持原有体位，静脉缓慢注射利尿剂，并继续描记肾图曲线 15min 或动态采集影像 20min。常用利尿剂为呋塞米（furosemide）。

案例 15-1

患者，男性，50 岁。因腹胀 1 周来医院就诊，经门诊检查初步诊断为双侧上尿路梗阻，患者肾功能严重损伤，经利尿剂介入试验梗阻无明显改变。

问题： 患者能否诊断为双侧上尿路机械性梗阻？

分析： 利尿剂介入试验是鉴别上尿路机械性梗阻与非梗阻性尿路扩张的可靠方法，能够明确诊断约 85% 的可疑性尿路梗阻，为临床正确制订处置方案及客观判断疗效提供依据。但在解释结果时应结合临床资料进行全面分析后方可对利尿剂介入试验结果作出判断。轻度梗阻对利尿剂的反应与单纯扩张相似。而且患者对利尿剂反应存在个体差异，特别是肾功能状态对利尿剂的利尿效果有明显影响。当肾功能严重受损时，生成的原尿减少，应用利尿剂后可以不发生明显的利尿效应，因此当肾功能严重损伤时慎用利尿剂介入试验，分析影像时需结合肾功能状态加以考虑。

（二）卡托普利介入试验

肾血管性高血压（renovascular hypertension，RVH）是指继发于肾动脉主干或其主要分支狭窄，肾动脉低灌注而引起的高血压，常由动脉粥样硬化、纤维肌性发育不良及大动脉炎引起。RVH 的病理生理特点是肾低灌注状态激活肾素-血管紧张素-醛固酮系统，通过收缩外周血管和肾潴留水、钠作用使血压升高。对引起高血压的肾动脉狭窄进行矫正的时间越早，RVH 的治愈机会就越高。

临床上部分高血压患者会合并有与其高血压无关的肾动脉狭窄（renal artery stenosis，RAS）。因此，对于具有高血压又有 RAS 的患者，正确区别是 RVH 还是高血压合并 RAS 至关重要，因为两者的治疗原则不同，RVH 经血管成形术能有效地缓解高血压，而后者即使血管成形术后也需终身服药以控制高血压。

X 线肾动脉造影检查是诊断肾动脉狭窄的金标准，但属有创检查，超声检查能敏感探测血管狭窄程度及肾血流变化，常规肾动态显像可间接反映肾动脉狭窄。然而，对于合并有 RAS 的高血压患者，上述检查均不能提供 RAS 与高血压之间关系的证据。血管紧张素转化酶抑制剂（angiotensin-converting enzyme inhibitor，ACEI）介入试验能有效地诊断和鉴别诊断 RVH，其中卡托普利是最常用的 ACEI，以下简要介绍卡托普利介入试验。

1. 原理　当 RVH 患者的肾动脉轻度狭窄时，肾血流灌注减低，刺激患侧肾的近球小体释放肾素增加，促进肝产生的血管紧张素原（angiotensinogen）转化为血管紧张素 I（angiotonin I，AT I），AT I 在肺部经血管紧张素转化酶催化生成血管紧张素 II（angiotonin，AT II）。AT II 通过收缩出球小动脉，维持肾小球毛细血管滤过压，以保持肾小球滤过率（GFR）正常。因此，常规肾动态显像与肾图可表现为正常或轻微异常。

卡托普利通过抑制血管紧张素转化酶使 AT II 生成减少，阻断正常代偿机制，解除出球小动脉的收缩，使肾小球毛细血管滤过压降低和 GFR 下降。而正常肾血管对卡托普利则无反应。因此，应用卡托普利后，患侧肾动态影像和肾图曲线可出现异常或原有异常加剧，从而提高对 RVH 诊断的敏感性和准确性。

2. 方法　对临床疑 RVH 的患者，常规先行肾动态显像作为基础对照。隔日口服卡托普利 25～50mg，每隔 15min 测一次血压，至 1h 时，饮水 300～500ml，采集条件、图像处理和其他同肾动态显像。

（三）介入试验异常

1. 利尿剂介入试验　非梗阻性尿路扩张的典型影像学表现为注射利尿剂后 2～3min，滞留在肾区的放射性浓聚影快速消退，肾图曲线相应表现为排泄段明显下降。机械性梗阻应用利尿剂后，肾动态影像与肾图曲线无明显变化，甚至肾盂放射性浓聚影有增强，肾图曲线进一步上升（图 15-3）。

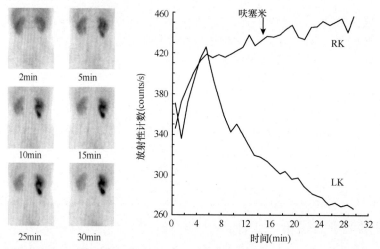

图 15-3 右输尿管上段机械性梗阻 ^{99m}Tc-MAG3 利尿肾显像（后位）及利尿肾图曲线
应用利尿剂后梗阻未能解除，曲线持续上升，提示机械性梗阻；RK 为右肾；LK 为左肾

2. 卡托普利介入试验 正常肾和与肾动脉狭窄无关的高血压患者，卡托普利介入肾显像与基础肾显像相比无变化。单侧肾血管性高血压的典型表现为：①介入试验可见患侧肾显影延迟，影像减弱，肾实质影消退明显延缓，GFR 降低；患侧肾图曲线显示峰值降低，峰时后延和排泄段下降缓慢。②基础显像左、右肾显示正常的摄取与清除影像，两侧肾图曲线基本一致。

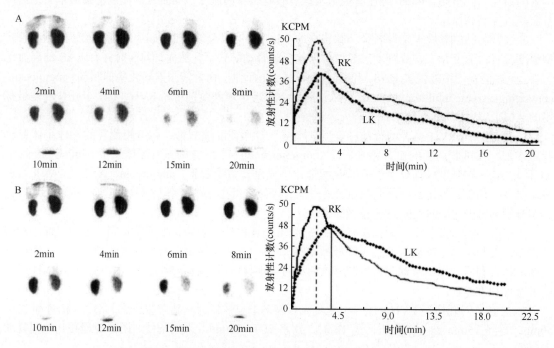

图 15-4 左侧肾血管性高血压 ^{99m}Tc-MAG3 显像（后位）及肾图
A. 基础显像；B. 卡托普利介入试验显像；RK 为右肾；LK 为左肾

单侧 RVH 时，若基础显像患侧肾与健侧肾有差异，应用卡托普利后，两侧肾对比差异增大（图 15-4）。双侧 RVH 时，如基础显像左、右肾均有不同程度的异常，介入试验显像则可加重双肾异常。严重病损及萎缩的肾由于长期不依赖肾素，对卡托普利可无反应。

三、肾功能测定

（一）肾图

应用 ROI 技术对双肾系列影像进行处理，得到显像剂通过肾的时间-放射性曲线，这种曲线，称为肾图（renogram）。通过对肾图指标的分析，可为临床提供有关双肾血供、实质功能和上尿路通畅性等方面的信息。

肾图是最常用的泌尿系统体内非显像核素诊断技术，尽管不及肾动态显像直观，但方法简便并具有很好的实用价值，肾图可以通过 ROI 技术从肾动态检查中获得，也可由肾图仪直接获得。

1. 原理与方法

（1）原理：经肘部静脉弹丸式注射仅从肾小球滤过，或由肾小管上皮细胞分泌而不被重吸收的放射性示踪剂，立即启动专用的肾图仪连续记录示踪剂到达双肾、被肾浓聚以及排出的全过程，并以时间-放射性曲线显示出来的图像，称为肾图，可用于评价分肾的血供、实质功能和上尿路通畅性。

（2）方法：受检者检查前 30~60min 饮水 300~500ml，显像前排空膀胱。目前常用的示踪剂有 ^{131}I-OIH，即 ^{131}I-邻碘马尿酸钠和 ^{99m}Tc-DTPA，本节主要以 ^{131}I-邻碘马尿酸钠肾图为例介绍。^{131}I-OIH 使用活度为 185~370kBq。受检者取坐位，或根据需要取仰卧位，肾图仪的两个探测器分别紧贴于背部左、右肾中心体壁，经肘部静脉弹丸式注射示踪剂后，立即启动肾图仪自动记录 15~20min，即可获得肾图曲线。肾移植患者检查时，两个探头分别对准移植肾和膀胱区。

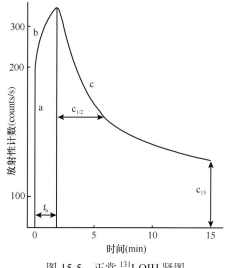

图 15-5　正常 ^{131}I-OIH 肾图

2. 结果分析

（1）正常肾图：正常肾图曲线由 a、b、c 三段组成，各段反映肾的不同生理功能（图 15-5），左、右两侧肾图曲线形态和高度基本一致。

1）a 段：即示踪剂出现段。静脉注射 ^{131}I-OIH 后 10s 左右，肾图中呈急速上升的一段曲线，此段放射性计数的 60% 来自肾外血管床，10% 来自肾血管床，30% 来自肾小管上皮细胞的摄取，其高度在一定程度上反映肾动脉的血流灌注量，又称为血管段。

2）b 段：示踪剂聚集段，是继 a 段之后逐渐斜行上升的曲线，通常在 2~4min 达到高峰，此段曲线的上升斜率和高度反映肾小管上皮细胞从血液中摄取 ^{131}I-OIH 的速度和数量，主要与肾有效血浆流量和肾小管分泌功能有关。

3）c 段：示踪剂排泄段。继 b 段之后的下降段曲线，曲线初始部分下降较快，其斜率与 b 段上升斜率相近，反映肾排出 ^{131}I-OIH 的速度和数量，主要与尿路通畅程度和尿流量有关。因尿流量的多少受肾有效血浆流量、肾小管功能及 GFR 的影响，因此在尿路通畅情况下，c 段能反映肾血流量和肾功能。

（2）肾图定量分析：肾图功能指标有多种，常用指标的计算方法及其参考正常值见表 15-2。尿路通畅时，肾指数（renal index，RI）是评价肾功能的可靠指标。正常人 RI > 45%，RI 为 30%~45% 时提示肾功能轻度损害，20%~30% 者为中度损害，< 20% 者为重度损害。分浓缩率则是上尿路引流不畅时评价肾功能的参考指标。

表 15-2 ^{131}I-OIH 肾图常用定量指标、计算方法及参考正常值

名称	计算方法	正常参考值范围	应用
肾指数（RI）	$\{[(b-a)2+(b-c_{15})2]/b_2\}\times100\%$	>45%	评价尿路通畅时的肾功能
半排时间（$c_{1/2}$）	从高峰下降到峰值一半的时间	<8min	评价尿路通畅时的肾功能
15min 残留率	$(c_{15}/b)\times100\%$	<50%	评价尿路通畅时的肾功能
分浓缩率	$[(b-a)/a\cdot t_b]\times100\%$	>6%	评价尿路不畅时的肾功能
肾指数差	$[|RI_右-RI_左|/RI]\times100\%$	<25%	观察左、右两侧肾功能之差
峰时差	$|t_b右-t_b左|$	<1min	观察左、右两侧肾功能之差
峰值差	$[|b_右-b_左|/b]\times100\%$	<30%	观察左、右两侧肾功能之差

注：a 为肾图中血流灌注峰的计数率，b 为高峰时的计数率，c_{15} 为注射药物后 15min 时的肾内计数率。

（3）异常肾图类型：肾图异常包括两方面，一是肾图曲线的自身异常，二是两侧肾图曲线对比的异常。常见的肾图本身异常类型有以下七种（图 15-6）：

1）急剧上升型：曲线 a 段基本正常，b 段持续上升，至检查结束也未见下降的 c 段。出现在单侧者多见于急性上尿路梗阻；同时出现在双侧者，多见于急性肾衰竭和继发于下尿路梗阻所致的上尿路引流障碍。

2）高水平延长线型：曲线 a 段基本正常，b 段上升不明显，此后基本维持在同一水平，b、c 段融合呈近似水平线，未见明显下降的 c 段。多见于上尿路不全梗阻和肾盂积水并伴有肾功能损害者。

3）抛物线型：曲线 a 段正常或稍低，b 段上升和 c 段下降缓慢，峰时后延，峰形圆钝，呈不对称的抛物线状。主要见于脱水、肾缺血、肾功能损害和上尿路引流不畅伴轻、中度肾盂积水。

4）低水平延长线型：曲线 a 段明显降低，b、c 段融合呈一水平直线。常见于肾功能严重损害，慢性上尿路严重梗阻，以及急性肾前性肾衰竭；偶见于急性上尿路梗阻，当梗阻原因解除后肾图可很快恢复正常。

5）低水平递降型：曲线 a 段显著降低，低于健侧的 1/3 以上，无 b 段，a 段后即呈斜行向下的递降型直线。可见于肾无功能、肾功能极差、先天性肾缺如、肾摘除或对位落空等。

6）阶梯状下降型：曲线 a、b 段正常，c 段呈规则或不规则的阶梯状下降。多见于尿反流或因疼痛、精神紧张、尿路感染、少尿或卧位等引起的输尿管痉挛，此型重复性差。

7）单侧小肾图：患侧曲线明显缩小，比健侧低 1/3～1/2，但曲线形态正常，a、b、c 段都存在。多见于单侧肾动脉狭窄，也可见于游走肾坐位采集者和先天性小肾。

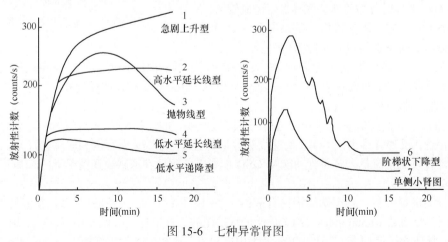

图 15-6 七种异常肾图

不论分侧肾图本身是否异常，只要两侧肾图形态差别显著，或定量分析指标示两侧差值

超过正常，即为两侧对比异常，表明两侧肾功能或尿路通畅性有明显差异。若探头对位不准确和两侧肾在体内的深浅不一，常造成两侧对比假阳性，故要注意对位准确。可以在超声肾定位和测得两肾中心点与背部皮肤的垂直距离后重复检查，帮助解释检查结果。必要时行肾动态显像。

（二）肾小球滤过率测定

在血浆尿素氮、肌酐水平升高前，患者可能已有明显肾功能降低。放射性核素测定肾小球滤过率（GFR）具有操作简便、敏感性高、准确性与重复性好等特点。GFR 测定分为显像法与体外血浆标本法，本小节重点介绍显像法。

1. 原理　GFR 是指单位时间内经肾小球滤过的血浆容量（ml/min）。静脉注射仅从肾小球自由滤过，而不被肾小管重吸收的放射性示踪剂，肾早期摄取该示踪剂的速率与 GFR 成正比。通过测定肾摄取示踪剂的放射性计数或不同时相血液中示踪剂的放射性活度，利用相应的数学公式便可计算出 GFR 值，显像法能提供左、右分肾 GFR 及双肾总 GFR。

2. 方法　常用示踪剂为 ^{99m}Tc-DTPA，活度为 185～740MBq。受检者 3 天内停服利尿药物并禁行 X 线静脉肾盂造影（intravenous pyelography，IVP）检查，其余准备及患者体位、仪器条件与示踪剂注射方式同肾动态显像。目前的 γ 照相机和 SPECT 均配置有专门测定 GFR 的采集和处理程序，仅要求输入受检者身高（cm）、体重（kg）和检查前、后注射器内示踪剂的活度，并按照程序提示进行操作，即可自动计算出分肾 GFR。本方法操作简便，患者易于接受，与内源性肌酐清除法测得的 GFR 之间具有良好的相关性。

3. 临床应用　正常人群中，GFR 随着年龄的增加有所下降（表 15-3），40 岁以后大约平均每年下降 1%。

表 15-3　显像法测定各年龄组 GFR 的正常参考值（$\bar{x} \pm s$，ml/min）

年龄组	分肾 GFR	总 GFR
20～29 岁	57.9±9.0	115.9±16.5
30～39 岁	57.3±10.3	113.1±17.7
40～49 岁	55.3±8.5	110.5±11.1
≥50 岁	44.1±7.0	88.1±14.4
混合组	52.9±10.6	105.6±18.7

GFR 是反映肾功能的重要指标之一，也是评价总肾和分肾功能比较敏感的指标。对肾功能受损者，当其总 GFR 下降 40～50ml/min 时才会出现血浆肌酐、尿素氮水平升高，GFR 的随访则能较早发现肾小球功能的异常变化。因此，GFR 测定可作为判断肾功能受损程度、选择治疗方法、观察疗效及监测移植肾术后肾功能的客观指标。

（三）肾有效血浆流量测定

1. 原理与方法　肾在单位时间内完全清除某种物质的血浆毫升数称为该物质的肾清除率（ml/min）。若血浆中的某种物质（如酚红或马尿酸类衍生物）一次流过肾时，完全被清除而不被重吸收，此即肾对这些物质的清除率。这种情况下，每分钟该物质通过尿液排出的量应等于流经肾血浆中所含的量，因此该物质的血浆清除率等于每分钟流经肾的血浆容量。

肾动脉血流的 92%～96%供应肾泌尿部分（肾单位），其余供给肾被膜、肾盂等非泌尿部分。由于流经肾单位以外肾血流中的上述物质不被清除，所以测得的肾最大清除率低于实际每分钟肾的血浆流量，故称为肾有效血浆流量（effective renal plasma flow，ERPF）。因此，ERPF 定义为单位时间内流经肾单位的血浆容量。

ERPF 测定有显像法与血浆标本法两种，最常用的示踪剂为 ^{131}I-OIH，活度为 9.25～11.1MBq，受检者的准备与 GFR 测定相同。其中显像法也可通过仪器配置的专门采集与处理程序，按照提示进行操作自动计算出分肾 ERPF。如果使用 ^{99m}Tc-MAG3 与 ^{99m}Tc-EC 测定 ERPF，由于这两种示踪剂与 ^{131}I-OIH 在血浆蛋白结合率、肾清除率等方面存在差异，需要对 ERPF 的计算公式作相应修正，并应建立各自参考正常值。

知识拓展

1. GFR 和 ERPF 分别反映肾脏的何种功能？应用哪些示踪剂？

GFR 与 ERPF 分别反映肾小球、肾小管的功能。测定 GRF 的示踪剂由肾小球滤过，无肾小管分泌，主要反映肾小球的功能。而 ERPF 测定所用示踪剂主要经肾小管分泌，因此主要反映肾小管的功能。使用 SPECT 测定 GFR 常用的示踪剂为 ^{99m}Tc-DTPA，测定 ERPF 常用的示踪剂为 ^{131}I-OIH、^{99m}Tc-MAG3 及 ^{99m}Tc-EC。GFR 的精确度优于血肌酐测量，但存在偏差，在慢性肾脏疾病进展中，肾小球与肾小管的病变共同存在且关系密切，随着疾病进展，二者的相互影响更加紧密，共同促进肾功能的减退。

2. 如何使用显像法测量 ERPF？测量移植肾 ERPF 有何要求？

^{131}I-OIH 显像法测定 ERPF：将探头面朝上，放置注射器测定架（中心点位于探头中央，高度 30cm），将装有 ^{131}I-OIH 的注射器置于测定架上，测定总计数，时间为 1min。体位取坐位或仰卧位，探头贴紧背部，使双肾全部和膀胱包括在探头视野内。弹丸式静脉注射后，立即启动采集程序进行动态采集。采集条件：探头配置高能平行孔准直器。矩阵为 64×64 或 128×128。第 1 时相为 2～3s/帧，采集时间为 1min；第 2 时相为 1min/帧或 15～30s/帧，采集时间为 17～19min，总采集时间为 18～20min。采集结束后测定注射器的残留计数。图像处理：使用 ROI 技术勾画双肾轮廓，并在双肾下缘勾画出本底区。测量出各计数率值并代入计算 ERPF 公式内算出 ERPF（一般各单位的 γ 照相机或 SPECT 均有编好的 ERPF 处理软件，可按其说明书操作处理，算出 ERPF 值）。

注意事项：用于肾有效血浆流量测定的示踪剂质量要求高于肾图或肾动态显像。显像剂放化纯度必须 >95%。如用普通示踪剂，应对其标记率进行必要的校正。弹丸式注射的质量是准确定量 ERPF 的保证，数据采集结束后应测定肘前部注射点的计数，若注射液渗漏，使注射局部计数率 >5%，会影响定量的准确性，尽管通过减除的办法可部分消除影响，但因遗漏到软组织内的显像剂被缓慢吸收而影响定量数据。测定移植肾 ERPF 时，患者应取仰卧位，探头贴近髂窝的移植肾部位，其余操作步骤同前述。

正常人 ERPF 为 500～600ml/min；至少不低于 450ml/min。

---

2. 临床应用　ERPF 是反映肾血流动力学比较敏感的指标，也是判断肾功能的重要指标之一，可因测定方法不同有一定差异，并随年龄增加有所下降。推荐显像法的参考正常值为：左肾（281.51±54.82）ml/min，右肾（254.51±65.48）ml/min，总肾（537.85±109.08）ml/min。

ERPF 测定所用示踪剂主要经肾小管分泌，因此主要反映肾小管的功能。而测定 GFR 的示踪剂由肾小球滤过，无肾小管分泌，故主要反映肾小球的功能。

四、肾动态显像及肾功能测定临床应用

肾动态显像及肾功能测定已常规用于评价分肾功能、诊断上尿路梗阻、诊断肾血管性高血压，并可用于移植肾的监测，不仅能提供判断肾功能的半定量指标，还能定量测量 GFR 及肾有效血浆流量。

（一）判断肾实质功能

肾动态显像在评价分肾实质功能方面具有灵敏度高、简便安全和无创等优点，明显优于 IVP，并可提供相关定量参数和半定量分析指标，有助于判断肾功能受损程度及评价治疗效果。

由于肾功能受损程度不同，在血流灌注和动态功能影像上可有不同的表现。轻度受损者可仅表现为肾功能定量指标的异常；随着损伤程度的加重，肾血流灌注减低及皮质摄取显像剂逐渐减少，影像可缩小，肾实质影消退延缓，甚至整个肾不显影，此时延迟显像有助于明确肾的功能状态，对于延迟显像仍不显影者，需与先天性肾缺失相鉴别。

（二）评价分肾实质功能

通过肾动态显像得到的 GFR 及肾有效血浆流量是反映肾功能的重要指标，能用于评价总肾及分肾功能。

肾图检查能反映分肾功能，敏感性高于 IVP，对单侧病变肾功能的探测明显优于血生化检查。肾盂肾炎、慢性肾病、肾病综合征、原发性高血压、药物性肾损害等多累及双肾，肾图常呈双侧性改变，早期可表现为抛物线型肾图，定量参数 RI、$c_{1/2}$、t_b 均有不同程度的异常改变。出现肾衰竭时，双肾图呈低水平延长线型或低水平递降型。对单侧肾结核、肾肿瘤、肾动脉狭窄等病变，肾图除了能判断患侧肾功能的损害程度外，还能提供对侧肾功能的情况，对临床选择治疗方案具有重要的参考价值。

（三）移植肾的监测

肾移植术后常见的并发症主要有急性肾小管坏死（acute tubular necrosis，ATN），急性排斥反应（acute rejection，AR）与慢性排斥反应（chronic rejection，CR），尿瘘与尿路梗阻，以及环孢素 A 肾中毒等。这些并发症均可危及移植肾的存活，因此早期、准确的诊断和及时采取正确的治疗措施有助于防止不可逆肾损伤。肾动态显像已广泛用于监测肾移植术后移植肾的并发症。

1. 移植肾正常影像　具体表现为肾血流灌注影清楚，动态功能影像早期肾实质轮廓清晰、形态完整、放射性分布均匀，清除相皮质影明显消退，膀胱放射性逐渐浓聚，输尿管通常不显影（图 15-7）。

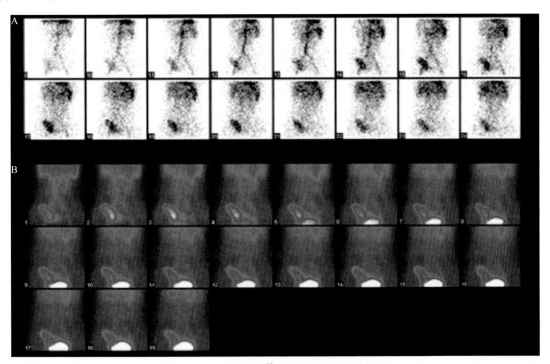

图 15-7　正常肾移植 ^{99m}Tc-DTPA 显像（前位）

A. 血流灌注影像；B. 动态功能影像

2. 急性肾小管坏死（ATN）　通常发生于移植术后 24h，其主要病理特征为肾小管上皮胞质空泡变性,而移植肾血流动力学相对保持正常。肾动态显像的典型表现为移植肾灌注影像清楚,肾实质摄取影明显减弱,软组织本底影增高,膀胱持续无放射性浓聚。

3. 排斥反应　急性排斥反应大多发生于术后 5 天至 3 个月期间,典型急性排斥反应出现于术后 5～7 天,病理改变主要累及肾血管,移植肾血流动力学显著降低。肾动态影像主要表现为灌注减低或不显影,肾实质影明显减弱,轮廓模糊,清除延缓。慢性排斥反应通常发生在移植手术 3 个月后,肾动态显像表现为肾灌注减低,实质影减弱,显影时间延迟,肾缩小。移植肾功能正常者,20min 时膀胱与肾放射性计数比值(B/K)＞1,存在排斥反应时 B/K＜1。

4. 尿瘘　尿瘘是肾移植外科并发症之一,发生率为 2%～5%,最常见原因为输尿管缺血引起的输尿管-膀胱吻合口瘘。超声检查虽能探测到积液,但不能明确来源及性质。肾动态显像具有很高的敏感性,表现为移植肾血流灌注与功能正常,泌尿系统外出现形状不规则、边界不清的持续放射性浓聚影,膀胱可呈放射性稀疏/缺损区。

5. 移植肾上尿路梗阻　本病发生率为 3%～10%,原因有尿道囊肿、输尿管吻合口狭窄、外源性积液压迫等。超声检查能准确诊断肾积水,但不能评价积水对肾功能损伤的程度。肾动态显像和利尿剂介入试验能准确探测移植肾上尿路梗阻、鉴别单纯性肾盂扩张、判断梗阻对移植肾功能损伤的严重程度、客观评价梗阻治疗效果及肾功能恢复情况。

（四）上尿路梗阻的诊断与鉴别诊断

上尿路梗阻时,根据梗阻部位、程度、持续时间及患侧肾功能状态的不同,肾动态显像有不同的表现。肾外上尿路梗阻的典型影像为:动态功能相患侧肾实质清晰显影,并随时间逐渐消退;肾盏和(或)肾盂及梗阻部位上段输尿管影像明显扩张,放射性滞留且消退延缓;肾图呈持续性上升型。肾内梗阻则表现为显影高峰时间延迟,肾实质影减弱、显像剂清除明显减慢,肾盏和(或)肾盂明显示踪剂滞留,肾图大多呈缓慢上升型。肾内放射性滞留可发生在水负荷不足、膀胱内尿液充盈、休克等情况,需与梗阻加以鉴别。

肾图检查能敏感探测上尿路梗阻或引流不畅时尿流动力学的异常变化,对梗阻时肾功能的判断较 IVP 敏感。尿路梗阻时肾图曲线的类型取决于梗阻时间、部位、程度及肾功能的状态,通常肾图显示 c 段下降不良,定量参数 $c_{1/2}$、t_b 的改变与梗阻和积液程度基本一致。

急性梗阻尚未明显影响肾功能者,肾图表现为持续上升型,梗阻解除后肾图可恢复正常;急性梗阻伴有肾功能减退者,肾图呈高水平延长线型;不完全性梗阻时,肾图可呈抛物线型;长时间梗阻者肾图则可表现为低水平延长线型或低水平递降型;下尿路梗阻引起尿潴留时,可出现双侧肾图异常。肾图结合利尿剂介入试验能有效鉴别机械性梗阻与单纯性肾盂扩张。

案例 15-2

患儿,男性,10 岁,左背部疼痛 1 个月,行肾动态显像及延迟显像,结果见图 15-8。

问题:

1. 请描述该患者显像结果。

2. 患者应考虑什么诊断?

分析:

1. 肾功能相:左肾影增大,其内放射性分布不均匀,周边实质放射性持续浓聚,中心呈放射性分布稀疏、缺损区。随时间延长,左肾内放射性持续浓聚。延迟显像示左肾内原稀疏、缺损区内可见放射性聚集,左肾盂扩大影。右肾位置、形态、大小正常,肾实质内放射性分布良好。两侧输尿管未见异常显影。肾图:左侧肾图呈急剧上升型,右侧肾图各段正常。

2. 考虑患儿为左侧肾盂积水;右肾形态及功能正常。

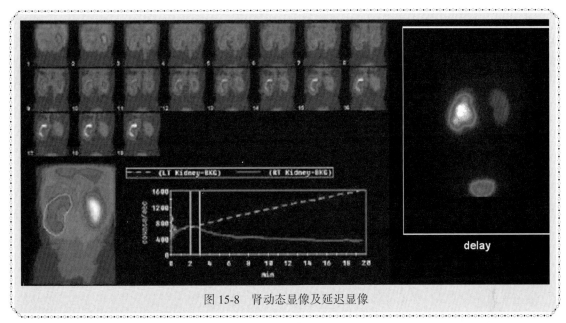

图 15-8　肾动态显像及延迟显像

（五）诊断肾血管性高血压

单侧轻度肾动脉狭窄引起的肾血管性高血压，由于肾本身的代偿作用，两侧肾图对比可无明显异常。应用卡托普利介入试验后，患侧肾图则可出现有意义的改变。高血压患者，两侧肾图对比出现异常时，提示存在肾血管性高血压的可能，但仍需通过卡托普利介入试验加以鉴别。

卡托普利介入试验异常能够准确反映肾低灌注对肾素-血管紧张素-醛固酮系统的激活，诊断 RVH 的敏感性为 80%～94%，特异性为 93%～100%，假阳性结果极少，可为临床实施肾动脉成形术等治疗提供可靠的依据，同时能预测 RVH 的手术疗效和评价其治疗效果。其次，卡托普利介入试验能有效地区别单纯性肾动脉狭窄，避免不必要的侵入性检查或手术。

> **知识拓展**
>
> 何为 ACEI？卡托普利介入试验对指导 ACEI 的使用价值是什么？
>
> ACEI（angiotension converting enzyme inhibitors）即血管紧张素转化酶抑制剂，亦称血管紧张素转化酶抑制因子，即降压多肽。ACEI 类药物包括卡托普利、培哚普利、西拉普利、依那普利、普那普利等。以普利结尾的药名如依那普利、卡托普利、贝那普利、赖诺普利、群多普利等均为 ACEI 类药物，除有效降压外，ACEI 还具有心肾保护作用，可降低各类心血管事件的发生，尤其适合于合并心功能不全、心肌梗死、2 型糖尿病患者。卡托普利介入试验可用于指导 ACEI 的使用。卡托普利介入试验阳性者严禁使用 ACEI，而阴性者使用 ACEI 则不会影响肾功能。
>
> 患者在接受检查前需停用 ACEI 3～5 天。本试验对长期使用 ACEI 患者的敏感性约为 75%，对肾功能不全患者具有较低的敏感性。卡托普利试验通常不用于严重功能损害及萎缩的肾，而用于评价这部分患者的对侧肾。

（六）其他疾病应用

肾血管疾病时，肾动态显像主要用于评价患侧肾功能。影像学表现取决于肾血管狭窄的程度、时间及其肾功能的状态。典型影像学表现为：血流灌注相患侧肾显影时间延迟，影像缩小，显像剂分布减少，轮廓欠清楚；功能相患侧肾影像缩小，肾图曲线明显低于健侧肾而呈小肾图。肾功能明显受损时，肾实质摄取与清除显像剂缓慢。若肾不显影，肾图呈无功能曲线，提示肾功能丧失，但应注意与先天性孤立肾鉴别。

肾动态显像可用于判断创伤对肾血流和功能造成的损害,敏感地探测肾外包膜或输尿管破裂出现的尿瘘,评价治疗效果及随访预后。肾内占位性病变时,皮质摄取相均表现为病灶局部放射性缺损区或稀疏区,若血流灌注相也呈放射性缺损区或稀疏区,大多为囊肿、脓肿等良性病变;如血流灌注相放射性分布正常或增高,则肾内恶性病变可能性大。鉴于肾动态显像探测肾内占位的灵敏度和特异性均低于超声、CT 等其他影像学方法,故常规不做首选。

第二节　肾静态显像

一、原理与方法

（一）原理

肾静态显像（static renography）又称为肾皮质显像（renal cortical scintigraphy），是利用缓慢通过肾的显像剂（表 15-4），随血液流经肾后分别由肾小管分泌（^{99m}Tc-DMSA）或肾小球滤过（^{99m}Tc-GH），其中部分被近曲小管上皮细胞重吸收并与胞质内巯基结合,从而较长时间滞留于皮质内,通过平面显像或断层显像能够清晰显示肾皮质影像,以了解肾的位置、大小、形态与实质功能,并可显示占位病变。

（二）方法

受检者一般无需特殊准备,检查前排空膀胱。静脉注射显像剂后 1~3h 进行显像,必要时可行延迟 3~6h 显像。平面显像时受检者取仰卧位或坐位,探头视野覆盖腹腔及盆腔,常规采集后位、左后斜位和右后斜位影像,必要时可加做前位和侧位显像。平面显像病灶显示不清时需加做断层显像,采集结束后重建图像,并显示横断、冠状与矢状三个方向的断层影像。

表 15-4　常用肾静态显像剂及剂量

肾静态显像剂		剂量	
英文缩写	中英文全称	成人	儿童
^{99m}Tc-DMSA	^{99m}Tc-二巯基丁二酸 ^{99m}Tc-dimercaptosuccinic acid	185MBq	最小 22.2 MBq 或 1.85MBq/kg 体重
^{99m}Tc-GH	^{99m}Tc-葡庚糖酸盐 ^{99m}Tc-glucoheptonate	555~740 MBq	74~370MBq 或 7.4MBq/kg 体重

二、正常影像

正常肾静态影像呈蚕豆状,轮廓清晰,边缘整齐。双肾纵轴呈"八"字形,位于腰椎两侧,肾门平第 1~2 腰椎,右肾常较左肾稍低和宽,但短于左肾,大小约为 11cm×6cm,两肾纵径差<1.5cm,横径差<1.0cm。肾影周边放射性分布较高,肾门区和中心处稍低,两侧基本对称,平均左肾放射性占双肾总放射性的 50.3%±3.8%,右肾占双肾总放射性的 49.7%±4.0%。

三、临床应用

（一）肾先天性异常的诊断

肾静态显像通过获取肾实质影像,可明确显示先天性异常,优于超声和CT等影像学检查方法,还可用于鉴别腹部和盆腔肿物与肾的关系。常见异常包括:①肾数目异常,如先天性独肾,表现为一侧肾不显影,对侧肾代偿性增大,需与单侧肾功能丧失相鉴别。②肾位置异常,各体位肾影中心下降＞3.0cm者属于肾下垂。坐位时肾影明显下移，而卧位时则在正常位置者称为游走肾；正常肾区仅有一侧肾影，而在下腹部或盆腔存在另一形态失常或体积缩小的肾影，即异位肾。③肾形态异常，肾囊肿表现为肾影增大，形态异常，放射性呈斑片状稀疏或大小不等的圆形缺损区。马蹄肾者双肾下极相连，呈倒"八"字形（图15-9）。

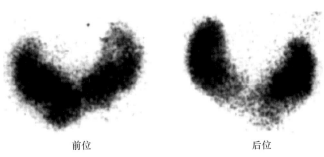

前位　　　　　　　　后位

图15-9　先天性肾异常 ^{99m}Tc-DMSA 显像（马蹄肾）

（二）急性肾盂肾炎的诊断

急性肾盂肾炎时，肾静态影像学表现为肾内局限性放射性减低或缺损区，可为单发或多发，可发生于一侧或双侧肾，优于 IVP 与超声检查，显示病灶数目较超声、IVP 多。小儿泌尿系感染可导致肾瘢痕形成，成人后有发生高血压和终末肾衰竭的可能。慢性肾盂肾炎则表现为肾影缩小，瘢痕形成处显像剂摄取降低，整个肾放射性分布不均匀。肾静态显像既能诊断急性肾盂肾炎，又能了解病变范围和严重程度，还可用于评价疗效及判断预后（图15-10）。

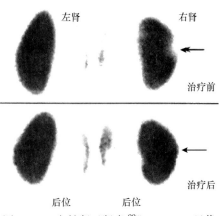

左肾　　右肾

治疗前

治疗后

后位　　后位

图15-10　急性肾盂肾炎 ^{99m}Tc-DMSA 显像

（三）肾占位病变

肾占位病变如肾肿瘤、囊肿、脓肿或血管瘤等，肾静态显像表现为肾影增大，形态不规则，放射性分布呈单发或多发局限性稀疏或缺损区，但其特异性较超声、CT 和 MRI 低。若结合肾血流灌注显像则对鉴别良、恶性病变有一定帮助。

第三节　膀　胱　显　像

膀胱输尿管反流（vesicoureteral reflux，VUR）是指排尿的同时尿液反流至输尿管及肾区，多见于儿童，发生率为1‰。尿反流除了影响儿童本身生长发育外，感染性尿液反流是引起上尿路反复感染的原因，严重者可造成肾功能损害、肾瘢痕、高血压甚至肾衰竭。因此，VUR 的早期诊断至关重要，通过积极防治肾脏感染，能有效避免并发症的发生。膀胱显像是目前常用的诊断 VUR 的方法，敏感性高于 X 线膀胱造影。

一、原理与方法

膀胱显像（radionuclide cystography）是将放射性示踪剂引入膀胱后，通过观察肾脏、输尿管和膀胱放射性分布变化，判断有无膀胱输尿管反流及其程度，同时可评价膀胱动力学功能，可用于随访尿路感染患者，并可为某些泌尿系疾病提供辅助信息。根据给药途径的不同，膀胱显像分为直接法与间接法。

（一）直接法

直接法是将放射性示踪剂经导尿管直接注入膀胱,同时观察膀胱充盈及其后排尿过程中输尿管或肾内有无放射性出现,是最常用的膀胱显像方法。常用显像剂为 ^{99m}Tc-硫胶体,活度为 37MBq。检查前嘱患者排空膀胱尿液,留置并固定导尿管。受检者取仰卧位,探头后置,视野包括膀胱、双侧输尿管和双肾。导管连接一瓶 500ml 生理盐水,高于检查床 30cm。将显像剂注入导尿管,并用生理盐水缓慢灌入膀胱,同时启动显像仪器进行动态采集。

膀胱充盈过程中以 1min/帧连续采集,当受检者诉膀胱已充盈到难以忍受或儿童出现难忍动作时,立即停止灌注和采集。对能控制排尿的受检者,拔出导尿管,取坐位,背靠探头,视野包括膀胱和双肾区,然后嘱其用力排尿,并以 5s/帧采集至尿液排完;婴幼儿排尿时仍保持体位不变,不拔导管,以防污染。排尿前、后分别采集 1 帧静态图像,收集排出尿液并记录尿量。

正常时整个显像过程中仅有膀胱影像,一旦输尿管或肾区内出现放射性影像,即可确定存在膀胱尿液反流。利用 ROI 技术测定影像尿反流区与膀胱区放射性计数,或排尿前、后膀胱区放射性计数,分别按下列公式计算尿反流率和膀胱残余尿量,可客观判断反流程度和膀胱动力学功能。本法优点是不受肾功能和肾积水的影响,缺点为需留置导尿管,并存在尿管周围溢尿污染图像视野的可能。

（二）间接法

间接法膀胱显像可作为肾动态显像的一部分。受检者除要求不排尿外,其他准备同肾动态显像。显像剂为 ^{99m}Tc-DTPA 或 ^{99m}Tc-EC,活度为 74～185MBq。肾动态显像结束后,或待静脉注射的显像剂大部分经肾脏排入膀胱,待肾区和输尿管放射性显著减少时,受检者取坐位,探头后置,视野包括双肾和膀胱区,以 5s/帧连续采集 40 帧,采集 1～8 帧时嘱受检者放松;9～16 帧时嘱受检者用力憋尿并在下腹部加压;17 帧时开始用力排尿,并保持体位不动直至结束,同时收集尿液并记录尿量。

利用 ROI 技术分别勾画膀胱、双肾和双侧输尿管区(全程或某段),分别获得时间-放射性曲线。正常时肾脏和输尿管影像进一步减弱,相应曲线呈进行性下降。若肾脏和(或)输尿管有明显放射性增加或曲线呈上升表现,提示存在尿液反流。本法优点是无需留置导尿管,可同时观察肾脏的功能与形态。缺点为检查时间过长,部分患儿依从性较差,检查结果的判断易受肾功能不全或肾积水的影响。

（三）尿反流量与膀胱残余尿量计算

分别于排尿前、后各采集 1 帧静态图像,收集排出尿液并记录尿量。利用 ROI 技术测定出现反流时膀胱区与尿反流影像区的放射性计数率,以及排尿前、后膀胱计数率,可按以下公式计算尿反流量和膀胱残余尿量:

$$尿反流量(\%)=\frac{尿反流部位影像的计数率}{同一时间的膀胱计数率}\times100\%$$

$$膀胱残余尿量(ml)=\frac{排尿量(ml)\times排尿后膀胱计数率}{排尿前膀胱计数率-排尿后膀胱计数率}$$

根据示踪剂反流的部位及形态,反流程度可分为:轻度,反流仅限于输尿管;中度,反流达肾盂肾盏;重度,反流至扩张的肾集合系统,并可见增粗、迂曲的输尿管影。

二、临床应用

膀胱显像主要用于诊断膀胱输尿管反流、判断反流程度、评价和随访疗效。反复上尿路感染和下尿路梗阻患者,当输尿管与肾脏区出现放射性(直接法)或放射性分布增强与曲线呈上升型表现

（间接法）时，即可诊断膀胱输尿管反流。核素膀胱显像诊断 VUR 的敏感性明显高于 X 线膀胱造影，能探测到 1ml 的反流量。膀胱显像性腺的辐射吸收剂量仅为 X 线膀胱造影的 1/200～1/50。

（韩星敏）

思　考　题

1. ^{131}I-OIH 正常肾图曲线分为几段？各段分别反映什么生理功能？异常肾图有哪些类型，各有何临床意义？

2. ^{131}I-OIH 肾图常用的反映肾功能的指标有哪些？

本　章　小　结

泌尿系统放射性核素显像与肾功能测定现已成为目前临床上评价泌尿系统疾病时病理生理变化的常用检查，特别在判断肾实质功能方面具有敏感性高、准确性好的优点，是泌尿系统主要的核医学检查方法，也是临床常用的检查项目。本章节重点讲述肾动态显像、肾功能测定、介入试验内容及肾静态显像的原理、方法及其主要的临床应用。

第十六章　血液和淋巴系统显像

学习要求

记忆：骨髓显像及淋巴显像的正常和异常图像表现。

理解：骨髓显像及淋巴显像的显像剂及显像方法。

运用：骨髓显像及淋巴显像的临床应用。

第一节　骨　髓　显　像

骨髓是人体最大的造血器官，是多种血细胞的发源地。骨髓分为红骨髓和黄骨髓，在胎儿及婴儿时期骨髓都是红骨髓，随着年龄的增加，骨髓腔内出现脂肪组织成为黄骨髓，外周红骨髓逐渐被黄骨髓取代。成人后，红骨髓和黄骨髓的含量各占一半。红骨髓多分布在长骨骨骺端、中轴骨和颅骨中，由造血干细胞、网状内皮细胞、巨噬细胞和少量脂肪细胞组成，具有活跃的造血功能。黄骨髓内仅有少量幼稚血细胞，在机体需要时可转变为红骨髓。造血干细胞具有自我更新和分化功能，可分化为定向髓样干细胞和定向淋巴样干细胞。放射性核素显像能从不同的生理功能角度，研究相应骨髓细胞的分布状态，从而间接观察全身造血骨髓的活性、分布及功能变化，是无创性研究骨髓功能和诊治血液系统疾病重要的辅助手段。

> **知识拓展**
>
> 根据骨髓的功能，请设想出几种反映骨髓功能状况的放射性核素显像剂类别？
>
> 根据作用的靶细胞不同可设计不同类别的显像剂，传统骨髓显像剂包括显示网状内皮细胞的放射性胶体显像剂、显示红细胞系的铁放射性核素显像剂、显示粒细胞系的核素标记抗粒细胞单克隆抗体显像剂等。近年来随着 PET 的发展和应用，也出现了反映骨髓代谢活性和增殖情况的新显像剂。

一、显像剂及显像原理

（一）网状内皮细胞骨髓显像

骨髓间质中的单核巨噬细胞能吞噬和清除放射性胶体，放射性胶体进入体内后，被含有大量单核巨噬细胞的肝脾摄取，15%～20% 由骨髓的单核巨噬细胞摄取。通常骨髓内单核巨噬细胞与造血骨髓分布一致，因此，通过胶体骨髓显像可以间接反映红骨髓的分布情况及其功能状态。目前临床上最为常用的骨髓显像即为放射性胶体显像，主要的显像剂为 ^{99m}Tc-硫胶体（^{99m}Tc-sulfur colloid，^{99m}Tc-SC），此外还有 ^{99m}Tc-植酸钠（^{99m}Tc-sodiun phytate，^{99m}Tc-SP）。

（二）红细胞生成骨髓显像

铁是红细胞生成中血红蛋白合成的主要元素，因此利用铁的同位素（如单光子核素 ^{59}Fe、正电子核素 ^{52}Fe 等）进入体内直接参与红细胞的生成代谢，可形成骨髓显像，直接反映骨髓造血功能和分布情况。

（三）粒细胞生成骨髓显像

癌胚抗原（carcinoembryonic antigen，CEA）的亚单位 NCA95 可在粒细胞生成细胞的分化过程中表达于细胞膜表面。放射性核素^{99m}Tc 标记的 NCA95 抗体进入体内后，可与粒细胞表面的 NCA95 特异性结合，从而形成骨髓显像。

（四）其他新型显像剂

近年来普遍使用于 PET 的 ^{18}F-FDG 可反映骨髓细胞的葡萄糖代谢，可应用于检测骨髓的功能及有无恶性肿瘤细胞的浸润。胸苷类似物 ^{18}F-FLT 可反映细胞增殖情况。

二、显 像 方 法

以放射性胶体骨髓显像为例。检查前患者无需特殊准备，显像前排空膀胱。静脉注射 ^{99m}Tc-硫胶体或 ^{99m}Tc-植酸钠 555～740MBq（15～20mCi），30～120min 后，常规进行前位和后位全身显像，根据需要对感兴趣区部位行局部显像。

三、图 像 分 析

（一）正常图像

放射性胶体显像中，显像剂主要分布于正常成年人中轴骨及四肢长骨的上 1/3 部位，显像剂均匀分布。肝脾显影清晰。不同年龄阶段，随着红骨髓在体内的分布不同，图像有特质性表现。婴幼儿红骨髓均分布于全身，全身各个部位骨髓均可显影。5～10 岁时尺骨、桡骨、胫骨和腓骨部分显影或不显影；10～18 岁时肱骨和股骨下段开始不显影；18～20 岁以上则呈现成人骨髓的分布特点（图 16-1）。

（二）异常图像

显像剂分布的局限性或弥漫性增高或减低，外周骨髓腔内显像剂分布扩大均为异常影像。常见骨髓异常影像为以下几种：

（1）全身骨髓基本未显影或显影不清，提示骨髓功能严重受抑（图 16-2）。

（2）局部骨髓显像剂分布减低、缺损或增高，提示局部骨髓功能减低、缺失或增强。

（3）中央骨髓和外周骨髓均显影增强且影像清晰，甚至向四肢远端扩张，提示全身骨髓增生活跃（图 16-3）。

（4）中央骨髓显影不清，四肢骨骨髓显影清晰并向

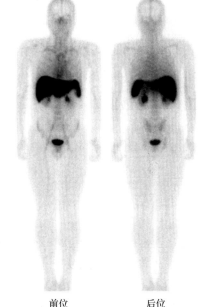

前位　　　　　后位

图 16-1　正常成人 ^{99m}Tc-硫胶体骨髓显像

远端扩张，肝脾等其他部位出现显像剂分布增高，提示中央骨髓受抑，外周骨髓代偿性增生，甚至出现髓外造血。

知识拓展

如何来更好、更客观地评估骨髓活性水平？

根据骨髓显像剂摄取程度及表现，可将骨髓显像剂摄取程度进行 5 级分级来反映骨髓活性水平，其分级标准为：0 级为骨髓未显影，与本底相似，提示骨髓无造血功能或严重受抑；1 级为骨髓隐约显影，略高于本底，轮廓不清，提示骨髓为轻到中度抑制；2 级为骨髓明显显影，轮廓基本清楚，提示骨髓功能基本正常；3 级为骨髓清晰显影，轮廓清楚，提示骨髓活性增强，高于正常；4 级为骨髓显影十分清晰，髓腔结构清晰可见，如同骨显像，提示骨髓活性极度增强。

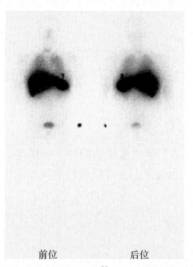

前位　　　　　后位

图 16-2　骨髓重度抑制 ^{99m}Tc-硫胶体骨髓显像

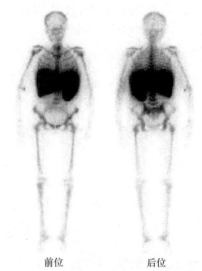

前位　　　　　后位

图 16-3　骨髓增生活跃 ^{99m}Tc-硫胶体骨髓显像

四、临床应用

（一）血液系统疾病的辅助诊断

1. 再生障碍性贫血（再障）　是一组由多种病因所致的骨髓造血功能衰竭性综合征，主要表现为骨髓造血功能减低和外周血全血细胞减少，临床表现主要为贫血、出血和感染。再障按临床表现可分为急性再障和慢性再障。骨髓涂片表现呈多部位骨髓增生减低或重度减低。慢性型不同部位穿刺所得骨髓象很不一致，可从增生不良象到增生活跃象。传统影像学检查往往无特异性表现，而骨髓核医学显像则会在疾病的不同进程中呈多样化的表现，并能评估全身骨髓情况。再障图像表现常分为四种，①荒芜型：全身骨髓不显影，仅见肝脾影像，见于重度再障。②抑制型：全身骨髓活性低于正常，中央骨髓分布稀疏，显影不良。骨髓抑制程度与病情轻重一致。③灶型：全身不同程度受抑制的中央骨髓中可见界线清楚的灶状放射性浓聚影或者在外周骨髓（如股骨和胫骨干中段）的活性明显扩张，常见于慢性再障和青年再障患者，预后较好。④正常型：少数病情较轻再障患者的骨髓影像基本正常，该类患者预后佳。

2. 骨髓增生异常综合征　是一组起源于造血干细胞的异质性髓系克隆性疾病，特征表现为血细胞减少，髓系细胞一系或多系病态造血、无效造血，高风险转化为白血病。多数骨髓增生异常综合征病例以进行性的骨髓衰竭为特征，并最终发展成急性白血病，但是不同亚型的生物学特征不同，某些相对惰性的亚型，病程较长。骨髓显像可表现为骨髓正常或弥漫性、局灶性活性增强，伴有外周骨髓扩张。晚期可表现为中央骨髓降低，外周骨髓进一步扩张。

3. 白血病　是一类造血干细胞恶性克隆性疾病。临床常表现为不同程度的贫血、出血、感染、发热以及肝、脾、多区域淋巴结肿大和骨骼疼痛。按起病的缓急可分为急、慢性白血病。白血病骨髓显像呈多样化表现，与白血病的病程长短、病情发展、化疗预后等密切相关。研究显示，白血病外周骨髓扩张时四肢长骨骨干中原本无造血功能的黄骨髓转变为白血病骨髓，外周扩张病变骨髓对化疗敏感度低，易造成白血病病灶残留导致疾病复发。骨髓显像可有效发现外周骨髓残余，可用于白血病治疗的监测随访。

4. 骨髓纤维化　是由于骨髓造血组织中胶原增生，骨髓造血组织受累，最终导致造血功能衰竭的一种骨髓增生性疾病。此类患者骨髓穿刺常为干抽，并具有不同程度的骨质硬化。病情早期表现为中央骨髓受抑制，外周骨髓扩张；随着病情进展，外周骨髓逐渐纤维化，其活性也逐渐受抑制。

5. 真性红细胞增多症 是一种以红细胞异常增殖为主的慢性骨髓增生性疾病。病程进展大致可分为三期：Ⅰ期为红细胞及血红蛋白增多期；Ⅱ期为骨髓代偿期，表现为骨髓纤维化伴髓样化生；Ⅲ期为骨髓衰竭期。早期骨髓显像多表现为正常，少数患者可见外周骨髓扩张；骨髓代偿期多表现为外周骨髓扩张；骨髓衰竭期可见全身骨髓摄取放射剂明显减少，肝、脾摄取显像剂明显，出现这种征象，提示预后不良。骨髓显像将有助于疾病的分期。

6. 多发性骨髓瘤 是骨髓内大量异常浆细胞增生所致的血液系统恶性肿瘤。40%～50%的患者胶体骨髓显像可出现多发性局灶性缺损，可偶有局灶性"热区"，大多数患者伴有外周骨髓扩张。

（二）骨髓循环障碍性疾病的诊断

1. 骨髓栓塞 本病多见于镰状细胞性贫血，急性期X线检查多无异常。骨髓显像的典型征象为病灶部位呈放射性分布缺损，外周骨髓影像正常或增浓。

2. 股骨头无菌性缺血坏死 本病病变早期X线多无异常。骨髓显像可见患侧股骨头放射性分布减低、缺损，而周边骨髓显像正常。

（三）骨髓穿刺最佳部位的选择

骨髓穿刺是诊断血液系统疾病的重要手段，选择准确的穿刺部位，能显著提高骨髓穿刺病理的诊断效率。骨髓显像能显示全身不同部位的骨髓分布情况，根据其显像结果，选择最佳的穿刺和活检部位，有助于提高骨髓穿刺的阳性率。

第二节 淋巴显像

淋巴系统如同遍布全身的血液循环系统一样，是一个网状的液体系统。淋巴系统是由淋巴结、淋巴管道、淋巴液及其他淋巴组织组成，参与人体免疫反应，是人体重要的防御系统。人体有500～600个淋巴结，它是滤过淋巴、产生淋巴细胞和参与免疫反应的主要场所。淋巴系统具有吞噬、输送和清除外来物质的功能。淋巴系统通过毛细淋巴管收集淋巴液交汇入淋巴管、淋巴干，最后汇集成两条淋巴导管，即胸导管和右淋巴管，分别注入左、右静脉角进入体循环。放射性核素淋巴显像可无创地了解淋巴系统液体走向、淋巴结形态及分布情况，对判断淋巴回流障碍及淋巴结病变具有重要的临床价值。

> **知识拓展**
> 根据淋巴系统的特点，理想的淋巴放射性核素显像剂应满足哪些条件？
> 理想的淋巴显像剂需要满足注射部位滞留少、清除快、淋巴结摄取率高、在淋巴结内滞留有足够的时间、核素半衰期及能量合适等要求。

一、显像剂及显像原理

（一）显像原理

由毛细淋巴管内皮细胞构成的毛细淋巴管是淋巴管的初始部位。许多大分子颗粒物质不能穿透毛细血管基膜，但能通过毛细淋巴管进入淋巴系统。淋巴显像利用该原理，将大小适宜的放射性胶体颗粒或高分子物质注射到皮下或组织间隙，该物质进入毛细淋巴管后，引流至淋巴结，一部分滞留在该站淋巴管内，另一部分随淋巴液回流到各级淋巴结区，最后进入体循环。通过显像设备可以实时追踪显像剂的动态过程、获得淋巴结及淋巴链的分布、形态、功能状态及淋巴液流通情况。当各种原因导致淋巴引流受阻时，淋巴链显影中断，显像剂滞留于阻塞的远端部位。

（二）显像剂

最适宜的淋巴显像剂颗粒大小在 4～25nm。目前临床常用的淋巴显像剂为放射性胶体物质 ^{99m}Tc-硫化锑（^{99m}Tc-SC）等和高分子聚合物，如 ^{99m}Tc-右旋糖酐（^{99m}Tc-DX）等。^{99m}Tc-硫化锑局部清除慢，在体内较稳定。^{99m}Tc-DX 分子量较小，在淋巴系统内移动快，经常用于动态显像。其他显像剂还有 ^{99m}Tc-人血清白蛋白（^{99m}Tc-HAS）等。

二、显像方法

淋巴显像可根据临床需要行动态、延迟、局部或全身显像放射。全身显像注射部位一般为双足第 1、2 趾蹼，予以同时、同量、同速注射显像剂。余显像部位的显像剂注射根据各部位淋巴结回流起点的皮下、组织间隙或黏膜下进行注射。常用注射部位见表 16-1。注射淋巴显像剂时应防止显像剂进入体循环。注射后按摩注射部位，促进淋巴回流。

表 16-1　常用淋巴显像的注射部位和显像体位

显像部位	注射点	注射深度
颈淋巴	双侧耳后乳突部	皮下（0.5cm）
腋淋巴	双手第 1、2 指蹼	皮下（0.5～1.0cm）
胸骨旁淋巴	双肋弓下 1～2 cm，中线旁 3cm	腹直肌后鞘前（3～6cm）
纵隔淋巴	右下腹阑尾点下	腹腔内
腹股沟髂部淋巴	双足第 1、2 趾蹼	皮下（0.5～1.0cm）
盆腔内淋巴	肛-尾骨尖连线中点或肛周 3 点、9 点	组织内（2～4 cm）
病灶引流淋巴	病灶周缘	皮下或黏膜下

三、图像分析

（一）正常图像

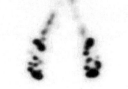

人体内淋巴结数量、大小及分布差异较大。观察图像时，应进行两侧对比分析，正常淋巴结显像示通畅淋巴管影，两侧淋巴管基本对称，无明显延迟或中断；沿引流各站淋巴结清晰显示，呈圆形或椭圆形，显像剂分布基本均匀。心脏和肝、脾可显影（图 16-4）。

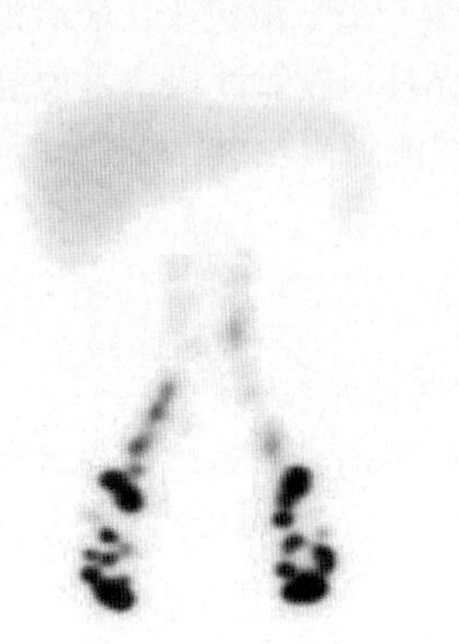

（二）异常图像

正常淋巴管链出现显像剂中断、引流区域淋巴结出现过度浓聚或显像剂缺损，淋巴引流区以外部位出现显像剂浓聚，均视为异常图像。常见淋巴显像异常图像表现为以下几种：

（1）予 2～4h 延迟显像，仍不见淋巴结或淋巴管显影。

（2）淋巴链中断，局部显像剂滞留，出现明显淋巴通路侧支影像，淋巴管迂曲、扩张，显像剂外漏或向皮肤反流。

图 16-4　正常淋巴显像图

（3）两侧淋巴显像明显不对称，一侧淋巴管扩张，一处或多处淋巴结体积增大而显像剂摄取降低或者淋巴结局部缺失。

四、临床应用

（一）乳糜症

乳糜症为各种病因所致胸导管或淋巴管主要分支破损引起乳糜液溢出，临床常见有乳糜胸、乳糜腹、乳糜尿等。淋巴显像可清晰显示淋巴引流区域以外出现异常浓聚影，从而可推断淋巴液外漏的部位，协助临床进一步制订治疗方案。

案例 16-1

　　患者，女性，27 岁，闭经 7 个月，双下肢水肿 6 个月。CT 检查发现肝肾间隙一囊性包块。实验室检查发现低蛋白血症，血淋巴细胞减少。淋巴显像见图 16-5。

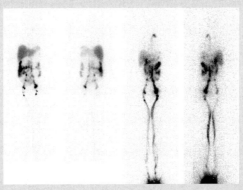

图 16-5　腹腔乳糜外溢淋巴显像图

问题： 全身淋巴显像显像剂分布有无异常，该如何描述？

分析： 患者早期显像可见右侧腹膜后出现团块状异常显像剂分布影，延迟显像见该处显像剂分布减低，并见显像剂向左侧小肠及肝实质反流，提示该处淋巴管异常。之后患者行右髂外淋巴管和腹壁下静脉吻合术，术后病情明显好转，血清白蛋白上升，水肿消退。

（二）淋巴水肿

　　淋巴水肿是常见的良性淋巴疾病，以下肢淋巴水肿最为多见。它是由于淋巴液回流受阻或淋巴液反流所引起的浅层软组织内体液集聚。淋巴显像可见局部淋巴引流缓慢甚至停滞，淋巴管显影中断并多有扩张，可出现多条侧支淋巴管显影、显像剂向表皮反流扩散等表现。淋巴显像可有助于判断肢体水肿性质、淋巴引流障碍的部位和程度，为手术提供可靠的依据。

案例 16-2

　　患者，女性，37 岁，产后出现左腿疼痛，后逐渐肿胀，彩超检查示静脉回流通畅。淋巴显像见图 16-6。

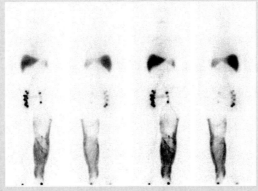

图 16-6　左下肢水肿淋巴显像图

问题： 全身淋巴显像显像剂分布有无异常，该如何描述？

分析： 患者早期显像可见左侧盆腔淋巴结显像剂分布较对侧少，左下肢明显肿胀，并见多条侧支淋巴管显影，左下肢表皮及皮下见广泛显像剂分布影；延迟显像示左侧盆腔内淋巴结显像剂分布仍明显较对侧少；左下肢显像剂分布进一步浓聚。提示左下肢淋巴回流受阻。

（三）淋巴瘤的辅助诊断

正确判断淋巴结有无肿瘤浸润，有助于淋巴瘤准确分期、治疗决策的制订。淋巴结肿瘤浸润的淋巴影像往往表现为受累淋巴结肿大、模糊、缺损、形态不规则、边缘不清或正常淋巴链中断，淋巴引流梗阻时可见淋巴管扩张、局部显像剂摄取增强等。但近年来随着 PET/CT 的广泛应用，该显像具有灵敏度高、操作简便的优势，因此已逐渐取代淋巴显像在淋巴瘤辅助诊断中的地位。

（四）肿瘤前哨淋巴结的探测

案例 16-3

患者，女性，50 岁。体检发现左乳无痛性质硬肿块 1 个月。左乳肿块穿刺病理明确为浸润性导管癌。拟行术前分期检查。

问题： 患者最易发生的淋巴结转移部位是哪里？用所学的淋巴显像知识，如何进行显像可予以准确评估该区域有无淋巴结转移？

分析： 乳腺癌转移最易出现的是肿瘤病灶淋巴引流区域的淋巴结转移。1977 年 Cabanas 首先提出了肿瘤前哨淋巴结的改变，指肿瘤淋巴引流区域第一个接受引流、最早发生肿瘤淋巴转移的淋巴结。对于该患者，可以于瘤体四周皮下注射淋巴显像剂 ^{99m}Tc-SC，注射后 60min 用低能通用型平行孔准直器行局部显像。若出现引流区域淋巴结转移，图像中可显示该区域的异常浓聚灶。

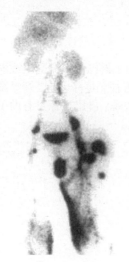

图 16-7　^{99m}Tc-SC 阴茎癌前哨淋巴结显像

前哨淋巴结是一组有着特殊临床意义的淋巴结，其最早接受肿瘤区域内淋巴引流而发生肿瘤转移。通过前哨淋巴结显像方式，可简便地发现和定位肿瘤前哨淋巴结，指导病理活检来确定前哨淋巴结有无肿瘤转移。如果前哨淋巴结无转移，理论上可认为无其他淋巴结转移，不必行广泛淋巴结清扫术。因此前哨淋巴结的准确定位、定性有助于术前分期、选择手术范围和治疗方案，并可协助判断预后。如对于乳腺癌患者，若没有出现前哨淋巴结的转移，可避免腋窝淋巴结广泛的清扫术，大大减低术后上肢水肿、活动障碍等并发症。目前前哨淋巴结显像已在乳腺癌、宫颈癌、外阴癌、黑色素瘤、头颈部肿瘤等多种肿瘤中开展了临床应用，并取得令人满意的结果（图 16-7）。

（黄　钢　刘建军　陈虞梅）

思　考　题

1. 骨髓显像的主要显像剂及显像原理是什么？
2. 前哨淋巴结的定义及放射性核素显像方法是什么？

本　章　小　结

放射性核素显像能从不同的生理功能角度研究相应骨髓细胞的分布状态，从而间接观察全身造血骨髓的活性、分布及功能变化，可无创性研究骨髓功能，是诊治血液系统疾病重要的辅助手段。

放射性核素淋巴显像可无创地显示淋巴系统液体走向、淋巴结形态及分布情况，在判断淋巴回流障碍及淋巴结病变中具有重要的临床价值，可协助判断肿瘤的分期，并能准确对前哨淋巴结进行定位，指导病理活检及临床治疗决策的制订。

第十七章　^{131}I治疗甲状腺疾病

学习要求

记忆：甲亢流行病学及分类，辐射防护；^{131}I治疗分化型甲状腺癌的基本原理。

理解：甲亢^{131}I治疗原理，围^{131}I治疗期准备；^{131}I治疗分化型甲状腺癌的辐射防护；^{131}I治疗分化型甲状腺癌的适应证和禁忌证。

运用：甲亢^{131}I治疗适应证、禁忌证；分化型甲状腺癌的治疗路径及注意事项。

第一节　^{131}I治疗甲状腺功能亢进症

案例 17-1

患者，女性，23 岁，在当地县人民医院诊断为甲亢 5 年，间断性进行抗甲状腺药物（ATD）治疗，2017 年 11 月在服用甲巯咪唑片（赛治）期间发现肝功能异常，遂停用甲巯咪唑片，服用护肝药物及中草药治疗（具体不详），入住感染科。

体格检查：T 36.8℃，P 102 次/分，R 18 次/分，BP 105/70mmHg，神志清楚，查体合作。消瘦，体重 43kg，巩膜、皮肤黄染，皮肤黏膜无出血，甲状腺Ⅱ度对称性肿大，质软，触及震颤。

血常规：WBC $3.2 \times 10^9/L$，NEU $1.6 \times 10^9/L$，RBC $1.42 \times 10^{12}/L$，Hb 63g/L，均略低于正常。大便潜血（3+）。

肝功能：ALT 28U/L（正常范围 7～40U/L），AST 125U/L（正常范围 13～35U/L），总胆红素 996μmol/L（正常范围 3.42～20.5μmol/L），直接胆红素 690μmol/L（正常范围 0～6.84μmol/L），PT 10s（正常范围 9.8～12.1 s），PTA 50%（正常范围 70%～130%）。

肾功能：未见明显异常。

问题：

1. 患者还需完善哪些相关检查？
2. 患者选择何种方式治疗？

分析：

1. 患者需复查肝功能，完善甲状腺摄碘试验、甲状腺静态显像、甲状腺超声检查、心电图检查。

2. 患者甲亢并肝损害严重，治疗上需及时有效控制甲亢。与相关学科合作，加强护肝、拮抗应激、抑制免疫等治疗，在肝功能稳定好转时，予^{131}I治疗。

一、甲状腺功能亢进症流行病学及分类

甲状腺功能亢进症简称"甲亢"，是由于甲状腺合成和释放过多的甲状腺激素，引起以神经、循环、消化等系统兴奋增高和代谢亢进为主要表现的一组临床综合征。病因包括毒性弥漫性甲状腺肿（Graves disease）、结节性毒性甲状腺肿和自主性高功能甲状腺结节等。80%以上的甲亢是由 Graves 病引起的。Graves 病是一种自身免疫性疾病，是患者体内的抗促甲状腺激素（TSH）受体抗体（TRAb）刺激甲状腺细胞上的 TSH 受体，引起甲状腺激素生成和释放增多所致。不同地区发病率有所差别，但均呈逐年上升趋势，据美国 ATA 统计数据显示：美国甲亢的患病率为 1.2%，有研究表明我国甲状腺疾病的患病率分别为：临床甲亢 0.78%，亚临床甲亢 0.44%。本章节将分别讲述^{131}I治疗 Graves 病甲亢与^{131}I治疗自主性高功能甲状腺结节。

二、Graves 病甲亢与自主性高功能甲状腺结节的诊断

1. Graves 病甲亢诊断标准   ①甲状腺毒症所致高代谢的症状和体征；②甲状腺弥漫性肿大（体格检查和影像学检查证实），少数病例可以无甲状腺肿大；③血清 TSH 浓度降低，血清甲状腺激素浓度升高；④眼球突出和其他浸润性眼征；⑤胫前黏液性水肿；⑥TRAb 或甲状腺刺激性抗体（TSAb）阳性；⑦甲状腺摄 ^{131}I（RAIU）率增高或核素显像提示甲状腺摄取功能增强。以上标准中，前 3 条为诊断必备条件，后 4 条可进一步为病因确定提供依据。

2. 自主性高功能甲状腺结节（AFTN）诊断   ①甲状腺毒症所致高代谢的症状和体征；②甲状腺结节性肿大（体格检查和影像学检查证实，尤其是甲状腺核素显像表现为"热结节"）；③血清 TSH 浓度降低，血清甲状腺激素浓度升高，TRAb 阴性。

三、^{131}I 治疗甲亢的原理

碘是合成甲状腺激素的原料之一。甲状腺滤泡细胞通过钠/碘转运体（NIS）摄取 ^{131}I。甲亢患者的摄 ^{131}I 率明显增高。^{131}I 物理半衰期为 8.03 天，在甲状腺内的有效半衰期为 3.5~4.5 天，一次治疗剂量的 ^{131}I 对甲状腺的持续作用时间可达 30~60 天，甚至更长。^{131}I 在衰变过程中释放 β 射线，其在生物组织中的平均射程约为 0.8mm，进入甲状腺后其能量几乎全部被甲状腺组织吸收。^{131}I 射线有较强的电离辐射能力，使部分甲状腺滤泡细胞变性和坏死，甲状腺激素的合成分泌减少，甲状腺体积也随之缩小，由此达到治疗甲亢的目的。

四、^{131}I 治疗甲亢的禁忌证与适应证

禁忌证：妊娠和哺乳期患者，计划在半年内怀孕的患者。

适应证：随着对疾病认识的不断深入和理念的更新，近年来应用 ^{131}I 治疗 Graves 病甲亢的适应证发生了很大变化，如取消了"相对适应证"这个模糊的概念，放宽了治疗对年龄的限制等。Graves 病甲亢的 3 种治疗方法——抗甲状腺药物（ATD）治疗、^{131}I 治疗和手术治疗均有效，并相对安全，但各有利弊。^{131}I 治疗可以作为成人 Graves 甲亢的首选治疗方法之一。^{131}I 治疗尤其适用于下述情形：对 ATD 过敏或出现其他不良反应；ATD 疗效差或多次复发；有手术禁忌证或手术风险高；有颈部手术或外照射史；病程较长；老年患者（特别是有心血管疾病高危因素者）；合并肝功能损伤；合并白细胞或血小板减少；合并心脏病；自主高功能性甲状腺结节等。在 Graves 病甲亢合并慢性淋巴细胞性甲状腺炎的患者中，甲状腺摄 ^{131}I 率增高者可以进行 ^{131}I 治疗。

五、^{131}I 治疗甲亢的路径及注意事项

（一）围 ^{131}I 治疗期准备

1. 完善相关辅助检查   检测相关甲状腺功能指标，如总甲状腺素（TT_4）、游离甲状腺素（FT_4）、总三碘甲状腺原氨酸（TT_3）、游离三碘甲状腺原氨酸（FT_3）、促甲状腺激素（TSH）、抗甲状腺球蛋白抗体（TGAb）、抗甲状腺过氧化物酶抗体（TPOAb）、促甲状腺激素受体抗体（TRAb），血常规、肝肾功能及电解质，育龄期女性需要加测人绒毛膜促性腺激素（HCG），甲状腺摄碘试验，甲状腺静态显像，甲状腺超声检查、心电图检查。

2. ^{131}I 治疗前准备

（1）摄碘试验：口服一定量的 ^{131}I 后，利用甲状腺功能仪可在体外探测到甲状腺组织摄取的 ^{131}I 所发射的 γ 射线，获得不同时间点甲状腺部位的放射性计数率，根据甲状腺摄取 ^{131}I 的数量和速度来判定甲状腺的功能状态。某些食物和药物可影响甲状腺组织摄取，从而影响甲状腺摄 ^{131}I 率的测定结果。因此，在进行甲状腺摄 ^{131}I 率测定前应仔细询问患者饮食和服药情况以排除上述干扰因素，必要时应暂缓检查。因甲状腺摄 ^{131}I 率检查所用放射性活度较低，所以近期内做过放射性核素检查

者也应暂缓此检查，因此患者应该先进行甲状腺摄碘试验，而后再行甲状腺静态显像。此外，因 ^{131}I 可通过胎盘屏障进入胎儿血液循环，也可由乳汁分泌，故妊娠和哺乳期患者应禁用此项检查。如哺乳期患者必须做此项检查，服 ^{131}I 后应停止哺乳 48h 以上。

检查当日嘱患者空腹口服 Na^{131}I 74～370kBq，且继续禁食 1～2h。服药后第 2h、4h（或 6h）和 24h 分别测定本底、标准源（与患者口服 ^{131}I 活度相同的源）计数及甲状腺部位每分钟的放射性计数，按下列公式计算出不同时间 RAIU。

$$RAIU=[甲状腺部位计数-本底]/[标准源计数-本底]×100\%$$

以 RAIU 为纵坐标、时间为横坐标作图，绘制 RAIU 曲线。RAIU 一般采用上述 3 个时间点测定，也可采用 2 个时间点测定，如 2h 和 24h。考虑到地域、饮食、生活和医疗条件差异等因素的影响，建议各实验室建立当地的 RAIU 正常范围。

（2）甲状腺静态显像（图 17-1）：常规在甲状腺摄碘试验之后，检查前无需特殊准备。

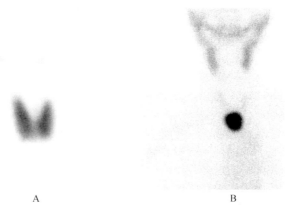

图 17-1 甲状腺静态显像
A. Graves 病显像；B. 高功能腺瘤显像

3. 临床评估 评估甲状腺激素升高的程度。因为 Graves 病甲亢是一种可累及血液、心血管、肌肉、消化、生殖、神经、眼睛等多个系统（器官）的临床综合征。

4. ^{131}I 治疗前饮食 低碘饮食至少 1～2 周，避免使用含碘造影剂和含碘药物等，根据患者具体情况酌情考虑是否停用抗甲状腺药物。

5. ^{131}I 治疗前预处理 治疗前应对严重基础疾病给予充分治疗，如心房颤动、心力衰竭、粒细胞缺乏、肝衰竭等。这些疾病应当在 ^{131}I 治疗前，与相关学科合作，给予规范的治疗，使其病情相对稳定。

（二）常见并发症预处理

1. 甲亢性心脏病 进行一定的预处理：如减慢心率、控制心力衰竭、改善心功能、控制血压等。建议 ^{131}I 治疗时加强心脏动态监控，住院密切观察。甲亢性心脏病确诊后，宜尽早采取 ^{131}I 决定性治疗。多数甲亢性心脏病患者经 ^{131}I 治疗，甲状腺功能正常后，其心脏功能可完全或部分恢复正常。

2. 甲亢并肝功能异常 本病的治疗原则为及时有效地控制甲亢，同时辅以保肝治疗，即使是肝损害严重者，在加强护肝保肝、拮抗应激、抑制免疫的同时，仍可考虑用 ^{131}I 治疗。治疗后绝大多数 Graves 病甲亢肝损害在甲状腺激素水平恢复正常后肝功能可逐渐恢复。

3. 甲亢合并白细胞、粒细胞或血小板减少 本病应积极进行 ^{131}I 治疗，同时予对症、支持、升白细胞药物治疗，定期检查血常规；实践证明，治疗 Graves 病甲亢所用的 ^{131}I 剂量水平不会导致白细胞、粒细胞或血小板减少。

4. 甲状腺相关眼病（GO） GO 明确的危险因素包括甲亢的 ^{131}I 治疗、吸烟、治疗前 T$_3$ 高水平、治疗前 TRAb 高水平和放射 [131]I 治疗后甲减。[131]I 治疗后眼病的恶化往往是短暂的，可以联合使用糖皮质激素治疗。众多研究表明治疗后出现的持续、未处理的甲状腺功能减退症是 GO 进展的有害因素。[131]I 治疗后早期使用左甲状腺素预防甲状腺功能减退症（甲减）发生（血清甲状腺激素正常后即给予），这类患者 GO 极少出现恶化（0~2%）。

对于 Graves 病甲亢伴有严重并发症患者，宜尽早采取 [131]I 一次性、以甲减为目的的治疗，以尽快缓解甲亢，为并发症的缓解争取时间。治疗过程中应及时对症处理或请相关科室会诊，协助诊治并发症。随着甲状腺功能恢复正常，Graves 病甲亢引起的并发症可逐渐恢复正常或部分正常，但也应注意定期随诊，注意甲减所带来的副作用，及时纠正甲减。

（三）治疗前宣教

告知患者服 [131]I 后的不良反应、注意事项及辐射防护原则。

1. 患者服药后 2h 内禁食。

2. 有晕车史的患者，当天宜加服止吐剂或避免乘机动车，以防路途中晕车导致呕吐。

3. [131]I 治疗后的患者，3 周内减少与他人近距离接触，避免与婴幼儿及孕妇亲密接触。

4. 禁食含碘食物，注意休息，补充水分，少食多餐，加强营养（可补充蛋、奶、肉等），避免劳累、精神刺激等。

5. 育龄期患者无论男女，治疗后均应至少避孕 6 个月。

（四）[131]I 剂量的确定

1. 治疗 Graves 病甲亢的 [131]I 剂量确定　方法有计算剂量法（或个体化剂量方案）、半固定剂量法和固定剂量法。

（1）计算剂量法或个体化剂量方案：根据甲状腺质量和 RAIU 进行计算。通常每克甲状腺组织的剂量范围为 2.59~4.44MBq。口服 [131]I 活度（MBq）=[计划量（MBq/g）×甲状腺质量（g）]/[最高 RAIU 或 24h RAIU（%）]。

（2）半固定剂量法：在估算甲状腺质量基础上进行计算。较小甲状腺(<30g)的剂量为 185MBq，中等大小甲状腺（30~50g）的剂量为 370MBq，较大甲状腺（>50g）的剂量为 555MBq。

（3）固定剂量法：给予固定的剂量，[131]I 剂量为 370~740MBq。此方法简单，一次缓解率高，但甲减发生率也高。

2. 治疗自主高功能性甲状腺结节的 [131]I 剂量确定

（1）固定剂量法：以结节中心剂量 300Gy 为标准，若结节直径为 2~3cm，一次性给予 [131]I 207~677MBq；若直径为 3~5cm，给予 [131]I 677~2960MBq，若直径为 5~6cm，给予 [131]I 2960~4995MBq，另外可参考有效半衰期，RAIU 及患者的其他情况酌情增减。

（2）计算法：根据结节重量，RAIU 或有效半衰期（T_{eff}）进行计算，使结节组织的吸收剂量为 200~300Gy。

$$[131]I 剂量=cGy/g×结节重量（g）×247/T_{eff}（天）/RAIU$$

式中，结节重量（g）$=4/3\pi×X^2×Y$；$X=1/2$ 结节长径；$Y=1/2$ 结节短径。

（五）服用 [131]I 过程中的注意事项

对确诊为 Graves 病甲亢的患者，需让其充分了解各种治疗方法的优缺点，向患者说明治疗过程中可能出现的情况，推荐适宜的治疗方案并尊重患者的选择。如推荐 [131]I 治疗，应详细介绍其治疗原理和方法、优缺点、潜在风险和对策等。当患者决定接受 [131]I 治疗时，必须认真阅读并按相关规定签署 [131]I 治疗甲亢知情同意书。

严格控制给药过程，每次使用自动给碘仪时，都应该进行机器校准，并记录在案。确保患者口服 [131]I 的安全：①实施 [131]I 治疗前应预告患者服药流程及相关安全事项。确保患者明确理解治疗流程并有能力配合，方可进入给药流程。建议向患者提供书面指导材料。②负责给药的医务人员应仔细核对患者信息（包括姓名、性别、年龄和诊疗序号等）和给药剂量等，确保给药对象和剂量的准确性。③在明视状态下（配备监控录像）指导患者当场完成口服。使用过的 ¹³¹I 药瓶或药杯需现场回收，并立即投入放射性污物桶内。④服用 ¹³¹I 后，观察、确认患者无即刻不良反应后，方可让患者离开。

（六）¹³¹I 治疗甲亢后的处置

¹³¹I 可引起甲状腺激素水平的短期升高，为了预防甲亢的临床恶化，应在重症甲状腺功能亢进症患者中使用抗甲状腺药物以及相关辅助药物。对于有显著的甲亢，但患者有很好的耐受力，一般可以接受 ¹³¹I 治疗后，可只服用控制甲亢症状的辅助药物。

在老年患者或心血管疾病患者中，在 ¹³¹I 治疗 3 天后恢复抗甲状腺药物使用，并随着甲状腺功能的正常而逐渐减量。

（七）¹³¹I 治疗甲亢的辐射防护

1. 实施 ¹³¹I 给药的场所设计要符合相关法规的要求　相关法规要求包括：①分区设计要符合高活性开放式放射性场所要求。¹³¹I 给药室与患者治疗候诊区连接且有足够的屏蔽隔离。区域的辐射防护要符合 ¹³¹I 最大操作量的设计要求。②给药区内应具备 ¹³¹I 的存储设施和 ¹³¹I 剂量测量仪或 ¹³¹I 分装仪。③给药区内应具备去除放射性污染的设施和放射性污染测量装置。

2. 候诊区的设立宜遵循　①治疗候诊区应与 ¹³¹I 给药区紧密相连。尚未服用 ¹³¹I 与已服用 ¹³¹I（治疗后观察期）的患者之间宜有适当的距离防护。候诊患者多的场所宜采用屏蔽防护和进出双通道。②宜在候诊区配备 γ 辐射剂量仪，必要时测量已服 ¹³¹I 患者的剂量率（固定距离 1m 和 2m 处）。③候诊区内宜配备专用的放射性下水道和污物处理装置。

（八）疗效评价

疗效评价可分为完全缓解、部分缓解、无效、复发和甲减。

评价 Graves 病甲亢疗效的参考标准如下。①完全缓解（临床治愈）：随访半年以上，患者甲亢症状和体征完全消失，血清 TT_3、FT_3、TT_4、FT_4 恢复正常；②部分缓解：甲亢症状减轻，体征部分消失，血清 TT_3、FT_3、TT_4、FT_4 明显降低，但未降至正常水平；③无效：患者的症状和体征均无改善或反而加重，血清甲状腺激素水平无明显降低；④复发：¹³¹I 治疗达完全缓解指标之后再次出现甲亢症状和体征，血清甲状腺激素水平再次升高；⑤甲减：¹³¹I 治疗后出现甲减症状和体征，血清甲状腺激素水平低于正常，TSH 水平高于正常。通常①、②、⑤均被认为是 ¹³¹I 治疗"有效"的指征。

（九）随访

1. Graves 病甲亢随访　轻中度 Graves 病甲亢且无严重合并症者，可在治疗后 1～3 个月内复诊，以初步评价疗效。治疗后 6 个月再复诊，如确定已临床治愈，随访间隔时间可延长，可每年随访复查 1 次。

重复治疗：再次治疗，建议与初次治疗时间间隔 6 个月。

鉴于 TSH 受抑制的情况可能在治疗成功后继续存在，故治疗后数月内 FT_4 和 FT_3 的监测尤为重要。若患者出现甲减症状，仅甲状腺激素水平低于正常范围，即使 TSH 仍处于受抑状态，也应考虑为早发甲减，及时替代治疗。

2. 自主性高功能甲状腺结节随访　结节可在治疗后 2～3 个月逐渐缩小，甲亢的症状也随之逐渐改善。3～6 个月后甲状腺显像可能的改变："热结节"消失，被抑制的结节外甲状腺组织功能恢复，或结节变小（图 17-2）。如 6 个月后仍未痊愈，可考虑再治疗。自主性高功能甲状腺结节经 ¹³¹I

治疗后，极少发生甲减，如发生甲减，常规进行甲状腺素替代治疗。

虽然毒性结节性甲状腺肿较 Graves 病少见，但其患病率随年龄的增长而增加，且存在碘缺乏症。因此，毒性结节性甲状腺肿在老年患者中可能比 Graves 病更常见，尤其是在碘缺乏地区。

（十）安全性评价

不影响生育能力，不会导致遗传损害；不会增加甲状腺癌、白血病及其他癌症的发病率。

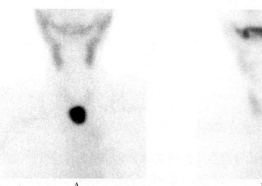

图 17-2　高功能腺瘤 ^{131}I 治疗前后甲状腺显像
A. 治疗前；B. 治疗后

第二节　^{131}I 治疗分化型甲状腺癌

一、甲状腺癌概述

（一）甲状腺癌流行病学及分类

甲状腺癌占全身恶性肿瘤的 1.1%，其发病率已列恶性肿瘤前 10 位，女性多见。其中分化型甲状腺癌（differentiated thyroid cancer，DTC）是常见的类型，DTC 起源于甲状腺滤泡上皮细胞，主要包括甲状腺乳头状癌（papillary thyroid cancer，PTC）和甲状腺滤泡状癌（follicular thyroid cancer，FTC）。

（二）分化型甲状腺癌病因及分子机制

DTC 的病因及机制目前不完全清楚，但高危因素可能有：DTC 家族史、放射性辐射、摄入碘的过量与不足、肥胖等。目前发现 *BRAF^{V600E}* 基因、*TP53* 和 *TERT* 基因突变可能与 DTC 发生、发展有关。

（三）分化型甲状腺癌的治疗方法

DTC 的治疗方法主要包括：手术治疗、术后选择性 ^{131}I 治疗及 TSH 抑制治疗。其中，手术治疗最为重要，可直接影响本病的后续治疗及随访，并与预后密切相关。^{131}I 治疗是 DTC 术后治疗的重要手段之一。DTC 术后经 ^{131}I 治疗可改善预后，包括延缓复发时间、降低复发率和减少远处转移等。

（四）分化型甲状腺癌术后复发危险度分层

DTC 长期生存率高，术后风险分层的意义侧重于预测复发风险。在完善合理的分期和复发危险度分层系统的基础上，对患者进行动态评估，规范 ^{131}I 治疗。根据《甲状腺结节和分化型甲状腺癌诊治指南》，DTC 术后复发危险度 3 级分层见表 17-1。

表 17-1 分化型甲状腺癌（DTC）的复发危险度分层

复发危险度	符合条件
低危组	符合以下全部条件者
	无局部或远处转移
	所有肉眼可见的肿瘤均被彻底清除
	肿瘤没有侵犯周围组织
	肿瘤不是侵袭型的组织学亚型，并且没有血管侵犯
	如果该患者清甲后行全身碘显像，甲状腺床以外没有发现 ^{131}I 摄取
中危组	符合以下任一条件者
	初次手术后病理检查可在镜下发现肿瘤有甲状腺周围软组织侵犯
	有颈淋巴结转移或清甲后行全身 ^{131}I 显像发现有异常放射性摄取
	肿瘤为侵袭型的组织学类型，或有血管侵犯
高危组	符合以下任一条件者
	肉眼下可见肿瘤侵犯周围组织或器官
	肿瘤未能完整切除，术中有残留
	伴有远处转移
	全甲状腺切除后，血清甲状腺球蛋白水平仍较高
	有甲状腺癌家族史

二、^{131}I 治疗分化型甲状腺癌

（一）^{131}I 治疗分化型甲状腺癌的基本原理

DTC 的原发灶和转移灶癌细胞细胞膜上有钠/碘转运子（NIS），NIS 摄取 ^{131}I 进入 DTC 细胞及正常甲状腺滤泡细胞中，利用 ^{131}I 发出的 β 射线的辐射生物学效应清除 DTC 细胞及残留甲状腺组织。

（二）^{131}I 清除 DTC 术后残留甲状腺组织（清甲治疗）

清甲治疗（remnant ablation）：即清除手术后残留的甲状腺组织，以便于在随访过程中通过血清甲状腺球蛋白（Tg）水平或 ^{131}I 全身显像（whole body scan，WBS）监测病情进展，利于对 DTC 进行再分期。

1. 适应证和禁忌证

（1）^{131}I 清甲治疗的适应证：总体来说，除所有癌灶均<1cm 且无腺外浸润、无淋巴结和远处转移的 DTC 外，均可考虑 ^{131}I 清甲治疗。

（2）^{131}I 清甲治疗的禁忌证：妊娠期、哺乳期、计划 6 个月内妊娠者。

2. 治疗路径及注意事项 ^{131}I 治疗前应首先评估甲状腺是否近全切除以及是否存在可手术切除的病灶，若残余甲状腺或转移灶无法再次手术切除或患者自身状态差、伴有手术禁忌证，方可行 ^{131}I 治疗，否则应首选手术治疗。

（1）低碘饮食：采用 ^{131}I 治疗前低碘饮食（<50μg/d）1～2 周，并于治疗前等待期内避免使用含碘造影剂及含碘药物，以保证 ^{131}I 可至残余甲状腺组织或肿瘤病灶。如行增强 CT 检查，建议检查后 1～2 个月再行 ^{131}I 治疗。

（2）升高 TSH 水平：未服或停用左甲状腺素 3～4 周，使血清 TSH>30mU/L。

（3）治疗前评估：^{131}I 清甲治疗前进行病史采集、体格检查，以及相关辅助检查：FT$_3$、FT$_4$、TT$_3$、TT$_4$、TSH、Tg、甲状腺球蛋白抗体（TgAb）、甲状旁腺激素（PTH）、血钙、血常规、肝功能、肾功能、甲状腺摄 ^{131}I 率、颈部超声检查、胸部 CT 检查、心电图检查等。育龄女性患者需排除妊娠。

（4）签署知情同意书：重点告知患者治疗目的是破坏正常的甲状腺组织；根据病情可能需多次

治疗；介绍过程、辐射安全防护指导，减轻患者的焦虑与恐惧。

（5）剂量确定：目前首次清甲治疗多采用的剂量为 1.11～3.7GBq（30～100mCi）。下述情况可直接应用 3.7～7.4GBq（100～200mCi）：残留较多手术不能切除的 DTC 病灶；伴发颈部淋巴结或远处转移，但无法手术或患者拒绝手术；不明原因的血清 Tg 水平明显升高。

（6）服用 ^{131}I 的方法及注意事项：空腹一次性口服 ^{131}I；服 ^{131}I 需住院隔离，同时多饮水，及时排空小便，减少对生殖腺、膀胱和全身的照射，每天至少排便一次，以减少肠道及腹部的照射；^{131}I 治疗后 1 周内可服用泼尼松 15～30mg/d，以减轻局部辐射炎症反应。

（7）随访及疗效评价：^{131}I 治疗后 24～72h 开始服用左甲状腺素制剂，^{131}I 清甲治疗后 2～10 天行 Rx-WBS，Rx-WBS 是对 DTC 进行再分期和评估后续 ^{131}I 治疗适应证的基础。

后续通过监测血清学如 Tg、TgAb 水平变化及影像学检查如颈部超声检查、诊断性全身 ^{131}I 显像（Dx-WBS）检查、胸部 CT 检查甚至 PET/CT 检查等指标实时动态评估，以利于 DTC 再分期和及时修订治疗及随诊方案。

^{131}I 治疗后半年左右，停用左甲状腺素 3～4 周，进行较全面的检查评估清甲是否成功。清甲成功的判断标准：^{131}I 显像甲状腺床无放射性浓聚或停用左甲状腺素后刺激性 Tg<1μg/L。

疑有 DTC 复发或转移时，可行 CT 和 MRI 检查帮助诊断，尤其是针对血清 Tg 或 TgAb 升高而 Rx-WBS 阴性者可选择性应用 PET/CT 检查。

案例 17-2

患者，女性，40 岁，因发现颈部包块 2 个月，甲状腺癌术后 1 个月入院。患者于 2 个月前发现颈部包块，彩超提示甲状腺多发结节，右叶最大 20mm×14mm，边界尚清，内见强光点。细针穿刺病理学检查提示：细胞非典型性病变，建议活检。术中冷冻切片提示甲状腺乳头状癌，后行双侧甲状腺全切+Ⅵ区淋巴结清扫术。术后病理切面见灰白色结节，直径为 1.5cm。病理诊断：双叶甲状腺乳头状癌，Ⅵ区淋巴结（5/9）见癌组织转移。术后未服甲状腺素制剂，为进一步治疗就诊。查体：颈部手术切口愈合良好，颈部未触及肿大淋巴结。FT$_3$ 1.5pmol/L（正常范围 3.5～6.5pmol/L），FT$_4$ 4.6pmol/L（正常范围 11.5～22.7pmol/L），T$_3$ 0.37nmol/L（正常范围 0.92～2.79nmol/L），T$_4$ 8.1nmol/L（正常范围 58～140nmol/L），TSH >150μU/ml，Tg 0.1μg/L，TgAb 627.7U/ml（正常范围 0～115U/ml）。血常规、电解质、肝肾功能、甲状旁腺激素无异常。颈部超声检查提示术后改变，双侧颈部探及淋巴结。胸部 CT 检查未见异常。

问题：

1. 患者是否需进一步行 ^{131}I 治疗？
2. ^{131}I 治疗前患者应做哪些准备？
3. ^{131}I 治疗后全身显像（Rx-WBS）的时机是什么（图 17-3）？

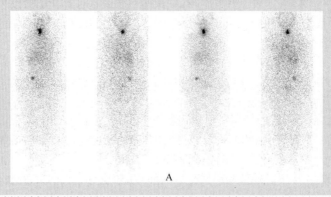

A

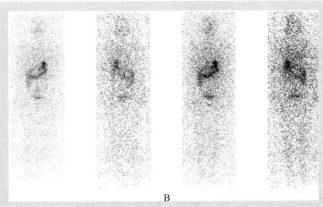

图 17-3　分化型甲状腺癌 ^{131}I 全身显像

A. 分化型甲状腺癌患者 ^{131}I（100mCi）清甲治疗 5 天后 ^{131}I 全身显像；B.分化型甲状腺癌患者 ^{131}I（5mCi）清甲治疗 6 个月后全身显像（TSH＞150μU/ml）

分析：

1. 患者手术病理是双叶甲状腺乳头状癌，肿瘤最大径 1.5cm，颈部Ⅵ区淋巴结（5/9），需考虑行 ^{131}I 治疗。

2. ^{131}I 治疗前患者的准备：低碘饮食；停用左甲状腺素 3～4 周，使血清 TSH＞30mU/L 以上。

3. ^{131}I 治疗后 2～10 天行 Rx-WBS。

（三）^{131}I 清除 DTC 转移灶（清灶治疗）

清灶治疗：治疗无法手术切除的局部或远处转移灶，以改善疾病相关生存率及无病生存率。

1. 适应证和禁忌证

（1）^{131}I 清灶治疗的适应证：适用于无法手术切除，但具备摄 ^{131}I 功能的 DTC 局部淋巴结转移和远处转移灶，治疗目的是清除病灶或部分病灶，缓解病情。

（2）^{131}I 清灶治疗的禁忌证：同清甲治疗。

2. 治疗路径及注意事项　治疗前准备，如低碘饮食、升高 TSH 水平、病情评估、签署知情同意书、服用 ^{131}I 的方法及注意事项与清甲治疗相同。

（1）^{131}I 清灶治疗剂量：单次 ^{131}I 清灶治疗的经验剂量为 3.7～7.4GBq（100～200mCi）。在甲状腺床的复发病灶和颈部淋巴结转移者，可给予 3.7～5.55GBq（100～150mCi）；发生肺转移者应用 5.55～7.4GBq（150～200mCi）；发生骨转移者可给予 7.4～9.25GBq（200～250mCi）。

（2）随访及疗效评价：^{131}I 清灶治疗后 4～8 个月进行全面检查及疗效评价。

1）临床治愈：没有肿瘤存在的临床证据；没有肿瘤存在的影像学证据；Rx-WBS 没有发现甲状腺床和床外组织 ^{131}I 摄取；在无 TgAb 干扰时，甲状腺激素抑制治疗情况下测不到血清 Tg，TSH 刺激情况下 Tg＜1μg/L，TSH 刺激后，血清 Tg＜2μg/L。

2）好转：超声检查、X 线/CT 检查、Dx-WBS 显示病灶体积缩小或数量减少；血清 Tg 水平较治疗前降低。

3）无效或加重：超声检查、X 线/CT 检查、Dx-WBS 显示病灶体积增大或数量增多；血清 Tg 水平不变或持续升高。

（3）重复治疗：如治疗有效，可重复清灶治疗，两次清灶治疗间宜相隔 4～8 个月。若清灶治疗后血清 Tg 仍持续升高，或影像学检查显示转移灶增大、增多，或 PET/CT 发现新增的高代谢病灶，则提示治疗无明显效果，应考虑终止 ^{131}I 治疗。

案例 17-3

　　患者，女性，27 岁，因发现颈部包块半年，甲状腺癌术后 1 个月入院。患者于半年前发现颈部包块，未诊治。1 个月前就诊，行颈部 CT 检查提示甲状腺右叶区结节，双侧颈部Ⅰ区、右颈Ⅱ区和Ⅳ区淋巴结显示增多增大，甲状腺左叶密度增高影。胸部 CT 检查提示双肺多发转移瘤。行甲状腺全切术及双颈部淋巴结清扫。术后病理：右叶甲状腺乳头状癌，肿瘤浸润颈前肌肉组织伴中央区（2/4）、右侧第 3 组（1/1）、右侧第 2 组（1/3）、右侧第 5 组（3/14）、右侧第 4 组（2/12）淋巴结转移。术后未服甲状腺素制剂，为进一步治疗就诊。体格检查：颈部手术切口愈合良好，颈部未触及肿大淋巴结。FT_3 0.9pmol/L（正常范围 3.5～6.5pmol/L），FT_4 2.0pmol/L（正常范围 11.5～22.7pmol/L），T_3 0.16nmol/L（正常范围 0.92～2.79nmol/L），T_4 3.2nmol/L（正常范围 58～140nmol/L），TSH＞150μU/ml，Tg＞500ng/ml，TgAb 34.7U/ml（正常范围 0～115U/ml）。血常规、电解质、肝肾功能、甲状旁腺激素无异常。颈部超声检查提示术后改变，双侧颈部探及淋巴结。胸部 CT 检查提示双肺多发转移瘤。

问题：

　　1. 患者是否可给予 ^{131}I 清灶治疗？

　　2. ^{131}I 清灶治疗后疗效如何评价？重复治疗的指征是什么（图 17-4）？

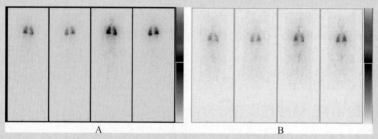

图 17-4　分化型甲状腺癌肺转移 ^{131}I 全身显像

A. 分化型甲状腺癌并肺转移患者第一次 ^{131}I（200mCi）治疗 5 天后 ^{131}I 全身显像；B. 分化型甲状腺癌并肺转移患者第二次 ^{131}I（200mCi）治疗 5 天后 ^{131}I 全身显像

分析：

　　1. 患者胸部 CT 提示双肺多发转移瘤，符合 ^{131}I 清灶治疗的适应证。

　　2. ^{131}I 清灶治疗后 4～8 个月行影像学及甲状腺功能等检查进行疗效评价。如复查胸部 CT 提示转移灶稳定或缩小，则治疗有效，可重复清灶治疗，两次清灶治疗间宜相隔 4～8 个月。若清灶治疗后血清 Tg 仍持续升高，或影像学检查显示转移灶增大、增多，或 PET/CT 发现新增的高代谢病灶，则提示治疗无明显效果，应考虑终止 ^{131}I 治疗。

三、TSH 抑制治疗

　　TSH 抑制治疗是手术、选择性 ^{131}I 治疗后重要的 DTC 治疗措施，是指应用左甲状腺素将 TSH 抑制在正常低限或低限以下，一方面纠正甲状腺功能减退，另一方面抑制 DTC 细胞的生长。需随访监测 TSH 水平，调整左甲状腺素用量。此治疗方法可明显降低甲状腺癌复发和死亡的危险性、提高患者的生存率、改善患者的生存质量。TSH 抑制资料应兼顾 DTC 患者的肿瘤复发危险度和 TSH 抑制治疗的副作用风险，制订个体化治疗目标。根据双风险评估结果，建议在 DTC 患者的初治期（术后 1 年内）和随访期中，设立相应的 TSH 抑制治疗目标，具体见表 17-2 和表 17-3。

表 17-2 TSH 抑制治疗的副作用风险分层

TSH 抑制治疗的副作用风险分层	适应人群
低危	①中青年；②无症状者；③无心血管疾病；④无心律失常；⑤无肾上腺素能受体激动的症状或体征；⑥无心血管疾病危险因素；⑦无合并疾病；⑧绝经前女性；⑨骨密度正常；⑩无骨质疏松的危险因素
中危	①中年；②高血压；③有肾上腺素能受体激动的症状或体征；④吸烟；⑤存在心血管疾病危险因素或糖尿病；⑥围绝经期女性；⑦骨量减少；⑧存在骨质疏松的危险因素
高危	①临床心脏病；②老年；③绝经后女性；④伴发其他严重病

表 17-3 基于双风险评估的 DTC 患者术后 TSH 抑制治疗目标（mU/L）

TSH 抑制治疗的副作用风险	DTC 的复发危险度			
	初治期（术后 1 年）		随访期	
	高中危	低危	高中危	低危
高中危*	<0.1	0.5#~1.0	0.1~0.5#	1.0~2.0（5~10 年）***
低危**	<0.1	0.1~0.5#	<0.1	0.5#~2.0（5~10 年）***

*TSH 抑制治疗的副作用风险为高中危层次者，应个体化抑制 TSH 至接近达标的最大可耐受程度，予以动态评估，同时预防和治疗心血管和骨骼系统相应病变。

**对 DTC 的复发危险度为高危层次，同时 TSH 抑制治疗副作用危险度为低危层次的 DTC 患者，应定期评价心血管和骨骼系统情况。

***5~10 年后如无病生存，可仅进行甲状腺激素替代治疗。

#表格中的 0.5mU/L 因各实验室的 TSH 正常参考范围下限不同而异。

四、^{131}I 治疗分化型甲状腺癌的辐射防护原则

^{131}I 治疗辐射安全性涉及两个方面：一方面，大剂量 ^{131}I 治疗对 DTC 患者的正常组织器官有不同程度的直接电离辐射损伤，在 ^{131}I 治疗后需密切观察。另一方面，接受大剂量 ^{131}I 治疗的患者对周围人群形成照射，患者排泄物中的 ^{131}I 对环境形成放射性污染，需要对患者进行适当的辐射隔离。

根据相关法律规定，当 ^{131}I 单次治疗剂量超过 400MBq（10.8mCi），应为患者建立辐射隔离区。辐射隔离的时间至少 48h。专用病房区的专用放射性下水管和污物处理装置需符合相关法规要求。

女性 DTC 患者在 ^{131}I 治疗后 6~12 个月内避免妊娠。男性 6 个月内采取避孕措施。

另外，^{131}I 治疗期间患者可能出现心理方面的改变，如无聊、焦虑、失眠、恐惧等，需加强医患沟通及对患者的关怀。

（张 青 黄 琦）

思 考 题

1. ^{131}I 清甲治疗的适应证是什么？
2. ^{131}I 治疗的禁忌证是什么？

本 章 小 结

DTC 的治疗方法主要包括：手术治疗、术后选择性 ^{131}I 治疗及 TSH 抑制治疗。

^{131}I 清甲治疗的适应证：除癌灶均<1cm 且无腺外浸润、无淋巴结和远处转移的 DTC 外，均可行 ^{131}I 清甲治疗。

^{131}I 清灶治疗的适应证：适用于无法手术切除，但具备摄碘功能的 DTC 局部淋巴结转移和远处转移灶。

^{131}I 治疗的禁忌证：妊娠期、哺乳期、计划 6 个月内妊娠者。

第十八章　放射性粒子植入治疗

学习要求

记忆：放射性粒子的物理和生物学概念；放射性粒子植入治疗的适应证与禁忌证。

理解：放射性粒子植入治疗的机制；治疗的一般流程；各种手术方式的优缺点。

运用：各种手术方式的选择；放射性粒子植入治疗的临床应用。

案例 18-1

患者，男性，64 岁，直肠中分化腺癌术后化疗 5 年，因右上腹壁包块逐渐增大伴疼痛入院，胸腹部 CT 检查发现右侧第 9 前肋骨质破坏伴软组织肿块形成，局部侵犯肝右叶，穿刺病理提示转移性腺癌。

问题： 患者下一步选择何种治疗方法？

分析： 患者右侧第 9 前肋转移并侵犯邻近肝脏，手术难以有效切除，可以选择姑息性全身化疗或者放射治疗，但是两者均对患者伤害较大，考虑到病灶范围相对比较局限，可以通过植入放射性 ^{125}I 粒子进行局部放射治疗，减轻患者的症状，并可以有效控制局部转移灶。

放射性粒子植入治疗（radioactive seeds implantation therapy）即组织间近距离放射治疗，是将封闭型放射源在影像学技术的介导下植入到肿瘤组织中或其附近受癌细胞浸润的组织内治疗肿瘤的一种方法，是肿瘤外科学、肿瘤放射治疗学及影像学相结合的边缘学科。治疗时需要通过影像学检查精确定位，将低剂量的微型放射源植入肿瘤组织内或受肿瘤侵犯的组织中，由于能够直接植入肿瘤内，很好地避免了由于器官运动带来的辐射范围的改变。早在 1901 年，皮埃尔·居里（Pierre Curie）就曾将带包壳的放射性镭元素埋入肿瘤组织内，最早开展了组织间近距离治疗。随后不断有人将该技术加以改进并用于治疗前列腺癌。1965 年 ^{125}I 粒子问世，1972 年惠特莫尔（Whitmore）首先将碘粒子通过组织间植入用于治疗前列腺癌，这奠定了当今近距离放射治疗前列腺癌的基础。

第一节　放射性粒子植入的放射物理学基础

一、放射性粒子

放射性粒子：即能释放光子的微型放射源，常用的有 ^{125}I、^{103}Pd、^{198}Au。目前国内最常用的是 ^{125}I 粒子，该粒子是将放射性同位素 ^{125}I 吸附在银棒上，外裹钛金属壳制成直径为 0.8mm、长度为 4.5mm 的钛金属微粒，其主要释放 X、γ 射线，射线能量为 27～35keV，半衰期为 59.6 天，属于封闭式微型放射源。

二、放射性粒子植入相关概念

1. 放射性活度　是用于描述放射性物质衰变强弱的物理量，放射性粒子的活度实际上代表了粒子的放射性强度。用于植入到肿瘤中的粒子活度一般为 0.3～0.9mCi。

2. 处方剂量（prescription dose，PD）　即目标靶区根据循证医学研究或临床实践得到的对肿瘤局部可以控制的照射剂量。一般来说，肿瘤靶区 95% 的体积应达到处方剂量，即 $V_{100} > 95\%$，表示 95% 以上的体积有 100% 的剂量，当肿瘤靶区 95% 的体积不足处方剂量时，疾病复发率较高。

3. 匹配周缘剂量（matched peripheral dose，MPD）　即粒子植入肿瘤后，肿瘤靶区的边缘剂量。MPD 应等于 PD，这样才能保证肿瘤植入粒子后不复发。可以通过 MPD 计算出粒子植入时需要的穿刺针数及粒子数。

4. 布源的方式　一般来说，粒子植入有周缘分布及均匀分布两种方法，剂量分布与布源方式有关。布源方式的选择需根据患者病情特点，如前列腺癌患者粒子植入应采用周缘密集、中心稀疏的方法，使尿道周围形成低剂量分布区，防止尿道损伤。粒子距离边界应为 0.5cm。

第二节　放射性粒子的放射生物学基础

一、放射生物学相关概念

1. 放射性粒子的半衰期　不同种类的放射性粒子的半衰期不同，应用于临床适应证也不同。一般来说，^{125}I 用于增殖慢、分化中至高的肿瘤，^{103}Pd 用于增殖快、分化差的肿瘤。

2. 放射性粒子的剂量率　即单位时间内放射性粒子释放的射线强度，与粒子的活度有关，剂量率随活度的降低呈指数下降。放射性粒子的剂量率非常低，因而需延长照射时间才能达到预期疗效。延长照射时间和低剂量率可以使正常组织损伤明显减少，但对肿瘤细胞的杀伤力没有影响；另外，延长照射时间可使肿瘤缺氧区域有时间发生再氧合，提高了放射效果；除此之外，延长照射时间还可使正常组织的亚致死损伤得以修复。

3. 照射剂量与生物效应的量效关系　应根据照射剂量与肿瘤倍增速度等生物学行为二者之间的关系选择不同剂量率的放射源，并充分考虑治疗增益比（肿瘤靶区抑制率与周围正常组织并发症发生率之比）。

4. 放射效应与时间-剂量因素　研究表明，在规定时间内，总剂量不变的情况下，治疗时间延迟 1 周，则肿瘤的局部控制率下降 14%，延迟 2 周则下降 26%，延迟 3 周则下降 35%，这与肿瘤的加速增殖密切相关。在治疗总剂量不变和不引起严重急性反应的情况下，为了保证肿瘤的控制率，需尽量缩短肿瘤治疗的总时间。

二、放射性粒子植入治疗的机制

放射性粒子持续释放低剂量的 γ 射线可以使肿瘤细胞的 DNA 分子链断裂，通过产生自由基，引起肿瘤损伤。由于肿瘤细胞对射线的敏感性有时相差异，处于 M 期和 G_2 期（合成和分裂期）的肿瘤细胞对放射线敏感，其他处于静止期的肿瘤细胞仍能很快恢复其增殖能力。放射性粒子植入肿瘤后，虽然粒子发射的射线能量相对较小，但能持续不断地对肿瘤细胞起作用，因此可以持续杀伤肿瘤细胞，经过足够的剂量和半衰期就可以使肿瘤细胞失去增殖能力，从而达到杀伤肿瘤细胞的效果。同时，持续的 γ 射线照射可以使射线杀伤肿瘤细胞时对氧的依赖性减小，射线对肿瘤内缺氧细胞的杀伤力增加，缺氧细胞比例减少，从而加速肿瘤细胞死亡，增加治疗的疗效。从有效生物剂量和杀伤肿瘤细胞力度考虑，^{125}I 对于细胞倍增时间较长的肿瘤疗效较好，尤其是对倍增时间大于 10 天者更佳。具有放射性的 ^{125}I 粒子经粒子植入器植入肿瘤内部及转移灶中后，可通过其持续不断地释放射线到达损伤癌细胞的目的。

第三节　放射性粒子植入治疗的适应证与禁忌证

放射性粒子植入治疗是一种非常重要的肿瘤治疗手段，优势主要有：①放射性粒子在局部长期持续释放低剂量率的 γ 线，可以使肿瘤靶区获得足够高的剂量，而在肿瘤靶区外短距离内放射性剂量迅速衰减，相对于外放疗来说是低剂量率照射，但是肿瘤靶区累积剂量依然很高，即增加了肿瘤与正常组织的放射剂量分配比；②放射性粒子的持续照射能使肿瘤细胞停滞于静止期并不断地消耗肿瘤干细胞，使其全部丧失繁殖能力，克服了外照射分次短时照射只能作用于肿瘤繁殖周期部分时相，而无法作用于照射间隙静止期细胞转为活跃期细胞的局限性；③放射性粒子低剂量率射线持续不断地照射，使处于敏感期的细胞遭受到最大限度的毁灭性杀伤，而处于非敏感期的缺氧细胞一旦进入敏感期也将遭受到杀伤，因此部分克服了肿瘤缺氧细胞对放射的抗拒性。

一、适应证

（1）手术或外放疗后复发；或拒绝手术、放疗的患者，肿瘤直径≤7cm。
（2）病理学诊断明确。
（3）有合适的穿刺路径。
（4）无出血倾向或高凝状态。
（5）身体一般情况可（功能状态评分＞70分）。
（6）可耐受放射性粒子植入术。
（7）预计生存时间＞3个月。

二、禁忌证

（1）有严重出血倾向，血小板计数≤50×10^9/L 和凝血功能严重紊乱者（凝血酶原时间＞18s，凝血酶原活动度＜40%）。抗凝治疗和（或）抗血小板药物应在粒子植入治疗前停用1周。
（2）肿瘤破溃。
（3）严重糖尿病。
（4）没有合适穿刺路径。
（5）预计划靶区剂量达不到处方剂量设计要求。

第四节　放射性粒子植入治疗的技术流程

一、术前准备

1. 术前评估是否具备粒子植入治疗适应证　依据患者病情及影像学资料，制订最佳治疗方案，排除粒子植入治疗的禁忌。

2. 向患者及家属交代治疗方案　交代相关注意事项，争取患者配合，并履行知情同意签字手续。术前与患者家属谈话，说明患者的病情状况，治疗的必要性及术中、术后可能出现的危险性及并发症，并签订手术协议书。

术前与患者谈话，增强患者的信心，胸腹部手术时还需锻炼患者的配合呼吸能力，以使扫描时始终处于同一呼吸相。

3. 术前检查　包括血常规、出凝血时间、心电图等。患者如有凝血功能障碍及血小板显著减低，应及时纠正，必要时术前输血浆及血小板。

4. 术前 TPS 勾画靶区　术前先进行影像学检查，得到患者病灶的解剖图像并导入放射性粒子计算机立体治疗计划系统（TPS）进行三维立体数字化影像重建，然后勾画靶区。根据肿瘤靶区三个相互垂直的直径计算肿瘤匹配周缘剂量（MPD）、粒子放射性活度、所需粒子数、粒子的空间分布，由此确定术中进针位置、深度及粒子数目。得到剂量分布曲线图，条件允许时制作 3D 打印模板，并订购粒子。

> **案例 18-2**
> 　　患者，男性，63 岁，肝癌术后多次介入治疗后，右下肢疼痛、麻木入院，腹盆腔 CT 检查示腰骶部软组织肿块影，考虑转移。

问题：患者下一步选择何种治疗方法？

分析：患者为老年男性，肝癌术后多次介入治疗后，出现腰骶部转移灶，可以通过植入放射性^{125}I粒子进行局部放射治疗来遏制肿瘤（图18-1～图18-3）。

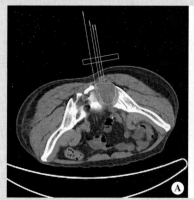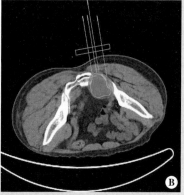

图 18-1　案例 18-2 中患者术前计划情况

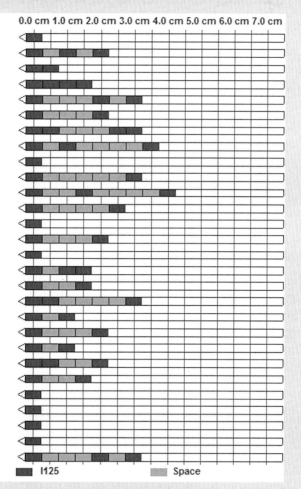

针序号	针位置	回撤	粒子数
1	c2.0	8.50	1
2	C2.5	7.00	3
3	e2.5	7.00	2
4	b3.0	6.00	4
5	c3.0	6.50	3
6	D3.0	7.50	2
7	E3.0	5.50	4
8	B3.5	5.00	3
9	b3.5	5.50	1
10	c3.5	5.50	2
11	d3.5	5.00	3
12	f3.5	6.00	2
13	a4.0	7.00	1
14	B4.0	6.50	2
15	b4.0	7.50	1
16	c4.0	5.50	3
17	D4.0	8.00	2
18	E4.0	5.50	3
19	e4.0	7.50	2
20	F4.0	6.00	1
21	f4.0	5.50	2
22	a4.5	6.00	3
23	B4.5	7.00	2
24	d4.5	7.00	1
25	E4.5	8.50	1
26	e4.5	5.00	1
27	B5.0	6.00	1
28	b5.0	5.50	3

回撤量单位为cm

图 18-2　案例 18-2 中患者术前计划中粒子及穿刺针数目

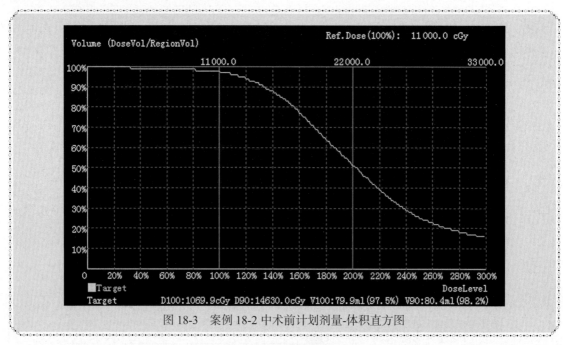

图 18-3　案例 18-2 中术前计划剂量-体积直方图

二、术中操作

1. 放射性粒子

（1）确保粒子活度的准确性：为确保粒子活度的准确性，订购的放射性粒子质控报告上应有每颗粒子出厂的活度，建议术前对每一颗粒子的活度进行检测，将二者进行对比，标准的粒子活度偏差应在±5%以内。活度较低的粒子容易满足剂量匹配的需要，还可以使放射的毒副作用减低。为避免粒子植入时靶区边缘剂量过高，损伤周围正常组织，可以在靶区边缘植入活度较低的粒子。当靶区内粒子均匀一致时，剂量分布却并非均匀一致，一般中心剂量较高，因此可以由中心稀疏植入，使中心剂量保持在规定范围内，减少并发症。在同一靶区内按剂量分布的要求，植入不同活度的粒子，是目前临床使植入粒子达到有效剂量的一个技巧。

（2）粒子的消毒：放射性粒子可以通过高温、高压消毒。

2. 手术设备　植入针、植入枪、铅衣、铅手套、铅眼镜、铅玻璃防护罩、表面剂量检测仪、个人剂量检测仪、活度计等。

3. 放射性粒子植入方式　超声、CT、MRI 引导下植入，内镜下植入、缝合及黏合技术、术中植入、腔镜下植入等。

4. 植入粒子术中用 TPS 进行剂量优化（图 18-4）

（1）正确勾画实际肿瘤靶区。

（2）重建核算植入针及粒子数目。

（3）计算靶区放射性总活度。

（4）调整粒子位置，纠正不均匀度，保护靶区相邻的重要器官。

三、疗效评估与术后随访

由于操作者的经验和技能的差异、患者解剖位置的变化以及部位的限制，粒子植入后，粒子的实际分布和计划会有所差异，因此患者实际接受的照射剂量必须进行质量评估，质量评估主要包括两项内容：即粒子及剂量重建。

1. 影像学检查　患者粒子植入术后 30 天内行影像学检查，确认植入粒子数目。同时记录手术与质量评估间隔时间。

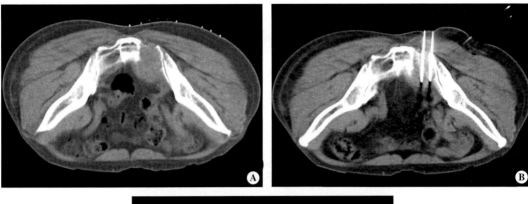

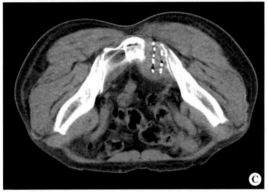

图 18-4　案例 18-2 中术中粒子植入情况
A. 术中实时计划；B. 术中穿刺针植入；C. 粒子植入术

2. 术后剂量分布　根据影像学检查完成植入后粒子的重新定位，用 TPS 计算靶区及相邻正常组织的剂量分布，根据评价结果必要时对盲区和遗漏去进行补充治疗。

3. 评估参数

（1）V_{200}、V_{150}、V_{100}、V_{90}、V_{80} 等，即获得 200%、150%、100%、90%、80% PD 的靶体积或正常组织所占的份额。

（2）D_{200}、D_{150}、D_{100}、D_{90}、D_{80} 等，即获得 200%、150%、100%、90%、80% 的靶体积或正常组织所接受的剂量。

4. 评估方法

（1）等剂量曲线，最主要的是 80%、90%、100%、150%、200% 处剂量线。

（2）粒子植入的数量、位置以及重要器官的剂量分布。

（3）剂量-体积直方图（DVH）。

5. 评估参考指标

（1）若靶区剂量 D_{90}＞匹配周缘剂量（MPD，即 PD），提示植入质量很好。

（2）最小外周剂量（minimum peripheral dose，mPD）。

（3）适形指数（conformation index）：即 PD 的靶体积与全部靶体积之比。

（4）植入粒子剂量的不均匀度＜PD 20%。

（5）显示 DVH 测量相邻结构正常组织的剂量。

6. 随访与检查　粒子植入后 2 年内每 3 个月复查 1 次，3～5 年内每半年复查 1 次，5 年后每 1 年复查 1 次。血液学检查包括外周血、肝肾功能、肿瘤标志物等。影像学检查包括靶区正侧位 X 线检查、CT 检查等。

四、注意事项

（1）使用放射性粒子前，应抽查总数的 10%进行活度测量，允许测量结果偏差在±5%以内。

（2）放射性粒子植入之后，如果需配合外照射，应在第一个半衰期内给予外照射的相应生物学剂量。

（3）放射性粒子植入后可能游走到其他器官并引起并发症。

（4）放射性粒子源辐射安全与防护参照国家有关规定。

（5）放射性粒子源的种类及特点。

（6）术后 24h 内行术后验证，酌情予以补植。

第五节　放射性粒子植入治疗手术方式选择

放射性粒子植入治疗的设备已经规范化，最主要的是计算机立体治疗计划系统（TPS）。术前将 CT 扫描获得的肿瘤图像传送入 TPS，计划系统确定进针位置和粒子数目后，根据布源需要，在影像设备的引导下，选择最佳路径植入粒子。放射性粒子植入治疗术式包括以下几种：经皮超声、CT 引导下植入，术中直视下植入，模板引导植入，各种腔镜引导下植入。应根据具体情况选择合适的治疗术式，目前经皮 CT 引导下的粒子植入术是最常用的方式，随着影像设备分辨力的提高，这种微创介入治疗只需在局麻下即可进行。

一、术中直视下的 ^{125}I 粒子植入术

手术中的 ^{125}I 粒子植入可以缩小手术范围，将 ^{125}I 粒子植入在手术切缘的周边，可扩大治疗范围，使治疗更彻底并可防止癌细胞的扩散。术中粒子植入，手术视野更好，进针路线不受任何影响，所以定位准确，粒子种植也更均匀。如果肿瘤能手术切除，应先进行姑息性切除，再将 ^{125}I 粒子植入残留肿瘤处。如已不能切除，可根据实际情况以间距 0.5～1.0cm、行距 1.0～1.5cm 的排列特点，将不超过靶器官耐受剂量的 ^{125}I 粒子植于目标肿瘤处、其周围部分正常组织及容易转移的部位如淋巴回流处。

优点：与手术相互配合可缩小手术解剖范围，扩大治疗范围，具有治疗彻底并防止癌细胞扩散的特点。外科术中直视下粒子植入具有植入方便、易于操作等特点，曾于 20 世纪 70 年代被广泛采用，但对于视野暴露欠佳、病灶位置较深、病灶体积较大或病灶邻近重要脏器或组织且难于有效分离的病变组织进行粒子植入时，存在着粒子分布欠均匀、病灶边缘粒子难于种植、无法有效避开危险器官、术中由于牵拉致使病灶表面的粒子丢失或迁移等缺点，使其有效性及安全性难以保证。正由于术中直视下粒子植入的缺点及超声的广泛应用使得术中直视下粒子植入的临床应用范围受到限制，目前外科术中直视下粒子植入主要用于手术视野暴露良好、位置较浅、边界较清、周围无重要脏器的病变区的粒子植入。

二、超声引导下的 ^{125}I 粒子植入术

超声引导下经皮穿刺 ^{125}I 粒子植入治疗具有安全、微创、准确性高、疗效肯定、操作简便、设备简单等优点，是一种较好的微创治疗方法。其优点有：①能清楚地观察植入针的进针方位，避开血管、胆管、胆囊、肠管等重要结构，减少损伤、术中出血和粒子移位等情况。②粒子外壳以金属封闭，超声声像图表现为强回声，图像清晰利于观察粒子位置，计算粒子间距。③穿刺针进入瘤体中短时间内会留有针道，两条相邻针道确定一个平面，利于同一层面剩余针道分布及控制相邻层面距离。④超声介入具有微创、重复性强、简便、无放射性等优点，临床医生及患者也易于接受，超声可以即时显像，肿瘤靶区明显，粒子排列均匀，可避开肿瘤周围重要解剖组织。⑤超声定位下粒子植入的突出优势是实时性，在进针过程中可以实时引导，全程监测进针深度及方向，同时应用彩

色多普勒技术对血流进行实时显像，可避开重要的管道系统，大大提高操作的安全性。⑥超声引导无放射性，对医患双方都给予很好的保护，并且操作简便、易于学习、设备费用低。

目前超声引导下粒子植入仍然存在以下问题：①肿瘤在空间上是三维立体的，而超声引导下穿刺是在二维图像的引导下完成的，二维超声图像的引导会造成三维空间定位的不精确甚至偏移，使得穿刺难以在三维空间上合理准确摆放，且再次进针时无法了解前次进针的空间分布。②粒子植入治疗时，并没有一种完善的手术规划方法，医生只能通过观察患者的影像和相关病例，通过想象力设计手术方案，进行手术模拟，最后依据自己构想的手术方案执行手术。这种情况下，其手术效果的优劣则取决于医生个人的能力和经验，而且相关手术方案也难以与患者和其他医生沟通，培养一个有经验的超声医生需要 3~5 年的时间。③医生很难按照预定的手术方案准确地将穿刺针植入肿瘤预定部位，因为医生难以精确测量肿瘤空间位置和形状信息，也难以获得穿刺过程中穿刺针末端和肿瘤的相对关系。④粒子植入过程需要多针穿刺，目前的穿刺针在植入过程中均会带入气体，超声对气体是全反射的，很大程度影响医生对图像的观察及判断。⑤超声显示靶区与实际病理学靶区并不完全相符，对于骨内、骨旁、颅脑、肺内、纵隔及邻近膈顶的肝脾肿瘤的显示欠佳，所以超声引导下粒子植入的适用部位受到了较大的限制。此外，因为超声对粒子精确分布的显示尚不能令人十分满意，所以存在着粒子植入中分布欠均匀的问题，术后多需要拍X线片或 CT 扫描检查进行验证。目前，超声引导下经皮穿刺粒子植入在腹盆部应用主要是肝癌、前列腺癌、软组织肿瘤等。

三、CT 引导下的 ^{125}I 放射性粒子植入术

^{125}I 放射性粒子植入近距离治疗的疗效主要取决于三个方面：即精确的靶区定位、精确的设计剂量分布和精确的实施照射计划。CT 检查有良好的空间分辨力和密度分辨力，扫描范围广，显像清楚，靶区明确，可较精确地显示病灶的大小、部位、外形，病灶内的坏死空腔区，以及与相邻组织结构的解剖关系，可避开肠道、重要血管及胆管，避免严重并发症的发生，术中能及时进行 TPS 的验证，方便术中粒子植入的调整，操作方便，安全性高，设备要求不高，易于学习和掌握，精确确定靶区，制订计划和实施计划，确保疗效，应用较广。

患者粒子植入术前、术中和术后均行 CT 检查，粒子植入术前 CT 图像采用计算机三维治疗计划系统制订精确的粒子植入计划，根据病灶大小、位置及与周围正常组织间的关系精确确定肿瘤治疗的靶区剂量和周围剂量，制订安全、理想的粒子分布计划，既保证病灶接受足够剂量的照射，同时使对射线敏感的器官、组织保持在安全剂量范围之内，在提高疗效的同时，放疗的毒副作用无增加。这一评估系统可详细列出所需粒子总数及每个 CT 层面上的粒子数与位置。粒子植入计划的精确实施是决定疗效的关键，^{125}I 粒子释放的低能 γ 射线剂量分布是按与粒子距离的平方成反比的方式下降，随距离的增加剂量将迅速下降。要求植入的粒子在瘤体内分布均匀，若粒子间距离过远则达不到足够的治疗剂量，过近不仅造成浪费，而且增加放疗的毒副作用。术中与术前 CT 在层厚、间隔、扫描野方面完全一致，以便粒子植入计划的实施。依据计划每层上所植入的粒子数、位置，选择安全、准确的进针路径，避免损伤血管等周围重要脏器，减少并发症的发生率，穿刺过程中依据 CT 图像精确确定和调整进针角度、深度和针尖的位置，使穿刺针安全、准确地到达预定的靶点，保证粒子植入的精度。术后检查用于观察粒子分布情况及有无并发症发生，术后每个月 CT 扫描观察粒子植入治疗的疗效。

CT 引导下的 ^{125}I 放射性粒子植入术的缺点是实时性差，治疗时间长，如进行实时性观察针尖及粒子到达的位置，患者及医务人员受辐射量较大。多排螺旋 CT 的应用加快了扫描速度，可以做植入方式的重建，使病变的三维立体结构更加直观，准确显示穿刺针与病灶的位置关系。正是由于 CT 引导下的 ^{125}I 放射性粒子植入术具有其他方式不可比拟的优势，所以此方法被广泛开展用于全身各部位的实体恶性肿瘤的治疗，并取得了良好的效果。

四、MRI 引导下的 ^{125}I 放射性粒子植入术

MRI 引导下经皮穿刺粒子植入术具有安全性较高、实用性高、术者受辐射较少、对于神经系统病变显示良好等特点。但由于粒子在 MRI 下显影欠佳、MRI 及配套针具等设备价格昂贵、治疗费用较高、胸腹部病变边界显示欠佳等，国内仅有少数医院开展此项治疗，且以开展脑及脊髓恶性肿瘤粒子治疗为主。

五、腹腔镜下的 ^{125}I 放射性粒子植入术

在腹腔镜直视下用植入器按术前计划将 ^{125}I 放射性粒子植入目标部位。其优点是具有诊断和治疗双重功能，直视下操作准确性更高、创伤小、不引起周围组织的癌细胞种植转移。

六、模板引导下的 ^{125}I 放射性粒子植入术

根据术前制订的治疗计划，术中使用带有横、竖坐标和栅格的多孔模板进行立体定位，模板上的格栅与超声或者 CT 监视器上所显示的格栅一致。穿刺针通过模板孔进入患者肿瘤内，按照治疗计划植入粒子，从而达到立体定向治疗的目的。这也是目前比较热门的一种方法。其优点是粒子植入较准确，分布合理。

第六节　放射性粒子植入治疗的临床应用

恶性肿瘤是一种多发病和常见病。我国每年死于肿瘤的人数超过 140 万。对于恶性肿瘤的治疗，除早期手术切除外，中晚期常规手术、外放疗等方法存在较多的局限，如副作用大、患者不易耐受、易复发等。而 ^{125}I 放射性粒子植入治疗则能扬长避短，弥补常规治疗的不足。在很多人眼中，^{125}I 放射性粒子植入治疗只是治疗肿瘤的辅助方式。其实不然，它不但可以作为治疗肿瘤的主要手段，而且对部分肿瘤可以作为优先选择的治疗方法。

对于一些对常规放化疗不敏感的肿瘤，^{125}I 粒子植入治疗是一项重要的治疗措施，如前列腺癌，过去常通过手术切除、放疗和化疗综合治疗，其效果并不理想。如今，可以不用手术，直接植入 ^{125}I 粒子来抑制肿瘤生长，达到和常规治疗一样或更好的效果，而且保留了前列腺的生理功能。另外，对于不愿行根治性手术以及一些无法手术的实体肿瘤患者，^{125}I 粒子植入治疗也是不错的选择。

此外，对于已发生转移的肿瘤患者（非广泛转移），选用 ^{125}I 粒子植入治疗，可达到有效控制转移灶生长、保持器官功能、减轻疼痛的目的；由于身体状况、肿瘤位置等影响，无法用手术切除的肿瘤，也可选用植入 ^{125}I 粒子治疗。

当然，^{125}I 粒子植入治疗也不是万能的，对弥漫性转移灶，如癌性腹水、癌性胸腔积液、全身广泛转移等效果不佳。

目前放射性粒子植入治疗已经用于治疗脑肿瘤、头颈部肿瘤、肺癌、乳腺癌、肝癌、胰腺癌、前列腺癌等实体肿瘤，并取得了很好的疗效，患者临床症状得到改善，瘤体缩小甚至消失，复发和转移率减低，患者生存率得到提高。特别是前列腺癌，经 ^{125}I 粒子植入治疗后，5 年生存率和临床疗效均高于单纯根治术和放射治疗。

（徐慧琴）

思 考 题

一名老年男性因尿频尿急入院，检查发现 PSA 明显升高，经穿刺活检确诊为前列腺癌，患者拒绝手术切除前列腺，经科室讨论，拟行放射性 ^{125}I 粒子植入治疗，请问：

1. 患者以何种途径介导下手术?
2. 术中粒子分布方式怎样选择最合适?

本 章 小 结

　　本章主要简单阐述放射性粒子植入治疗肿瘤的相关知识,涉及放射物理学和放射生物学的一些概念,旨在帮助大家更好地理解放射性粒子植入治疗肿瘤的机制。放射性粒子植入治疗的适应证和禁忌证比较简单,可以从手术的安全性、有效性以及临床意义等方面加以记忆。放射性粒子植入治疗的流程及手术方式选择是临床上最常遇到的问题,理解了各种手术方式的优点,问题也就迎刃而解了。

第十九章　其他核素治疗

学习要求

记忆：转移性骨肿瘤的适应证、禁忌证；¹³¹I-MIBG 治疗肾上腺素能受体肿瘤的适应证、禁忌证；β射线敷贴治疗的适应证、禁忌证。

理解：转移性骨肿瘤的治疗原理和疗效评价；¹³¹I-MIBG 治疗肾上腺素能受体肿瘤的原理和疗效评价；β射线敷贴治疗的原理和疗效评价。

运用：转移性骨肿瘤的治疗和并发症处理；¹³¹I-MIBG 治疗肾上腺素能受体肿瘤的方法、注意事项；β射线敷贴治疗和并发症处理。

第一节　转移性骨肿瘤的核素治疗

（一）原理

治疗转移性骨肿瘤的放射性药物与骨组织具有较高的亲和性，尤其是骨转移部位代谢更加活跃，可摄取更多的亲骨性放射性药物。此类药物发射 β射线长时间近距离照射骨转移部位，可以起到止痛，甚至达到抑制骨转移瘤生长或使其缩小的作用。

（二）适应证

（1）全身骨显像显示转移灶呈放射性异常浓聚，且与疼痛部位一致。

（2）多发性骨转移瘤引起的疼痛。

（3）白细胞＞3.5×10^9/L，血红蛋白＞90g/L，血小板＞80×10^9/L。

（三）禁忌证

（1）妊娠及哺乳期女性。

（2）严重肝肾功能受损者（血肌酐＞180μmol/L；GFR＜30ml/min）。

（3）近4周内接受过放化疗者。

（4）预计生存期小于8周。

（四）方法

1. 患者准备　患者一般无需特殊准备。注射药物前适量饮水，正常饮食；进行疼痛分级；签署知情同意书。

2. 常用药物　详见表 19-1。

表 19-1　常用的治疗骨转移肿瘤的放射性药物

常用药物	半衰期（天）	β射线最大能量（MeV）	γ射线最大能量（keV）	常用剂量（mCi/kg）	治疗间歇（天）
⁸⁹SrCl₂	50.5	1.49	0	0.04～0.06	90～180
¹⁵³Sm-EDTMP	1.93	0.81	103	0.6～1.0	30
¹⁸⁸Re-HEDP	0.7	2.12	155	0.4～0.6	30

3. 给药方法　①⁸⁹SrCl₂常用剂量为4mCi/次。先建立静脉通道便于注射后用生理盐水冲洗，避

免注射液渗漏。②^{153}Sm-EDTMP 常用剂量为 0.6～1.0mCi/kg，成人为 50～80mCi。注射方法也应先建立静脉通道便于注射后用生理盐水冲洗。

4. 重复治疗 ①^{89}SrCl$_2$重复治疗的时间间隔为 3 个月或更长时间，对于第一次注射后无反应的患者，第二次治疗的 50%患者可获得疗效。②^{153}Sm-EDTMP 重复治疗间隔 1 个月，注射后可应用 SPECT 进行成像，验证药物摄取后在体内的分布情况。

（五）并发症

（1）可能出现恶心、呕吐、便秘等。

（2）骨髓抑制；白细胞、血小板一过性下降。

（3）可能会发生一过性骨痛加重。

（六）注意事项

（1）须在具有辐射防护措施的场所，由具有相关资质的医护人员来完成核素治疗。

（2）对于脊柱转移灶，如脊髓压迫和病理性骨折急性期应避免单独使用核素治疗。

（3）受肿瘤侵犯的骨骼有 50%以上的骨质破坏（尤其是四肢骨），或者伴有病理性骨折，应避免单独使用核素治疗。

（4）弥散性血管内凝血（DIC）是核素治疗后引起严重血小板减少症的危险因素，在治疗前应行凝血功能检测以排除亚临床 DIC，尤其应注意近期有血小板急剧降低的患者。

（七）疗效评价

1. 骨痛反应的评价标准

Ⅰ级（完全缓解）：骨痛完全消失。

Ⅱ级（好转）：超过 25%的部位骨痛消失；或骨痛明显减轻，日常仅需维持少量止痛药物。

Ⅲ级（无效）：骨痛减轻不明显，或疼痛无任何改善，甚至加重。

2. 骨转移灶的疗效评价标准

Ⅰ级（治愈）：CT 或骨显像检查证实原有的全部骨转移灶出现钙化或消失。

Ⅱ级（有效）：CT 证实骨转移灶体积减小或钙化超过 50%，或者骨显像检查证实转移灶数量减少 50%以上。

Ⅲ级（好转）：CT 证实骨转移灶体积减小或钙化超过 25%，或者骨显像检查证实转移灶数量减少 25%以上。

Ⅳ级（无效）：CT 证实转移灶体积减小或钙化不超过 25%，或无变化甚至增大，或者骨显像检查证实转移灶数量减少不足 25%或无变化甚至增多。

3. ^{89}SrCl$_2$疗效评价 ^{89}Sr 对前列腺癌和乳腺癌所致骨转移疼痛的治疗疗效尤为显著，综合国内外的多中心研究报道，有效率为（完全缓解+好转）65%～80%，无效率为 12%～20%，疼痛缓解持续时间平均为 2.5～6.7 个月。少数患者在给予 ^{89}SrCl$_2$治疗后的早期（7～14 天）可出现短暂的疼痛加重现象，持续 3～5 天后消失，此时如行骨显像检查常常发现其转移灶在骨显像上放射性摄取较治疗前增高，机制还不明确，可能与放射性药物在病灶部位的辐射生物效应造成局部充血、水肿、炎症细胞浸润、炎性介质释放等因素有关，这种现象称为骨痛闪烁（pain flare）。有报道称，^{89}Sr 治疗无骨痛的骨转移癌患者时，有预防和延缓骨痛发生的作用。

4. ^{153}Sm-EDTMP 疗效评价 对于不同原发性肿瘤所致的骨痛，^{153}Sm-EDTMP 和 ^{89}SrCl$_2$相似，其中对于乳腺癌和前列腺癌效果最好，肺癌和鼻咽癌次之。治疗效果上 ^{153}Sm-EDTMP 比 ^{89}SrCl$_2$起效早、缓解疼痛快而明显，但持续作用时间短。少数患者也可出现前面提到的"骨痛闪烁"现象。综合国内外的报道，^{153}Sm-EDTMP 治疗骨转移引起骨痛的有效率为 63.5%～90.8%，止痛效果出现时间为（7.3±6.5）天，疼痛缓解持续时间平均为 2.3～3.1 个月。

5. ^{188}Re-HEDP 疗效评价　该药物对膀胱癌、乳腺癌、前列腺癌所致的骨痛有较好的缓解率。一组 61 例骨转移癌患者使用该药物随访一年的结果显示，骨痛在治疗后出现显著减轻的患者占 80%，有 1/5 的患者可以停服止痛药。止痛效果出现时间常在用药后 1 周，疼痛缓解持续的时间为 7～8 周。

> **案例 19-1**
>
> 　　患者，男性，67 岁，前列腺恶性肿瘤术后 2 年余，自述前胸部疼痛、后背疼痛难忍，严重影响生活质量，每日需口服羟考酮 1 片/次，3 次/日，方可入睡。临床医师怀疑前列腺癌多发性骨转移瘤，近日行全身骨显像检查，可见多处肋骨及椎体放射性浓聚灶，多发性骨转移瘤诊断明确。
>
> **问题：**患者是否适合应用放射性核素进行治疗？治疗前还需完善哪些相关检查？是否可以配合使用其他止痛药物联合治疗？治疗过程中还需注意哪些问题？治疗后，患者可能出现哪些不良反应，应该如何处理？
>
> **分析：**恶性肿瘤，如乳腺癌、前列腺癌、肺癌、甲状腺癌和肾癌等可发生骨转移，其中约有 1/2 患者出现难治的顽固性骨痛，严重者可发生病理性骨折，明显降低肿瘤患者的生存质量，缩短生存期。
>
> 　　放射性核素治疗多发性转移性骨肿瘤的原理是将具有亲骨性而又不能被骨髓细胞明显摄取的放射性药物引入机体后，将在骨转移灶部位出现较高的浓聚，病灶内的肿瘤细胞受核素释放出的射线照射而破坏，肿瘤体积减小，从而减轻骨膜和骨髓腔的压力，使骨痛缓解，并抑制病灶的增长。但也不是放射性核素适合治疗所有骨转移灶，必须骨转移灶部位能够摄取放射性药物，所以患者行放射性核素全身骨显像中恶性肿瘤骨转移灶里需要有放射性浓聚区，即"热区"。也就是说放射性核素对于成骨性的骨转移灶有比较好的疗效，如案例中所述的前列腺癌的骨转移灶就多以成骨性的骨转移灶为主。而溶骨性的骨转移灶，如乳腺癌的骨转移灶是否就不能通过放射性核素治疗了呢？也不是绝对的，因为骨转移灶的代谢往往是溶骨和成骨过程同时发生的，只是看哪一种更明显而已，所以溶骨性病灶不作为核素治疗首选的方法，但可以在其他方法不理想的情况下作为一种重要的补充方法。另外，在进行核素治疗前患者还需满足白细胞总数＞3.5×10^9/L，血小板总数＞80×10^9/L，近 6 周内接受放化疗。

　　骨痛是影响患者生活质量的重要因素，需综合型治疗，内科药物治疗主要遵循三阶梯止痛治疗法给药。常用的治疗多发性骨转移瘤的方法临床上还有双膦酸盐，如唑来膦酸、伊班膦酸、帕米膦酸等。此类药物与核素联合应用在缓解骨转移瘤引起的骨痛中取得良好的效果。

　　骨转移瘤治疗的目的是缓解疼痛、预防或治疗病理性骨折、减轻神经压迫、改善生存期的生活质量。骨转移瘤是一种全身性疾病，除了可采用上述介绍的放射性核素靶向治疗方法以外，还有很多方法，如体外放射治疗、手术治疗、化学治疗及中医药治疗等，应根据患者的实际情况灵活选择，做到个体化综合治疗。

第二节　肾上腺素能受体肿瘤的 ^{131}I-MIBG 治疗

（一）原理

　　恶性嗜铬细胞瘤、副神经节瘤、神经母细胞瘤、类癌和甲状腺髓样癌可选择性地摄取 ^{131}I-标记间碘苄胍（metaiodobenzyl guanidine，MIBG）。^{131}I 发射 β 射线，大剂量的 ^{131}I-MIBG 使肿瘤稳定或缩小，从而达到治疗目的。

（二）适应证

（1）不能手术切除的嗜铬细胞瘤。

（2）不能手术切除的恶性副神经节瘤。

（3）不能手术切除的类癌。

（4）Ⅲ期或Ⅳ期神经母细胞瘤。

（5）转移及复发的甲状腺髓样癌。

（三）禁忌证

（1）妊娠、哺乳期女性。

（2）白细胞$<3.5\times10^9$/L，血红蛋白<90g/L，血小板$<100\times10^9$/L。

（3）肾功能不全者。

（4）预期生存期小于3个月者。

（四）方法

1. 准备 ①患者先行^{131}I-MIBG全身显像了解病灶摄取药物的情况（详见第十一章内分泌系统显像中第七节肾上腺髓质显像）。②治疗前7天停服影响^{131}I-MIBG摄取的药物，如钙通道阻滞剂和拟交感神经作用用药等。③治疗前3天开始口服复方碘溶液，每次5～10滴，每日3次，直至治疗结束后2～4周。④治疗前常规检查血常规、肝肾功能，有条件可以测定24h尿儿茶酚胺。

2. 给药方法 建议^{131}I-MIBG治疗剂量为100～200mCi，每6个月治疗一次。^{131}I-MIBG治疗溶液需置于250ml生理盐水中，90min缓慢静点。注意观察患者血压、心率，必要时实施心电监护。治疗后1周可行肾上腺髓质显像检查，判断药物摄取情况及预测疗效。

（五）并发症

1. 早期并发症 部分患者在注射过程中，患者血压持续升高，出现恶心、呕吐时可暂时停止静点，待症状缓解后继续给药。个别患者可能发生高血压危象，应密切观察病情，请多学科会诊，必要时转入ICU病房观察。

2. 晚期并发症 该治疗方法可以引起骨髓一过性抑制。

（六）注意事项

（1）患者应多饮水，及时排空小便，以减少膀胱的辐射剂量。

（2）患者应注意隔离至少5～7天。

（七）疗效评价

1. 嗜铬细胞瘤 外科手术相比药物控制更能延长患者存活或改善症状的控制；无法手术或多发转移，且^{131}I-MIBG显像阳性患者可使用大剂量^{131}I-MIBG进行治疗。99例嗜铬细胞瘤患者使用^{131}I-MIBG治疗的多中心研究显示，该治疗总有效率为70%，肿瘤体积缩小50%以上的占16%，肿瘤体积缩小不足50%或病情稳定的占54%，出现进展的占19%，还有11%失访。治疗后仍出现进展的患者可尝试外放疗或化疗及抗血管生成靶向药物治疗。

2. 神经母细胞瘤 此类疾病的预后与疾病的临床分期关系密切。局部病变且无远处转移者通过手术治疗后，一般预后良好，2年生存率为90%；若患者一旦发生淋巴结转移或其他器官转移，即便应用手术、化疗及^{131}I-MIBG等多方法联合治疗，往往也只能在治疗初期得到较好的疗效，5年生存率仅为10%～20%。^{131}I-MIBG以往作为手术及化疗的一种补充手段，在一份纳入276例神经母细胞瘤的患者研究中，虽然其有效率为35%，但显著改善了多数患者的生活质量。有部分专家认为，应用^{131}I-MIBG治疗可以明显减少肿瘤体积，有利于手术切除病灶，且对术后及化疗后残留的微小病灶有更好的疗效，有望成为治疗神经母细胞瘤一线的治疗方法。

案例 19-2

患者，男性，55 岁，主诉：间断性头晕 1 年，胸闷 3 天入院。现病史：患者于 1 年前无明显诱因出现行走或突然直立后头晕，伴视物模糊，休息后好转，既往高血压病史 10 余年，最高血压 190/120mmHg，一直应用降压治疗，血压控制尚可。3 天前突然出现胸闷、气短、伴恶心、呕吐、出冷汗，持续约 10min 症状自行缓解。无胸痛、肩背部疼痛，无肢体抽搐，无咳嗽、咳痰等不适，无二便失禁等伴随症状。入院当日早餐后再次出现恶心、呕吐等症状，伴有黑矇、晕厥。ECG 示：窦性心律，ST—T 段改变（V_3\V_4）。血压 180/100mmHg，心率 75 次/分，体温 36.5℃，呼吸 21 次/分。肌钙蛋白 0.55ng/L，CK-MB、肌红蛋白、血常规、肝功能、离子基本正常，血糖 8.5mmol/L，血脂略高于正常。临床医师怀疑"冠心病-急性冠脉综合征"收入心血管内科住院观察。入院后患者反复出现体位改变后晕厥、血压波动较大，既往一直口服富马酸比索洛尔 2.5mg/d，苯磺酸氨氯地平 5mg/d，增加美托洛尔酒石酸 47.5mg/d 控制血压，效果不佳。送检血液标本回报：肾上腺素、去甲肾上腺素均高于正常值 5 倍以上，皮质醇、醛固酮、ACTH 基本正常，行肾上腺 CT 扫描检查示：右侧肾上腺占位，大小约 2.0×1.2cm，包膜完整。核素 ^{131}I-MIBG 显像示：右侧肾上腺放射性异常浓聚，考虑嗜铬细胞瘤。建议转科至泌尿外科手术治疗，并调整用药，停用苯磺酸氨氯地平，改为酚卡明 10mg/次，3 次/日，未再出现晕厥症状。患者及家属担心术后的并发症，强烈要求保守治疗。

问题： 患者可否采用 ^{131}I-MIBG 治疗？治疗前需要哪些准备？治疗后如何监测疗效？

分析： 分泌儿茶酚胺的肿瘤是一类罕见的肿瘤，其发病率约为 0.8/100 000 人/年。虽然阵发性头痛、出汗、心动过速是嗜铬细胞瘤诊断的经典三联征表现，但多数患者上述症状并不典型，最常见的体征是持续性或阵发性高血压。一旦明确诊断，嗜铬细胞瘤的治疗首选还是手术，如不能手术或存在手术禁忌证，可考虑应用 ^{131}I-MIBG 进行治疗。一次剂量不低于 100mCi，之前需要使用复方碘制剂封闭甲状腺 3 天以上，治疗期间需要对症、营养支持，监测肾上腺素及去甲肾上腺素等指标，半年后可重复治疗。

患者在经过两次 ^{131}I-MIBG 治疗后病情已经好转，肾上腺 CT 示病灶已经减小，第二次 ^{131}I-MIBG 治疗后 3 个月核素肾上腺显像已无摄取，提示彻底治愈。

第三节 β射线敷贴治疗

（一）原理

将一定剂量的发射 β 射线的放射性核素作为外照射源紧贴于病变部位，通过 β 射线对病灶产生电离辐射生物效应，以达到治疗目的。β 射线敷贴器常用的有 ^{90}Sr-^{90}Y 敷贴器及 ^{32}P 敷贴器。

（二）适应证

（1）皮肤毛细血管瘤、瘢痕疙瘩、慢性湿疹、局限性神经性皮炎及牛皮癣等。

（2）口腔黏膜和外阴白斑。

（3）角膜和结膜非特异性炎症、溃疡、翼状胬肉、角膜移植后新生血管、腋臭等。

（三）禁忌证

（1）过敏性皮炎，如日光性皮炎、夏令湿疹等。

（2）广泛性神经性皮炎、湿疹、牛皮癣等。

（3）各种开放性皮肤损伤与感染。

（四）方法

（1）^{90}Sr-^{90}Y 敷贴器使用前应根据敷贴器出厂标定的活度及日期计算现有活度剂量，估算拟给的剂量。具体操作时，需用防护材料（常用的是胶皮）将病灶周围正常皮肤覆盖，避免受到不必要的照射。然后在敷贴器下放一层玻璃纸，用胶布或绷带将敷贴器固定于病变处，记录敷贴时间，达到预定治疗剂量时及时取下。

（2）^{32}P 敷贴器往往是根据需要进行自制，优点是可根据病变形状制作成不同敷贴的模型，达到完全覆盖病变组织，使之真正得到靶向照射，减少周围正常组织吸收剂量。制备方法：取厚薄与密度均匀的高级滤纸，剪成与病变大小一致的形状，作为支撑物，将所需放射性强度的 ^{32}P 溶液用适量的蒸馏水稀释混匀，均匀地涂在滤纸上，晾干或用红外线灯烤干，装于塑料薄膜中密封备用。使用时，先对病变部位做清洁处理（毛发部位应先去毛），然后制备好的敷贴器按病损形状对齐贴紧并用胶布固定。在达到预计的照射剂量后应立即去除敷贴器，切不可随意增加或减少敷贴时间。

（3）治疗剂量与疗程：一般采用分次治疗，即一个疗程总剂量并不一次给予，而是根据敷贴位置的承受能力及射线敏感程度为多次给予。详细见表 19-2。如治疗后一疗程未愈或有复发者，可以在 2～3 个月重复治疗。

表 19-2　敷贴治疗剂量参考

适用疾病	敷贴吸收剂量（rad）	分次的建议（次）	分次的间隔
小儿皮肤血管瘤	1500～2500	7～10	3～7 次/周
瘢痕疙瘩	1500～3500	7～10	3～7 次/周
翼状胬肉	2500～3500	3～5	1 次/周
神经性皮炎	3000～4500	3～5	1～3 次/周
湿疹	3500～4500	3～7	1～3 次/周

（五）并发症

1. 早期并发症　敷贴局部皮肤发红，往往不用特殊处理；极少数人可出现局部水疱、红肿、上皮脱落及溃疡，此时应及时停止敷贴，并对症处理。

2. 晚期并发症　敷贴治疗 1 个月后出现的局部组织色素沉着或色素脱失、脱毛、表皮脱落属于晚期并发症，一般不必处理，随时间推移症状会减轻或消失，但皮肤出现色素脱失后往往难以恢复。

（六）注意事项

（1）减少受照局部的摩擦，保持皮肤的卫生。

（2）治疗期间患者禁用热水烫洗、搔抓，以免造成损伤和感染。

（3）患处如出现破损或感染时，应及时终止敷贴治疗，并采用抗感染等对症治疗，待感染期结束后再行敷贴治疗。

（七）疗效评价

1. 血管瘤治疗疗效评价　疗效判断标准分为以下四级，①痊愈：血管瘤完全消失，肤色正常或基本正常或局部遗留少许痕迹。②显效：血管瘤基本消失，肤色基本正常，局部有少许痕迹。但在病变处及周围出现点状蜘蛛网状血管扩张。③有效：治疗后血管瘤停止生长，消失不明显，但颜色有不同程度的变浅。④无效：血管瘤无变化，与治疗前相同或有进展。

浅表性血管瘤经敷贴治疗后 2～3 个月复查时，按上述标准评价，若为显效则表明已达疗效，应终止敷贴治疗，采用口服盐酸普萘洛尔片、局部涂抹噻吗洛尔滴眼液、咪喹莫特软膏等方法巩固治疗；若为有效，可尝试适当增大剂量再次敷贴治疗；若无效，则考虑更换治疗方法，如选择激光或冷冻等方法治疗。浅表血管瘤的疗效最佳，治愈率高达 96%～100%；鲜红斑痣、混合型血管瘤治愈率稍差；单纯的海绵状血管瘤不推荐单独使用敷贴治疗，应根据实际情况选择口服盐酸普萘洛尔或局部药物注射治疗，如 ^{32}P 胶体、栓塞剂、激素等，必要时可采用手术切除。

2. 瘢痕疙瘩治疗疗效评价　疗效判断标准分为以下四级，①痊愈：症状消失，局部病变恢复正常；②显效：症状、体征显著改善；③有效：症状、体征部分改善；④无效：治疗后症状无改善或加重。

核素敷贴治疗瘢痕疙瘩，一个疗程的治愈率在 50%～80%，未治愈可再次治疗，总有效率在90%以上。对于较大、较厚、质地较硬的病灶应先采用手术切除再行核素敷贴治疗，综合治疗治愈率在 80%以上。

案例 19-3

患儿，女性，50 天，自出生后 3 天发现左侧前胸部可见红色不突出皮肤表面的斑块，进行性变大、颜色加深。在儿科初诊为血管瘤，后转入门诊就诊。体格检查：一般状态良好，生命指征平稳，左侧前胸部乳头 10 点位方向有大小约 1.2cm×1.5cm 的红色点状斑块，不突出皮肤表面，按之略有变浅，松开后颜色恢复。经局部超声检查明确患处下方无明显包块及滋养血管存在，考虑为浅表性血管瘤。向家属提供了多套治疗方案：包括采用 ^{90}Sr-^{90}Y 敷贴治疗、激光治疗、冷冻治疗或暂时不治疗先观察血管瘤有无发展等，最终家属选择治疗过程中疼痛感较轻的 ^{90}Sr-^{90}Y 敷贴的方法。

问题：什么类型的血管瘤适合 ^{90}Sr-^{90}Y 敷贴治疗？治疗时需要家属配合哪些事项？治疗后复查需要多久一次？

分析：血管瘤是婴儿最常见的良性肿瘤。4%～10%的新生儿会出现至少一个血管瘤。血管瘤在女性婴儿身上的发病率要高于男性婴儿 3～5 倍。早产婴儿更倾向于此症状的发生。60%左右的血管瘤出现在头、颈部。25% 出现在躯干，15% 在四肢。80%血管瘤为单个出现，20%为多区域发生瘤。按血管瘤生长的范围分为浅表性血管瘤和深层血管瘤。浅表性血管瘤：此为最常见的类型，表现为红色斑块，有可能在不治疗情况下 7 岁消退。深层血管瘤：此表现为淤斑或者淤青色。通常在膨胀成肿块之后才被诊断，这一过程通常在 2～4 个月龄。^{90}Sr-^{90}Y 敷贴的治疗是利用其发射 β 射线的能力抑制肿瘤的生长，由于 β 射线在组织内穿透能力仅为 2～3mm，所以更适合浅层血管瘤的治疗。治疗时应用防护材料将周围正常皮肤遮挡，必要时可涂抹射线保护喷剂，减少对周围正常组织的放射性损伤。处于哺乳期的母亲在血管瘤未治愈前不要服用辛辣刺激性食物，注意血管瘤部位的护理。一般 2 个月后对本次治疗效果进行评价，必要时可以重复治疗。所以治疗剂量不要过大，应宁缺毋滥。

（温　强）

思 考 题

1. 简述放射性药物治疗骨转移的原理、适应证及禁忌证。
2. 放射性药物治疗肾上腺素能受体肿瘤的原理及治疗前准备。
3. β 射线敷贴治疗的适应证和禁忌证，常见的不良反应该如何对症治疗。

本 章 小 结

放射性核素治疗有悠久的历史和丰富的内容，方法学上可分为体内照射及体外照射。本章节中仅仅介绍了几种其他核医学治疗方法，是临床中比较常用项目。如转移性骨肿瘤的核素治疗、肾上腺素能受体肿瘤的 ^{131}I-MIBG 治疗都是典型的内照射治疗，是临床上开展比较多的治疗项目；β 射线敷贴治疗方法简单、疗效确切、适应证广，特别适用于小儿毛细血管瘤、瘢痕疙瘩等皮肤病的治疗。核素治疗还包括类风湿关节炎的 ^{99}Tc-MDP 治疗、^{131}I 治疗脊髓空洞症、^{32}P 胶体局部注射治疗血管瘤、瘢痕疙瘩等诸多治疗方法，都具有很好的临床价值。通过本章内容的学习，可进一步扩展对核素治疗学的应用。

第二十章 标 记 免 疫

学习要求

记忆：放射免疫分析的基本原理。

理解：放射免疫分析基本试剂、质量控制。

运用：放射免疫分析和非放射性标记免疫分析、体外分析技术的临床应用。

标记免疫（immunolabelling）是指用荧光素、酶、放射性同位素或电子致密物质等标记抗体或抗原进行的抗原、抗体反应。具有高度敏感性和特异性，目前已得到广泛应用。

体外分析技术是指在体外条件下，即在试管内中对离体的具有生物活性的物质进行超微量分析的技术。核医学体外分析技术是以放射免疫分析（radioimmunoassay，RIA）为代表，是免疫分析加放射性标记的一种新的体外分析方法。

体外放射分析是指在体外，以放射性核素（radionuclide）标记的配体（ligand）为示踪剂，以竞争或非竞争性免疫结合反应为基础，以放射性测量为定量手段，检测各种微量生物活性物质的一类核医学检测方法。

放射免疫分析法是 1959 年由亚洛（Yalow）和伯森（Berson）共同创建的体外放射免疫分析技术，该方法荣获了 1977 年诺贝尔生理学或医学奖。放射免疫分析技术的建立为体外标记免疫分析技术的发展奠定了基础，是对生物体内微量和超微量生物活性物质分析的重要里程碑。

随着放射性标记免疫分析技术的发展，目前临床常用的技术如下：

放射免疫分析：^{125}I 标记的竞争性免疫反应。

免疫放射分析（immunoradiometric assay，IRMA）：^{125}I 标记的非竞争性免疫反应。

放射受体分析（radioreceptor assay，RRA）。

时间分辨荧光免疫分析（time-resolved fluoroimmunoassay，TRFIA）：非放射性核素标记配体的免疫分析。

酶标记免疫分析（enzyme labelled immunoassay，ELIA）：辣根过氧化物酶或碱性磷酸酶标记的免疫反应。

化学发光免疫分析（chemiluminescence immunoassay，CLIA）：吖啶酯或鲁米诺标记的免疫反应。

电化学发光免疫分析（electrochemiluminescence immunoassay，ECLIA）：三联吡啶钌标记的免疫反应等。

体外分析技术的特点：

1. 高灵敏度 可分析 $10^{-18} \sim 10^{-9}$ g 的微量生物活性标本。

2. 高特异性 具有良好的特异结合试剂，能识别化学结构上非常相似的物质，甚至能识别立体异构体，能准确测定生物活性物质的亚单位浓度。

3. 高精密度 随机误差小（统计及实验误差）。

4. 操作简便 低成本标本及样品不加提纯就可以测量。

本章重点介绍放射免疫分析、免疫放射分析，并对其他体外放射免疫分析法和非放射性标记免疫分析做简要介绍。

第一节 放射免疫分析

一、原 理

（一）基本原理

放射免疫分析利用限量放射性核素标记的抗原[*Ag]或已知浓度的标准抗原和可变量的非标记待测抗原[Ag]同时与定量的特异性抗体[Ab]发生竞争性免疫结合反应（competitive immune binding reaction），通过测定标记免疫复合物的放射性计算出待测非标记抗原的量。这一过程可用下式表示：

$$*Ag+Ab \leftrightarrows [*Ag\text{-}Ab]+ *Ag$$
$$+$$
$$Ag$$
$$\uparrow \downarrow$$
$$[Ag\text{-}Ab]+Ag$$

式中，*Ag 代表一定量的放射性核素标记抗原（radionuclide labelled antigen）；Ab 代表限量的特异性抗体（specific antibody）；Ag 代表不定量（未知量）的非标记待测抗原（unlabelled antigen）；*Ag-Ab 代表标记抗原抗体复合物（labelled antigen-antibody complex）；Ag-Ab 代表非标记抗原抗体复合物（unlabelled antigen-antibody complex）。

由于*Ag 与 Ag 两者的免疫活性完全相同，因此对 Ab 具有同样的亲和力（affinity）。当*Ag、Ag、Ab 三者处于同一反应体系中时，*Ag 和 Ab 为恒定量，若* Ag 和 Ag 的总量大于 Ab 上的有效结合位点时，*Ag 与 Ag 进行竞争结合反应，此时*Ag-Ab 的形成量随着 Ag 量的增加而减少（*Ag-Ab 的量与 Ag 量成反比）。也就是说，Ag 量的增加将抑制*Ag 与 Ab 的结合，结果使游离的*Ag 量相应增加，*Ag-Ab 的形成量则减少。因此，测定*Ag-Ab 或*Ag 的量即可推算出被测的 Ag 量（图 20-1）。这种现象称为竞争结合反应（competitive binding reaction），这种 *Ag-Ab 的量（因变量）与 Ag 量（自变量）之间存在的竞争性抑制的数量关系是 RIA 的定量基础。这种数量关系可以用标准竞争抑制曲线（简称标准曲线 standard curve）来表示。

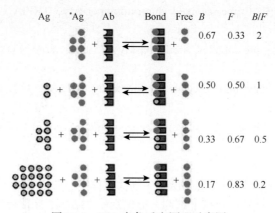

图 20-1 RIA 竞争反应原理示意图

（二）标准曲线制作方法

用已知浓度的标准品，严格要求待测样品测量时具有相同的条件与*Ag 及 Ab 反应，以标准品浓度的对数为横坐标，以 $F/(F+B)$（即 $F\%$）、$B/(F+B)$（即 $B\%$）或 $B/B_0\%$ 为纵坐标，绘制标准曲线（图 20-2）。

标准曲线的精确度直接影响测定结果的精确度。用计算机进行数据处理、自动绘制标准曲线，显示并直接计算出样品抗原浓度，这样可减少人工绘制时造成的误差。

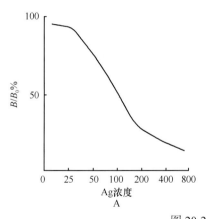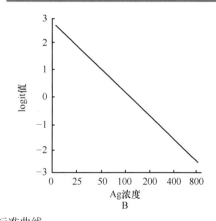

图 20-2 标准曲线

A. 以 $B/B_0\%$ 为纵坐标的标准曲线；B. 以 logit 值为纵坐标的标准曲线

二、必备条件

RIA 的必备条件包括由国家批准的生产单位提供的试剂、测量仪器等。主要试剂的组成是：特异性抗体（specific antibody）、标记抗原（*Ag）、标准品（standard）。

（一）特异性抗体

以被测物质为抗原注入动物体内，一定时间后在动物血清中即可获得能与该抗原特异性结合的抗体，即为特异性抗体，而含有该抗体的血清称为抗血清（antiserum）。免疫动物产生的抗血清不一定都适合 RIA，需选择亲和力（affinity）大、滴度（titer）高、特异性（specificity）强的抗体。

1. 亲和力 是指特定抗原和抗体之间的结合能力及其牢固性。亲和力大小常用亲和常数 K_a 值判断。亲和力越大，提示抗原、抗体反应结合速度越快，解离度越小。

2. 抗体的特异性 是指抗体分别与相应抗原和抗原结构类似物的结合能力的比较。抗体与抗原结构类似物的结合称为交叉反应（cross reaction），通常交叉反应越小越好。

3. 抗血清滴度 是以免疫反应中所需抗血清稀释倍数的倒数来表示。稀释倍数越高，滴度也越高，那么抗体的效价也就越高，杂质干扰也越小。

测定抗血清的方法：将抗血清稀释成不同的浓度，分别加入定量的标记抗原，经温育后分离 B、F，求出不同稀释倍数抗血清的 $B\%$，以抗血清的稀释倍数为横坐标，$B\%$ 为纵坐标，绘制出抗血清稀释度曲线（antiserum titer curve）（图 20-3）。

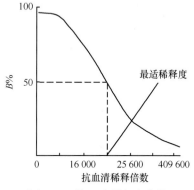

图 20-3 抗血清稀释度曲线

（二）标记抗原

1. 放射性核素标记的抗原 要求为高纯度的抗原，其纯度直接影响方法的特异性、准确度及灵敏度，因此要尽可能的纯化。

2. 标记抗原的放射性核素 主要用 ^{125}I 和 ^{3}H 标记。临床检测多用 ^{125}I 标记多肽类激素和蛋白质，用 ^{3}H 标记小分子化合物。最常用的标记方法是氯胺 T 法。

3. 对标记抗原的要求

（1）比活度（specific activity）：是指每微克抗原上标记的放射性核素的千贝克数（kBq/μg），其直接影响方法的灵敏度。

（2）免疫活性（immune activity）：标记抗原与待测抗原具有相同的免疫活性。

（3）放化纯度（radiochemical purity）：是指具有免疫活性的标记抗原总放射性的百分数，放化纯度应大于 95%。

（4）便于放射性测量（radionuclide counter）：^{125}I 标记抗原多采用发射低能 γ 光子的晶体闪烁仪进行测量，^3H 标记抗原则需要液体闪烁计数仪测定。

（三）标准品

标准抗原（standard antigen）即标准品，用于制作标准曲线，是 RIA 的定量基础。对标准品的要求是：

（1）应选用高纯度的不含杂质的抗原作标准。

（2）采用免疫活性、化学结构都与被测抗原一致的抗原作标准。

（3）标准定量必须精确。

（四）分离技术

分离技术（separation technique）是指用于放射免疫分析中，当抗原、抗体反应达平衡后，必须将游离抗原及结合抗原进行分离，然后分别测定其放射性的方法。能否选择合适的分离技术会直接影响分析结果的精密度准确度。

1. 双抗体法（double antibody method）　用抗原免疫动物产生相应抗体为第一抗体（first antibody），然后用产生第一抗体的同种正常动物的免疫球蛋白作为抗原，再免疫另一种动物，所产生的抗体为第二抗体（second antibody）。

2. 沉淀法（precipitation method）　也称聚乙二醇法（PEG 法），是指在水溶液中蛋白质分子表面因具有电荷层及水化层而不发生沉淀，PEG 法是使含有 B 与 F 反应液的 pH 处于 γ 球蛋白的等电位点，再加入适当浓度的聚乙二醇或碱金属中性盐，夺取周围的水分子，使其失去水化层，从而将 γ 球蛋白 B 沉淀下来，与 F 分离。该方法常与双抗体法合用。

3. 双抗体法+沉淀法　此法兼顾了两者的优点，克服了双抗体法分离时间长和沉淀法非特异性结合较高的缺点，故临床应用广泛。

4. 吸附法（adsorptive method）　应用特殊处理的吸附剂，将游离的小分子抗原或半抗原吸附，经过离心，随着吸附剂的沉淀将 F 沉淀下来，而 B 仍保留在上清液中。

5. 固相法（solid phase method）　将抗体或抗原通过特殊技术连接在固相载体上，免疫反应在固相载体上完成，B 附载于管壁上，F 溶于溶液中，故极易分离。该法是一种较新的分离方法。

（五）测量仪器

测量仪器要求测量速度快捷，能出具准确的检测结果。常用的测量仪器有 γ 射线探测器（晶体闪烁仪计数器）、液体闪烁计数器等。液体闪烁计数器目前应用于基础研究及一些临床研究。

三、测 定 方 法

放射免疫分析的测定方法一般包括加样、孵育、分离、测量、数据处理五个步骤。

1. 加样　将一系列的试剂按要求加入同一反应体系中。

2. 孵育　不同的试剂盒反应达到平衡所需的温度和孵育时间不同，孵育时间到达后按要求等待分离。

3. 分离　根据试剂盒提供的方法分离游离的 F 和结合的 B 部分。

4. 测量　^{125}I 标记的抗原，采用的发射低能 γ 光子的 ^{125}I 放射免疫计数器测量。^3H 标记的抗原则用液体闪烁计数器测量 β 射线。

5. 数据处理　目前已有各种计算机软件供选用，数据自动拟合并处理、打印上传检测报告。

四、主要技术指标

主要技术指标又称为试剂盒质量和方法学评价（质量保证），包括合格的试剂盒和操作方法。

（一）精密度

精密度（precision）又称重复性，是对已知的同一样品重复测定结果的一致程度。

1. 变异系数（CV）　用 CV 来表示，用均值（$\bar{x}$）和误差（s）计算一批和多批的 CV，分别称为批内和批间 CV。批内 CV$<$5%，批间 CV 在 5%～10%之间。

2. 反应误差关系（RER）　用以反映整批实验误差的综合指标，RER 应$<$0.04。

3. 精密度图（precision profile）　常用的精密度图是以 CV 为纵坐标，相应的剂量为横坐标的反应曲线。

（二）准确度

准确度（accuracy）指测定值接近"真值"的程度。用测定样品中外加标准品的回收率来判断。

（三）灵敏度

灵敏度（sensitivity）是指测定方法的最小可检出量。

（四）特异性

特异性（specificity）取决于抗体的特异性，用交叉反应来判断。交叉反应越小，特异性越好。

（五）可靠性

可靠性（reliability）又称健全性，是评价被测物与标准品的免疫活性是否相同的指标。

五、质量控制

质量控制（quality control，QC）是对分析工作中的误差进行经常性的检查。放射免疫分析技术是具有高灵敏度、高精确度和特异性强的体外超微量分析方法，技术条件要求高，影响因素较多。质量控制包括实验室内部质控和实验室间质控。

1. 最高结合率（B_0%）　是指不加非标记抗原（标准品）时标记抗原与抗体的结合率。其主要反映特异性抗体的质量是否稳定。

2. 非特异结合率（NSB%）　是指不加特异性抗体（Ab）时标记抗原（*Ag）与非特异性物质的结合率。

3. 标准曲线直线回归的参数　用截距 a、斜率 b 和相关系数 r 作为标准曲线的质控指标，要求 a、b 稳定，$r>0.99$。

4. ED_{25}、ED_{50}、ED_{75}　是指标准曲线的结合率在 25%、50%、75%时对应的抗原浓度值。

5. 反应误差关系（RER）　是评价 RIA 整批误差的指标。

6. 质控图（quality control profile）　用质控血清连续测定 10 批以上，求得各自的均值$\pm S$，以作图方式对整批试验、批间试验进行监测。

第二节　免疫放射分析

免疫放射分析（IRMA）是 1968 年由迈尔斯（Miles）和海尔斯（Hiles）应用 ^{125}I 标记牛血清胰岛素获得成功而建立的技术，到 20 世纪 70 年代中期自单克隆抗体（McAb）的制备技术问世以来，IRMA 分析法得到突破性的发展。

一、原　　理

免疫放射分析的原理基本代表了除上述 RIA 以外的其他酶标记免疫分析法、化学发光免疫分析法等免疫分析法的基本原理。其原理是将放射性核素标记在抗体（*Ab）上，待测抗原与过量的 *Ab 进行非竞争性免疫结合反应，形成抗原-标记抗体复合物（labelled antibody antigen complex）及游离的标记抗体（Ag-*Ab+*Ab）。测定的对象是抗原-标记抗体复合物。待测抗原的浓度与抗原-标记抗体复合物的量（Ag-*Ab）呈正相关。

反应式：　　　　　　　　　　　$Ag+*Ab \rightarrow [Ag-*Ab]+*Ab$

二、试　　剂

1. 标记抗体（labelled antibody）　必须具有亲和力大、特异性高的特点。通常用 ^{125}I 标记单克隆抗体（monoclonal labeled antibody）或者标记多克隆抗体（polyclonal labeled antibody）。

2. 标准品　是定量的依据，要求纯度尽量高。

3. 分离　试剂和材料为固相抗体，该抗体预先牢固地附载在某种固相支持物上，抗原抗体结合反应在固相支持物上形成复合物，游离的标记抗体很容易分离。

三、测 定 方 法

1. 直接法（direct method）　$Ag+*Ab \rightarrow [Ag-*Ab]+*Ab$。

2. 夹心法（sandwich method）　一般为固相法 Ab1（固相）+Ag+*Ab2→[Ab1-Ag-*Ab2]+*Ab2。本法临床应用广泛，灵敏度、特异性及精确度较高。

四、免疫放射分析的特点

1. IRMA 的主要优点　灵敏度一般比 RIA 高。

2. IRMA 的主要的缺点　待测的抗原至少有两个抗原决定簇，因过量标记抗体要针对同一抗原分子的不同抗原决定簇。

3. IRMA 反应系统对缓冲液 pH 和离子强度的要求较高。

4. 当待测抗原量过高时，抗原含量超过了抗体的总结合位点数，会出现抗原-抗体复合物反而降低的情况，即假阴性，遇到此情况时（即钩状效应，Hook 效应），应当将待测样品稀释后再测量。

第三节　其他体外放射分析法

一、放射性受体分析方法

目前，在临床实验室可利用放射性受体分析方法（radioreceptor assay）检测的受体种类繁多，如 PTH 受体、TSH 受体抗体（TRAb）等，此外，放射性受体分析方法在药物筛选和临床药物作用机制研究、兴奋敏感性探讨、合理用药与疗效指标观测等中均被广泛采用。

（一）原理

放射性受体分析法是放射性核素标记的配体与相应的受体进行特异性结合的方法。用细胞受体蛋白作为结合剂，根据受体可与配体（如激素、药物、介质）进行特异性结合的特点，测定结合的配体复合物放射性计数，从而达到对受体进行定量分析。

（二）测定方法

配体与一定量的受体发生反应，加入一定量的放射性标记的配体，孵育一定的时间，离心分离去除游离部分，测定结合部分的放射性，根据标准曲线从结合率计算样品中待测配体的量。

（三）临床应用

1. 受体病的机制研究和治疗预后判断　如糖尿病患者胰岛素正常，血糖高者在受体研究中发现体内缺乏受体结合点而导致胰岛素无法正常发挥作用。

2. 为治疗提供依据　如癌组织内有相应受体者，术后可采取相应激素治疗。若检测出乳腺癌中雌激素受体 E_2（+），孕激素受体 PGN（+），人表皮生长因子受体 HER2（+），则可采取相应激素进行治疗。

二、竞争性蛋白质结合分析法

竞争性蛋白质结合分析法（competitive protein binding assay，CPBA）是一种以血清中的激素结合蛋白代替抗体或受体作为结合剂对激素等生物活性物质进行定量分析的方法。CPBA 广泛应用于人及动物的微量物质测定，如测定血浆 cAMP 含量、血清甲状腺素浓度、血浆孕酮等。

三、酶放射分析法

酶放射分析法（radiometric method enzyme assay）是建立在酶促反应的条件下，用放射性核素标记酶的底物进行酶的活力测定。即以特异性酶作为结合剂，通过测定标记产物的放射性来反映待测酶活性的一种分析方法，如蛋白激酶测定环核苷酸。具有高灵敏度、特异性强的特点。酶放射分析法可以作为测定多种生物活性物质的定性和定量分析方法。用酶作标记物具有对底物反应的放大作用而增加敏感性的特点。

第四节　非放射性标记免疫分析技术

1959 年，Berson 和 Yalow 建立了放射免疫分析的方法，实现了对血清中胰岛素的定量测定，这是标记免疫分析技术的一座丰碑。目前全自动非放射性标记免疫分析技术检测设备正在逐步替代放射免疫分析技术。

一、时间分辨荧光免疫分析

（一）原理

时间分辨荧光免疫分析法是以镧系元素铕（Eu）等作为标记物标记抗原或抗体的方法。

$$Ag+Ab\text{-}Eu+增强液 \rightarrow （生成新的螯合物）[Ag\text{-}Ab\text{-}Eu] \leftarrow 脉冲辐射激发$$

$$发荧光$$

（二）试剂组成

1. 镧系元素标记的抗体或抗原　要求有较高的纯度、比活性和免疫活性。

2. 固相抗体或抗原　包被的抗原纯度要高，抗体效价要高，亲和力强。

3. 增强液　如试剂纯度不高、不明原因的污染，均可导致增强液荧光本底升高。

4. 标准品　用于制作剂量-反应曲线，标准品的浓度应用法定标准物为基准进行过标定。

5. 质量控制样品　同放射免疫部分。

二、化学发光免疫分析法

（一）原理

化学发光免疫分析法是用某些化合物分子（发光物质）作为标记物标记抗原或抗体，当化合物分子被氧化后可以形成激发态，激发态返回基态的同时发射出光子，相应的接收系统接收光子信息并转变为数据信息。

化学发光免疫分析法是将具有高灵敏度的化学发光技术与高特异性的抗原抗体免疫反应结合起来的一种超微量的分析方法。其突出特点是设备简单，试剂稳定，无放射性污染。

（二）方法

1. 化学发光免疫分析　其发出的光子强度与标记物异鲁米诺和吖啶酯结合在抗原-抗体复合物上的量成正比。

2. 酶增强化学发光免疫分析（enhanced chemiluminescence enzyme immunoassay，ECLEA）　是将化学发光物质作为酶的发光底物，由酶触发化学发光物质激发过程中产生光子。

3. 电化学发光免疫分析　是一种在电极表面由电化学引发的化学发光反应的技术。

三、酶标记的免疫分析法

酶标记的免疫分析法是通过酶标记抗体或抗原的免疫检测方法。该方法是将抗原抗体结合的高特异性与酶促反应的高灵敏度有机地结合起来，用酶标记抗体或抗原，检测待测标本中的未知抗原或抗体。酶标记的免疫分析法可以定性、定量分析，是一种敏感、特异、简便、测量只需一般光谱分析仪器的微量生物活性物质的测定技术。

四、检 测 特 点

检测特点：①全自动标记免疫分析技术检测灵敏度高于传统的检测方法；②检测范围增宽；③检测速度提高；④检测样品血清用量少。

第五节　临床常用指标及意义

详见本书后附录"体外分析临床应用。"

案例 20-1

患者，男性，57 岁，于 2018 年 7 月 7 日以"既往慢性乙肝 10 年余，发现肝硬化 1 月余，呕血"为主诉入院。患者因进食干粮后出现呕血，约 40ml，伴腹痛、反酸、胃灼热等不适。实验室检查：血清 ALT 500U/L↑，AST 400U/L↑，AFP 267ng/ml↑。

问题：

1. 患者可能的诊断是什么？

2. 若患者未能及时控制住病情，当血清 AFP＞1000ng/ml 时，该如何诊断？

分析：

1. 根据既往病史，加之因干粮刺激导致的呕血，提示患者为消化道出血。其主要原因为肝门静脉破裂导致呕血。该患者可能诊断为肝硬化合并消化道出血。

2. 若患者肝硬化未及时控制，可发展为不可逆性肝硬化。另外，AFP 为肝癌的特异性肿瘤标志物（特异性达 85%）。当 AFP＞1000ng/ml 时，对于既往有肝炎肝硬化的患者应高度怀疑原发性肝癌，进一步诊断可做腹部 CT 和肝脏穿刺。

案例 20-2

患者，女性，27 岁，近日连续加班后出现乏力、心慌、失眠、怕热、多汗、消瘦、右眼胀痛而入院。查体：T 37.6℃，P 98 次/分，R 23 次/分，BP 120/68mmHg，心率 100 次/分。神志清，右眼突出明显，甲状腺呈Ⅱ度对称性弥漫性肿大。实验室检查：血清 T_3↑、T_4↑、TSH↓↓、FT_3↑、FT_4↑、TgAb↑、TRAb↑。

问题：
1. 患者的诊断是什么？
2. 治疗措施有哪些？最严重的并发症是什么？

分析：
1. 根据患者的临床症状和实验室甲状腺功能激素测定，该患者处于高代谢状态，符合甲状腺功能亢进症（甲亢），又由于眼部症状，可进一步判断为Graves病。
2. 甲亢患者处于高代谢状态，患者严重时可并发甲亢危象，影响心脏功能，因此一定要及早发现及早治疗。甲亢治疗包括内科药物治疗、外科手术治疗、放射性碘治疗。

第六节　体外分析技术的现状和前景

核医学体外分析技术应用广泛，是临床诊断、治疗、观察疗效、预后评价及医学研究等不可缺少的检测技术。可检测体内超微量的生物活性物质，也可以早期诊断疾病。

放射免疫分析法经历了几十年的发展，日趋完善，随着单克隆抗体技术的进步以及标记和分离技术的不断发展，这种超微量分析技术在医学上的应用范围不断扩大。在放射免疫分析理论的基础上相继衍生出许多非放射性标记免疫分析技术。

历经数十年发展的事实证明，免疫标记技术正日益向非放射性标记免疫分析的方向发展，且已渗入到临床常规项目的检测之中。但是，因放射免疫分析具有灵敏度高、特异性强，特别是检测成本低、检测项目多等优点，仍然具有很大的应用前景。在生物医学基础研究中，发现的新的生物活性物质日益增多，成为基础医学科研中的热门课题。研究这些新的活性物质和某些疾病发生及发展的关系，需要建立高灵敏度、高特异性的检测方法，高自动化的非放射性标记免疫分析，在生命科学实验中是不能取代RIA的。在生物医学研究中，RIA将成为新的生物活性物质检测的首选方法。因此，RIA和其他放射示踪技术仍处在不断更新换代的发展阶段。

实现RIA程序完全自动化，需要进行三个关键性的技术改革：①以试管固相技术取代常规液相技术；②缩短抗原和抗体反应达到平衡的时间；③提高自动化程度，以适应临床检测样品增多的现象。

非放射性标记免疫分析从20世纪80年代以来得到快速发展，如荧光酶免疫分析、化学发光酶免疫分析法、荧光极化免疫分析技术等；还有在时间分辨荧光免疫分析等，应用新技术实现了多个待测物同时检测，实现了多重标记以提高灵敏度。目前，时间分辨荧光免疫分析试剂盒及高度自动化测量仪已进入临床应用。此外，质谱分析方法是一种利用质谱仪测定各种元素的同位素质量和相对丰度的方法。第一台质谱仪是英国科学家弗朗西斯·威廉·阿斯顿（Francis William Aston）于1919年制成的。Aston用这台装置发现了多种同位素，研究了53个非放射性元素，发现了天然存在的287种核素中的212，并第一次证明了原子质量亏损。为此他获得了1922年诺贝尔化学奖。由于质谱分析具有非常高的灵敏度和特异性，样品用量少，分析速度快，可用于痕量元素分析，可同时进行分离和鉴定等优点，因此，质谱技术被广泛地应用于化学、化工、环境、能源、医药、运动医学、刑事科学技术、生命科学、材料科学、国防等各个领域。

（刘　纯　孙晶晶　张　穹）

思　考　题

1. RIA的基本原理是什么？
2. RIA必备的条件包括什么？要求分别是什么？

3. RIA 的测定方法包括几个步骤? 分别是什么?

4. RIA 与 IRMA 的主要区别点有哪些?

5. 常见的非放射性标记免疫分析方法有哪些?有什么区别?

本 章 小 结

RIA 是体外分析经典的检测方法，其中三大试剂标记抗原、特异性抗体、标准品，五大步骤加样、孵育、分离（游离物和结合物）、测量、数据处理，为本章重点内容。掌握 RIA 和 IRMA 的反应原理，从根本上了解两者的具体区别。了解其他的体外放射分析方法最常用的标记物并能列举出来。理解 RIA 和 IRMA 的相关质量控制指标和质控流程，是保证实验室质量控制的前提。

第二十一章　辐射防护

学习要求

记忆：电离辐射相关基本概念；辐射剂量；辐射防护原则及措施。

理解：作用于人体的电离辐射。

运用：电离辐射生物学效应；核医学辐射防护。

在天然环境中，核射线无处不在。随着核技术的不断发展，核射线不仅应用于人类日常生活中，也越来越广泛地应用到疾病诊疗实践中。

核医学科是医用放射性核素集中使用的科室。核射线是核医学临床工作中最基本的要素之一。掌握核射线的基本知识，正确和全面认识医用核射线的诊疗本质，掌握必要的防护措施，不仅是对核医学工作人员的基本要求，更重要的是要使患者、公众，乃至医院中医务人员能科学地认识核射线。

第一节　作用于人体的电离辐射

一、天然辐射源

天然辐射源是指在人类生存的自然环境中存在的射线，包括宇宙射线（cosmic radiation）、宇宙射线感生放射性核素（cosmogenic radionuclide）和地球辐射（earth radiation）。

（一）天然放射性本底

天然放射性本底是指在自然环境中和机体内自然存在的放射性水平，简称天然本底。

（二）宇宙射线

宇宙射线包括初级宇宙射线和次级宇宙射线。初级宇宙射线是指在宇宙空间形成的高能粒子流，主要是质子，其次是 α 粒子和重离子等。地球的天然辐射来自次级宇宙射线。次级宇宙射线是指初级宇宙射线从宇宙空间进入大气层后，与空气分子发生核反应形成的光子、电子、质子、中子、π 介子等射线。

（三）宇宙射线感生放射性核素

初级宇宙射线从宇宙空间进入大气层后，与空气分子发生核反应产生的放射性核素称为宇宙射线感生放射性核素，包括 ^3H、^{14}C、^7Be、^{22}Na、^{85}Kr 等。这些放射性核素可随着尘埃或雨水降落到地面。

（四）地球辐射

地球辐射是指在地球上天然存在的放射性核素对人体产生的辐射。天然存在的放射性核素包括系列衰变放射性核素和非系列衰变放射性核素，前者是地球天然辐射的主要来源。地球辐射对人体的影响有外照射和内照射，不同地区之间有明显差别。

（五）本底当量时间

本底当量时间（background equivalent radiation time）表示接受核医学检查的患者所受的辐射剂量相当于在一定时间（几月或几年）内所受的天然本底辐射的剂量，因为天然本底辐射是人一生中不可避免的。世界上多数地区一年的平均天然本底辐射剂量为 $1\sim6\text{mSv}$。

二、医疗辐射

医疗辐射是指医疗活动中产生的核辐射。我国公众受各种电离辐射源所致照射剂量，以天然辐射为主，占总照射剂量的91.9%，医疗活动带来的辐射仅占4.9%。随着医疗仪器设备和技术的不断改进，尤其是在最优化和正当化原则指导下，医疗辐射逐年降低，有效地保障了公众和从业人员的辐射安全。

三、其他辐射

在人类活动中，如应用煤炭进行火力发电，可释放放射性核素钍（Th）和氡（Rn）及其衰变子体。一些消费品中可能掺入了放射性核素，如辐射发光产品、工业表盘和钟表、电子或电器件、静电消除器、烟雾探测器等。此类人工辐射所引起的集体有效剂量当量小，在营销和日常使用的各环节中都有严格的规定和限制。

第二节 辐射剂量

一、照射量

照射量（exposure）是表示射线空间分布的辐射剂量，即在离放射源一定距离的物质受照射线的多少，照射量以X线或γ射线在空气中全部停留下来所产生的电荷量来表示。国际制单位以在单位质量受照物质中射线能量全部转换成的同一符号电量的值来表示，即库仑/千克，简写为C/kg。照射量传统的单位是伦琴（roentgen，R），1伦琴为X线或γ射线在1kg的空气中全部能量转换成电能所产生的电荷量为$2.58×10^{-4}$库仑。照射量除了与放射源的活度大小有关，还与被照物体与放射源的相对位置有关。离放射源越远，受照的照射量越小。

二、吸收剂量

吸收剂量（absorbed dose）定义为单位质量的受照物质吸收射线的平均能量。单位是戈瑞（gray，Gy），1Gy表示1kg受射线照的物质吸收射线的能量为1焦耳，简写为J/kg。传统的吸收剂量的单位是拉德（rad），1 rad 等于 0.01 J/kg，即1Gy等于100rad。

三、当量剂量

当量剂量 H_{TR}（equivalent dose）表示经辐射的权重因子（weighting factor）W_R 加权的吸收剂量，单位为J/kg，是衡量射线生物效应（biological effects）及危险度（hazard）的辐射剂量，国际制单位是希沃特（sievert，Sv），旧制单位是雷姆（rem），1Sv = 100rem。

案例 21-1

人类生存的自然环境中存在多种宇宙射线，其强度会随海拔增高而增强，因此，乘坐飞机会受到一定量的辐射。

问题：

1. 乘客乘坐一次飞机旅行的辐射当量剂量是多少呢？

2. 根据2008年联合国原子辐射效应科学委员会估算数据，核医学检查人均年当量剂量为0.031mSv，和乘坐飞机旅行的辐射当量剂量相比，到底哪个多呢？

分析：

1. 数据来自：《空勤人员宇宙辐射控制标准》（GBZ140—2002）：

（1）北京—美国旧金山：0.043mSv。

（2）北京—布鲁塞尔：0.068mSv。

2. 通过对比可以看出，核医学检查人均年辐射当量剂量小于北京飞往布鲁塞尔及北京飞往旧金山的旅行辐射当量剂量。

第三节 电离辐射生物学效应

一、辐射生物学效应及作用机制

电离（ionization）是指具有足够能量的带电粒子作用于物质中的原子，使原子的轨道电子成为自由态，从而使原子发生电离现象的过程。激发（excitation）是指原子的轨道电子获得的能量不足以电离，仅跃迁到高能级轨道上，使原子处于不稳定状态的过程。射线与物质相互作用可直接导致生物分子的电离和激发，以及由此而产生的自由基导致的继发作用。自由基极不稳定，存在的时间短暂。生物大分子可受到射线的直接作用。自由基可以直接作用于生物大分子。

生物体内富含水。当射线作用于水分子时，引起水分子的激发和电离。被激发的水分子处于不稳定的较高能量状态，激发能可转变为振动能，引起化学键断裂，产生氢自由基和氢氧自由基，可以迅速引起生物分子结构的破坏。

人体和组织细胞的损伤和修复几乎是同时存在的。无论是大分子的损伤还是自由基产生造成的损伤，体内都有完善的修复机制，如体内存在清除自由基的酶类，具有自我保护的作用。这类酶类统称为抗氧化酶（antioxygen enzymes），主要包括过氧化氢酶（catalase）、过氧化物酶（peroxidase）、超氧化物歧化酶（superoxide dismutase，SOD）等。

二、辐射生物学效应分类

辐射对生物体的影响可分为确定性效应和随机效应。

（一）确定性效应

确定性效应（deterministic effect）是指辐射损伤的严重程度与所受剂量呈正相关，有明确的阈值。一般是在短期内受较大剂量照射时发生的急性损害。

（二）随机效应

随机效应（stochastic effects）是辐射效应发生的概率（或发病率而非严重程度）与剂量相关的效应，不存在具体的阈值。随机效应意指低的辐射剂量也可能造成损害。西格尔（Siegel J.A.）等在美国核医学杂志 JNM 上撰文明确质疑"线性无阈值假说"，即有辐射就有可能引发损害的假设。他指出，该假设没有确切事实依据，没有得到完善的实验和流行病学研究证实，它片面地强调了放射性细胞损伤，忽略了生物学反应和保护机制。

三、影响辐射对机体作用的因素

（一）辐射剂量

传能线密度（linear energy transfer，LET）是衡量射线引起生物效应程度的物理量，为带电粒子在物质中某一长度路径上消耗的能量与该路径长度之比。LET 越大，说明该粒子在单位长度的组织内释放的能量越多，对生物组织和分子的损伤就越大。核医学临床使用的 X、γ、β 射线属低 LET 射线，α 射线、中子等为高 LET 射线。

（二）分割次数和剂量率

辐射一次照射比分割成多次照射引起的生物效应大。低剂量照射的效应类似于多次分割照射，主要原因可能是照射中亚致死损伤的恢复和细胞增殖。

（三）照射范围

相同剂量全身照射和局部照射产生的生物效应是不同的。如癌症患者的放射性治疗，照射肿瘤及其周边组织，一次照射 2～3Gy 剂量，患者一般没有反应；若 2～3Gy 全身照射，则会有放射性症状出现。

（四）氧效应

氧效应（oxygen effects）是指生物组织或分子的辐射效应随组织中氧浓度的增强而增强的反应。氧效应的大小以在缺氧条件下产生一定生物效应的剂量与有氧条件下产生同样效应的剂量的比值，即氧增强比（oxygen enhancement ratio，OER）来表示。

（五）相对生物效应

在受照辐射剂量相同时，不同的射线种类、分次照射的次数、剂量率以及有氧和无氧等都能影响产生生物效应的大小。通常以 250keV X 线产生的生物效应作为比较的基准。某种辐射产生生物效应与 250keV X 线产生的生物效应相同时所需剂量的比值称为相对生物效应（relative biological effectiveness，RBE），由公式表示为：RBE=250keV X 线产生生物效应的剂量/某种辐射产生生物效应的剂量。

（六）组织的辐射敏感性

照射时引起的损伤随动物种类、不同个体以及不同组织而不同。例如，淋巴细胞、造血细胞、生殖细胞和肠黏膜上皮细胞辐射敏感性较高；肌细胞、神经细胞、骨细胞敏感性较低；分裂增殖活跃的细胞、分化程度较低的组织细胞辐射敏感性高。常用于衡量敏感性的指标有在辐射下发生的半数致死的剂量、存活率和细胞染色畸变率等。

案例 21-2

1986 年 4 月 26 日，苏联切尔诺贝利核电厂反应堆发生爆炸，造成了严重的放射性物质泄漏，散发出大量辐射物质到大气层中。这次灾难所释放出的辐射剂量是第二次世界大战时期爆炸于广岛的原子弹的 400 倍以上。

问题：

1. 苏联切尔诺贝利核电站事故造成了哪些影响？
2. 哪些表现为确定性效应？

分析：

1. 上万人由于放射性物质影响而致命或重病，畸形胎儿的出生率、儿童甲状腺癌患病率均增加。一些物种发生变异及畸形。
2. 辐射生物学效应中确定性效应的表现：白内障、造血抑制、严重的胃肠道损伤、骨髓损伤、肺炎、皮肤红斑和干性脱皮等。

第四节　辐射防护概述

一、辐射防护的目的和基本原则

1. 辐射防护的目的　防止确定性效应的发生，限制随机效应的诱发，使之达到合理的、可以接受的水平，促进核技术在医疗领域的应用。

2. 辐射防护的基本原则　实践的正当化、辐射防护的最优化、个人剂量的限值是核医学需要遵循的防护总原则。使具有正当理由的照射达到合理的低水平。

根据国际辐射防护委员会（International Commission on Radiological Protection，ICRP）第 60 号出版物以及我国《电离辐射防护与辐射源安全基本标准》（GB18871—2002），辐射防护的基本原则为：

（1）实践的正当化：医疗实践所致的射线照射同社会和个人从中获得的利益相比是可以接受的。即确定该医疗实践是否应该进行。

（2）辐射防护的最优化：在确定该医疗实践是可行的前提下，使受照辐射剂量尽可能减低，以最小的代价，获得最大的净利益，避免一切不必要的照射。

（3）个人剂量的限值：在正当化和最优化原则指导下的医疗实践有力保障受检者、公众和从业人员的利益和辐射安全情况下，我国《电离辐射防护与辐射源安全基本标准》（GB18871—2002）确立了个人剂量限值，确保受照射人员所接受的剂量当量不应超过规定的限值。

从业人员上岗前须通过有关部门组织的培训和考核，持证上岗，并在以后的工作中定期培训。从业人员要熟练掌握操作规程和技能，掌握好诊疗的适应证和禁忌证，根据检查和治疗要求，结合放射源（radioactive source）特性、拟诊疗疾病的特点、不同个体的差异，控制放射源的使用剂量和种类。依据防护原则，减少受照射时间，增大与放射源之间的距离，利用屏蔽物质阻断射线照射等。

由于核医学常使用开放型放射性核素，因此必须注意预防内照射。对放射性物质进行围封、隔离，防止扩散；除污保洁，讲究个人防护；做好放射废物处理；要注意患者和公众人群的辐射安全防护，减少职业照射（occupational exposure）、医疗照射（medical exposure）和公众照射（public exposure）；重视辐射源的安全保管，防范潜在照射（potential exposure），防范放射事故；制订切实可行的紧急预案，及时有力地处理意外事故。

二、电离辐射防护的剂量限值

剂量限值的目的是防止确定性效应的发生，并把随机效应的发生概率降低到可以接受的水平。个人剂量限值（individual dosage limit）是指放射性职业人员和广大居民个人所受的当量剂量的国家标准限值。

ICRP 和我国对放射工作人员和公众受照射的年剂量限值都有明确的规定。

放射工作人员的剂量限值 放射工作人员的年当量剂量是指一年工作期间所受外照射的剂量当量与这一年内摄入放射性核素所产生的累积当量剂量的总和，但不包括天然本底照射和医疗照射。在 ICRP 1990 年建议书中，对职业照射和公众照射的年剂量限值作出规定，具体见表 21-1。我国根据本国国情制订了放射工作人员剂量限值标准，具体见表 21-2。

表 21-1　ICRP 1990 年建议书的年剂量限值（mSv/年）

应用	剂量限值	
	职业	公众
有效剂量	20	1
晶状体	150	15
皮肤	500	50
手和足	500	—

注：限值用于规定期间有关的外照射剂量与该期间摄入量的 50 年（对儿童算到 70 岁）的累积剂量之和。对未孕女性职业者的剂量限值与男性职业者相同，但对怀孕或可能怀孕的女性职业者应以公众的剂量控制。

表 21-2　我国规定的职业照射个人年剂量限值（mSv/年）

对象	限制内容	职业照射
任何放射工作人员	连续 5 年的平均有效剂量	20
	任何一年中有效剂量	50
	晶状体年当量剂量	150
	四肢（手和足）或皮肤年当量剂量	500

续表

对象	限制内容	职业照射
年龄为 16~18 岁接受涉及辐射照射就业培训的徒工和该年龄段学习过程中需要使用放射源的学生	年有效剂量	6
	晶状体年当量剂量	50
	四肢（手和足）或皮肤年当量剂量	150

注：16 岁以下的任何人均不得接受职业性照射。

在特殊情况下，依照审管部门的规定，剂量平均期可由 5 年延长到 10 个连续年。并且在此期间内，任何放射工作人员所接受的年平均有效剂量不得超过 20mSv，任何单一年份不应超过 50mSv。此外，当任何一个工作人员自此延长平均期开始以来所接受的剂量累计达到 100mSv 时，应进行审查。

女性放射工作人员一旦怀孕，就要避免电离辐射的影响。由于胎儿不属于职业人员，只能按一般公众对待。因此，《国际电离辐射防护与辐射源安全基本标准（IBSS）》规定在孕期内胚胎和胎儿接受的剂量不得超过 1mSv。ICRP 规定只要女性宣告怀孕，在孕期余下的时间内应施加补充的剂量限值，对腹部表面（下躯干）的剂量不得超过 2mSv，为了保护胎儿的安全，还要限制放射性核素的摄入量，不得超过年摄入量限值的 1/20。

公众个人的剂量限值是指任何一年内所受外照射的剂量当量与这一年内摄入放射性核素所产生的待积当量剂量的总和，但不包括天然本底照射和医疗照射。我国规定的公众个人的剂量限值标准见表 21-3。

表 21-3 我国规定的公众个人年剂量限值（mSv）

对象	限制内容	公众照射
公众个人	年有效剂量	1
	特殊情况下，在 5 个连续年的年平均剂量不超过 1mSv 时的年有效剂量	5
	晶状体年当量剂量	15
	皮肤年当量剂量	50

公众照射个人剂量限制除以上规定外，对接受放射性照射患者的慰问者及探视人员也有剂量限制。对于患者的探视者所受到的照射要加以约束，使他们在患者诊断或治疗期间所受到的剂量不得超过 5mSv。探视摄入放射性物质患者的儿童所受的剂量限制于 1mSv 以下。

三、外照射防护

1. 时间 通过熟练的操作、科学有效的工作流程和工作场所分区分流，可尽量缩短与核射线接触的时间。

2. 距离 对于点源，某一位置的辐射剂量率与该位置与放射源的距离的平方成反比，再加上空气的吸收，因而离放射源越远，人体受到的辐射剂量率就越小。在放射性核素生产和医疗实践中，可用机械手、长柄钳等取用、分装放射源。现在在我国，越来越多的核医学临床放射性药品的分装等操作都采用了自动分装系统。

3. 设置屏蔽 应用恰当的屏蔽材料在人体与放射源之间设置屏蔽，衰减吸收射线（图 21-1）。X、γ 射线屏蔽常用铅、钨等物质作屏蔽材料。β 射线常用有机玻璃、铝、塑料等低原子序数物质作屏蔽材料；能量较高的 β 射线还应注意防护轫致辐射。

四、内照射防护

内照射防护的目的是避免在临床开放性放射性核素使用中使放射性核素进入体内，把放射性核素的年摄入量控制在国家规定的限值内。

内照射防护总的原则是围封、隔离放射性物质防止扩散，除污保洁防止污染，注意个人防护。

内照射防护的措施包括在规定的区域内进行放射性操作，避免场所及环境污染，定期进行放射性污染检查和监测，对放射性物品进行屏蔽储藏。

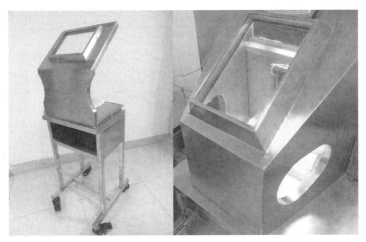

图 21-1　医用注射辐射防护设备

第五节　核医学辐射防护

一、核医学工作场所布局及辐射防护要求

（一）核医学工作场所布局

依据计划操作最大量放射性核素的加权活度对开放性放射性核素工作场所进行分类管理，把工作场所分为Ⅰ类、Ⅱ类、Ⅲ类；非密封源工作场所按最大日等效操作量分为甲、乙、丙三级；辐射工作场所划分为控制区和监督区。

（二）辐射防护要求

（1）临床核医学工作场所应按照《电离辐射防护与辐射源安全基本标准》（GB18871—2002）开放型放射性工作场所分级规定进行分级，并采取相应的辐射防护措施。

（2）分装和制备放射性药品所用的通风橱（图21-2），工作中应有足够风速（一般风速不小于1m/s），排气口应高于本建筑，并酌情设有活性炭过滤或其他专用过滤装置，排出空气浓度不应超过有关法规标准规定的限值。

（3）宜设置衰变池，以存储较长半衰期的放射性污水，直至符合排放要求时方可排放。

（4）临床核医学工作场所应备有收集放射性废物的容器，容器上应有放射性标志。放射性废物应按半衰期等分类收集，并给予适当屏蔽。固体废物如污染的针头、注射器和破碎的玻璃器皿等应贮于较牢固并有合适屏蔽的容器内。放射性废物应及时按《医用放射性废物管理卫生防护标准》（GBZ 133—2002）进行处理。

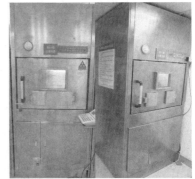

图 21-2　SPECT 药物合成操作通风橱
及 ^{131}I 分装热室

（5）临床核医学工作场所布局应基本保证分区要求，通过有效的时间、流向管理，实现医、患、放射性药品运输分开。有明确的通道指示及放射性标志，避免无关人员误入。

二、核医学诊断、治疗辐射防护要求

（一）放射性药物操作的一般辐射防护要求

（1）放射性药物操作应在专门场所，如遇特殊情况，需采取恰当防护措施。

（2）装有放射性药物的给药注射器应有适当屏蔽，难以屏蔽时应注意控制操作时间。

（3）操作放射性碘化物等挥发性或放射性气体应在通风橱内进行。

（4）工作人员操作后离开放射性工作室前应洗手和进行表面污染监测。

（5）为体外放射免疫分析目的而使用含 ^3H、^{14}C 和 ^{125}I 等核素的放射免疫分析试剂盒可在一般化学实验室进行，但使用后的废弃药盒应按放射性固体废物的有关规定存放至国家要求的标准以下时方可作为普通医疗废物处理。

（6）放射性物质的储存容器应有适当屏蔽。

（7）放射性物质的储存和领取应双人双锁，并做好相应的登记。

（8）储存的放射性物质应及时登记建档，登记内容包括生产单位、到货日期、核素种类、标定活度等。

（二）核医学诊断中的活度指导水平

国家质量监督检验检疫总局发布的《电离辐射防护与辐射源安全基本标准》（GB18871—2002）中首次给出了典型成年受检者各种常用核医学诊断的活度指导水平（表 21-4）。由该表可见核医学显像检查所受辐射剂量均较低。

表 21-4　典型成年受检者在常用核医学诊断中的活度指导水平

检查项目	放射性核素	化学形态	每次检查常用的最大活度（MBq）
骨			
骨显像	^{99m}Tc	MDP 和膦酸盐化合物	600
骨断层显像	^{99m}Tc	MDP 和膦酸盐化合物	800
骨髓显像	^{99m}Tc	硫胶体	400
脑			
脑显像（静态的）	^{99m}Tc	TcO_4^-	500
	^{99m}Tc	DTPA，葡萄糖酸盐和葡庚糖酸盐	500
脑断层显像	^{99m}Tc	ECD	800
	^{99m}Tc	DTPA，葡萄糖酸盐和葡庚糖酸盐	800
	^{99m}Tc	HM-PAO	500
脑血流	^{99m}Tc	HM-PAO，ECD	500
脑池造影	^{111}In	DTPA	40
泪腺泪引流	^{99m}Tc	TcO_4^-	4
甲状腺			
甲状腺显像	^{131}I	碘化钠	20
	^{99m}Tc	TcO_4^-	200
甲状腺癌转移灶（癌切除后）	^{131}I	碘化钠	400

检查项目	放射性核素	化学形态	每次检查常用的最大活度（MBq）
甲状旁腺显像	^{201}Tl	氯化亚铊	80
	^{99m}Tc	MIBI	740
肺			
肺通气显像	^{99m}Tc	DTPA 气溶胶	80
肺灌注显像	^{99m}Tc	HAM	100
	^{99m}Tc	MAA	185
肺断层显像	^{99m}Tc	MAA	200
肝和脾			
肝和脾显像	^{99m}Tc	硫胶体	150
胆道系统功能显像	^{99m}Tc	EHIDA	185
脾显像	^{99m}Tc	标记的变性红细胞	100
肝断层显像	^{99m}Tc	硫胶体	200
心血管			
首次通过血流检查	^{99m}Tc	TcO_4^-	800
	^{99m}Tc	DTPA	560
心和血管显像	^{99m}Tc	HAM	800
心血池显像	^{99m}Tc	标记的正常红细胞	800
心肌显像	^{99m}Tc	PYP	600
心肌断层显像	^{99m}Tc	MIBI	600
	^{201}Tl	氯化亚铊	100
	^{99m}Tc	膦酸盐和膦酸盐化合物	800
胃，胃肠道			
胃/唾液腺显像	^{99m}Tc	TcO_4^-	40
Meckel 憩室显像	^{99m}Tc	TcO_4^-	400
胃肠道出血	^{99m}Tc	硫胶体	400
	^{99m}Tc	标记的正常红细胞	400
食管通过和胃-食管反流	^{99m}Tc	硫胶体	40
胃排空	^{99m}Tc	硫胶体	12
肾，泌尿系统			
肾皮质显像	^{99m}Tc	DMSA	160
	^{99m}Tc	葡庚糖酸盐	200
肾血流、功能显像	^{99m}Tc	DTPA	300
	^{99m}Tc	MAG$_3$	300
	^{99m}Tc	EC	300
其他			
肿瘤或脓肿显像	^{67}Ga	柠檬酸盐	300
	^{201}Tl	氯化物	100
肿瘤显像	^{99m}Tc	DMSA，MIBI	400
神经外胚层肿瘤显像	^{123}I	MIBG	400
	^{131}I	MIBG	40

检查项目	放射性核素	化学形态	每次检查常用的最大活度（MBq）
淋巴结显像	^{99m}Tc	标记的硫化锑胶体	370
脓肿显像	^{99m}Tc	HM-PAO，标记的白细胞	400
下肢深静脉显像	^{99m}Tc	标记的正常红细胞	每侧 185
	^{99m}Tc	大分子右旋糖酐	每侧 185

随着多模态分子显像（PET/CT、SPECT/CT）的临床应用，其辐射剂量也引起关注，一项对多家医疗机构的研究显示（表 21-5），尽管行全身 PET/CT 检查，但其当量剂量仍然较低。

表 21-5　全身 PET/CT 检查的有效当量剂量

检查机构	检查种类	有效当量剂量（mSv）
医院 1	PET	7.0
	局部增强 CT	18.6
医院 2	PET/CT	10.2
	局部增强 CT	14.1
医院 3	PET/CT	7.0
	局部增强 CT	17.6
医院 4	PET/CT	7.0
	局部增强 CT	14.1

注：PET/CT 检查中使用的 CT 工作电流为：30～60mA。

（三）临床核医学治疗的辐射防护要求

（1）放射性药物诊疗的区域应划为控制区，控制区入口处应有电离辐射警告标志；除医务人员外，其他无关人员不得入内，患者也不该随便离开该区。

（2）合理管控工作程序和时间，尽量减少已给药治疗患者的交叉通过。

（3）设置临床核医学治疗病房或放射卫生隔离室，采用必要的屏蔽防护措施。

（4）接受体内放射性药物治疗的患者应使用专用便器或者设有专用卫生间和浴室。

（5）接受 ^{131}I 治疗的患者，应于其体内的放射性活度降至一定水平以下方可出院。

案例 21-3

碘是合成甲状腺激素的物质之一，甲状腺滤泡上皮细胞通过钠/碘转运子从血液循环中摄取碘。^{131}I 和 ^{127}I（食物中的稳定碘）具有相同的生化性质，摄入 ^{131}I 后，被甲状腺组织及分化较好的甲状腺癌组织特异性摄取，^{131}I 除了发射 β 射线（射线在组织中平均射程为 0.8mm，其能量几乎全部释放在甲状腺及分化较好的甲状腺癌组织内，对周围的组织和器官影响较小），也发射 γ 射线用于显像和诊断，是核医学应用非常广泛的诊断及治疗甲状腺功能亢进症及分化型甲状腺癌的放射性核素。

问题：在 ^{131}I 的临床应用过程当中应进行哪些相关的防护？

分析：

1. 内照射防护　医务人员内照射防护的基本措施包括在规定的区域内进行放射性操作，避免场所及环境污染，定期进行放射性污染检查和监测，对放射性物品进行屏蔽储藏，总的原则是围封、隔离放射性物质防止扩散，除污保洁防止污染，注意个人防护。

2. 外照射防护

（1）时间：尽量缩短与核射线接触的时间。

（2）距离：距离放射源越远，人体受到的辐射剂量率就越小。可采用长柄钳、自动分装仪。

（3）屏蔽：在人体与放射源之间设置屏蔽，使射线逐步衰减和被吸收。屏蔽 γ 射线常用铅、钨等重元素物质作屏蔽材料。

三、放射工作人员健康监测

由指定的有关业务部门负责组织放射工作人员就业前、后及离岗后的体检。

在岗放射工作人员应定期进行职业健康检查，两次检查的时间间隔不应超过 2 年，必要时可增加临时性检查。建立放射工作人员的健康档案。

体格检查项目应包括一般体检的详细项目并注意以下项目：接触外照射的放射工作人员，要进行晶状体的检查；对参加产生放射性气体、气溶胶及放射性粉尘作业的工作人员，应注意呼吸系统的检查；对从事开放性操作的工作人员，依所使用的放射性核素在人体内代谢的特点，增加对不同脏器的检查。对疑有放射性核素进入体内的人员，可做尿、粪或呼出气体的放射性测定，必要时进行全身或脏器的放射性测定。

四、放射性废物处理原则

（一）放射性废物的标准

对于被放射性污染的废物，当其放射性达到一定水平就应按照放射性废物管理和处理。

根据我国的标准，放射性废物分为天然放射性核素废物和人工放射性核素废物两大类。

含天然放射性核素（铀、钍、镭等）的废物，其放射性比活度大于 $3.7 \times 10^3 Bq/kg$（大于 $1 \times 10^{-7} Ci/kg$）者，含人工放射性核素（^{198}Au、^{60}Co、^{131}I 等）的废物，其放射性比活度大于该核素露天水源限值浓度的 100 倍（半衰期小于 60 天者）或大于 10 倍（半衰期大于 60 天者）者，均属于放射性废物范围。

（二）放射性废物的处理

1. 固体废物的处理 固体废物包括带有放射性的试纸、注射器、敷料、玻璃瓶。在密封、防护的条件下，将这些废物储存在专门的污物桶（图 21-3）或放射性废物库内。污物桶周围应加有屏蔽防护措施和电离辐射标志，存放的放射性固体废物应标明核素种类、放置的时间等。放置 10 个半衰期后，放射性比活度降低至 $7.4 \times 10^4 Bq/kg$ 以下后，可按一般医疗废物处理。

对于半衰期较长的放射性核素，可采用集中储存方法，由专门机构妥为保管。

2. 液体废物的处理 在核医学的诊断、治疗过程中，液体放射性废物主要来自对医疗器械的清洗和核素治疗住院患者产生的放射性排泄物。

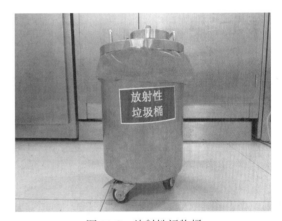

图 21-3 放射性污物桶

遵循以储存为主的原则，采用多级放射性污水储存池，放置衰变处理。

3. 气体废物的处理 此类放射性药物的分装、标记等要求在通风橱内操作。例如，^{131}I 的分装应在通风橱内进行，放射性气溶胶使用时应注意患者呼出气体的处理。对产生的放射性污染气体、废气，通过净化过滤的方法将放射性污染物回收，按固体废物处理，经过过滤的气体再由烟囱排出。

（李亚明）

思 考 题

1. 什么是确定性效应？

2. 辐射防护的基本原则是什么？外照射防护的主要措施有哪些？

本 章 小 结

核射线广泛存在于人类生活的环境中，核医学是现代医学重要的组成部分，在医疗机构中已独立设置为临床科室。核医学在众多疾病预防、重大疾病和常见病、多发病的诊疗中发挥着越来越重要的作用。

本章介绍了核医学辐射的相关知识，重点介绍了核射线辐射相关基本概念及辐射防护的原则及措施，阐述了电离辐射生物效应，讲解了作用于人体的放射源及核医学辐射防护相关标准等，使从业人员、患者和公众科学地认识核射线，既能科学开展核射线相关的医疗工作，达到核医学诊治疾病的要求，又能实施合理有效的核医学辐射防护，使核射线的照射影响降到尽可能低的水平，积极促进核医学在临床的顺利开展。

参 考 文 献

安锐, 黄钢, 2015. 核医学. 北京: 人民卫生出版社.

陈家伦, 2011. 临床内分泌学. 上海: 上海科学技术出版社.

陈阳, 黄东生, 郑宇, 等, 2010. ^{131}I 标记间碘苄胍治疗神经母细胞瘤的疗效和安全性评价. 中国小儿血液与肿瘤杂志, 15(6): 262-264.

陈虞梅, 刘建军, 陈涛, 等, 2007. PET 诊断结直肠癌复发价值及误诊原因的 Meta 分析. 中华核医学杂志, (3): 131-134.

邸丽娟, 张建华, 王荣福, 等, 2017. ^{18}F-FDG PET/CT 可用于多发性骨髓瘤临床分期及病灶代谢活性评价. 中华核医学与分子影像杂志, 37(1): 35-38.

段炼, 2013. 核医学. 南京: 江苏科学技术出版社.

付占力, 何作祥, 2016. 核医学病例图谱. 北京: 北京大学医学出版社.

高瞻, 邱贵华, 高荣光, 2010. ^{89}SrCl$_2$ 联合伊班膦酸钠治疗多发性骨转移癌疼痛. 中华核医学杂志, 30(4): 264-266.

桂文来, 罗茂香, 2002. 甲状腺吸碘率的影响因素. 医用放射技术杂志, (3): 92.

韩萍, 于春水, 2017. 医学影像学诊断学. 北京: 人民卫生出版社.

何小路, 2012. 痴呆: 一个公共卫生重点中华医学信息导报, (24): 9.

胡丹妮, 陆建梅, 杨志贤, 等, 2018. MSCT 与 ^{99m}锝-甲氧异丁基异腈亲肿瘤显像联合诊断孤立性肺结节良恶性的临床价值. 医学影像学杂志, (1): 39-42.

黄钢, 2010. 影像核医学. 北京: 人民卫生出版社.

黄钢, 2014. 核医学与分子影像临床操作规范. 北京: 人民卫生出版社.

黄钢, 2015. 核医学与分子影像临床应用指南. 北京: 人民卫生出版社.

黄钢, 李亚明, 2016. 核医学. 北京: 人民卫生出版社.

黄钢, 申宝忠, 2016. 影像核医学与分子影像. 北京: 人民卫生出版社.

黄钢, 王辉, 2016. 住院医师规范化培训核医学科示范案例. 上海: 上海交通大学出版社.

蒋宁一, 匡安仁, 谭建, 等, 2010. ^{131}I 治疗 Graves 甲亢专家共识(2010). 中华核医学杂志. 30: 346-351.

李少林, 2011. 放射防护学. 北京: 人民卫生出版社.

李少林, 王荣福, 2013. 核医学. 8 版. 北京: 人民卫生出版社.

李欣欣, 张燕燕, 张卫方, 等, 2013. ^{99m}Tc-MDP 骨三相定量法鉴别关节置换术后感染及松动. 中华核医学与分子影像杂志, 33(6): 437-439.

李亚明, 2014. 核医学教程. 3 版. 北京: 科学出版社.

李亚明, 赵晋华, 2017. 淋巴瘤 PET/CT 影像学. 北京: 人民卫生出版社.

李艳梅, 杨吉琴, 王莹, 等, 2015. 全身骨显像联合 SPECT/CT 显像对骨纤维异常增殖症的诊断价值. 中华核医学与分子影像杂志, 35(6): 470-473.

李莹, 谢继承, 王玲, 2016. 螺旋 CT 多层扫描结合 ^{99m}TC-甲氧异丁基异腈亲肿瘤显像在孤立性肺结节病变诊断中的应用. 中国基层医药, 23(20): 3045-3047.

李原, 王茜, 岳明刚, 2013. ^{99m}Tc-MDP 显像用于人工髋关节置换术后关节感染的鉴别诊断. 中华核医学与分子影像杂志, 33(4): 267-270.

林岩松, 张彬, 梁智勇, 等, 2015. 复发转移性分化型甲状腺癌诊治共识. 中国癌症杂志, 25(7): 481-496.

刘保平, 孟玉葆, 孙秉奇, 1996. SPECT 临床应用手册. 郑州: 河南医科大学出版社.

刘为英, 高沁怡, 李亚明, 等, 2013. ^{18}F-FDG PET 诊断卵巢癌转移和复发的价值. 中国医科大学学报, 42(4): 366-368.

马兰, 杨吉刚, 2014. 前列腺癌 PET 分子影像学. 临床和实验医学杂志, 13(7): 597-599.

缪思满, 曹林升, 罗义麒, 等, 2001. ^{131}I-MIBG 肾上腺髓质显像诊断儿茶酚胺症. 中华泌尿外科杂志, (11): 13-15.

倪建平, 唐平, 华茜, 等, 2015. SAPHO 综合征的 ^{99m}Tc-MDP SPECT/CT 表现及其诊断价值. 中华核医学与分子影像杂志, 35(6): 474-477.

潘中允, 2014. 实用核医学. 北京: 人民卫生出版社.

潘中允, 屈婉莹, 2009. PET/CT 诊断学. 北京: 人民卫生出版社.

庞雁, 刘江, 庹培昱, 等, 2011. 恶性嗜铬细胞瘤转移灶的放射性核素 ^{131}I-MIBG 治疗效果观察. 放射免疫学杂志, 24(1): 19-20.

秦红斌, 邵武国, 2016. ^{131}I-MIBG 治疗神经母细胞瘤的临床研究. 科技风, (22): 154-155.

任佳忠, ^{99m}Tc-MDP 与 ^{99m}Tc-MIBI 联合显像对肿瘤骨转移诊疗价值的探讨. 济南: 济南大学.

尚靳, 孙洪赞, 辛军, 等, 2018. PET/CT 与 PET/MR 在诊断宫颈癌原发灶及评价盆腔淋巴结转移的比较研究. 中国医学影像技术, 34(1): 94-98.

宋娟娟, 李建红, 王荣福, 等, 2017. 甲状腺功能仪测定吸碘率的影响因素. 中国医学装. 4(14): 24-27.

孙建文, 王叙馥, 张勤, 等, 2005. 本底个值质控图对甲功仪长期稳定性监控的意义. 核电子学与探测技术, 25(6): 907-909.

谭天秩, 2013. 临床核医学. 3 版. 北京: 人民卫生出版社.

滕卫平, 邢小平, 童南伟, 等, 2010. 中国十城市甲状腺疾病流行病学调查//中华医学会·中华医学会第九次全国内分泌学学术会议论文汇编. 北京: 中华医学会.

田嘉禾, 2007. PET、PET/CT 诊断学. 北京: 化学工业出版社.

田勇泉, 2013. 耳鼻咽喉头颈外科学. 北京: 人民卫生出版社.

王伯岑, 刘纯, 2007. 核医学. 北京: 科学出版社.

王乾, 刘亮, 王英刚, 等, 2011. PET/CT 在前列腺癌诊断与临床分期的应用. 国际泌尿系统杂志, 31(3): 295-297.

王荣福, 2013. 核医学. 3 版. 北京: 北京大学医学出版社.

王荣福, 安锐, 2018. 核医学. 9 版. 北京: 人民卫生出版社.

王荣福, 李少林, 2015. 核医学(临床和教学参考书). 北京: 人民卫生出版社.

王欣璐, 王全师, 吴湖炳, 等, 2006. 口腔鳞癌的 ^{18}F-FDG PET/CT 的影像学表现及与 CT 平扫的比较研究. 实用放射学杂志, (8): 995-998.

吴湖炳, 王全师, 王明芳, 等, 2006. PET/CT 显像在探测卵巢癌术后复发、转移中的应用. 中华核医学杂志, 26(4): 197-200.

杨凡慧, 张春银, 2014. 放射性核素敷贴治疗瘢痕疙瘩的应用与进展. 医学综述, 20(8): 1458-1460.

张春丽, 刘菲, 霍力, 等, 2001. 甲功测量的误差分析. 核子学与探测技术, 21(6): 4232-4272.

张凤春, 徐海燕, 许远帆, 等, 2016. ^{18}F-FDG-PET/CT 对复发转移性乳腺癌疗效预测价值的临床研究. 中华肿瘤防治杂志, 23(5): 308-312.

张秀梅, 2016. 核医学设备与检查技术. 北京: 人民卫生出版社.

张亚飞, 王珍, 林丽莉, 等, 2018. 治疗前 ^{18}F-FDG PET/CT SUVmax 对 I～II 期鼻型 NK/T 细胞淋巴瘤的预后判断价值. 中华核医学与分子影像杂志, 38(9): 602-604.

张迎强, 陈黎波, 李方, 等, 2009. ^{131}I-MIBG 显像诊断嗜铬细胞瘤. 中国医学影像技术, 25(7): 1283-1285.

张永学, 高再荣, 2016. 核医学. 3 版. 北京: 科学出版社.

张永学, 黄钢, 2010. 核医学. 2 版. 北京: 人民卫生出版社.

张永学, 2014. 核医学. 北京: 人民卫生出版社.

赵金彩, 刘明霞, 袁有法, 等, 2017. ^{99m}Tc-MIBI 亲肿瘤显像联合 ADAM-9、性激素检测在男性肺结节患者良恶性诊断中的敏感性与特异性探讨. 临床肺科杂志, (12): 2265-2270.

赵葵, 潘建虎, 张联合, 2017. PET/CT 与 SPECT 疑难病例集萃. 浙江: 浙江大学出版社.

郑磊, 谢来平, 罗朝学, 等, 2013. 多发性骨髓瘤 ^{99m}Tc-MDP 全身骨显像的特征表现与临床价值. 中华临床医师杂志, 7(15): 7267-7269.

中华人民共和国卫生部医政司, 1997. 核医学诊断与治疗规范. 北京: 科学出版社.

中华医学会, 2006. 临床诊疗指南核医学分册. 北京: 人民卫生出版社.

中华医学会核医学分会, 2014. [131]I 治疗分化型甲状腺癌指南(2014 版). 中华核医学与分子影像杂志, (4): 264-278.

中华医学会核医学分会转移性骨肿瘤治疗工作委员会, 2017. 氯化锶[^{89}Sr]治疗转移性骨肿瘤专家共识(2017 年版).

中华医学会内分泌学分会, 中华医学会外科学分会内分泌学组, 中国抗癌协会头颈肿瘤专业委员会, 中华医学会核医学分会, 2012. 甲状腺结节和分化型甲状腺癌诊治指南. 中华内分泌代谢杂志, 28(10): 779-797.

朱承谟, 2001. 核医学影像与实践. 上海: 上海科技教育出版社.

朱瑞森, 罗琼, 陆汉魁, 等, 2010. 117 例原发性甲状旁腺功能亢进症的核素骨显像分析. 中华核医学杂志, 30(1): 38-41.

朱瑞森, 马寄晓, 朱君, 1999. ^{131}I-MIBG 治疗 58 例恶性嗜铬细胞瘤的临床疗效与副反应. 中华核医学杂志, (1): 5-7.

Agostino Chiaravalloti, Giacomo Koch, Sofia Toniolo, et al, 2016. Comparison between Early-Onset and Late-Onset Alzheimer's Disease Patients with Amnestic Presentation: CSF and 18 F-FDG PET Study. Dement Geriatr Cogn Disord Extra, 6: 108-119.

Ametamey S M, Honer M, Schubiger PA, 2008. Molecular Imaging with PET. Chemical Reviews, 108(5): 1501-1516.

Annemarie MM Vlaar, Marinus JPG van Kroonenburgh, Alfons GH Kessels, et al, 2007. Meta-analysis of the literature on diagnostic accuracy of SPECT in parkinsonian syndromes. BMC Neurology, 7: 27.

Biersack HJ, Freeman LM, 2007. Clinical Nuclear Medicine. Berlin: Springer.

Brix G, Lechel U, Glatting G, et al, 2005. Radiation exposure of patients undergoing whole-body dual-modality ^{18}F-FDG PET/CT examinations. J Nucl Med, 46(4): 608-613.

Celso D. Ratnos, Denise E. Zantut-Wittmann, t Marcos A. , et al, 2000. Thyroid suppression test with L-thyroxineand [^{99m}Tc] pertechnetate. Clinical Endocrinology, 52: 471-477.

Cher LM, Murone C, Lawrentschuk N, et al, 2006. Correlation of hypoxic cell fraction and angiogenesis with glucose metabolic rate in gliomas using ^{18}F- fluoromisonidazole, ^{18}F-FDG PET, and immunohistochemical studies. J Nucl Med, 47(3): 410-418.

Choi HS, Gibbs SL, Lee JH, et al, 2013. Targeted zwitterionic near-infrared fluorophores for improved optical imaging. Nature Biotechnology, 31: 148.

Ferdinando Calabria, Giuseppe Lucio Cascini, 2015. Current status of 18F-DOPA PET imaging in the detection of brain tumor recurrence. Hell J Nucl Med, 18(2): 152-156.

Hernandez R, Valdovinos HF, Yang Y, et al, 2014. 44Sc: An Attractive Isotope for Peptide-Based PET Imaging. Molecular Pharmaceutics, 11(8): 2954-2961.

Huo L, Dang Y, Lv J, et al, 2014. Application of dual phase imaging of 11C-acetate positron emission tomography on differential diagnosis of small hepatic lesions. PLoS One, 9(5): e96517.

Jacques Darcourt, Jan Booij, Klaus Tatsch, et al, 2010. EANM procedure guidelines for brain neurotransmission SPECT using 123I-labelled dopamine transporter ligands, version 2. Eur J Nucl Med Mol Imaging, 37: 443-450.

Kato T, Shinoda J, Nakayama N, et al, 2008. Metabolic assessment of gliomas using ^{11}C-methonine, [^{18}F] Fluoro-deoxyglucose and ^{11}C-choline positron-emission tomography. AJNR Am J Neuroradiol, 29(6): 1176-1182.

Klaus Tatsch, Gabriele Poepperl, 2013. Nigrostriatal Dopamine Terminal Imaging with Dopamine Transporter SPECT: An Update. J Nucl Med, 54: 1331-1338.

Klunk WE, Engler H, Nordberg A, et al, 2004. Imaging brain amyloid in Alzheimer's disease with Pittsburgh Compound- B. Ann Neurol, 55(3): 306-319.

Knudsen, G M, Karlsborg M, Thomsen G, et al, 2004. Imaging of dopamine transporters and D$_2$ receptors in patients with Parkinson's disease and multiple system atrophy. Eur J Nucl Med Mol Imaging, 31: 1631-1638.

Koen Van Laere, Andrea Varrone, Jan Booij, et al, 2010. EANM procedure guidelines for brain neurotransmission SPECT/PET using dopamine D$_2$ receptor ligands, version 2. Eur J Nucl Med Mol Imaging, 37: 434-442.

Kosuke Hida, Masanari Nonokuma, Yasuo Kuwabara, et al, 2016. Creation and validation of an I-123 FP-CIT template for statisticalimage analysis using high-resolution SPECT for parkinsonianpatients. Ann Nucl Med, 30: 477-483.

Lapa P, Saraiva T, Silva R, et al, 2017. Superiority of ^{18}F-FNa PET/CT for Detecting Bone Metastases in Comparison with Other Diagnostic Imaging Modalities. Acta Med Port, 30(1): 53-60.

Li DL, Li HS, Wang QS, et al, 2008. Clinical value of ^{18}F-FDG PET/CT in detection of malignant melanoma. Chin J Nucl Med, 28(5): 295-298.

Lin G, Zhang Y, Zhu C, et al, 2018. Photo-excitable hybrid nanocomposites for image-guided photo/TRAIL synergistic cancer therapy. Biomaterials, 176: 60-70.

Liu Z, Huang J, Dong C, et al, 2012. ^{99m}Tc-Labeled RGD-BBN Peptide for Small-Animal SPECT/CT of Lung Carcinoma. Molecular Pharmaceutics, 9(5): 1409-1417.

Martino G, Capasso M, Nasuti M, et al, 2015. Dopamine Transporter Single-Photon Emission Computerized Tomography Supports Diagnosis of AkineticCrisis of Parkinsonism and of Neuroleptic Malignant Syndrome. Medicine, 94(13): 1-8.

Md HB, Alexander EK, Bible KC, et al, 2015. 2015 American Thyroid Association Management Guidelines for Adult Patients with Thyroid Nodules and Differentiated Thyroid Cancer. Archives of Internal Medicine, 123(3): 2165.

Mina Taghizadeh Asl, Reza Nemati, Negar Chabi, et al, 2016. Brain perfusion imaging with voxel-based analysis in secondary progressive multiple sclerosis patients with a moderate to severe stage of disease: a boon for the workforce. BMC Neurology, 16: 79.

Nestle U, Weber W, Hentschel M, et al, 2009. Biological imaging in radiation therapy: role of positron emission tomography. Phys Med Biol, 54(1): R1-25.

Nevein Ibrahim, Joanna Kusmirek, Aaron F Struck, et al, 2016. The sensitivity and specificity of F-DOPA PET in a movement disorder clinic. Am J Nucl Med Mol Imaging, 6(1): 102-109.

Omar Alonso, Gerardo dos Santos, Margarita Garc í a Fontes, et al, 2018. ^{68}Ga-PSMA and 11C-Choline comparison using a tri-modality PET/CT-MRI(3. 0T)system with a dedicated shuttle. Eur J Hybrid Imaging, 2(1): 9.

Özlem LK, Flavio Nobili, et al, 2009. EANM procedure guideline for brain perfusion SPECT using ^{99m}Tc-labelled radiopharmaceuticals, version 2. Eur J Nucl Med Mol Imaging, 36: 2093-2102.

Roland W. Freudenmann, Markus Kölle, Axel Huwe b, et al, 2010. Psychiatry. Delusional infestation: Neural correlates and antipsychotic therapy investigated by multimodal neuroimaging. Progress in Neuro-Psychopharmacology & Biological Psychiatry, 34(7): 1215-1222.

Setaro JF, Chen CC, Hoffer PB, et al, 1991. Captopril renography in the diagnosis of renal artery stenosis and the prediction of improvement with revascularization. The Yale Vascular Center experience. American Journal of Hypertension, 4(2): 698S-705S.

Siegel JA, Sacks B, Pennington CW, et al, 2017. Dose Optimization to Minimize Radiation Risk for Children Undergoing CT and Nuclear Medicine Imaging Is Misguided and Detrimental. J Nucl Med, 58(6): 865-868.

Singer PA, Cooper DS, Levy EG, et al, 1995. Treatment guidelines for patients with hyperthyroidism and hypothyroidism. Standards of Care Committee, American Thyroid Association. JAMA, 273: 808-812.

Tang YL, Ge JJ, Liu FT, et al, 2016. Cerebral Metabolic Differences Associated with Cognitive Impairment in Parkinson's Disease. PLoS ONE, 11(4): eo152716.

Wyss M, Hofer S, Brurhlmeier M, et al, 2009. Early metabolic responses in temozolomide treated low-grade glioma patients. J Neurooncol, 95(1): 87-93.

Yigit B, Tellioglu G, Berber I, et al, 2008. Surgical treatment of urologic complications after renal transplantation. Transplantation Proceedings, 40(1): 202-204.

附录　体外分析临床应用

测定物质	参考范围	临床意义
肿瘤检测项目		
甲胎蛋白（AFP）	<20μg/L	原发性肝癌、卵巢内胚窦癌↑；胎儿发育状况监测
癌胚抗原（CEA）	<15μg/L	消化道肿瘤、肺癌、乳腺癌↑
CA199	<37U/ml	肝癌、胰腺癌、消化性肿瘤↑
CA50	<15U/ml	胃肠道恶性肿瘤↑
CA125	<35U/ml	卵巢上皮细胞癌、胃肠道恶性肿瘤↑
CA153	<28U/ml	乳腺癌↑
CA724	<6U/ml	胃癌↑
HE	40～74.3pmol/L	卵巢癌↑
TPSA	0～4.1ng/ml	前列腺癌↑
NSE	0～17ng/ml	小细胞肺癌↑
Pro-GRP	25.3～69.2pg/ml	小细胞肺癌↑
SCC	0～1.69ng/ml	肺鳞癌↑
内分泌代谢系统疾病检测项目		
总甲状腺素（TT_4）	65～169nmol/L	甲亢↑；甲减↓
总三碘甲状腺原氨酸（TT_3）	1.1～3.0nmol/L	甲亢↑；甲减↓
游离甲状腺素（FT_4）	10.3～25.7pmol/L	甲亢↑；甲减↓；结果不受 TBG 影响
游离三碘甲状腺原氨酸（FT_3）	2.2～6.8pmol/L	甲亢↑；甲减↓；结果不受 TBG 影响
促甲状腺激素（TSH）	0～10mU/L（RIA 法）	原发性甲减↑；继发性甲减↓；甲亢↓，0.4～3.6mU/L（IRMA 法）
3, 3', 5'-三碘甲状腺原氨酸（rT_3）	0.43～1.15nmol/L	甲亢↑，甲减↓，低 T_3 综合征↑
抗甲状腺球蛋白抗体（TgAb）		<30%，慢性淋巴细胞性甲状腺炎↑
抗甲状腺微粒体抗体（TMAb）		<15%，慢性淋巴细胞性甲状腺炎↑
促甲状腺素受体抗体（TRAb）		<13U/L，Graves 病↑
甲状旁腺激素（PTH）	（20±12.2）ng/L	甲旁亢↑；甲旁减↓
肾上腺皮质激素（ACTH）	6.5～27pg/L	皮质醇增多症病因诊断，继发性肾上腺皮质功能不全↓，原发性肾上腺皮质功能不全↑
皮质醇（cortisol）	早上 8 点 13.8～77.3nmol/L 下午 4 点为清晨分泌的 1/2	皮质醇增多症↑；肾上腺皮质功能低下↓
生长激素（GH）	男：（0.34±0.3）μg/L 女：（0.84±0.98）μg/L	肢端肥大症、巨人症↑；垂体性侏儒症↓
胰岛素（insulin）	4～24mU/L	糖尿病分型诊断，胰岛细胞瘤↑，低血糖病因诊断，用胰岛素治疗
C 肽（C-peptide）	0.7～1.7μg/L	患者胰岛细胞功能判断，胰高血糖素瘤特异性诊断↑；糖尿病研究促胃液素瘤特异诊断
胰高血糖素（glucagon）	（38±6）ng/L	
促胃液素（gastrin）	（62.1±28.7）ng/L	

测定物质	参考范围	临床意义
生殖激素检测项目		
雌二醇（E₂）	排卵期 115～400ng/L	成年女性：垂体卵巢性闭经、垂体卵巢性不孕；性早熟、排卵监测、异常妊娠监测；卵泡期 10～205ng/L 葡萄胎、妊娠期高血压综合征↓、闭经或月经异常时的卵巢功能评价、更年期综合征↓、睾丸功能评价
	黄体期 50～270ng/L	
	绝经期＜35ng/L	
	男性＜40ng/L	
雌三醇（E₃）	成人（0.58±0.04）28/L	妊娠时随孕周改变逐渐增多，43 周后逐渐下降；监测胎盘功能、监护高危妊娠、估计孕期，协助判断胎儿发育情况
孕酮（PGN）		成年女性：观察妇女排卵时间及黄体酮生成情况、异常妊娠监测、卵巢黄体功能评价，如功能不全、闭经、先兆流产、异位妊娠、无排卵型功能失调
		子宫出血降低
	卵泡期 0.1～1.5pg/L	
	黄体期 3.8～28pg/L	
	绝经期＜0.7μg/L	
	男性＜0.6μg/	
促卵泡激素（FSH）		成年女性：鉴别卵巢性闭经与垂体及下丘脑性闭经；原发性（卵巢或睾丸）及继发性（垂体性功能低下、真性及假性性早熟、垂体瘤、更年期综合征↑）
	卵泡期＜20U/L	
	排卵期 14～32U/L	
	黄体期＜13U/L	
	绝经期＞40U/L	
	男性＜20U/L	
促黄体生成激素（LH）	卵泡期＜38U/L	成年女性：临床意义同上
	排卵期 50～150U/L	先天性发育不全、真性及假性性早熟、卵巢功能早衰、垂体性性功能低下、预测排卵
	黄体期＜25U/L	
	绝经期＞21U/L	
	男性＜25U/L	
泌乳素（PRL）	＜20pg/L	垂体泌乳素瘤特异性诊断、特发性溢乳症、青春期闭经，原发性不孕症、垂体功能低下、多囊卵巢综合征、功能性子宫出血
睾酮（TTE）	成年男性：1.6～2.7μg/L 女性：0.2～0.6μg/L	真性男性性早熟、多囊卵巢综合征、睾丸间质细胞瘤，先天性睾丸发育不全、睾丸消失综合征、睾丸炎症、高泌乳素血症、男性性功能监测
人绒毛膜促性腺激素（HCG）	＜20μg/L	女性多毛症；垂体功能减退；诊断妊娠的有效指标、异位妊娠、流产的诊断及预后、葡萄胎、滋养层细胞肿瘤诊断及治疗；计划生育研究
血液系统疾病检测项目		
叶酸	3.5～8.6μg/L	营养性巨幼细胞贫血、溶血性贫血、白血病↓
维生素 B₁₂	145～970ng/L	营养性巨幼细胞贫血↓；白血病↑
铁蛋白（Ferr）	男性：20～240μg/L 女性：6～132μg/L	缺铁性贫血↓；肝癌、急性白血病↑

测定物质	参考范围	临床意义
β₂-微球蛋白（β₂-MG）	<2.0mg/L	肾小球受损，恶性肿瘤↑
心血管系统疾病检测项目		
肾素（RA）	立位：1.95～3.99μg/L 卧位：0.05～0.79pg/L	高血压分型诊断；继发性醛固酮增多症↑；原发性醛固酮增多症↓
血管紧张素Ⅱ（AⅡ）	立位：55.3～115.3ng/L 卧位：28.2～52.5ng/L	临床意义同上
醛固酮（Ald）	立位：65.2～295.7ng/L 卧位：60～173.9ng/L	原发性醛固酮增多症↑；肾性高血压↑；肾上腺皮质功能减退↓
心钠素（ANF）	（0.41±0.11）μg/L	原发高血压、肾脏疾病、心肌梗死、心力衰竭↑
肌红蛋白（Mb）	2～80μg/L	急性心肌梗死（24h内）↑↑；骨骼肌损伤↑
地高辛（Digoxin）	<2μg/L	洋地黄血药浓度监测
肝脏检测项目		
胆酸（SCG）	<300ug/dl	急性黄疸型肝炎、慢性活动性肝炎、肝硬化、肝癌、胆汁淤积症↑↑；慢性迁延性肝炎及胆囊炎↑；妊娠期胆汁淤积↑↑
透明质酸（HA）	<120μg/L	肝硬化、慢性肝炎（可鉴别慢性活动性和迁延性肝炎）↑，肝硬化恶变期↑↑
层粘连蛋白（LN）	<120μg/L	同上
Ⅲ型胶原（Ⅲ型）	<120μg/L	同上
Ⅳ型胶原（Ⅳ型）	35～65μg/L	同上，肝纤维化早期诊断指标